国家出版基金项目
NATIONAL PUBLICATION FOUNDATION

WORLD HISTORY OF POISON

世界毒物全史

"十三五"国家重点图书出版规划项目

11—20卷

毒物史话

History of Poison

主编 史志诚

西北大学出版社

图书在版编目（CIP）数据

毒物史话/史志诚主编.—西安：西北大学出版社，2016.8
（世界毒物全史：第二册）
ISBN 978-7-5604-3868-9

Ⅰ.①毒… Ⅱ.①史… Ⅲ.①毒物—历史—世界 Ⅳ.①R99-091

中国版本图书馆CIP数据核字（2016）第112580号

## 世界毒物全史
## 毒物史话

| | |
|---|---|
| 主　　编： | 史志诚 |
| 出版发行： | 西北大学出版社 |
| 地　　址： | 西安市太白北路229号 |
| 邮　　编： | 710069 |
| 电　　话： | 029-88303059 |
| 经　　销： | 全国新华书店 |
| 印　　装： | 陕西博文印务有限责任公司 |
| 开　　本： | 787毫米×1092毫米　1/16 |
| 印　　张： | 27.5 |
| 字　　数： | 565千 |
| 版　　次： | 2016年8月第1版 |
| 印　　次： | 2016年8月第1次印刷 |
| 书　　号： | ISBN 978-7-5604-3868-9 |
| 定　　价： | 178.00元 |

献
DEDICATED
给

为人类健康做出贡献的伟大的毒物学家和从事相关职业的人们!

To the great toxicologists and people in related occupations who have contributed to human health

世界毒物
全史

WORLD
HISTORY
OF POISON

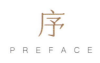

在物竞天择的自然环境中,许多植物、动物和微生物产生的天然毒素、矿物元素和人工合成的化学品都有一定的毒性。目前世界上大约有800万种化学物质,其中常用的化学品就有7万多种,每年生产、交易和消耗的量以数百万吨计。不仅如此,每年还有上千种新的化学品问世。在品种繁多的化学品中,有许多是有毒化学物质,在其生产、使用、贮存和运输过程中有可能对人体产生危害,甚至危及人的生命,造成巨大灾难性事故。特别是那些历史上著名的肉毒毒素、铀元素、滴滴涕、二噁英、氰化物、氯气、沙林毒气、士的宁、沙利度胺(反应停)等有毒物质,人们称之为"改变世界的毒物"。因此,了解和掌握有毒植物、动物、细菌、霉菌、矿物元素、有毒化学物质,以及生态毒物对人体危害的基本知识,对于加强毒物的管理,防止其对人体的危害和中毒事故的发生,无论对生产者、经营者、管理人员,还是对接触和使用这些物品的老百姓来说,都是十分必要的。

公元50年,希腊医生迪奥斯克里德斯所著的《药物论》把毒物分为动物、植物和矿物三类。现代的毒理学家却把毒物分为天然的和人工合成的毒物两大类。15世纪,被学术界誉为毒理学之父的瑞士科学家、医生和炼金术士帕拉塞尔苏斯有句名言:"所有的物质都是毒物,没有什么物质没有毒性。药物与毒物的区分在于适当的剂量。"他在《第三防御》一书中,清晰阐述了剂量—反应的概念:"剂量唯一能决定的是该物质不是毒药。"中国的鲁迅先生也曾说过:"许多历史的教训,都是用极大的牺牲换来的,譬如吃东西吧,某种是毒物不能吃,我们好像习惯了,很平常了,不过,这一定是以前因为很多人吃死了,才知道的。"

在过去的数百年间,毒物不断扩大,几乎进入人类活动的所有领域。今天,随着现代化学时代的来临,化学与人们的生产生活有着密切的关系。从食品到药品,从工业电子产品到家用物品,从业余爱好用品到化妆品,人们都无法离开这个化学品的世界。

毒物是一种隐蔽的杀手,极其微小的剂量就可以置人于死地。我们由衷地钦佩那些投身毒物科学研究的人们,他们的出色工作使我们远离毒物并从中受益。随着毒物学的发展，越来越多的毒物为人类所认知，转而造福于人类。人类充分认识毒物之时，也就是人类化毒为友之时。

《世界毒物全史》第二册《毒物史话》共分为 10 卷，分别是重要有毒植物、重要有毒动物、有毒细菌与霉菌、有毒矿物元素、放射性物质、有毒无机化合物、有毒有机化合物、成瘾与致幻之毒、有毒气体与生化战剂和生态毒物。

毒物是自然界的一部分，唯有了解它的科学属性，我们才可能评估出它的真实风险，才能化险为夷地与毒物同处一个世界。唯有了解毒物，才能得到最佳的解毒良方。

史志诚

2015 年 6 月

# 目 录
CONTENTS

序

第 11 卷　重要有毒植物

**卷首语**

1 世界上的有毒植物　003
　1.1 自然界广泛分布的有毒植物　003
　1.2 主要国家和地区的有毒植物　004

2 有毒藻类植物（Algae）　007
　2.1 水体中的有毒藻类　007
　2.2 有毒藻类引发的灾害　009

3 有毒蕈类植物　010
　3.1 蕈与毒蕈　010
　3.2 重要的毒蕈　010

4 有毒蕨类植物（Pteridophyta）　013
　4.1 凤尾蕨科有毒属种及其危害　013
　4.2 其他蕨科有毒植物及其危害　015

5 漆树科（Anacardiaceae）　016
　5.1 有毒属种　016
　5.2 漆树引起的皮肤过敏　017

6 马兜铃科（Aristolochiaceae）　018
　6.1 有毒属种　018
　6.2 马兜铃与人的肾病　018

7 萝藦科（Asclepiadaceae）　020
　7.1 有毒属种　020
　7.2 毒性与中毒的历史记载　021

8 菊科（Compositae）　023
　8.1 有毒属种　023
　8.2 毒性与中毒的历史记载　024

9 杜鹃花科（Ericaceae）　027
　9.1 有毒属种　027
　9.2 毒性与中毒的历史记载　027

10 大戟科（Euphorbiaceae）　029
　10.1 有毒属种　029
　10.2 毒性与中毒的历史记载　031

11 山毛榉科（壳斗科 Fagaceae）　033
　11.1 有毒属种　033
　11.2 毒性与中毒的历史记载　034

12 禾本科（Gramineae）　036
　12.1 有毒属种　036
　12.2 毒性与中毒的历史记载　037

13 豆科（Leguminosae）　038
　13.1 相思豆：致命的种子　038
　13.2 山黧豆：瘫痪之因　039
　13.3 羽扇豆与"犊牛畸形病"　041
　13.4 "疯草"与苦马豆素　042

14 百合科（Liliaceae）　043
　14.1 有毒属种　043
　14.2 毒性与中毒的历史记载　044

15 马钱科（Loganiaceae）　045
　15.1 有毒属种　045
　15.2 毒性与中毒的历史记载　046

16 桑科（Moraceae）　047
　16.1 有毒属种　047

| | |
|---|---|
| 16.2 见血封喉：著名的箭毒树 | 047 |
| **17 毛茛科（Ranunculaceae）** | 050 |
| 17.1 有毒属种 | 050 |
| 17.2 毒性与中毒的历史记载 | 052 |
| **18 茄科（Solanaceae）** | 053 |
| 18.1 有毒属种 | 053 |
| 18.2 毒性与中毒的历史记载 | 054 |
| **19 伞形科（Umbelliferae）** | 056 |
| 19.1 有毒属种 | 056 |
| 19.2 毒性与中毒的历史记载 | 057 |

## 第12卷 重要有毒动物

**卷首语**

| | |
|---|---|
| **1 世界上的有毒动物** | 061 |
| 1.1 奇妙的有毒动物 | 061 |
| 1.2 世界上最毒的动物 | 063 |
| **2 懒猴科（Lorisidae）** | 065 |
| 2.1 有毒属种 | 065 |
| 2.2 毒性与中毒的历史记载 | 065 |
| **3 眼镜蛇科（Elapidae）** | 066 |
| 3.1 有毒属种 | 066 |
| 3.2 毒性与中毒的历史记载 | 070 |
| **4 蝰蛇科（Viperidae）** | 073 |
| 4.1 蝰蛇科有毒属种 | 073 |
| 4.2 蝮蛇亚科有毒属种 | 079 |
| 4.3 毒性与中毒的历史记载 | 081 |
| **5 毒蜥科（Helodermatidae）** | 085 |
| 5.1 有毒属种 | 085 |
| 5.2 毒性与中毒的历史记载 | 085 |
| **6 鲀科（Tetraodontidae）** | 086 |
| 6.1 有毒属种 | 086 |
| 6.2 毒性与中毒的历史记载 | 087 |
| **7 魟科（Dasyatidae）** | 088 |
| 7.1 有毒属种 | 088 |
| 7.2 毒性与中毒的历史记载 | 088 |
| **8 章鱼科（Octopodidae）** | 089 |
| 8.1 有毒属种 | 089 |

| | |
|---|---|
| 8.2 毒性与中毒的记载 | 089 |
| **9 芋螺科（Conidae）** | 090 |
| 9.1 有毒属种 | 090 |
| 9.2 毒性与中毒的历史记载 | 090 |
| **10 蜘蛛目（Araneae）** | 091 |
| 10.1 有毒属种 | 091 |
| 10.2 毒性与中毒的历史记载 | 091 |
| **11 蝎目（Scorpiones）** | 093 |
| 11.1 有毒属种 | 093 |
| 11.2 毒性与中毒的历史记载 | 094 |
| **12 蜈蚣科（Scolopendridae）** | 095 |
| 12.1 有毒属种 | 095 |
| 12.2 毒性与中毒的历史记载 | 095 |
| **13 扇蟹科（Xanthidae）** | 096 |
| 13.1 有毒属种 | 096 |
| 13.2 毒性与中毒的历史记载 | 097 |
| **14 芫菁科（Meloidae）** | 098 |
| 14.1 有毒属种 | 098 |
| 14.2 毒性与中毒的历史记载 | 098 |
| **15 胡蜂科（Vespidae）** | 099 |
| 15.1 有毒属种 | 099 |
| 15.2 毒性与中毒的历史记载 | 099 |
| **16 蚁科（Formicidae）** | 101 |
| 16.1 有毒属种 | 101 |
| 16.2 毒性与中毒的历史资料 | 101 |
| **17 箱形水母科（Chirodropidae）** | 102 |
| 17.1 有毒属种 | 102 |
| 17.2 毒性与中毒的历史记载 | 102 |
| **18 根口水母科（Rhizostomatidae）** | 104 |
| 18.1 有毒属种 | 104 |
| 18.2 毒性与中毒的历史记载 | 104 |
| **19 僧帽水母科（Physaliidae）** | 105 |
| 19.1 有毒属种 | 105 |
| 19.2 毒性与中毒的历史记载 | 105 |
| **20 毒棘海胆科（Toxopneustidae）** | 106 |
| 20.1 有毒属种 | 106 |

|     |      |                                  |     |
| --- | ---- | -------------------------------- | --- |
|     | 20.2 | 毒性与中毒的历史记载               | 106 |
| 21  | 蟾蜍科（Bufonidae）               |     | 107 |
|     | 21.1 | 有毒属种                         | 107 |
|     | 21.2 | 毒性与中毒的历史记载               | 108 |
| 22  | 箭毒蛙科（Dendrobatidae）         |     | 109 |
|     | 22.1 | 有毒属种                         | 109 |
|     | 22.2 | 毒性的历史记载                   | 109 |
| 23  | 蝾螈科（Salamandridae）           |     | 110 |
|     | 23.1 | 有毒属种                         | 110 |
|     | 23.2 | 毒性与中毒的历史记载               | 110 |
| 24  | 有毒贝类                          |     | 111 |
|     | 24.1 | 有毒属种                         | 111 |
|     | 24.2 | 毒性与中毒的历史记载               | 112 |

## 第13卷　有毒细菌与霉菌

**卷首语**

### 1　引发中毒的有毒细菌与霉菌　115
- 1.1　引发中毒的有毒细菌　115
- 1.2　引发中毒的有毒霉菌　115

### 2　金黄色葡萄球菌　117
- 2.1　分类地位及生物学特性　117
- 2.2　毒性效应　117
- 2.3　历史上发生的中毒事件　117
- 2.4　防控措施　118

### 3　单核细胞增生性李斯特菌　119
- 3.1　分类地位及生物学特性　119
- 3.2　毒性效应　119
- 3.3　历史上发生的中毒事件　120
- 3.4　防控措施　120

### 4　炭疽杆菌　121
- 4.1　分类地位及生物学特性　121
- 4.2　毒性效应　121
- 4.3　历史上发生的中毒事件　122
- 4.4　防控措施　124

### 5　产气荚膜梭菌　125
- 5.1　分类地位及生物学特性　125
- 5.2　毒性效应　125
- 5.3　历史上发生的中毒事件　126
- 5.4　防控措施　126

### 6　肉毒梭菌　127
- 6.1　分类地位及生物学特性　127
- 6.2　毒性效应　127
- 6.3　历史上发生的中毒事件　128
- 6.4　防控措施　128

### 7　蜡样芽孢杆菌　129
- 7.1　分类地位及生物学特性　129
- 7.2　毒性效应　129
- 7.3　历史上发生的中毒事件　130
- 7.4　防控措施　130

### 8　大肠杆菌　131
- 8.1　分类地位及生物学特性　131
- 8.2　毒性效应　131
- 8.3　历史上发生的中毒事件　132
- 8.4　防控措施　132

### 9　沙门菌　133
- 9.1　分类地位及生物学特性　133
- 9.2　毒性效应　133
- 9.3　历史上发生的中毒事件　134
- 9.4　防控措施　134

### 10　副溶血性弧菌　135
- 10.1　分类地位及生物学特性　135
- 10.2　毒性效应　135
- 10.3　历史上发生的中毒事件　136
- 10.4　防控措施　136

### 11　弯曲杆菌　137
- 11.1　分类地位及生物学特性　137
- 11.2　毒性效应　137
- 11.3　历史上发生的中毒事件　138
- 11.4　防控措施　139

### 12　变形杆菌　140
- 12.1　分类地位及生物学特性　140
- 12.2　毒性效应　140
- 12.3　历史上发生的中毒事件　141
- 12.4　防控措施　141

## 13 曲霉属 — 142
- 13.1 分类地位及生物学特性 — 142
- 13.2 毒性效应 — 143
- 13.3 历史上发生的中毒事件 — 144
- 13.4 防控措施 — 145

## 14 青霉属 — 146
- 14.1 分类地位及生物学特性 — 146
- 14.2 毒性效应 — 147
- 14.3 历史上发生的中毒事件 — 148
- 14.4 防控措施 — 148

## 15 镰刀菌属 — 149
- 15.1 分类地位及生物学特性 — 149
- 15.2 毒性效应 — 150
- 15.3 历史上发生的中毒事件 — 150
- 15.4 防控措施 — 151

## 16 葡萄状穗霉属 — 152
- 16.1 分类地位及生物学特性 — 152
- 16.2 毒性效应 — 152
- 16.3 历史上发生的中毒事件 — 153
- 16.4 防控措施 — 153

## 17 节菱孢属 — 154
- 17.1 分类地位及生物学特性 — 154
- 17.2 毒性效应 — 154
- 17.3 历史上发生的中毒事件 — 155
- 17.4 防控措施 — 155

## 18 麦角属 — 156
- 18.1 分类地位及生物学特性 — 156
- 18.2 毒性效应 — 156
- 18.3 历史上发生的中毒事件 — 156
- 18.4 防控措施 — 157

## 19 长喙壳属 — 158
- 19.1 分类地位及生物学特性 — 158
- 19.2 毒性效应 — 158
- 19.3 历史上发生的中毒事件 — 159
- 19.4 防控措施 — 159

# 第 14 卷 有毒矿物元素
**卷首语**

## 1 矿物界的毒物 — 163
- 1.1 致命的矿石和晶体 — 163
- 1.2 有毒有害矿物种类 — 164
- 1.3 微量元素与中毒疾病 — 164

## 2 砷：经典毒元素 — 166
- 2.1 砷的发现与应用 — 166
- 2.2 砷的毒性 — 167
- 2.3 历史上的砷中毒事件 — 168

## 3 铅：古老毒金属 — 170
- 3.1 铅的发现与应用 — 170
- 3.2 铅的毒性 — 171
- 3.3 历史上的铅中毒事件 — 173

## 4 汞："水俣病"的元凶 — 174
- 4.1 汞的发现与应用 — 174
- 4.2 汞的毒性 — 175
- 4.3 历史上的汞中毒事件 — 176

## 5 镉：环境毒物 — 178
- 5.1 镉的发现与应用 — 178
- 5.2 镉的毒性 — 178
- 5.3 历史上的镉中毒事件 — 179

## 6 氟：人类需要的有毒元素 — 180
- 6.1 发现氟的悲壮历程 — 180
- 6.2 氟的功过 — 181
- 6.3 历史上的氟中毒事件 — 182
- 6.4 自来水加氟的争议 — 183

## 7 磷：古老工业毒物 — 184
- 7.1 磷的发现与应用 — 184
- 7.2 磷的毒性 — 185
- 7.3 历史上的磷中毒事件 — 185

## 8 钼：动物腹泻的毒源 — 187
- 8.1 钼的发现 — 187
- 8.2 钼的毒性 — 187
- 8.3 历史上的动物钼中毒 — 188

## 9 硒：动物"碱病"之源 — 189
- 9.1 硒的发现与应用 — 189

|  |  |
|---|---|
| 9.2 硒的双重危害 | 189 |
| 9.3 历史上的硒中毒事件 | 190 |

## 10 铊：绿色的树枝   191
    10.1 铊的发现与应用   191
    10.2 铊的毒性   191
    10.3 历史上的铊中毒事件   192

## 11 铝：生命的"窃贼"   194
    11.1 铝的发现与应用   194
    11.2 铝的毒性与预防   194

## 12 致癌的矿物   196
    12.1 镍   196
    12.2 石棉   197

## 13 其他有毒矿物元素   199
    13.1 硼   199
    13.2 铬   200
    13.3 锰   200
    13.4 锡   201
    13.5 钒   202

# 第15卷 放射性物质

**卷首语**

## 1 放射性物质   205
    1.1 放射性物质及其类型   205
    1.2 放射性物质的发现历史   206
    1.3 放射性物质的特性   208
    1.4 IAEA放射源分类法   208

## 2 放射性物质的毒性及其危害   210
    2.1 放射性物质毒性认知   210
    2.2 放射性核素及其毒性   212
    2.3 辐射的来源及其影响   214
    2.4 电离辐射对人类和环境的影响   218

## 3 几种高毒性放射性核素   220
    3.1 铀：改变世界的元素   220
    3.2 钚：原子能工业的重要原料   222
    3.3 钋：谋杀的毒药   224
    3.4 氡：气体放射性核素   225

## 4 应用放射性物质发生的重大核事件   228
    4.1 核工厂及非动力反应堆核事件与核事故   228
    4.2 核电站发生的核事件与核事故   230
    4.3 医用放射源及医疗事故   232
    4.4 其他意外事故   232

## 5 放射性物质毒性的防护   233
    5.1 辐射防护基本任务   233
    5.2 辐射防护的基本原则   233
    5.3 辐射防护的基本方法   234

# 第16卷 有毒无机化合物

**卷首语**

## 1 氰化物：毒药之王   239
    1.1 氰化物的来源   239
    1.2 使用氰化物的历史   239
    1.3 氰化物的毒性效应   240
    1.4 历史上的氰化物中毒事件   241
    1.5 氰化物的检测与使用限制   244
    1.6 氰化物中毒的救治   244

## 2 无机类杀鼠剂   245
    2.1 磷化锌   245
    2.2 硫酸铊   246
    2.3 碳酸钡   247

## 3 无机化合物   248
    3.1 氨及铵化合物   248
    3.2 尿素   248
    3.3 氯化钠   251
    3.4 氯化钾   253
    3.5 羰基镍   254

## 4 无机盐类   255
    4.1 草酸及草酸盐   255
    4.2 氯酸盐和次氯酸盐   256
    4.3 硝酸盐和亚硝酸盐   257

## 5 无机化工原料   261
    5.1 叠氮化钠   261
    5.2 氟化氢   262

## 6 无机药物   263
    6.1 甘汞与儿童"肢端疼痛症"   263
    6.2 硫酸铜   263

## 第17卷 有毒有机化合物

**卷首语**

1 人工合成的毒物 … 267
    1.1 人工合成的毒物种类 … 267
    1.2 人工合成毒物：典型的毒药 … 268
    1.3 人工合成毒物的危害与管理 … 269

2 有机化合物：药品 … 270
    2.1 麻醉药：氯仿 … 270
    2.2 镇痛药：阿司匹林 … 271
    2.3 士的宁：痉笑的毒药 … 272
    2.4 β-兴奋剂：盐酸克仑特罗 … 273

3 有机化合物：农药 … 276
    3.1 剧毒农药 … 276
    3.2 有机磷杀虫剂 … 276
    3.3 有机氯杀虫剂 … 278

4 有机类杀鼠剂 … 280
    4.1 有机氟杀鼠药：氟乙酰胺 … 280
    4.2 含氮杂环类杀鼠剂：毒鼠强 … 280

5 除草剂 … 282
    5.1 除草剂及其危害 … 282
    5.2 百草枯：限制使用的毒剂 … 283

6 有机化学品与化工原料 … 285
    6.1 苯：芳香杀手 … 285
    6.2 苯酚 … 287
    6.3 双酚A … 288
    6.4 多氯联苯 … 289
    6.5 三丁基锡：鲸鱼搁浅的祸根 … 290
    6.6 氯化萘与角化过度症 … 291
    6.7 异氰酸甲酯：博帕尔的悲剧 … 293
    6.8 磷酸三甲苯酯 … 293
    6.9 二甘醇 … 295

7 化学致癌物 … 296
    7.1 致癌物与化学致癌物 … 296
    7.2 化学致癌的研究历史 … 296
    7.3 对人类的致癌性证据程度充分的致癌物 … 298

## 第18卷 成瘾与致幻之毒

**卷首语**

1 成瘾毒物与社会病 … 303
    1.1 成瘾性与成瘾医学 … 303
    1.2 毒品的非法滥用 … 305
    1.3 致幻剂：诱发梦幻的毒物 … 307
    1.4 成瘾之毒与社会病 … 308

2 依赖性药物 … 309
    2.1 哌替啶和苯哌利定 … 309
    2.2 芬太尼 … 309
    2.3 瑞芬太尼 … 310
    2.4 二氢埃托啡 … 310
    2.5 纳布啡 … 311
    2.6 曲马多 … 311

3 违法滥用的毒品 … 312
    3.1 鸦片 … 312
    3.2 吗啡 … 314
    3.3 海洛因 … 315
    3.4 可卡因 … 317
    3.5 大麻 … 319
    3.6 甲基苯丙胺（冰毒）… 322

4 新型化学合成毒品 … 324
    4.1 三唑仑 … 324
    4.2 氟硝安定 … 325
    4.3 γ-羟丁酸 … 325

5 酒精依赖及其危害 … 327
    5.1 酒精与酒精依赖 … 327
    5.2 酒精依赖之成因 … 328
    5.3 酒精依赖的危害 … 329

6 烟草及其成瘾性 … 331
    6.1 烟草与吸烟的历史 … 331
    6.2 成瘾物质：尼古丁 … 334
    6.3 戒除烟瘾的良方 … 335

7 上瘾的物品 … 336
    7.1 咖啡 … 336
    7.2 槟榔 … 338

    7.3　樟脑　340
    7.4　卡特　341
    7.5　依赖性溶剂　343
**8　诱发致幻之毒**　344
    8.1　诱发致幻的毒蘑菇　344
    8.2　诱发致幻的植物　345
    8.3　含致幻植物的制剂　347
    8.4　麦角酸二乙基酰胺　349
    8.5　摇头丸　350

## 第19卷　有毒气体与生化战剂

### 卷首语

**1　有毒气体与生化战剂**　353
    1.1　有毒气体及其种类　353
    1.2　战争中使用的有毒气体　354
    1.3　生物战剂与生物战　355
**2　无机化学气体**　357
    2.1　一氧化碳　357
    2.2　氮氧化物　359
    2.3　硫化氢　361
    2.4　二氧化硫　362
    2.5　氨气　364
    2.6　硫酸二甲酯　365
    2.7　氟化氢　366
**3　有机化学气体**　367
    3.1　甲醛　367
    3.2　乙烯　368
    3.3　四氟乙烯　369
**4　用于战争的生物毒剂**　370
    4.1　古近代生物战剂　370
    4.2　现代生物战剂　371
    4.3　炭疽毒素　371
    4.4　肉毒毒素　372
    4.5　葡萄球菌肠毒素 B　372
    4.6　产气荚膜梭菌毒素　373
    4.7　T-2 毒素　373
    4.8　蓖麻毒素　373
    4.9　石房蛤毒素　374

**5　神经性毒剂**　375
    5.1　维埃克斯　375
    5.2　沙林　376
    5.3　梭曼　377
    5.4　塔崩　378
**6　糜烂性毒剂**　380
    6.1　芥子气　380
    6.2　路易氏气　381
**7　窒息性毒剂**　383
    7.1　光气　383
    7.2　双光气　384
    7.3　氯气　385
**8　氰类毒剂：氰化氢**　387
**9　非致死性化学战剂**　388
    9.1　失能剂：毕兹　388
    9.2　刺激剂　389
    9.3　植物杀伤剂　390

## 第20卷　生态毒物

### 卷首语

**1　生态毒物与生态毒理学**　395
    1.1　生态毒物及其来源　395
    1.2　生态毒物的循环与迁移　396
    1.3　研究生态毒物的生态毒理学　398
**2　持久性有机污染物**　400
    2.1　持久性有机污染物的兴衰史　400
    2.2　滴滴涕引发的灾难　402
    2.3　二噁英：健康杀手　404
**3　生态毒物的危害**　406
    3.1　甲基汞　406
    3.2　抗生素　407
    3.3　含磷洗衣粉　410
    3.4　含铅汽油　411
    3.5　融雪剂　413
    3.6　汽车尾气污染　415
**4　危害动物的微生态毒物**　417
    4.1　微生态系统与毒性机制的形成　417
    4.2　马属动物土霉素中毒　417

4.3 反刍动物过食谷物中毒　419
4.4 糖类与动物中毒　420
## 5 生态系统的二次中毒　421
5.1 人的二次中毒　421
5.2 动物的二次中毒　421
5.3 利用二次中毒原理诱杀毒蛇　423

# 第 11 卷

## 重要有毒植物

本卷主编 史志诚 赵宝玉 达能太

# 卷首语

有毒植物散布在整个植物界，从藻类到蕨类，从裸子植物到被子植物，大部分的科属都有有毒种出现。世界上近 30 万种高等植物中，有数千种是有毒的，尽管如此，更多的有毒植物还远远未被发现，人类认识有毒植物的道路还很长很长！

众多的有毒植物著作告诉人们同一条信息——有毒植物为人类提供了食物、药物和重要的工业原料，许多重要的食品、药品和毒品都来自有毒植物，然而有毒植物虽然与人们的生产生活息息相关，但一旦使用有误将会伤害人的健康，影响动物的安全。因此，摆在人们面前的一大课题就是如何认识有毒植物的两重性，如何规避其毒害作用，进而保护和科学利用有毒植物资源为人类服务。

本卷在回顾自然界广泛存在的有毒植物以及主要分布国家的同时，重点记述了有毒藻类植物、有毒蕈类植物、有毒蕨类植物和高等植物中（按照科名的拉丁文排序）漆树科、马兜铃科、萝藦科、菊科、杜鹃花科、大戟科、山毛榉科、禾本科、豆科、百合科、马钱科、桑科、毛茛科、茄科、伞形科等近 30 科 160 余种。并分别介绍了它们的生物学特性、分布和历史上曾经发生的中毒事件。

# 1 世界上的有毒植物

## 1.1 自然界广泛分布的有毒植物

### 威胁人和动物的有毒植物

有毒植物是指人和动物食用后会引起中毒，严重者会导致食用者死亡的植物。也包括人、动物的皮肤、黏膜接触其汁、皮、叶或果后，产生痒痛、红斑等症状的植物。

威胁人类的有毒植物散布在整个植物界，从藻类到蕨类，从裸子植物到被子植物，大部分的科属中都有有毒种出现。在大约30万种高等植物中，有数千种是有毒的。据20世纪60年代的报道，在110科显花高等植物中已知有56科植物含有毒素，有毒植物273种，占记载植物的10.4%。

为了引起关注，一些国家列出了常见的引起动物中毒的有毒植物名录。例如，前苏联121种有毒植物中，常见的有22种；日本的200种有毒植物中，有16种较为常见；北美洲常见有毒植物有28种；尼日利亚有60种；波兰有9种。1982年《兽医公报》连载英联邦家畜卫生局汇编的《1960—1979年动物植物中毒世界文献资料目录》，共收集1960年至1979年世界上发表的相关文献资料3200多篇。这个目录提供的资料表明：除藻类外，有毒植物散布在98科321属植物之中。然而，这个科属的统计仍不精确，因为许多新的有毒植物不断被发现，一些正在研究的有毒种还未能正式发表，有的文献难免遗漏。

### 有毒植物的种类

按照生物学系统分类，植物包括菌、苔藓、蕨、裸子植物和被子植物五大类群。菌类植物真菌门下的蕈类（俗称蘑菇），有毒种约有100种，约占蕈类的10%。苔藓植物有2.5万种左右，蕨类有12000种左右，虽然数量巨大，但有关它们的研究却非常薄弱，目前只知凤尾蕨等几种是有毒的。裸子植物多为常绿树木，常组成大面积的森林，包括苏铁、松柏、紫杉、买麻藤四纲，约70属700种，但仅有东北红豆杉等少数几种有毒。东北红豆杉的果、茎皮、叶含紫杉碱，食后可致死。被子植物即有花植物，包括乔木、灌木、藤本、草本，是现代植物中最繁茂和分布最广的一个类群，有300余科，25万种，占植物种的一半以上，绝大部分的有毒植物属于被子植物。1980年，美国科学家加德（Gadd）曾统计了世界各地的有毒植物计有118科，866属，1938种[1]，但详细数字仍无人能做出准确的统计。世界上到底有多少种有毒植物，至今没有确切的

---

[1] GADD L. Deadly beautiful：The world's most poisonous animals and plants. London: Macmillan Publishers Limited，1980.

统计数据。

在植物系统分类的基础上，为了更为深刻地了解有毒植物的毒性性质，毒理学家按照有毒植物所含的有毒化学成分进行了新的化学分类，使得研究工作进一步深入。

第一，含生物碱类的植物。如：曼陀罗、颠茄、天仙子、乌头、毒芹、钩吻、雷公藤、马钱子等。

第二，含苷类的植物。如：夹竹桃、洋地黄、铃兰、毒毛旋花、见血封喉，以及高粱苗、木薯、杏桃李梅的仁、远志、桔梗、皂荚等。

第三，含毒蛋白类的植物。如：蓖麻、相思豆和巴豆树等。

第四，含酚类的植物。如：常春藤、毒鱼藤，以及栎树、野葛、漆树、地薯、槟榔等。

第五，其他有毒植物。如：龙葵、黄杨、蓖麻、菊花、升麻、冬青、风信子、仙人球、槲寄生、桑葚、一品红、鸢尾、接骨木、杜鹃花、君影草（根部有毒）、万年青（根部有毒）、金雀儿、槐树（叶子和果实有毒）、刺槐（叶和果实有毒）、侧金盏花、水仙、羊踯躅、秋海棠、紫葳、交让木、卫矛、樱草类植物（根茎有毒）。

第六，有毒蕈类（毒蘑菇）。与其他植物相比，毒蘑菇引发人类中毒的情况最多。如鳞柄白毒鹅膏菌、毒鹅膏菌、豹斑毒鹅膏菌、毒蝇鹅膏菌、蝶形斑褶菇、盔孢菌、亚稀褶黑菇、红褐杯伞、鹿花菌、褐盖粉褶菌等。

### 致癌植物

已经查明致癌植物大约有 52 种。它们是：石粟、变叶木、细叶变叶木、蜂腰榕、石山巴豆、毛果巴豆、巴豆、麒麟冠、猫眼草、泽漆、甘遂、续随子、高山积雪、铁海棠、千根草、红背桂花、鸡尾木、多裂麻疯树、红雀珊瑚、山乌桕、乌桕、圆叶乌桕、油桐、木油桐、火殃勒、芫花、结香、狼毒、黄芫花、了哥王、土沉香、细轴芫花、苏木、广金钱草、红芽大戟、猪殃殃、黄毛豆腐柴、假连翘、射干、鸢尾、银粉背蕨、黄花铁线莲、金果榄、曼陀罗、三梭、红凤仙花、剪刀股、坚荚树、阔叶猕猴桃、海南蒌、苦杏仁、怀牛膝等。

## 1.2 主要国家和地区的有毒植物

### 美国的有毒植物

1964 年，金斯伯里（Kingsbury）报道，美国和加拿大对家畜有毒的植物有 1000 种以上。

1982 年《兽医公报》报道，美国有毒植物主要集中在 98 个科的 312 个属，共 2508 种。对畜牧业造成危害的主要集中在俄勒冈州、艾奥瓦州、蒙大拿州、怀俄明州、南达科他州、北达科他州、加利福尼亚州、内华达州、犹他州、科罗拉多州、亚利桑那州以及新墨西哥州。

在美国西部，有毒植物是造成畜牧业经济损失的主要原因之一。据报道，美国每年的损失约 5100 万美元，其西部 11 个州的损失为 2300 万美元，每年牲畜中毒发病死亡率为3%~5%。有毒植物造成的直接损失是死亡、慢性中毒、虚弱、感光过敏、流产和生育缺陷，间接的损失是增加花费和草地、牧场的管理支出，降低了饲草饲料的生产和利用，损失一部分饲料和一些材料，需要供给新的饲养条件。据美国国家科学院估计，西部州内因食入有毒植物造成的家畜营养不良占8.7%，其中包括5%的发病率，但不包括其他的社会损失。主要是盐生草、翠雀、羽扇豆和"疯草"中毒引起的死亡损失。

### 前苏联的有毒植物

在前苏联，家畜的植物中毒不论在牧场上或在舍饲期均可发生；但按发病的例数、中毒动物的数量和发病的突然计，则牧场上的植物中毒占第一位。一些剧毒植物，如黑莨菪、角罂粟、龙葵等在前苏联的领土上几乎到处都可发现。拉得凯维奇著的《兽医毒物学》（1952）中列出100多种对动物具有重要毒性的有毒植物。古斯宁（И. А. Гусынин）著的《有毒植物毒理学》比较详细地介绍了动物有毒植物中毒及其危害，收集121幅有毒植物图片。戈洛莎勃夫（1953）按前苏联标准，将蒜藜芦（*Veratrum Album*）、虞美人（*Papaver Rhoeas*）、曼陀罗（*Datura Stramonium*）、秋水仙（*Colchicum Autumnale*）、水八角（*Gratiola Officinalis*）、泽芹（*Aethusa Cynapiun*）、山靛（*Mercurialis Perennis*）、驴蹄芋（*Cullla Palustris*）、飞燕草（*Dalphinium Consolida*）、水芋（*Calla Palustris*）、毒麦（*Lolium Temulentum*）、大戟属（*Euphorbia*）、繁缕属（*Stellaria*）、毒芹（*Cicuta Virosa*）、水木贼（对马有毒，*Equisetum Fluviatile*）、毛连矢车菊（对马有毒，*Ceneanrea Picris*）等22种毒草列为对家畜有严重危害的毒草。

### 日本的有毒植物

据宫本三七郎所著的《家畜有毒植物学》记载，日本约有200种有毒植物。大川德太郎（1964）指出，东南亚约有900种有毒植物，而在日本分布的约有300种。佐佐木林治郎记述日本约有400种对家畜有毒的植物，但一般引起自然中毒的主要有15种（表11-1-1）。

表11-1-1 日本常见引起家畜自然中毒的有毒植物

| 名称 | 科属 | 有毒部位 | 危害家畜 | 备注 |
|------|------|----------|----------|------|
| 毒芹 | 伞形科 | 全株,根部尤甚,春更烈 | 牛、马 | 羊抵抗力强 |
| 莽草 | 木兰科 | 叶、树皮 | 山羊、牛 | |
| 毒空木 | 毒空木科 | 种子、果、茎叶 | 牛 | |
| 蓖麻 | 大戟科 | 种子、叶 | 马 | |
| 曼陀罗 | 茄科 | 全株 | 牛、马 | |
| 附子 | 毛茛科 | 全株、种子烈 | 马 | |
| 羽扇豆 | 豆科 | 全株、种子 | 羊 | |
| 苦参 | 豆科 | 根、种子 | 马 | |
| 蒜藜芦 | 百合科 | 全株,根部尤甚 | 绵羊、山羊 | |
| 夹竹桃 | 夹竹桃科 | 叶、树皮、根、种子 | 牛 | |
| 戾木 | 石南科 | 全株 | 牛、绵羊、山羊 | |
| 羊踯躅 | 石南科 | 叶、花 | 家兔 | |
| 刺槐 | 豆科 | 叶、皮、荚果 | 绵羊、山羊 | |
| 大戟 | 大戟科 | 全株 | | |
| 毛茛 | 毛茛科 | 全株、花部尤甚 | | 山羊抵抗力强 |

在放牧草地常见的毒草有：莨菪、蜀羊泉、龙葵、牛皮消、毒芹、大戟、甘遂、博落迴、延胡素、白屈菜、乌头、牛扁、回回蒜、毛茛、白头翁、君影草、天南星、半夏、苍耳、山梗菜、半边莲、商陆、野凤仙花、马蓼、虎杖、马兜铃等。

### 澳大利亚的有毒植物

1959年亨格弗德（T. G. Hungerford）著的《家畜疾病》一书中记载了澳大利亚282种有毒植物及其致病原因与中毒症状，其中许多中毒是澳大利亚特有的。书中记述了引起氢氰酸中毒的40种，硝酸盐和亚硝酸盐中毒的7种，引起急性突然死亡的36种，引起慢性死亡的20种，表现为蹒跚症状的30种，神经症状的2种，引起胃肠炎、腹泻及腹痛的49种，引起失明的7种，因草酸中毒的10种，导致尿结石的2种，引起流产或繁殖受阻的30种。

鉴于有毒植物的危害，澳大利亚将牧草改良目标定为：高产、优质和除毒草，选育低毒优良牧草品种。

### 中国的有毒植物

据中国医学科学院劳动卫生及职业病研究所、药物研究所合编的《野生植物的营养及毒性》[1]记载，20世纪60年代能引起人畜中毒的植物约121种。1970年，广东省农林水科学技术服务站经济作物队编著的《南方主要有毒植物》[2]记载154种有毒植物对人的危害，其中31种对动物有毒。

1954年，任继周首次报道了西北草原上的几种常见的毒草[3]。1959年，崔友文报道了中国北部的36种有毒植物[4]。1962年，华中农学院主编的《饲料生产学》将中国草原上的重要有毒植物确定为15科33属。之后的十多年，由于生产发展的需要，各省市、自治区农业区划和草山草坡及草原的普查工作的开展，使中国有毒植物和动物中毒的研究大大推进了一步。1987年，陈冀胜等主编的《中国有毒植物》[5]，收集了中国有毒植物101科943种，较完整地介绍了它们的植物学、化学及毒理学研究进展。

---

[1] 中国医学科学院劳动卫生及职业病研究所，药物研究所. 野生植物的营养与毒性. 北京：人民卫生出版社，1961.
[2] 广东省农林水科学技术服务站经济作物队. 南方主要有毒植物. 北京：科学出版社，1970.
[3] 任继周. 西北草原上几种常见的毒草. 畜牧与兽医，1954（2）：56.
[4] 崔友文. 中国北部和西部重要饲料植物和毒害植物. 北京：高等教育出版社，1959.
[5] 陈冀胜，郑硕. 中国有毒植物. 北京：科学出版社，1987.

# 2 有毒藻类植物(Algae)

## 2.1 水体中的有毒藻类

### 有毒藻类及其危害

来自微生物的毒，也包括各种有毒藻类。对有毒藻类（Algae）的研究，过去由于实验生物学和分析化学技术的限制，进展缓慢，直至20世纪60年代，培养单细胞藻类纯种和提取分析贝类残毒等技术的研发取得成果之后，才使研究工作深入到海藻毒素提取、毒素特性等方面。现在，已了解一些海藻毒素的分子结构、理化特性和生物学活性，同时对其致毒机制开始从分子生物学角度进行研究。

在海水中，夏季期间会出现双鞭藻的大量生长，从每毫升海水10到100个细胞，长到10万个细胞以上，结果水域明显变色，形成"赤潮"。达尔文（Charles Darwin，1809—1882）曾对双鞭藻有过描述。定鞭藻纲（Haptophyceae）的一个产毒的藻类代表是单细胞藻小定鞭金藻（*Prymnesium Parvum*）。小定鞭金藻不仅出现在海中，而且也出现在出海口的水中，所以《旧约全书》中提到的海水变成血红色的事可能与此有关。加拿大的海滨印第安人几百年的经验证明，贝类有时具有极强的毒性与双鞭藻的大量生长有关。20世纪60年代中期，生物化学家从链膝沟藻（*Gonyaulax Catenella*）和其他双鞭藻中分离出了蛤蚌毒素（Saxitoxin）。此外，还从相关藻类分离出了其他毒素。所有这些毒素都通过一种导致出现麻痹的神经肌肉阻滞而起作用。1971年和1973年，由于双鞭藻在北美海湾沿岸附近大量生长，据估计，有几百吨鱼被毒死。

在淡水中，过去也出现过因几种蓝藻扩展蔓延而发生中毒灾难。人们从水华鱼腥藻（*Anaboena Flosaquae*）中分离出了一种毒性极强的神经毒素型生物碱——变性毒素A（Anatoxin A），它能使实验动物因呼吸麻痹在几分钟内死亡。1952年发生在美国风暴湖（Storm Lake）的水禽和野生动物的大量死亡是由水华鱼腥藻引起的。

1940年和1943年，在南非的德兰士瓦省（Transvaal）的瓦尔河水坝的水库中出现铜绿微胞藻（*Microcystis Aeruginosa*），导致饮用水库水的数千头牛羊死亡。研究认为，这与铜绿微胞藻分泌的一种典型的对肝起毒性作用的环状多肽（微胱氨酸）有关。人与林氏藻（*Lyngbya*）接触后，会出现皮炎和结膜炎。

有毒藻类引发动物中毒的事件曾在南非、加拿大、澳大利亚、新西兰和美国有过报道。

### 重要产毒藻类

第一，链状亚历山大藻（*Alexandrium Catenella*），可产生麻痹性贝毒（PSP）。

第二，塔玛亚历山大藻（*Alexandrium Tamarense*），可产生麻痹性贝毒（PSP）。

第三，多环旋沟藻（*Cochlodinium Polykrikoides*），为有毒赤潮生物，能致鱼类死亡。

第四，渐尖鳍藻（*Dinophysis Acuminata*），可产生腹泻性贝毒（DSP）。

第五，具尾鳍藻（*Dinophysis Caudata*），可产生腹泻性贝毒（DSP）。

第六，倒卵形鳍藻（*Dinophysis Fortii*），可产生腹泻性贝毒（DSP）。

第七，小等刺硅鞭藻（*Dictyocha Fibula*），具有毒性。

第八，毒冈比甲藻（*Gamibierdiscus Toxicus*），可产生西加鱼毒素（CFP）。

第九，多纹漆沟藻（*Gonyaulax Polygramma*），在日本水域引起的赤潮曾引起鱼类大量死亡。

第十，利马原甲藻（*Prorocentrum Lima*），分布于热带水域直到亚南极水域。附着在河口或沿岸浅海底的海草上以及浅海底沙砾上，也可有偶然性浮游生活。可产生腹泻性贝毒（DSP）。

第十一，涡鞭甲藻（*Pyrodinium Bahamense*），呈球形，腱鞘周围有装甲钢板，因腱鞘覆盖的防御性的毛孔而闻名。多分布在北半球海洋的海岸线附近。1987年引发了南美危地马拉 Champaries 的赤潮，并造成因误食含有此种毒藻的贝类而致26人死亡的事件。

第十二，红海束毛藻（*Trichodesmium Erythraeum*），产生类似神经毒素的藻毒素，并对渔业等产生危害。

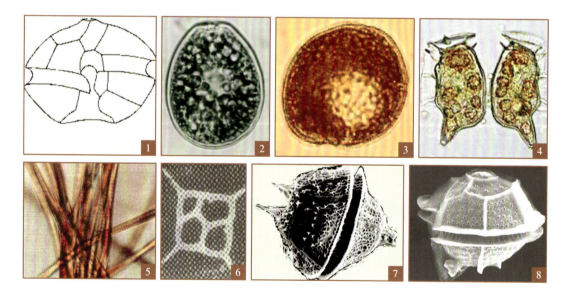

图1　重要产毒藻类（1.链状亚历山大藻，产生麻痹性贝毒；2.利马原甲藻；3.毒冈比甲藻，单细胞个体；4.具尾鳍藻，生活细胞；5.红海束毛藻，丝状群体；6.小等刺硅鞭藻，骨骼结构；7.多纹膝沟藻；8.涡鞭甲藻）

# 2.2 有毒藻类引发的灾害

## 有毒藻类与海洋"赤潮"灾害

赤潮（Red Tide，Red Water），是一个历史沿用名，过去曾称为"红潮"。现在的研究认为，并非所有的赤潮都是红色，也有绿色、黄色、棕色等。还有一些海藻大量增生时海水颜色并不改变，但也称之为赤潮。

赤潮是指海水中的一些浮游生物、原生动物[①]或细菌短时间突发性增殖或聚集，使一定范围内的海水在一段时间内变色的生态自然现象。引起赤潮的主要原因是海水中的有机物特别是氮、磷的含量过高。赤潮严重时，如果有毒藻类产生毒素不仅会使鱼类大量死亡，破坏渔业和养殖业，还会通过食物链威胁人类。

目前，已发现能够引起赤潮的生物有330多种，其中浮游生物占绝大多数，而甲藻和蓝藻等有毒藻类是造成赤潮和"水华"形成的主要浮游生物。

## 有毒藻类与淡水"水华"现象

"水华"（Algal Blooms），是淡水水体中藻类大量繁殖的一种自然生态现象，是水体富营养化的一种特征，主要由于生活及工农业生产中含有大量氮、磷、钾的废污水进入水体后，蓝藻（也称为蓝细菌）、绿藻、硅藻等藻类成为水体中的优势种群，大量繁殖后使水体呈现蓝色或绿色的一种现象。除了水体的富营养化之外，水温、洋流、水体的pH值、光照强度等也是诱发"水华"现象的重要因素。

中国的太湖、滇池、巢湖、洪泽湖曾发生过"水华"，就连流动长江的最大支流——汉江下游汉口江段中也出现过"水华"。淡水中"水华"造成的最大危害是饮用水水源受到威胁，藻毒素通过食物链影响人的身体健康，蓝藻"水华"的次生代谢产物能损害人的肝脏，具有促癌效应，直接威胁人类的健康和生存。

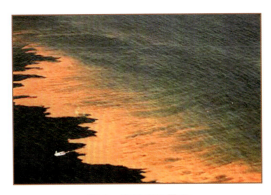

**图2　海洋赤潮景观**

---

[①] 腰鞭毛虫（Dinoflagellate），可使海水或河水呈现红色，造成赤潮。1946年，腰鞭毛虫引发了墨西哥湾的红潮，造成大量鱼类死亡。腰鞭毛虫能产生毒性很强的红潮毒素（Brevetoxin），贝类吃了腰鞭毛虫，人再吃这些贝类，就可能严重中毒。

# 3

# 有毒蕈类植物

## 3.1 蕈与毒蕈

蕈又叫蘑菇，是一种大型真菌，不同于一般高等植物，无根、无茎、无叶，无叶绿素，自身不能制造养料，而靠菌丝摄取基物中的营养物质，过着腐生、寄生或共生的生活。蕈大多数属于担子菌纲，伞菌目，少数属于子囊菌纲。

毒蕈又叫毒蘑菇，一直是有毒植物中解不开的谜。比如毒蕈在加醋的水中煮过后把水倒掉就没毒了。很多动物对毒蘑菇具有免疫力，但是人却没有。有很多毒蘑菇的毒性不会马上发作。对于人类而言，在不了解蘑菇的特性前，贸然采集食用是很危险的，因为毒蘑菇与可食用的蘑菇往往生长在一起。

世界上已知蕈的种类有 5000 多种，其中毒蘑菇有 200 多种，分布在北温带生长的大约 100 种毒蕈中，有近 40 种对生命有威胁，其中 10 多种毒蕈是致命的。尽管 19 世纪 60 年代以来科学家从毒鹅膏菌等少数毒蘑菇中提取、分离、纯化、鉴定出一些蘑菇毒素，有许多出色的论述，但迄今为止大多数毒蘑菇的有毒成分和它们的中毒机制尚不清楚。

## 3.2 重要的毒蕈

### 鬼笔蕈

鬼笔蕈（ *Amanita Phalloide* ）是中欧地区最危险的蕈。1727 年法国植物学家塞巴斯蒂安·瓦兰特（Sébastien Vaillant）称它为"死亡之帽"（Death Cap）。在北美，美国人称其为"死亡天使"（Destroying Angel）。据记载，发生在中欧的所有毒蘑菇中毒中，大约 95%归因于鬼笔蕈，其中有 30%~40% 的中毒者最终会因此死亡。1988—1998 年在澳大利亚的堪培拉地区有 7 人中毒。仅仅一个蕈，其含毒量足以杀死 2~3 个人。鬼笔蕈从 7 月到 10 月开花，主要生长在橡树和欧洲山毛榉树下，或者长在草地上。尽管各国政府采取了种种办法进行宣传，但是仍然会出现因无知而误食的情况。

鬼笔蕈有毒成分的早期研究显示，其内含物是对高温敏感的溶血性毒蕈溶血苷和其他烹煮都不会被破坏的毒素。后来的研究认为鬼笔蕈含有一种高分子蛋白质类物质——鹅膏肽素，加热时变性，所以加工过的鬼笔蕈不会引起中毒。1937 年，莱讷和威兰德以结晶的方法分离出第一种耐高温的毒素——鬼笔蕈碱（Phalloidin），能损害肝的内质网状结构。鬼笔蕈碱是引起痉挛状疼痛、呕吐、长时间腹泻和严重失水的主要因素。

一些历史人物的意外中毒常常与宫廷斗争和暗杀阴谋有关。如罗马皇帝克劳狄乌斯（Claudius，前10—54）据说是被"死亡之帽"谋杀的。教皇克莱门特七世（Clement Ⅶ，1478—1534）由于倾向法国联盟，也是被用同样方式杀害的。神圣罗马皇帝查理六世（Charles Ⅵ，1685—1740）死于食用"死亡之帽"。查理六世死后，立刻爆发了奥地利王位继承战争。德国作曲家朔贝特（Johann Schobert）同他的妻子和他的一个孩子死于巴黎，死因是食用毒蘑菇。作家尼古拉斯·埃文斯（Nicholas Evans）是食用香蕈（Cortinarius Speciosissimus）被毒死的。法国哲学家伏尔泰①指出："这些毒蘑菇改变了欧洲的命运。"

## 马鞍蕈

马鞍蕈（Gyromitra Esculenta）在春季往往大量地从地里长出来，是一种长期受人们喜欢的食用蕈。波兰人曾长期将这种蕈作为获利的出口品。但是在19世纪，出现了严重的、致人死亡的中毒事件。1885年，从马鞍蕈中分离出了马鞍蕈酸，并被证明与中毒有关。直到1967年，天然物质化学家才发现了名叫马鞍蕈碱的含氮毒素，是通过煮10分钟浸提出来的，其作用与鬼笔蕈的内含物相似。尽管如此，在24小时之内，食用马鞍蕈的总量不能超过500克。

## 鬼伞蕈

鬼伞蕈（Coprinus Atramentarins）是一个在毒理学与药理学上表现出独特性的有趣的例子。食用它会导致人出现暂时的酒精过敏。食用后，只要喝1~2瓶啤酒，就足以引起脸红、心跳加快、恶心和呕吐的症状。引起这些症状的原因是鬼伞蕈含有4-甲氮甲苯醌，在活体1-羟基环丙基胺中，形成一种强烈的乙醛脱氢酶抑制物，抑制初级醇代谢物乙醛进一步降解。

## 捕蝇蕈

捕蝇蕈（Amanita Muscaria）在中欧引起的中毒现象很少见，因为它的发亮的带有白色圆点的红菌盖，可能使人们知道这是一种真正的"有毒标记"，因此几乎不会出现与无毒蕈相混淆的情况。但是在意大利经常可以找到可食用的红鹅膏，从表面上观察，红鹅膏与捕蝇蕈相似。

捕蝇蕈的有毒成分是捕蝇蕈碱。1864年，斯科迈德伯格（Schmiedeberg）和他的同事首次将其分离出来。1940年，威兰德（Heinrich Wieland）和他的工作小组以结晶的方法分离出作用缓慢的"致死成分"——蝇蕈素（Amanitin）。其毒性约为鬼笔蕈碱的20倍，并通过直接作用于细胞核而首先引起严重肝损伤，继而出现无尿症和尿毒症。人误食捕蝇蕈1~2小时后，出现激动、无缘无故地大笑及错觉等中毒的症状，严重时出现躁狂症，后来是极度疲惫、麻痹及丧失知觉。

---

① 伏尔泰（Voltaire，1694—1778），原名弗朗索瓦-马利·阿鲁埃（Francois-Marie Arouet），伏尔泰是他的笔名。法国启蒙思想家、文学家、哲学家，提倡天赋人权思想。

### 白毒鹅膏菌

白毒鹅膏菌（Amanita Verna）夏秋季分散生长在林地上，极毒。毒素为毒肽（Phallotoxin）和毒伞肽（Anatoxins）。中毒症状主要以肝损害型为主，死亡率很高。

### 毒鹅膏菌

毒鹅膏菌（Amanita Phalloides）又称毒伞、绿帽菌、鬼笔鹅膏、蒜叶菌、高把菌。夏秋季在阔叶林中地上单生或群生。主要分布在中国南方地区。毒鹅膏菌含有鹅膏毒素（Amatoxin）和毒伞素（Virotoxins）两大类毒素，极毒。中毒后潜伏期长达24小时左右。病初恶心、呕吐、腹痛、腹泻，此后1~2天症状减轻，似乎病愈，患者也可以活动，但实际上毒素在进一步损害肝、肾、心脏、肺和大脑中枢神经系统。接着病情很快恶化，出现呼吸困难、烦躁不安、谵语、面肌抽搐、小腿肌肉痉挛。病情进一步加重，出现肝、肾细胞损害、黄疸、急性肝炎，肝大及肝萎缩，最后昏迷。死亡率高达50%以上。

另有报道，毒鹅膏菌含有鬼笔环肽（Phalloidine）和α及β鹅膏蕈碱。鬼笔环肽引起肾和肝的退行性变化，而鹅膏蕈碱引起低血糖。因此治疗时采用静脉注射葡萄糖盐水是有效的。

### 毒粉褶蕈

毒粉褶蕈（Entoloma Sinuatum）是引起人发生严重的和有时为致死性的胃肠刺激物。当吃了未经加工的几种英国种能引起腹泻。

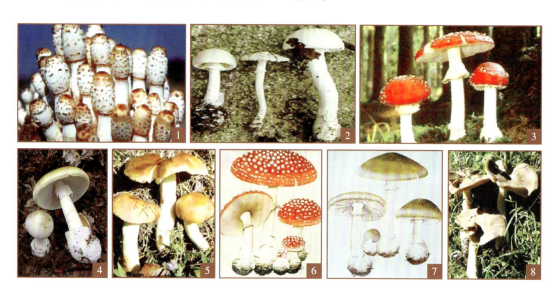

图3 重要毒蕈（1.毛头鬼伞；2.白毒鹅膏菌；3.捕蝇蕈；4.鬼笔蕈；5.鹿花蕈〔马鞍蕈〕；6.毒蝇鹅膏菌；7.毒鹅膏菌；8.毒粉褶菌）

# 4

# 有毒蕨类植物（Pteridophyta）

## 4.1 凤尾蕨科有毒属种及其危害

### 凤尾蕨科有毒属种

凤尾蕨科（Pteridaceae）。已知有毒的蕨属（*Pteridium*）植物主要是欧洲蕨（*P. Aquilinum*）及其原变种（*P. Aqulinum var Aqulinum*）和斜羽变种（*P. Aquilinum var Latiusculum*），尾叶蕨（*P. Caudatum*）及其某些变种，以及毛叶蕨（*P. Revolutum*）。

欧洲蕨广泛地分布于温带地区。在英国分布最多的是北部与西部。多生于海拔200~1200米的林地及未开垦的荒坡地，也可侵入草原、耕地及其他开阔生境。好生于酸性黄壤地。尾叶蕨主要分布在南半球。而毛叶蕨主要分布于亚洲温热带地区，多生于海拔570~3000米的富钙质土的山地。中国的贵州、四川等省区以及日本和东南亚的一些地区有毛叶蕨的分布。

### 毒性与中毒的历史记载

蕨的有毒成分，虽然进行了很多研究，但尚无确切的结论。目前，已从蕨类中分离出的有毒成分有生氰糖苷、维生素$B_1$酶、"再生障碍性贫血"因子、血尿因子以及致癌物。

蕨在英国的分布比较广泛，尤以威尔士、苏格兰及英格兰西南部的高地分布最多。根据英国农业、渔业及食品部对1977—1987年233例牛蕨中毒病例的地理分布的分析，约86%（200/233）的病例发生于上述地区。1990年霍普金斯（Hopkins）统计，除1984年大旱之年发病牛较多外，每年平均约有20头牛蕨中毒[①]。

1950年，南斯拉夫斯洛文尼亚共和国曾报道牛采食了垫草（垫草中含蕨叶量为25%~100%）中的蕨，使162头犊牛中的80头出现典型的蕨中毒，有65头死亡或被急宰。

在日本，牛的蕨中毒在

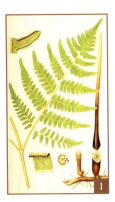
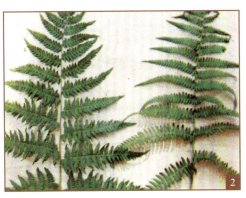

**图4 欧洲蕨**（1.欧洲蕨标本；2.欧洲蕨〔左〕与毛叶蕨〔右〕叶片之比较）

---

① HOPKINS A, BRACKEN P. Aquitinum: Its distribution and animal health implications. Brit. Vet. J., 1990, 146: 316-326.

北海道、东北、北陆、中部及九州地区发生至少有100年的历史。据1962—1967年北海道、东北北陆、中部、九州地区的22个县的统计，牛发生蕨中毒541头，死废269头；1970年牛发生蕨中毒242头，死废122头，总的死废率约为50%。20世纪70年代以后，随着对牛蕨中毒认识的逐渐加深，饲养管理的改善以及正确的防治，牛蕨中毒的发生已逐渐减少。

牛地方性血尿症发生于世界各地，以土耳其、保加利亚、前南斯拉夫、巴拿马、巴西、北美西北部、日本、澳大利亚、印度的一些山区等国家和地区为多见。毛叶蕨是中国牛的地方性血尿症发生与流行的主要原因。牛急性中毒呈现严重的以全骨髓损害和全身出血性素质为特征的急性致死性中毒症。慢性中毒表现为地方性血尿症。猪和马的蕨中毒主要引起维生素$B_1$缺乏症。

据世界卫生组织出版的《家畜肿瘤国际组织学分类》统计，在牛的膀胱肿瘤中，上皮性肿瘤占82%，其余为间叶性肿瘤。蕨属植物引起的牛膀胱肿瘤的病例中，复合性肿瘤较为多见，即在一个膀胱内有两种或两种以上组织学来源的肿瘤并存。在"复合瘤"中，绝大部分为上皮性肿瘤与间叶性肿瘤并存。

此外，中国四川1962年5—10月发生的奶牛蕨中毒。36头奶牛中有28头发病，死亡19头。1976年5月，湖南邵阳南山牧场黑白花育成奶牛中暴发蕨中毒，在一周内竟有320头发病，70头死亡。1987年浙江龙泉县一奶牛场购进了含有蕨叶的青饲料，饲喂后数天就有13头奶牛出现血尿，12头妊娠母牛中11头发生流产，2头死亡或被急宰。

对来自贵州省各地的1392头屠宰黄牛的随机检查发现，膀胱肿瘤的检出率高达18.74%。

从欧洲蕨中分离到一种正倍半萜糖苷，分别命名为Ptaquiloside及Aquilide A。该化合物在碱性环境中可转变为近致癌原二烯酮（Dienone），被普遍认为是蕨中的重要致癌因子和毒性因子。膀胱内的碱性环境似乎有助于肿瘤的形成。引起血尿的原因与膀胱黏膜发生肿瘤有关。

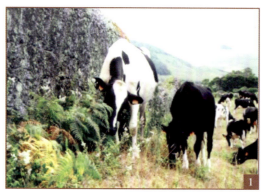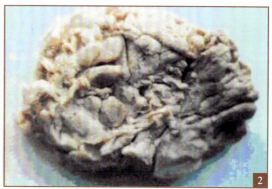

图5 牛的蕨中毒（1.正在石壁草地上采食欧洲蕨的荷斯坦奶牛；2.牛地方性血尿症，膀胱壁内生长成丛的指状、息肉状和绒毛状瘤体）

# 4.2 其他蕨科有毒植物及其危害

## 三叉蕨科(Aspidiaceae)

牛在其他饲料奇缺时吃了鳞毛蕨属的绵马（*Dryopteris Filixmas*）的根茎，出现昏睡、行走缓慢、倒卧或步态摇晃。许多动物视觉丧失，当它们痊愈时，少数动物也会一直失明。最有效的疗法是迅速将动物从中毒区迁移，并用硫酸镁治疗。

1968年，瓦尔图恩（Valtonen）和塔基（Takki）发现绵马的根茎含有一种对大白鼠具有肝毒素的物质，同时含有维生素 $B_1$ 酶，这与欧洲蕨中发现的毒素相同。

## 鳞毛蕨科（Dryopteridaceae）

贯众（*Dryopteris Crassirhizoma*），别名：粗茎鳞毛蕨、东北贯众、绵马贯众、绵马鳞毛蕨。生于海拔 300~2000 米的林下湿地，高可达 1 米。分布于中国（东北、陕西及河北东北部）、朝鲜和日本。

贯众的根茎有毒，含绵马酸（Filicic Acid）和绵马素（Aspidin）。中毒后轻者有头痛、头晕、腹泻、腹痛、呼吸困难、短暂性失明；重者有谵妄、昏迷、黄疸、肾功能损伤，最后因呼吸衰竭而死亡。中毒后恢复缓慢，可造成永久性失明。

## 木贼科（Equisetaceae）

木贼属（*Equisetum*）植物含有一种维生素 $B_1$ 酶，是使马匹中毒的常见原因。干草中若混入干燥的木贼，即使堆放 16 个月后仍对家畜具有毒性。马中毒的临床症状与蕨中毒相似。

## 石松科（Lycopodiaceae）

石松（*Lycopodium Clavatum*），别名：金毛狮子草、爬行蜈蚣、寸寸草。多年生常绿地生性蕨类草本植物。生于山坡疏林下或灌丛酸性土壤。

石松含有石松生物碱（Lycopodium Alkaloids）具有一定的毒性。兔中毒后的主要症状有过度兴奋、强直性和阵发性惊厥、窒息、麻痹、死亡。

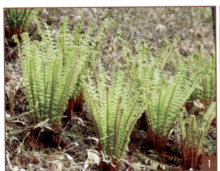
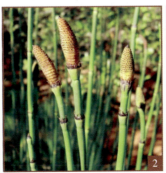
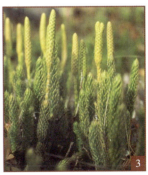

图6 蕨科有毒植物（1.贯众；2.木贼；3.石松）

# 5

# 漆树科（Anacardiaceae）

## 5.1 有毒属种

漆树科，约66属，500余种，主要分布于热带、亚热带，少数在温带。南欧、北美均见。漆树科植物的韧皮部具裂生性树脂道，分泌乳液或水状汁液。

漆树科的有毒种集中在漆树属（Toxicodendron），其根茎叶和未成熟果实含有毒树脂常引起中毒。该属在亚洲分布的有毒种主要是：漆树（*T. Vernicifluum*），为落叶乔木，分布在中国、朝鲜、日本、印度。生长于3000米以下的向阳山坡、山谷湿润林中，常见栽培。在中国，漆树是生产著名"中国漆"或"生漆"的树种，生漆为工业和国防上的重要涂料。野漆树（*T. Succedaneum*），为落叶乔木，分布在中国华北至江南各省区以及蒙古、朝鲜、日本、泰国、缅甸、印度、越南北部等国家和地区。生长于2200米以下的疏或密的林中。

漆树属在北美分布的有毒种主要是：毒藤（*T. Radicans*，Poison Ivy），分布在落基山脉。毒橡树（*T. Quercifolium*，Poison Oak，橡叶漆树），分布在落基山脉以西，加利福尼亚州三分之二的县，特别是海拔1524米的地方。美国毒漆树（*T. Vernix*，Poison Sumac），分布在美国南部的沼泽地区。

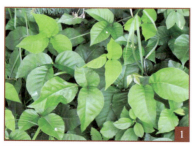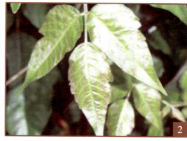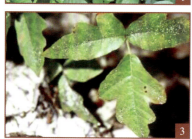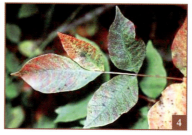

图7 美国漆树属有毒种的叶片比较（1—2.毒藤的植株和叶片；3.毒橡树的叶片；4.美国毒漆树的叶片）

## 5.2 漆树引起的皮肤过敏

漆树科漆树属植物的乳液含漆酚（Urushiol）[①]，人体接触易引起过敏性皮肤红肿、痒痛、丘疹。误食引起呕吐、疲倦、瞳孔放大、昏迷等中毒症状[②]。

据美国公共卫生局 1946—1951 年调查的结果，一年中每 1000 名居民中发生毒藤、毒橡树和毒漆树的中毒数为 2.49%[③]。美国毒橡树引起人的皮肤过敏反应，出现水疱和皮疹。特别是在加利福尼亚州的东南部、内华达州、亚利桑那州南部、新墨西哥州和得克萨斯州的西部，经常发生罕见的由于毒藤、毒漆树引起的皮肤过敏。

在漆树属有毒植物危害严重的加利福尼亚州，每年举行一次毒橡树节（Poison Oak Festival），目的是向民众普及科学知识和治疗指南，印发识别毒藤、毒橡树和毒漆树的卡片，推广防治方法与药品，提醒旅游者不要接触这些危险的树木。

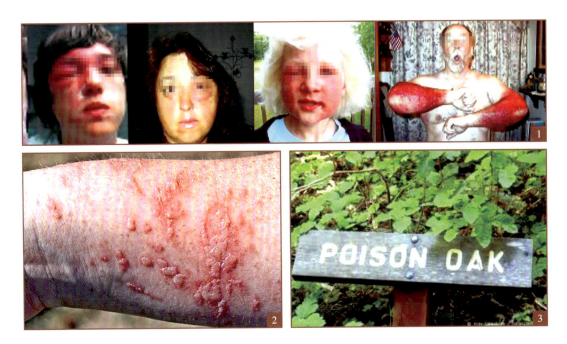

图 8　美国毒橡树引起人不同部位的皮肤过敏反应（1—2.）和远离毒橡树的警示牌（3）

---

① 漆酚，是一种具有高度刺激性油酚，实际上不是毒药，而是一种过敏原。
② 青岛医学院. 急性中毒. 北京：人民卫生出版社，1976：480.
③ 泰恩斯，哈莱. 临床毒理学. 谭炳德，等译. 上海：上海科技出版社，1959：1-2.

# 6

# 马兜铃科(Aristolochiaceae)

## 6.1 有毒属种

马兜铃科为草本或藤状灌木,约7属350余种植物。分布于热带至温带地区的中国、日本等国家和地区。本科有毒植物不多,主要集中于马兜铃属(Aristolochia)及细辛属(Asarum)。

马兜铃属的马兜铃(A. Debilis),别名:青木香、土青木香、天仙藤、青藤香、臭拉秧子等,为多年生缠绕草本。在中国作为药材,主产于河北、山东、陕西、辽宁、山西、河南、黑龙江等地。在英国公园里栽培的马兜铃曾引起马的中毒。

北马兜铃(A. Contorta),又名圆叶马兜铃。分布于中国吉林、黑龙江、辽宁、河北、河南、内蒙古、山西、陕西、甘肃、山东等地。

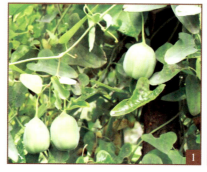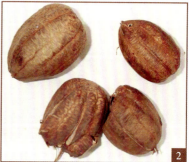

图9 马兜铃(1.植株;2.种子)

## 6.2 马兜铃与人的肾病

**马兜铃的毒性**

马兜铃是一种世界性草药,早在公元前300年就被亚里士多德的学生记在药典上,即"Aristolochia",这就是马兜铃学名的来历。中国《唐本草》记载:"其根不可多服,吐痢不止。"中毒症状有恶心、呕吐、腹痛、腹泻、便血、尿血及蛋白尿、呼吸抑制、血压下降等。水煎果实30克,服后10分钟左右出现恶心、头晕、气短,继则呕吐逐渐加重,甚者吐血,并有脱水、酸中毒。服用含有马兜铃的中草药也会引起中毒。尽管马兜铃作为药材被使用了2000多年,古籍中对其毒性有所记载,但它的毒性的危害在20世纪60年代末才第一次为人所知。

巴尔干半岛多瑙河谷地有一些村庄的居民得肾病的比例很高,还有很多人因此而得了"上泌尿道上皮细胞癌"（UUC）。但医生们一直找不出原因，只能笼统地将此病称为"巴尔干地方性肾病"（Balkan Endemic Nephropathy）。1969年，有一位克罗地亚医生前往这个地区调查，发现患者所在的村庄附近的麦田里都混杂有大量的马兜铃，怀疑当地人很可能是吃了混有马兜铃种子的面包后导致中毒。

现代研究表明，马兜铃全株有毒，种子毒性较大。根中含马兜铃酸（Aristolochic Acid）、青木香酸（Debilic Acid）和一种季铵盐的生物碱——木兰花碱（Magnoflorine）。

### "马兜铃肾病"的发现

1991年的某一天，比利时布鲁塞尔一家诊所来了两位女患者，年纪轻轻却都得了急性肾病（Nephropathy）。主治医生让-路易斯·范赫维根（Jean-Louis Vanherweghem）详细询问了她们的病情，发现两人都在近期服用了一种减肥药。这药来自一家新开张的中药店，是店主根据中医理论自行配制而成的。

第二年，他又发现了七例这样的病例，得病的全都是在这家药店买过减肥药的年轻妇女。他将此事写成论文，于1993年2月13日发表在著名的医学期刊《柳叶刀》（Lancet）上。第二年，他又做了一个更加广泛的调查，找到了70名同样因吃这种减肥药而得了肾病的妇女，其中30人已经病故了。这篇论文再次被发表在《柳叶刀》上，文中"中草药肾病"（Chinese Herbs Nephropathy）这个词开始流行起来①。

此文一出，法国、英国、比利时和澳大利亚等国先后宣布禁止销售这种减肥药，并着手调查到底是哪种成分导致了肾病。科学家将减肥药的主要成分分离出来，依次进行动物试验，最终把焦点锁定在其中一味中药——马兜铃科植物广防己（Aristolochia Fanchi）上。研究证明，"中草药肾病"的实质是马兜铃科植物所含马兜铃酸引起的肾病。

### 禁用含马兜铃酸的中药

中国常作为药用的有木通马兜铃（关木通）、防己马兜铃（广防己）等20余种。中国含马兜铃酸的中成药和方剂有百余种，其中龙胆泻肝丸（汤）、排石冲剂、妇科分清丸、甘露消毒丸等已有引起马兜铃酸肾病②的临床报道，以龙胆泻肝丸最为常见。

在国外减肥药中毒事件发生后，中国卫生部于2003年正式宣布禁止生产和销售含有马兜铃酸的中药。

---

① 袁越. 马兜铃与肾病. 三联生活周刊，2012（6）：146.
② 马兜铃酸肾病（Aristolochic Acid Nephropathy），又常称关木通中毒性肾病，是一类由关木通及相关的药物所造成的急性或慢性肾小管间质疾病。目前尚无有效的治疗方法。

# 7

# 萝藦科(Asclepiadaceae)

## 7.1 有毒属种

萝藦科约180属2200余种植物，分布于世界上的热带、亚热带、温带地区。中国主要分布在西南和华南地区。本科多数植物有毒，乳汁及根部毒性较大。主要有毒属有鹅绒藤属（*Cynanchum*）、杠柳属（*Peri-ploca*）、马利筋属（*Asclepias*）。

### 鹅绒藤属

鹅绒藤（*Cynanchum Chinense*），又叫羊角奶奶、祖子花、老牛肿、杨柳菀菀。多年生草本植物。主要分布于中国的辽宁、河北、山西、陕西、宁夏、甘肃、河南、山东、江苏、浙江、内蒙古和青海等省区。常生长于路旁、沟岸边多草处，根系发达，适应性强，生长茂盛。

牛心朴子（*Cynanchum Komanovii*），又称老瓜头、芦心草，为直立半灌木。分布于中国西北地区，生于荒漠草原和半固定沙丘等干旱地带。

### 杠柳属

青蛇藤（*Periploca Calophylla*），别名：黑骨头、鸡骨头、铁夹藤、黑风七、美叶

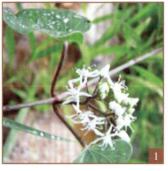
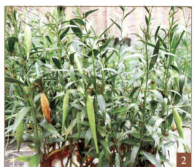

图10　鹅绒藤属有毒植物（1.鹅绒藤；2.牛心朴子）

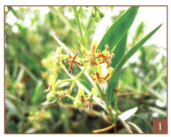
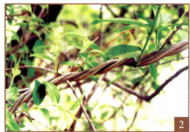

图11　杠柳属有毒植物（1.青蛇藤；2.杠柳）

杠柳等。为藤状灌木，分布于中国湖北、广西、贵州、云南、四川、西藏等省区，以及尼泊尔、印度、锡金等国家。生于海拔1000米以上的山谷杂树林中。

杠柳（*Periploca Sepium*），别名：羊奶条、北加皮、香加皮等。为落叶蔓生灌木，分布于中国华北、东北、西北、华南地区以及河南、贵州、四川等省区。生于平原及低山丘的林缘、沟坡。

### 马利筋属

马利筋（*Asclepias Curassavica*），别名：

莲生桂子花、水羊角、金凤花等。为多年生直立草本植物，灌木状。原产美洲，现在广泛分布于热带和亚热带地区。中国南北各地常有栽培，南方有野生。

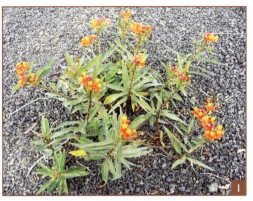 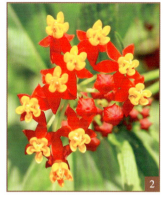

图 12　马利筋（1.植株；2.花）

## 7.2　毒性与中毒的历史记载

### 鹅绒藤属植物中毒

1934 年，斯戴恩（Steyn）报道，南非鹅绒藤属植物引起一种"Krimpsiekte"症[1]，以步态蹒跚，不能站立或行走，惊厥和麻痹为特征。绵羊最易中毒，且很少痊愈。

鹅绒藤全草有毒，有毒成分是生物碱。1979 年，徐方舟等报道了宁夏回族自治区吴忠县发生猪的鹅绒藤中毒。猪连续采食鹅绒藤达 60 克/千克（约相当干粉 20 克/千克）即出现中毒症状。病猪初期表现全身阵发性痉挛、瞳孔散大、被毛逆立、食欲明显减少、身体蜷缩。进而精神沉郁、腹泻、喜卧、嗜睡。严重者呈现步态不稳、头颈歪斜、口吐白沫，最终死亡。

牛心朴子全草有毒，有毒成分是生物碱，其中娃儿藤定碱（Tylophorinidine）毒性较大。对动物的心脏、肺脏、肾脏有不同程度的毒性作用。骆驼采食牛心朴子有两个季节，一是春季 3—5 月植物发芽时，毒性较大，采食而中毒；二是在 10—11 月，牛心朴子干枯后被骆驼大量采食而引起中毒，这时毒性较小，常引起腹泻、消瘦。羊在夏秋两季不采食牛心朴子，常于 11 月干枯后采食，引起中毒造成腹泻、怀孕母羊流产，种公羊性欲降低、消瘦。

1997 年 5 月下旬，阿拉善左旗嘉尔嘎勒赛汉镇乌库牧勒加嘎查牧民阿尔斯楞的骆驼群因采食牛心朴子幼苗引起中毒。该户牧民饲养阿拉善双峰骆驼 72 峰，中毒 42 峰，死亡率 4.8%[2]。

### 杠柳属植物中毒

杠柳属的青蛇藤（P. Calophylla）全株有毒，茎的毒性较大。

杠柳的皮有毒，含北五加皮苷。杠柳皮曾代替五加皮，用于制作五加皮酒，稍过量饮用就会引起中毒。杠柳皮煎剂有强

---

[1] "Krimpsiekte"症，即一种动物的萎缩疾病。
[2] 达能太，崔利忠，赵巧娥，等. 骆驼牛心朴子中毒的诊治. 第六届全国动物毒物学与畜禽中毒病防治研讨会论文集，1999，9：89-93.

心作用，并可引起血压上升，3~20分钟死亡。

### 马利筋属植物中毒

马利筋全株有毒，其白色乳汁毒性更大，含马利筋苷（Asclepin），味苦，有呕吐、下泻及发汗等作用。人中毒症状：初为头痛、头晕、恶心、呕吐，继而腹痛、腹泻、烦躁、说胡话，最后四肢冰冷、出冷汗、脸色苍白、脉搏不规律、瞳孔散大、对光不敏感、痉挛、昏迷、心跳停止、死亡[1]。家畜偶因饥饿时误食而中毒，以羊最敏感，牛和马次之[2]。

澳大利亚、南非和美国等地都曾报道过家畜的中毒，尤其是绵羊。动物的中毒症状因种的不同而有差异，但一般都包括食欲不振、虚弱、困顿、呼吸困难、发热和腹泻。临死前有时出现惊厥。

1972年，托卡尔尼亚（Tokarnia）等报道，牛饲喂巴西的马利筋5克/千克以上的量，就会出现食欲缺乏、腹泻、瘤胃鼓气、颌下水肿和心律不齐。尸体剖检最重要的变化是瘤胃鼓气。

1970年，罗威（Rowe）等报道，短冠马利筋（A. Brachystephana）对绵羊的致死量大约为动物体重的0.5%。

---

[1] 广东省农林水科学技术服务站经济作物队. 南方主要有毒植物. 北京：科学出版社，1970.
[2] 中国科学院华南植物研究所. 广东常见有毒植物. 中国科学院广州分院支援农业办公室，1960.

# 8

# 菊科(Compositae)

## 8.1 有毒属种

### 泽兰属

泽兰属（*Eupatorium*）绝大多数分布于美洲，几个种分布于欧洲、亚洲和非洲。泽兰属在中国有 15 种，大多数是动物拒食性植物，有几种对牲畜有毒。

第一，紫茎泽兰，为多年生粗壮草本植物，原产中美洲的墨西哥，对马有毒。1865 年作为观赏植物引进美国、英国、澳大利亚进行栽培，现已分布到世界 30 多个国家，威胁着泰国、菲律宾、缅甸、尼泊尔、印度等国家。20 世纪 40 年代自然入侵中国，逐步蔓延到云南、广西、贵州、四川等省区。紫茎泽兰的传播成为世界上有毒有害生物入侵的典型事例。

第二，大泽兰，有毒。

第三，飞机草，原产美洲，广泛分布于亚洲与非洲。在中国海南岛、云南南部大量蔓延，含香豆素，有毒。

第四，皱叶泽兰，分布于美国东部，对牲畜和奶牛有毒。

第五，荨麻叶泽兰[①]，分布于美国中西部和南部，对牲畜和奶牛有毒。奶中含有毒素，可致人中毒死亡。

### 千里光属

千里光属（*Senecio*）的有毒种是：美狗舌草、沼泽美狗舌草、牛津美狗舌草和欧洲狗舌草。1954 年，福塞斯（Forsyth）指出，美狗舌草每年给英国畜牧业造成的损失比本属所有其他植物造成损失的总和要多。南非，大洋洲及北美洲等国家和地区的美狗舌草等有毒种也造成一定的危害。

中国西北、华东、中南及西南等地分

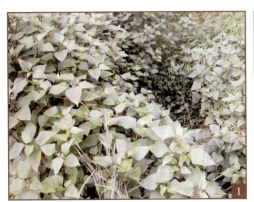 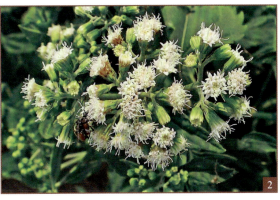

图 13 泽兰属有毒植物（1.紫茎泽兰；2.荨麻叶泽兰）

---

① 荨麻叶泽兰，在美国称为白蛇根草（White Snakeroot），拉丁文：*E.Rugosum*.

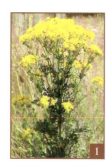 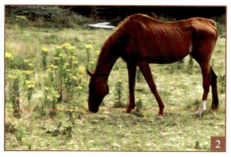 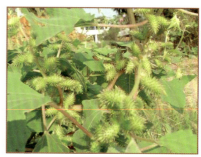

图14 美狗舌草（1.美狗舌草植株；2.英国正在采食美狗舌草的马匹）　　图15 苍耳

布的千里光（Senecio Scandens），别名：九里明、黄花母、九龙光、九岭光。为多年生草本植物。多生于路边荒野处。

### 苍耳属

苍耳属（Xanthium）的苍耳（X. Sibiricum），别名：老苍子、黏黏葵。为一年生草本植物，分布于中国、朝鲜、日本、俄罗斯、伊朗、印度等国。生于平原、草地、丘陵低地、田间、路旁、山坡或荒地上。

## 8.2 毒性与中毒的历史记载

### 泽兰属毒性与中毒的历史记载

泽兰属植物中含有双稠吡咯啶生物碱。其有毒成分是佩兰毒素（Tremetol）、泽兰苦内酯（Euparotin）、香豆精类等。大泽兰的主要有毒成分是二甲基百里香对草醌、飞蓬草醇、飞蓬草醛及香豆素。

紫茎泽兰除了能引起人的接触性皮炎外，家畜误食或吸入紫茎泽兰的花粉后，能引起腹泻、气喘、鼻腔糜烂流脓等病症。特别是对马有明显的毒害性，牛拒食该草，用其喂鱼能引起鱼的死亡，用其垫羊圈，可引起羊蹄腐烂。带刺的冠毛飞入家畜眼内，刺激眼角膜而致瞎，马尤为敏感。

泽兰属被认为是新南威尔士发生动物"努民巴赫马病"的根源。病初表现为急性肺水肿，继而发生出血。在最急性病例中，水肿可能是极其严重的，动物实际上是溺死的[1]。

20世纪70年代，中国云南省部分地区流行"马哮喘病"。1979年，云南省的52个县179个乡，发病马5015匹，死亡3486匹，甚至形成"无马县"。云南省双柏县1972—1979年因紫茎泽兰中毒死亡马匹546匹。病理学检查发现死亡马匹肺泡壁毛细管扩张，上皮细胞脱落，胞腔内有散在的红细胞，细支气管上皮附有黏液，支气管肺炎。其原因是误食紫茎泽兰。

荨麻叶泽兰含有佩兰毒素，牛采食荨

---

[1] ANON, The stock inspector//Year book. Sydney: Institute of Inspectors of Stock of New Wales, 1954.

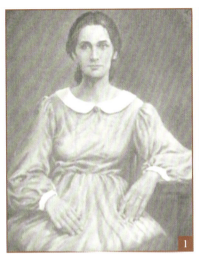 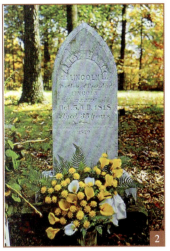

图16 南希·汉克斯·林肯（1.南希·汉克斯·林肯〔描绘〕；2.南希·汉克斯·林肯的墓碑）

麻叶泽兰后可使牛肉和牛奶带毒。人长期食用此种含有毒素的牛奶或肉类，达到一定量时可引起佩兰毒素（Tremetol）中毒，在美国称为"牛奶病"（Milk Sickness）。19 世纪初，当大量的欧裔美国人从东部来到中西部和南部地区，由于对白蛇根草缺乏认识，致使成千人死于"牛奶病"。1818 年，美国总统亚伯拉罕·林肯（Abraham Lincoln）[①]9 岁时，他的母亲南希·汉克斯·林肯（Nancy Hanks Lincoln）就是患"牛奶病"于 1818 年 10 月 5 日去世的，年仅 34 岁。

### 千里光属植物中毒历史记载

千里光属植物全草有毒，含有双稠吡咯啶生物碱（Pyrrolizidine Alkaloids），无论新鲜的还是干枯的，或是已制成的干草，都是有毒的，在生长初期可能毒性最强。人和家畜中毒称为"千里光中毒病"或"双稠吡咯啶生物碱中毒病"（Pyrrolizidine Alkaloidosis）。人患此病称为"肝静脉闭塞症"。

早在 18 世纪，英国的农场主就怀疑美狗舌草与家畜的肝脏损伤有关。后来发现肝损伤的家畜是由于取食了含有双稠吡咯啶生物碱的美狗舌草所致。家畜的千里光中毒病分布遍及全世界。马、牛、绵羊、山羊、猪、小鸡、鹌鹑和鸽子等动物都有过因食用该草中毒报道。

1965 年，中国陕西省关山牧场马匹发生原因不明的"肝病"，经调查试验，证明是美狗舌草所致[②③④]。美狗舌草中毒通常是慢性的。早期症状是体况下降，食欲不振和便秘，可延续几周甚至数月。之后可视黏膜苍白，并出现黄疸。牛常见到不断努责。后期，尤其是马，神经症状变得明显，以呵欠、昏睡和步态蹒跚为特征。牛则表现为狂暴型神经错乱。

### 苍耳毒性与中毒历史记载

苍耳果实含苍耳苷，种子含毒蛋白和毒

---

① 亚伯拉罕·林肯（Abraham Lincoln, 1809—1865），美国政治家，第 16 任美国总统。
② 陇县关山牧场生产组，陕西省畜牧兽医研究所.关山牧场大山分场马匹历年发生中毒性萎缩性肝硬化病的初步调查报告, 1972.
③ 关山牧场有毒植物调查组.关山牧场有毒植物的初步调查.中国草原, 1974.
④ 王建元，薛登民，张琼瑶，等.陕西陇县关山牧场幼驹"肝病"初报.西北农学院学报, 1980, 2: 105–106.

苷，毒性较大。叶含苍耳内酯、隐苍耳内酯等。炒食苍耳种子25～400克可引起中毒，多在4～5小时至3天内出现症状。

1924年，马什（Marsh）首次报道了猪、牛、绵羊苍耳子中毒。意大利苍耳（X. Italicum）在结籽期对猪有毒。1964年，哈里（Hall）报道在南非和澳大利亚发生辛辣苍耳引起猪和牛的中毒。中国河南省修武县、辽宁省岫岩县曾报道过猪苍耳中毒。何志仁（1986）报道了黑龙江牡丹江农场育成奶牛因饲喂带有苍耳的豆皮而发生的中毒。袁尚文等（1989）报道了黄牛苍耳子渣中毒。孙克年（1989）报道了羊因食混有苍耳子的黄豆而中毒。张玉清等进行了猪苍耳子饼中毒复制试验①。

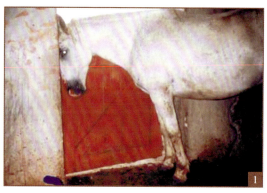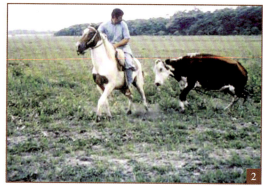

图17 动物美狗舌草中毒（1.马中毒后用头部撞击墙壁；2.牛表现为狂暴，易攻击其他动物）

① 史志诚.动物毒物学.北京：中国农业出版社，2001：349-351.

# 9 杜鹃花科(Ericaceae)

## 9.1 有毒属种

杜鹃花科有毒植物很多，主要集中于马醉木属（*Pieris*）和杜鹃花属（*Rhododendron*）。

马醉木属的美丽马醉木（*P. Formosa*），别名：兴山马醉木、长苞美丽马醉木、泡泡花、闹狗花、红蜡烛等。为常绿灌木或小乔木。分布于尼泊尔、不丹、印度等国以及中国南部省区。多生于海拔900~2300米的山坡与河谷杂林中。

杜鹃花属能引起动物中毒的杜鹃花属植物有映山红（*R. Simsii*）、迎红杜鹃（*R. Mucronulatum*）、满山红（*R. Dauricum*）、太白杜鹃（*R. Purdomii*）、大白花杜鹃（*R. Decorum*）、黄花杜鹃（*R. Anthopogonoider*）、照山白（*R. Micranthum*）和羊踯躅（*R. Molle*，闹羊花）等。

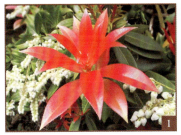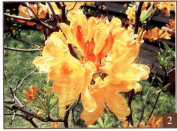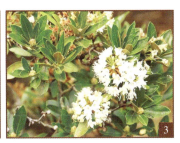

图18 杜鹃花科的有毒植物（1.美丽马醉木；2.羊踯躅〔闹羊花〕；3.照山白）

## 9.2 毒性与中毒的历史记载

杜鹃花科植物的有毒成分是四环二萜类毒素，主要作用于消化系统、心血管系统和神经系统。人、畜常见中毒症状有流涎、呕吐、腹痛、腹泻、心跳缓慢、头晕、呼吸困难、肢端麻痹和运动失调，严重中毒时还出现角弓反张、昏睡，因呼吸抑制而死亡。

### 杜鹃花科的毒性研究

1988年，黄志宏等研究认为，映山红枝叶的主要有毒成分四环二萜类毒素，属于木藜芦毒素类，其中以木藜芦毒素Ⅰ（Grayanotoxin Ⅰ）的含量最高、毒性最强，又称杜鹃毒素（Rhodotoxin）或梫木毒素（Andromedotoxin）。木藜芦毒素Ⅰ属于心脏—神经毒物，毒性强、作用迅速而短暂。同时对横纹肌的运动神经末梢也有麻痹作用[1]。

羊踯躅的毒性在中国历代本草均有记载。东汉《神农本草经》中将"羊踯躅"列为大毒"下品"药物。明代《本草纲目》详细地记载了它的毒性："花、根、叶有大毒。羊食其叶，踯躅而死，曾有人以其根入酒饮，遂至于毙也。"

现代研究认为：羊踯躅的花、叶和根都有毒，花和果毒性最大。其有毒成分有杜鹃素（Rhododendrin）、楤木毒素（Andromedotoxin）、石南素（Ericolin）、马醉木毒素（Asebotoxin）和日本杜鹃素（Rhodojaponin）。

照山白全株有毒。春季的幼枝嫩叶比秋季枝叶毒性大10倍。人中毒常常发生在使用该植物叶作为药用的患者中。一般情况下，人每日口服20克叶的糖浆或浸膏片，仅有头晕、血压降低、心率减慢及肠胃道刺激等不良反应，但可恢复；过量服用，在半小时后出现中毒反应，一小时即达高潮，表现为频繁打喷嚏、项痛、出冷汗、黄视、无力、脉弱、心律不齐、血压下降以致休克。

### 动物中毒的记载

早在古希腊就有记述杜鹃花属及其他一些种中毒的病例。杜鹃花属对绵羊特别危险。1955年，博尔顿（Bolton）就指出在英国山地养羊区盲目种植杜鹃花属灌木具有危险性。他记述了约克郡在霜雪多的冬季，山地绵羊中毒最多，特别是新入群的公羊。在北美和印度等国家和地区，野生的杜鹃花属植物常引起严重损失。

动物中毒症状是流涎、试图呕吐、腹痛、呼吸抑制、衰弱、步态蹒跚、虚脱，几天后死亡。牛和山羊中毒的典型症状是喷射状的呕吐；绵羊干呕，发出很大的呕吐声却不见呕吐物；马不停地痛苦地试图呕吐。

据1984年对中国湖南省部分地区的调查，闹羊花中毒病例主要出现在4—6月，立夏至小满之间（5月）为高峰期，其他时间发病较少，秋冬季节未见中毒病例出现，发病率大约为15%，病死率为3%左右[2]。易厚生等报道的71例闹羊花中毒病例中，在高峰期有51例，占发病总数的72%[3]。

美丽马醉木引起的家畜中毒，都发生在早春季节，家畜由于缺乏青绿饲料而误食其茎和叶，可引起中毒昏迷甚至死亡。中国四川省的凉山州美姑县，羊采食美丽马醉木曾发生中毒死亡，仅炳途乡每年因美丽马醉木中毒死亡的羊就有30余只。

---

[1] 黄志宏，等.山羊实验性映山红中毒.动物毒物学，1988（3）：1.
[2] 袁慧，等.耕牛闹羊花中毒71例的研究报告.兽医科技杂志，1984（3）：7.
[3] 易厚生，等.耕牛闹羊花中毒的研究——某些发病学环节的探讨.兽医科技杂志，1984（5）：4.

# 10

# 大戟科(Euphorbiaceae)

## 10.1 有毒属种

大戟科（Euphorbiaceae）植物约300属8000多种，遍布全世界，主要产于热带和亚热带地区。大戟科有多种重要的有毒植物分布在巴豆属（Croton）、大戟属（Euphorbia）、麻疯树属（Jatropha）、木薯属（Manihot）、蓖麻属（Ricinus）、乌桕属（Sapium）、山靛属（Mercuralis）、油桐属（Aleurites）和假奓包叶属（Discoleidion）。

巴豆属的巴豆（C. Tiglium），别名：大叶双眼龙、猛子仁、毒鱼子、八百力等。为常绿小乔木。分布于中国（长江流域及其以南各省区）、日本、印度、越南、印度尼西亚及菲律宾。多生于丘陵坡地或疏林中。

大戟属的有毒种主要是：

第一，乳浆大戟（E. Esula），别名：大戟、烂疤眼。为多年生草本植物。分布于中国北部省区。多生于山坡草地或路旁。

第二，狼毒大戟（E. Fischeriana），别名：狼毒、狼毒疙瘩、猫眼睛、山红萝卜。为多年生草本植物。分布于中国北部及山东、江苏、安徽、浙江等省区。多生于林下草原及向阳石质山坡草地。

第三，甘遂（E. Kansui），别名：猫儿眼、肿手花、头疼花、甘泽。为多年生草本植物。分布于中国北部地区及四川等省区。多生于荒坡草地及沙漠地区的湿润沙地。

蓖麻属的蓖麻（Ricinus Communis），别名：红麻、金豆、八麻子、牛蓖、大麻子等。为一年或多年生草本植物。原产非洲东部，后经亚洲传入美洲，再传到欧洲的一些国家、拉丁美洲的墨西哥，危地马拉及其他热带地区。中国蓖麻从印度传入，已有1300多年的栽培历史。世界范围内主要栽培国家有印度、中国、巴西、俄罗斯、泰国、安哥拉、坦桑尼亚和罗马尼亚等。

蓖麻种子含油量50%左右，是人们熟知的从种子中榨取蓖麻油的植物。蓖麻油

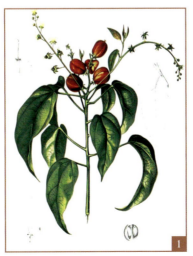 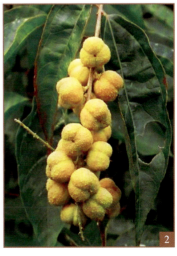

图19 巴豆（1.巴豆标本；2.巴豆的种子）

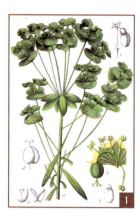 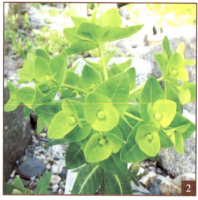 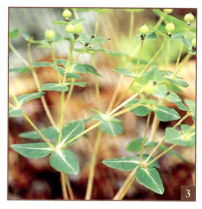

图20　大戟属的有毒植物（1.乳浆大戟，标本图；2.狼毒大戟；3.甘遂）

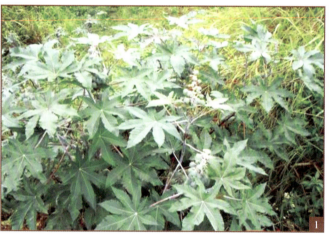 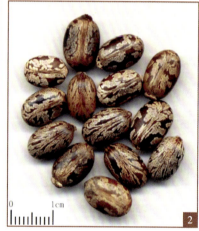

图21　蓖麻（1.蓖麻植株；2.蓖麻种子——蓖麻豆）

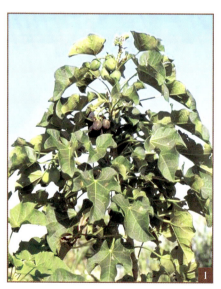 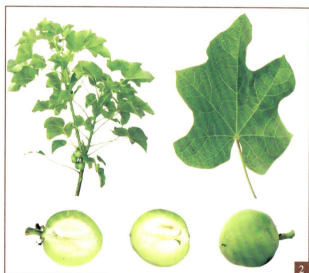

图22　麻疯树（1.麻疯树植株；2.麻疯树标本）

是重要的工业用油,在医药上可作为缓泻剂。进入20世纪,由于近代工业需要大量高级润滑油,蓖麻在全世界被广泛种植,成为随处可见的"毒药"。

麻疯树属的麻疯树(*J. Curcas*),别名:羔桐、臭油桐、黄肿树、小桐子、假白榄、假花生等。为灌木或小乔木,原产美洲。分布于中国广东、广西、四川、贵州、云南等省区。多为栽培,生于平地、路旁和灌丛中。

木薯属的木薯(*M. Esculenta*),别名:树薯、臭薯、葛薯、树番薯等。为直立亚灌木。原产于巴西,世界热带地区普遍种植,中国南方各省区有栽培。

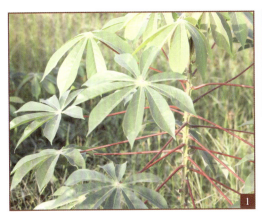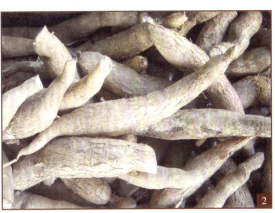

图23 木薯(1.植株;2.木薯)

## 10.2 毒性与中毒的历史记载

### 巴豆毒性的历史资料

巴豆全株有毒,种子毒性大,含有佛波醇酯以及巴豆毒素(Crotin)、巴豆苷(Crotonoside)及生物碱。巴豆毒蛋白的毒作用与蓖麻毒素类似,是一种细胞原浆毒,能溶解红细胞,使局部细胞坏死、变性,抑制蛋白质合成,但毒性比蓖麻毒素低。人服巴豆油20滴可致死[①]。皮肤接触巴豆油后,能引起急性皮炎。人食用后引起口腔、咽喉、食管灼烧感,恶心、呕吐,上腹部剧痛、剧烈腹泻,严重者大便带血,头痛、头晕、脱水、呼吸困难、痉挛、昏迷、肾损伤,最后因呼吸及循环衰竭而死。

### 大戟属植物毒性与中毒的历史记载

狼毒大戟全株有毒,根毒性大。全草含刺激性乳汁,人的皮肤接触后,能引起水疱,误食引起口腔咽喉的刺激、恶心、呕吐、腹痛、出冷汗、面色苍白、血压下降、烦躁,严重时精神失常、眩晕、站立不稳、抽搐、痉挛,量大时引起死亡。

甘遂全株有毒,根毒性较大。对人的

---

① 牟鸿彝. 国药的药理学. 上海:上海锦章书局,1954:250.

皮肤和黏膜有刺激作用，食用过量出现腹痛、下泻、呕吐、脱水，严重时呼吸困难、循环衰竭而死亡。甘遂的有毒成分是二萜类化合物，其中一类为巨大戟二萜醇酯类化合物；另一类为二环化合物，称甘遂素（Kansuinin）。

乳浆大戟全株有毒。人一旦误食能腐蚀肠胃黏膜，先呕吐后腹泻。主要毒性成分为巨大戟醇-3,20-二苯甲酸酯（Ingenol-3,20-dibenzoate），含量仅0.0002%，对鱼有毒。

### 蓖麻的毒性与中毒的历史记载

蓖麻全株有毒，种子毒性大，含有四种有毒成分。

第一，蓖麻毒蛋白（Ricin，蓖麻毒素）。是迄今已知最毒的植物毒蛋白，马属动物和兔最敏感，山羊和鸡较不敏感。人更敏感，口服致死中量（MLD）为2毫克/千克。蓖麻毒蛋白是一种典型的毒素蛋白，因此具有和细菌毒素类似的抗原性，以任何途径小剂量多次重复给予各种哺乳动物，可刺激机体产生抗体（抗蓖麻毒蛋白），使机体获得抗蓖麻毒蛋白的免疫力。这就是蓖麻产地的动物对蓖麻毒蛋白具有一定抵抗力的原因。蓖麻毒蛋白经湿热处理可凝固变性而失活，但干热处理时不易变性。

第二，蓖麻碱（Ricinine）。主要存在于蓖麻的种子和茎叶中，属于剧毒生物碱。

第三，变应原。也称蓖麻变应素，存在于蓖麻籽仁的胚乳部分，可引起人和动物发生过敏反应。

第四，红细胞凝集素。对动物的毒性较小，毒性仅为蓖麻毒蛋白的1/100。

蓖麻籽内服的致死量为1毫克/千克。如果小孩子不小心误将1~3粒蓖麻籽放入口中咀嚼，就足以致命；2~4粒蓖麻籽可导致成年人中毒，8粒蓖麻籽就足以杀死一个成年人。一般轻度中毒者表现为衰弱无力，重者有恶心、腹痛、吐泻、体温升高、呼吸加快、四肢抽搐、痉挛、昏迷死亡。特别值得注意的是，蓖麻毒至今尚无解毒药物，无药可治。

在南美的一些国家，有将蓖麻籽穿在一起作为项链和手镯的习俗，这种做法非常危险，极毒的蓖麻籽常夺去戴首饰孩子的生命。在东非，以前人们则把蓖麻果实放到没人要的孩子的食物中，使他们中毒死亡。

### 麻疯树毒性历史资料

麻疯树的种子毒性大，枝叶次之，种子含毒蛋白麻疯树毒素、脂肪油，麻疯树毒素有凝血作用。人食2~3粒即引起头晕、呕吐、腹痛、腹泻，多食症状加重，有呼吸困难、皮肤青紫、循环衰竭，并有尿少、血尿及明显溶血现象，最后虚脱死亡。

另据报道，麻疯树还含有一种致泻的油和一种植物毒素——箭毒素（Curine）。在美国和澳大利亚已知对家畜有毒。

### 木薯毒性历史资料

木薯全株有毒，以新鲜块根毒性较大。木薯的根在热带广泛作为食品原料，如果制作不当，由于其中含有氢氰酸会引起中毒。人中毒症状轻者恶心、呕吐、腹泻、头晕，严重者呼吸困难、心跳加快、瞳孔散大，以致昏迷，最后抽搐、休克，因呼吸衰竭而死亡。

# 11

# 山毛榉科(壳斗科 Fagaceae)

## 11.1 有毒属种

山毛榉科包括山毛榉属（*Fagus*）和栎属（*Quercus*）。

毛榉属的有毒种是欧洲山毛榉（*Fagus Sylvatica*）。

栎属植物在全世界共 400 余种，分布在北美洲及亚热带高山地区。中国除新疆、青海、西藏的部分地区没有生长外，其他各省区都有生长，约 140 种。栎属植物是常绿、半常绿或落叶乔木，稀为灌木，多为阳性树种，生长于海拔 300~2500 米的山地、山沟或山谷中，通常组成各种落叶或常绿针阔叶混交林，或成纯林。栎属有毒植物共 21 种和 2 个变种。分别是：

第一，哈佛氏栎（*Q. Havardii*），在美国引起牛中毒。

第二，槲树（*Q. Dentata*），在中国贵州等省引起牛的中毒。

第三，白栎（*Q. Fabri*），在中国四川省引起牛中毒。

第四，短柄枹栎（*Q. Glandulifera* var. *Brevipetiolata*，短柄栎、小橡子树），在中国陕西省引起牛中毒。

第五，槲栎（*Q. Aliena*，橡树），在中国四川等省引起牛中毒。

第六，锐齿栎（*Q. Aliena* var. *Acuteserrata*）在中国陕西省引起牛中毒。

第七，加州白栎（*Q. Lobata*，山谷栎），在美国加利福尼亚州引起牛和羊中毒。

第八，星毛栎（*Q. Stellata*）在美国引起牛中毒。

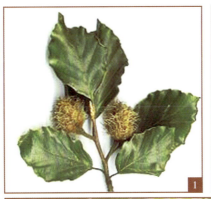
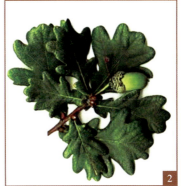
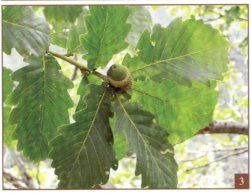
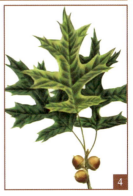

图 24　有毒栎属植物（1.欧洲山毛榉，叶片和果实；2.英国栎，叶片和橡子；3.蒙古栎；4.沼生栎，叶片和橡子）

第九，甘比耳氏栎（*Q. Gambelii*，犹他州称白栎），在美国引起牛中毒。

第十，英国栎（*Q. Robur*，同名：*Q. Pedunculata*），在美国引起马中毒，在德国引起牛中毒。

第十一，蒙古栎（*Q. Mongolica*，青刚栎），在中国和前苏联引起牛中毒。

第十二，禾叶栎（*Q. Agrifolia*），在美国引起牛中毒。

第十三，麻栎（*Q. Acutissima*），在中国湖南等省引起牛中毒。

第十四，红栎（*Q. Rubra*，东方红栎），在美国引起牛中毒。

第十五，美洲黑栎（*Q. Velutina*，黑栎，黄皮栎），在美国俄亥俄州引起牛中毒。

第十六，沼生栎（*Q. Palustris*，西班牙栎），在美国引起牛中毒。

第十七，圆叶栎（*Q. Coccinea*，深红栎），在美国引起牛中毒。

第十八，栓皮栎（*Q. Variabilis*），在中国湖北、陕西等省引起牛中毒。

第十九，灰毛栎（*Q. Incana*），在美国引起牛中毒。

第二十，加州黑栎（*Q. Kelloggii*），在美国加利福尼亚州引起牛中毒。

第二十一，马里兰得栎（*Q. Marilandica*），在美国引起牛中毒。

第二十二，辽东栎（*Q. Liaotungensis*），在中国引起牛中毒。

第二十三，蓝栎（*Q. Douglasii*，高山白栎）。在美国北加利福尼亚州引起放牧牛中毒。

## 11.2 毒性与中毒的历史记载

### 山毛榉属中毒的记载

1893 年，康尼威（Cornevin）记述了牛因饲喂由山毛榉植物的果实制成的饼而引起的中毒。1950 年，沃尔克（Volker）确认，山毛榉果实的壳和果实榨油后的饼渣中含有一种类似皂角苷的物质，可溶于水，蒸煮也不能破坏。1959 年贝克曼（Beckmann）等认为其毒性与所含的维生素 $B_1$ 酶有关[①]。

家畜中毒症状常以剧烈的腹痛开始，严重时家畜变得难以控制和极度兴奋，高度敏感，伴随强直性痉挛，直至窒息而死。

### 栎属植物中毒的记载

早在 1662 年，梅斯尔（Meisl）曾记载栎属植物对动物有毒。1893 年，康尼威（Cornevin）所著《有毒植物》一书中记述了放牧乳牛的"壳斗病"。20 世纪以来，美国、英国、俄罗斯、日本、法国、保加利亚、罗马尼亚、德国、瑞典、前南斯拉夫、匈牙利，以及新西兰等国均有报道。受害动物有黄牛、乳牛、绵羊、山羊、马、猪和鹿。

牛的栎属植物中毒分为两类，一类是果实引起的中毒，称橡子中毒（Acorn

---

① BECKMANN S, MANZ A. Landw. Forsch, 1959, 12：165.

Poisoning），亦称橡实中毒、青杠果中毒，多发生于秋季。另一类是幼芽、嫩叶、新枝、花序引起的中毒，称栎树叶中毒（Oak Leaf Poisoning）或橡树芽中毒（Oak Bud Poisoning），多发生于春秋和初夏。

在美国，橡树中毒成为一个严重的经济问题，常见的有毒种是哈佛氏栎。在北美洲和欧洲，当春季牧草稀少时，家畜采食橡树嫩叶和幼芽常引起中毒。美国北加利福尼亚州蓝栎曾引起60个牧场2500头牛中毒死亡。在英国，曾发生英国栎中毒。橡叶中毒也有发生，而中毒经常是由于采食了橡子引起的。未成熟的橡子似乎最危险，每当一场大风之后，大量的嫩橡子落在地上时常暴发中毒。主要受害的家畜是牛和绵羊。特别是牛对橡子（或橡叶）似乎有一种嗜好，不管在什么时候都可能采食它。猪吃了过量的橡子有时偶尔发生中毒，但如果饲喂适量，则无害。

在中国，1958年贵州省毕节县首先报道牛栎树叶中毒，之后于1962—1978年先后在陕西和湖北等省的近100个县先后发生牛采食栎树叶中毒的事件。

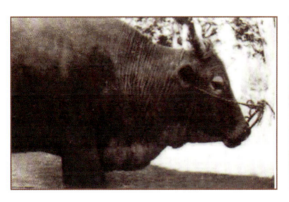 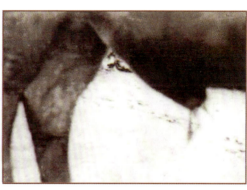

**图25 牛栎树叶中毒**（牛栎树叶中毒后期出现肉垂部和阴囊部的水肿症状，王建元、李冬成摄，1967）

# 12 禾本科(Gramineae)

## 12.1 有毒属种

### 芨芨草属

芨芨草属（*Achnatherum*）的醉马芨芨草（*A. Inebrians*）是多年生草本植物，又名禾本科醉马草、马绊肠、断肠草。原产于欧亚两洲。在中国主要分布在甘肃、内蒙古、青海、西藏、新疆、宁夏、四川等省（区）。

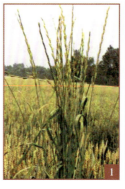
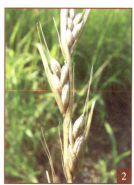

图27 毒麦（1.毒麦植株；2.毒麦的成熟麦穗）

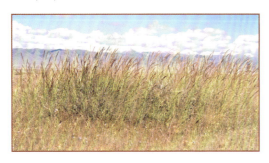

图26 醉马芨芨草草丛

### 黑麦草属

黑麦草属（*Lolium*）的有毒种主要是毒麦（*L. Temulentum*）及其两个变种，即长芒毒麦（*L. Temulentum* var *Longiaristo*）和田毒麦（*L. Temulentum* var *Arvense*），以及中国吉林省发现细穗毒麦（*L. Remotum*）；其次是多年生黑麦草（*L. Perenne*，冠状黑麦草）、多花黑麦草（*L. Multiflorum*）和一年生黑麦草（*L. Rigidum*）。

毒麦的别名：黑麦子、小尾巴麦子。为一年生草本或越年生草本植物。分布在欧洲、北美洲及日本和中国等国家及地区。毒麦是一种种子含毒的有毒杂草，主要混生于麦田，亦混生于亚麻、青稞田间，严重影响农作物生产，一般混杂率0.1%~0.2%，严重者可达百分比的一位甚至两位数。

多年生黑麦草（*Lolium Perenne*）的特点是成堆的生长习性。原产于欧洲、亚洲和非洲北部，已经广泛栽培。

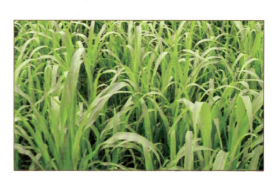

图28 多年生黑麦草

## 12.2 毒性与中毒的历史记载

### 醉马芨芨草毒性的历史记载

1922 年，希契科克（Hitchcock A. C.）最先记载了醉马芨芨草的毒性[1]，并将其正式列入有毒植物。中国关于醉马芨芨草毒性的文献记载见于 1946 年出版的《兰州植物志》。家畜采食醉马芨芨草后出现精神呆钝、进食量减少、步履不整、蹒跚如醉等症状，醉马芨芨草因此而得名。

醉马芨芨草是中国北方高海拔天然草原主要的烈性毒草之一。其生命力和繁殖力极强，有超强的耐旱力，而且是一种排斥其他牧草生长的植物。在醉马芨芨草成片生长的地方，就不会有其他植物存活。羊、牛、马和骆驼等牲畜采食之后就会产生依赖性（牧民称之为"上瘾"），不再食用其他牧草，牲畜中枢神经受到麻痹，身体日渐消瘦，最后死亡。

1966 年 5 月，中国甘肃省山丹马场从新疆伊吾军马场引进 14 匹巴里坤种公马，因运输途中备草不足，马匹在下火车后向场部行进途中吃了醉马芨芨草，当晚赶到场部时发现全部中毒，由于治疗及时，未发生死亡。

### 毒麦的毒性与中毒历史记载

毒麦种子有毒，其籽粒的籽实皮内寄生一种有毒真菌（*Stromatinia Temulenta*），能分泌一种主要作用于神经系统的毒麦碱（Temuline），对人畜都有毒性，以未成熟时或多雨潮湿季节收获的种子毒性最强，而茎叶不具毒性。毒麦不仅会直接造成麦类减产，而且威胁人、畜安全。

人食用含 4%以上毒麦的面粉即可引起急性中毒，表现为眩晕、恶心、呕吐、腹痛、腹泻、疲乏无力、发热、眼球肿胀，重者嗜睡、昏迷、发抖、痉挛等，终因中枢神经系统麻痹死亡。

### 多年生黑麦草的毒性与中毒历史记载

20 世纪 40—50 年代美国、新西兰等地先后报道了羊采食多年生黑麦草后出现类似麦角中毒的症状[2]。同时，多年生黑麦草是与新西兰的绵羊"面部湿疹"有关的牧场植物。1959 年，坎宁安（Cunningham）等描述了多年生黑麦草引起的"黑麦草蹒跚"（Ryegrass Staggers）综合征，多发生于绵羊、牛和马，以绵羊最为常见。轻症仅表现为轻度的痉挛、僵硬，重症则表现为强直性痉挛，强行跑步则跌倒或由于四肢僵直而躺下，进而虚脱直到饿死。

---

[1] HITCHCOCK A C. A Textbook of grasses. New York：The Macmillan Company, 1922：200.
[2] CUNNINGHAM I J, SWAN J B, HOPKIRK C S M. The symptoms of ergot poisoning in sheep. The N. Z. Journal of Science and Technology, 1944：121-125.

# 13

# 豆科(Leguminosae)

## 13.1 相思豆：致命的种子

相思子属（Abrus）的相思子（A. Precatorius），别名：红豆[①]、相思豆、红漆豆、观音子、鸳鸯豆等。为多年生蔓生植物，缠绕藤本，生于疏林或灌木丛中，也常栽培于村边。分布在整个热带。中国有四个种，即相思子（A. Precatorius）、美丽相思子（A. Pulchellus）、毛相思子（A. Mollis）和广州相思子（A. Cantoniensis）。分布在台湾、福建、广东、广西、云南等地。

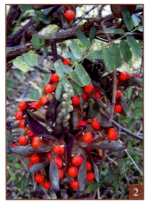

图29　相思子（1.植株；2.果实）

相思子黑红色的种子含有剧毒的植物毒素相思豆毒蛋白（Abrin），类似蓖麻籽中的蓖麻毒蛋白。因此，相思豆是一种致命的植物种子，仅仅3微克毒素，就可以杀死任何生物，而且没有已知的解毒剂。中毒症状为呕吐、腹泻、休克和潜在致命的肾衰竭以及急性肠胃炎。如果以咀嚼、压碎或钻透种子的方式，摄入任何剂量的毒素，都应被视为严重事件。

许多案例表明，相思豆中毒发生在那些制造珠宝的工人身上，他们在工作过程中，因为疲劳困倦，有时会不慎因针尖刺破了手指，感染毒素而丧生。在一些案例中，相思豆还毒死了美国的一些儿童，孩子们因为好奇将其吞下而中毒丧生。

相思豆常被制成项链向游客出售，因此在自然产地很远的地方也能发现相思豆中毒。在英国康沃尔郡的伊甸园，出售由毒性很强的相思豆做成的串珠手链，手链上的相思豆种子为红色和黑色，看上去很漂亮，仅2011年就售出2800条手链。一名园艺家发现了这个有毒的种子。于是，英国相关部门发出警报，召回数千条在旅游景点被出售的致命手链，迅速将库存的手链从货架上移除，与此同时，分别由36个零售商敦促客户将其退回[②]。

---

[①] 中国南方习惯称相思豆为"红豆"，唐代诗人王维借物抒情，吟咏红豆，留下了脍炙人口的诗篇："红豆生南国，春来发几枝？愿君多采撷，此物最相思。"

[②] 英召回致命相思豆手链 目前没有已知解毒剂. 华商报, 2011-12-26.

据报道，有人用压碎相思豆种子的钉子蓄意毒杀牛只。牛中毒表现流涎、僵硬、共济失调，肌肉痉挛和惊厥，2~4天死亡。毒物植入部位周围广泛疼痛、肿胀。尸体剖检可见内脏器官的充血和瘀斑性出血遍及全身。

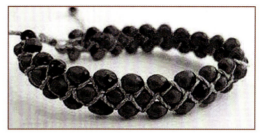

图30　英国被召回的相思豆手镯

## 13.2　山黧豆：瘫痪之因

山黧豆属（香豌豆属 Lathyrus），共100多种，为一年生植物。主要分布在北半球温带地区，盛产于印度、欧洲、非洲及亚洲东部。已确定含有山黧豆中毒因子或能引起中毒的主要有栽培山黧豆（L. Sativus）、香豌豆（L. Odoratus）、硬毛山黧豆（L. Hirsutus）、宿根山黧豆（L. Latifolius）、矮山黧豆（L. Humilis）、林生山黧豆（L. Sylvestris）、扁荚山黧豆（L. Cicera）和坦尼尔山黧豆（L. Tingitanus）。毒性最强的部分是种子。

最初描述人食入山黧豆种子后出现以脊髓麻痹为主的综合征。后来，在山黧豆草香豌豆的种子中发现一种毒性因子，喂给小白鼠后，引起其骨骼和结缔组织产生病变。因而把这种毒性因子称为骨性山黧豆毒性因子，将其引起的疾病称为"骨性山黧豆中毒"。

公元前400年，希波克拉底曾经描述过人食用山黧豆引起的疾病。第一个记录山黧豆中毒的是一个叫伯哈瓦帕拉咯撒（Bhavaprakasa）的古印度教人士。在印度和世界一些国家或地区的人们都知道了山黧豆中毒。据印度的一项调查报告说，1833年由于干旱有穷人食用山黧豆发病。1874年，意大利学者坎蒂尼（Cantini）首次报道了人吃山黧豆引起的疾病，并首次命名为山黧豆中毒（Lathyrism），但当时将中毒归因为营养病。

在所有的中毒病例中，起毒性作用的是山黧豆种子。山黧豆中毒一般不致死，但它可使人在青春期之后发生瘫痪，患者须用一根或两根拐杖来支撑着行走，严重者只好爬行。患者的生存能力严重降低，成为家庭和社会的负担。

在印度许多山黧豆种植地区都有山黧豆中毒发生。1922年仅在雷维（Rewe）地区北部山黧豆中毒患者高达6万人。这个地区的63.4万人口中一度有2.4万中毒患者。1958年，印度发生25000起中毒事件，涉及63万余人[1]。

20世纪70年代，在埃塞俄比亚的贡德尔（Gondar）地区大约有1%的人口因山黧豆中毒而长期陷于瘫痪。

在干旱和洪水双重灾害的情况下，由于缺乏粮食，人们只得种植山黧豆，

---

[1] 赵福庚，等. 植物逆境生理生态学. 北京：化学工业出版社，2004：50.

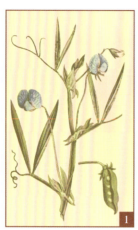
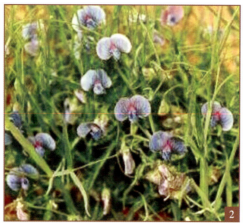
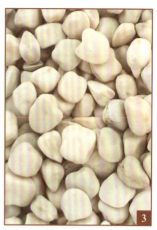

图31 山黧豆（1.山黧豆标本；2.山黧豆植株；3.山黧豆种子）

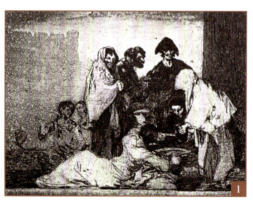
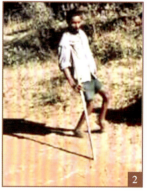
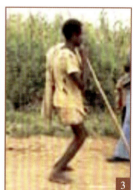
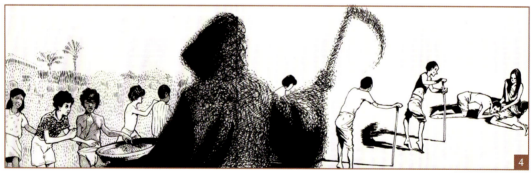

图32 山黧豆中毒（1.西班牙独立战争期间，由于粮食饥荒人们吃山黧豆中毒，一位瘫痪女子躺在地板上；2.埃塞俄比亚一名山黧豆中毒的受害者；3.干旱和洪水双重灾害地区里山黧豆中毒的患者；4.食用山黧豆引起中毒的后果，宣传画）

这已成为一些粮食短缺的发展中国家解决穷人生存问题的主要办法。在粮食不足特别是饥荒条件下，山黧豆成为人的粮食和家畜饲料。大量或长时间食用山黧豆，就会引起人及家畜的中毒，孟加拉国、印度、巴基斯坦、尼泊尔、中国、德国、法国、意大利、西班牙、前苏联、阿尔及利亚和澳大利亚等国均发生过食山黧豆中毒事件。

1964年，拉奥（Rao）鉴定出山黧豆中含有一种非蛋白质氨基酸是其中毒成分。后来的研究表明，明胶、乳清蛋白、酪蛋白和酪蛋白水解产物对山黧豆中毒的患者有一定的保护作用；谷酰胺有部分保护作用；各种维生素、氨基酸、抗氧化剂没有保护作用。用低毒山黧豆饲喂家畜，比较安全。水浸泡和加热可去毒。引种或培育低毒山黧豆品种，是预防山黧豆中毒，保证食（饲）用安全的根本措施。

## 13.3 羽扇豆与"犊牛畸形病"

羽扇豆属（*Lupinus*）为一年生草本或多年生小灌木。原产于欧洲、非洲和美洲，大约有300种，常见的有黄羽扇豆（*L. Luteus*）、白羽扇豆（*L. Albus*）、窄叶羽扇豆、阔叶羽扇豆和多年生羽扇豆（*L. Perennis*），多用作牧草和绿肥。

羽扇豆属植物含有多种生物碱，已报道的有12种以上。其中羽扇豆毒碱（D-Lupanine）毒性最强。大部分生物碱集中在种子里，故这种植物在结籽期最为危险。因为干燥不能使这种生物碱破坏，所以羽扇豆的干草也能引起中毒。

欧洲过去曾大范围地种植羽扇豆，将白羽扇豆、黄羽扇豆和窄叶羽扇豆的种子用来代替咖啡食用以补充动物和人类营养。1981年，基尔高里（Kilgore）认为人畸形的发生与食用羽扇豆植物有密切关系，羽扇豆中的致畸因子可通过胎盘屏障，影响胎儿的发育。

如果大量饲喂或长期饲喂就可引起家畜中毒。1911年，帕梅尔（Pammel）报道，1900年在美国蒙大拿州有3000只绵羊发生羽扇豆中毒，其中1900只死亡。而且有4匹马也由于采食羽扇豆而发生中毒，

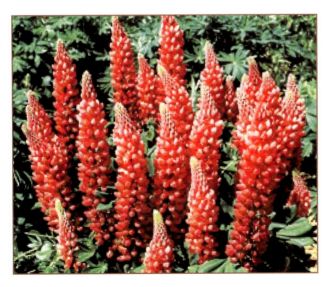
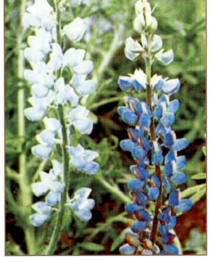

图33 黄羽扇

死亡3匹。1968年，凯勒（Keeler）报道，动物羽扇豆中毒通常在采食后1~2小时发生，主要表现为神经症状，呼吸困难、流涎、痉挛、昏迷和死亡。1987年，凯勒又报道羽扇豆植物对牛羊有致畸作用，后经植物鉴定，证实为阔叶羽扇豆。

在美国，羽扇豆对牛有致畸作用，使犊牛发生以关节弯曲、脊柱侧弯、斜颈和裂腭为特征的"犊牛畸形病"（Crooked Calf Disease）。

羽扇豆的慢性中毒主要发生在澳大利亚和新西兰。通常由于吃了窄叶羽扇豆或黄羽扇豆而引起发病。慢性中毒的症状是迟钝、食欲丧失、体况下降和黄疸。

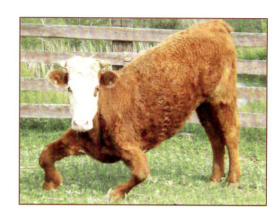

图34 美国华盛顿州的牛采食羽扇豆中毒，表现为"关节弯曲病"

## 13.4 "疯草"与苦马豆素

鉴于棘豆属和黄芪属的有毒成分都是苦马豆素，而且中毒症状基本相似，都能使家畜表现出一种"发疯"的神经系统的综合征，因此，美国将棘豆属和黄芪属有毒植物通称为"疯草"（Locoweed）。家畜采食"疯草"引起的中毒称之为"疯草症"（Locoism）[①]。

棘豆属（*Oxytropis*）和黄芪属（*Astragalus*）的有毒种所含的苦马豆素（Swainsonine）通过抑制多种甘露糖苷酶引起细胞功能紊乱，特别是神经细胞功能紊乱，使家畜表现出一系列神经症状。家畜中毒症状呈渐进的慢性过程，使肝、肾、心脏、神经系统受损，引起广泛的空泡变性。各种家畜中以马最易中毒且症状也最重，其次是山羊、绵羊，再次为牛。

---

① "疯草症"（疯草中毒 Locoism）一词，在美国首见于1873年。语言学家使用英语"Locoism"一词约在1889年。直到1982年以来，明确了"疯草症"是由疯草中含有的苦马豆素引起的。

# 14
# 百合科(Liliaceae)

## 14.1 有毒属种

百合科植物包括萱草属（*Hemerocallis*）、藜芦属（*Veratrum*）的一些有毒种。

### 萱草属

萱草属植物，俗称萱草、黄花菜、金针草、忘忧草。原产于亚洲及欧洲、美洲的温暖地带。中国各省、市、自治区均有野生或栽培，多作为观赏植物。中国是世界上萱草属植物种类最多、分布最广的国家，也是世界上最早将"黄花菜"作为蔬菜食用，根入药治疗多种疾病的国家，同时，也是世界上唯一发生家畜萱草根中毒病的国家。

萱草属约12种和几个变种，目前已确定含萱草根素的有毒种五个，即：野黄花菜（*H. Altissima*）、北黄花菜（*H. Lilioasphodelus*）、北萱草（*H. Esculenta*）、小黄花菜（*H. Minor*）和童氏萱草（*H. Thunbergh*）。确定不含萱草根素的无毒种三个，即：黄花菜（*H. Citrina*）、萱草（*H. Fulva*）和千叶萱草（*H. Fulva L. var. Kwanso Regel*）[①]。

### 藜芦属

藜芦属植物约有40种，中国有20余种，大部分省区均有分布。本属多种植物可供药用，但多数品种具有毒性。

主要有毒品种是：藜芦（*V. Nigrum*）、毛叶藜芦（*V. Grandiflorum*）、天目藜芦（*V. Schindleri*）、蒙自藜芦（*V. Mengtzeanum.*）、狭叶藜芦（*V. Stenophyllums*）、大理藜芦（*V. Taliense*）、毛穗藜芦（*V. Maackii*）、兴安藜芦（*V. Dahuricum*）、黑紫藜芦（*V. Japonicum*）和加州藜芦（*V. Californicum*）。

藜芦通常每年春季三四月份发芽，花期7—8月份，果期8—10月份。药用时每年5—6月间未抽花茎前采挖根部或连同少部分根茎一起采挖，此时根部最为丰富。

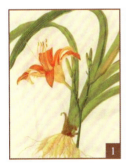 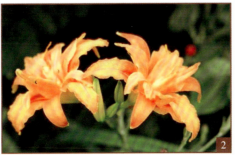 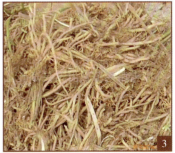

图35　萱草（1.植株标本；2.花；3.萱草根）

---

[①] 王建华，杨金祥. 萱草属有毒植物的研究. 西北植物学报，1993（3）：316-321.

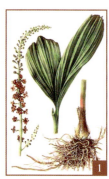
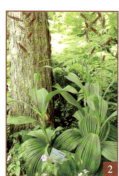
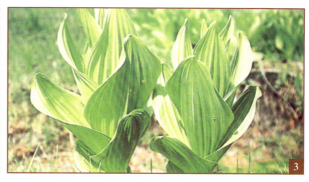

图36 藜芦（1.藜芦标本；2.植株；3.加州藜芦）

## 14.2 毒性与中毒的历史记载

### 萱草根素与"羊瞎眼病"

萱草根含有萱草根素（Hemerocallin），在根粉中的含量为0.3%~0.4%。萱草根素对绵羊的口服致死量为38.3毫克/千克，奶山羊口服中毒量为29~30毫克/千克。

20世纪40—70年代，中国陕西省北部的吴起、志丹、靖边等县的羊只误食有毒的萱草根发生以双目瞳孔散大、失明、全身瘫痪，膀胱麻痹为特征的"羊瞎眼病"。1972—1975年，中国甘肃省甘南地区的临潭、卓尼、舟曲等4个县16个乡41个大队87个生产队也发生了"羊瞎眼病"。

### 藜芦毒性的研究历史

藜芦全株有毒，含有藜芦碱（Veratrine）等多种生物碱。其根和根茎部是生物碱的主要沉积部位，毒性最大，总生物碱含量为1%~2%。青贮或晒干后毒素不被破坏。

人误食生藜芦1.8克引起严重中毒。中毒症状有口胃发热疼痛、流涎、恶心、呕吐、疝痛、下痢、无力、出汗、意识丧失，严重时便血、心律不齐、震颤、痉挛、谵语、昏迷，最后因呼吸停止而死亡。

1959年，韦恩·比恩斯[①]发现加州藜芦（V. Californicum）的生物碱除了能引起急性中毒之外，还具有使绵羊形成畸胎的作用（Teratogenicity），导致多种畸形。其中最重要的是在怀孕的第14天饲喂加州藜芦而引起的独眼型畸形。与此有关的类固醇生物碱是蒜藜芦碱、独眼胺（Cyclopamine）和藜芦胺新碱（Veratrosine）。

---

[①] 韦恩·比恩斯（Wayne Binns，1911—1994），博士，1911年7月20日出生于美国犹他州福克。

# 15

# 马钱科（Loganiaceae）

## 15.1 有毒属种

马钱科植物约 35 属 800 多种，分布在热带和温带地区。有毒种主要分布在马钱属（Strychnos）和葫蔓藤属（Gelsemium）。

### 马钱属

马钱属的马钱子（S. Nux-vomica），别名：番木鳖、火失刻把都、苦实、大方八。生长于热带、亚热带地区的深山老林中。主产印度、越南、缅甸、斯里兰卡等国，中国福建、台湾、广东、广西、云南等地有栽培。

马钱子的种子呈扁圆形或扁椭圆形，直径 1.5~3 厘米，厚 0.3~0.6 厘米。常一面隆起，一面稍凹下，表面有茸毛。边缘稍隆起，较厚，底面中心有突起的圆点状种脐，质坚硬。

### 葫蔓藤属

葫蔓藤属的常绿钩吻（G. Sempervirens，黄茉莉）为生长在北美的植物。钩吻（G. Elegans），别名：断肠草、毒根、大茶药、胡蔓藤、野葛、火把花、大炮叶。分布于中南半岛和印度、印度尼西亚等国家和地区，以及中国的浙江、福建、广东、广西、湖南、贵州、云南等省。钩吻为缠绕常绿藤本，生于丘陵、疏林或灌木丛中。钩吻外形和金银花接近，因此，务必要鉴别清楚。

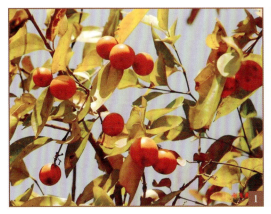 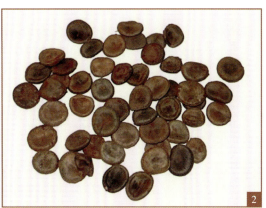

**图 37 马钱**（1.植株；2.马钱子的种子）

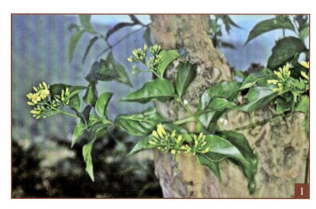 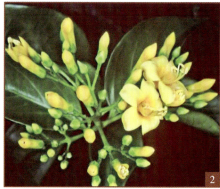

图 38 钩吻（1.钩吻为缠绕常绿藤本；2.花）

## 15.2 毒性与中毒的历史记载

### 马钱子的毒性与中毒记载

李时珍释其名曰："状似马之连钱，故名马钱。"由于其种子如小鳖状，又名番木鳖。1818 年，法国的药剂师、巴黎药科学校的教授佩利蒂尔和毒物学教授卡文顿两人，从马钱子中分离出番木鳖碱（Strychnine，士的宁）和马钱子碱（Brucine）。

马钱的种子及木质部毒性最剧，树皮及叶亦有毒。人的中毒剂量为 0.77~28 克；种子粉末对各种动物的口服中毒剂量为：马，20~30 克；牛，20~34 克；猪，4~6 克；狗，5~9 克。

人发生马钱子中毒症状最初出现头痛、头晕、烦躁、呼吸增强、肌肉抽筋、咽下困难、呼吸加重、瞳孔缩小、胸部胀闷、呼吸不畅、全身发紧，然后伸肌与屈肌同时做极度收缩，对听、视、味、感觉等过度敏感，继而发生典型的士的宁惊厥症状，最后因呼吸肌强直窒息而死。

### 钩吻的毒性与中毒记载

钩吻全株剧毒，含钩吻碱（Gelsemine），根皮、嫩叶生物碱含量最高。中国历代著作中均列为毒品，剧毒，并可迅速致死。人内服钩吻茎叶 10 克（2~12 片叶）或根 2~8 克或嫩芽 10~38 个即能引起中毒。人中毒后引起眩晕，咽、腹剧痛，口吐白沫，瞳孔散大，下腭脱落，肌肉无力，心脏及呼吸衰竭而死亡。

常绿钩吻含有钩吻碱等生物碱，牛中毒呈现虚弱、运动失调和惊厥。火鸡中毒表现为昏睡、冷漠、行走时摇摆和颈部肌肉麻痹。家畜、家禽中毒经常造成严重的经济损失。

# 16 桑科（Moraceae）

## 16.1 有毒属种

桑科（Moraceae）约620属1400种，主要分布于全世界热带、亚热带地区，少数属种分布于北温带。

见血封喉属（Antiaris）植物，共有四个种，生长在亚洲和非洲的热带地区，都含有剧毒的乳汁，是世界上木本植物中最毒的一种。

## 16.2 见血封喉：著名的箭毒树

见血封喉属的见血封喉（A. Toxicaria）为常绿高大乔木，别名：箭毒木、弩箭子、毒箭木、加布树、剪刀树。爪哇土著人称之为"Upas Tree"[①]；印度尼西亚加里曼丹岛人称之为"胡须树"；中国海南的当地人称之为"鬼树"，西双版纳称之为"贯三木"，傣语叫"戈贡"。分布在印度、爪哇、马来西亚、斯里兰卡、缅甸、泰国、印度尼西亚等国及中国的云南、广东、海南、广西南部等省区，以及北非的热带地区。

见血封喉树高可达30多米，树干粗壮高大，树皮很厚，它的茎干基部具有从树干各侧向四周生长的高大板根。春夏之际开花，秋季结出一个个小梨子一样的红色果实，成熟时变为紫红色。这种果实味道极苦，含毒素，不能食用。

### 见血封喉的历史故事

相传在中国的西双版纳，最早发现箭毒木的汁液含有剧毒的是一位傣族猎人。这位猎人在一次狩猎时被一只狗熊紧逼而被迫爬上一棵箭毒树，而狗熊也跟着爬上树来。仓皇之中猎人折断一根枝杈刺向狗熊的嘴里。奇迹发生了，狗熊立即倒毙。从那以后，西双版纳的傣族猎人在狩猎前，常把箭毒木的汁液涂在箭头上，制成毒箭来对抗猛兽的侵害。凡被猎人射中的野兽，只能走上三五步就会倒毙。后来，人们每次提到箭毒木时，都把它称为"死亡之树"。

18世纪时，爪哇有个酋长用涂有一种树的乳汁的针，刺扎犯人的胸部做实验，一会儿，犯人便窒息而死。从此这种树闻名全世界，取名"见血封喉"，形容它毒

---

[①] Upas，即指见血封喉，字意是"有毒害的影响"。

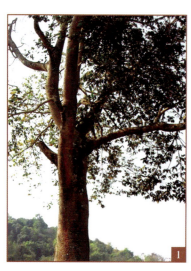 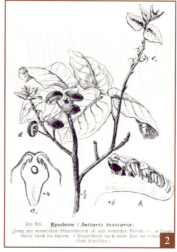 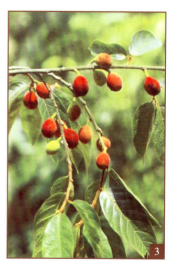

图39 见血封喉（1.中国云南，见血封喉树冠；2.树枝标本；3.果实）

性的猛烈。

传说第一批去马来群岛的航海旅行者回到中国附近的一个岛屿，岛上生长着许多可怕的有毒的树，这些树正是相传的"毒药树"。中世纪的游客，听说这种树不但有毒，而且它产生的毒雾会杀死周围数千米内的植物和动物；如果一个人在这种树的树荫下睡着了，他将永远不会醒来。

据史料记载，1859年，东印度群岛的土著民族在和英军交战时，用涂有这种毒液的箭射向来犯者，开始英军不知道这种箭的厉害，中箭后仍勇往直前，但跑了几步便倒地身亡，这使英军大为惊骇。19世纪中期的一天，英国殖民者已在加里曼丹岛①的北部沿海登陆，他们将要进攻这里。为保卫家园，加里曼丹岛伊兰山脉附近小山村的村民们不得不利用"见血封喉"杀敌。村子里的妇女、老人和儿童早早隐藏在密林深处，其他村民都在紧张备战。一部分人小心翼翼地将当地人称为"胡须树"的树皮划开，破口处很快渗出一种黏黏的白色浆汁，之后村民将浆汁集中于容器内；另一部分人将植物的硬茎削成箭头，然后把箭头浸泡在浆汁中制成毒箭。来犯的英国殖民者被道路两侧丛林中射出的箭射中，中箭的士兵一个个倒下去并很快没了声息。英国人发现，凡是被这种箭射中的人，无一幸免地全部倒地死亡。英国人因此狼狈逃窜。后来的人体化验结果表明，这些中箭的士兵全都是死于血液凝固，心搏骤停。原因是"胡须树"的树汁中含有剧毒

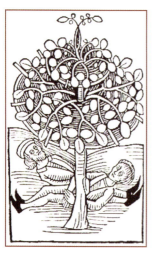

图40 寓言：使人昏迷麻木的树——见血封喉

---

① 加里曼丹岛，旧称婆罗洲，世界第三大岛，马来群岛中最大岛屿。约2/3地区属印度尼西亚，北部属马来西亚和文莱。

的强心苷，进入血液会造成致命的后果。后来，植物学家终于弄清了"胡须树"的身份，它就是世界上最毒的树——见血封喉。

### 毒性研究历史

据文献记载，见血封喉的树干、树枝、叶子等都含有剧毒的白浆，主要成分是一种强心苷箭毒灵（Antiarin）。将这种毒浆涂在箭头上，箭头一旦射中野兽，野兽很快就会因鲜血凝固而倒毙。

见血封喉有毒成分的研究始于20世纪40年代，已分离鉴定出37种化合物，其中有26种强心苷及其苷元，10种黄酮类化合物和1种其他类型化合物。

1962年，威尔利（Wehrli）报道，认为见血封喉的树汁和种子中均富含强心苷类化合物。其强心苷及其苷元的结构类型有七种，并以见血封喉苷元（Antiarigenin）和毒毛旋花子苷元（Strophanthidin）为主。

1990年日本科学家Hano等从印度尼西亚产的见血封喉根皮中分离得到系列具有异戊二烯基取代的新的黄酮类化合物Antiarone A—I和一个已知的黄酮化合物（±）Sigmoidin A。2008年，康胜利等研究了见血封喉树叶的急性毒性。结果表明，树叶中存在黄酮类成分，但没检测到强心苷类成分的存在。

目前一致的说法是：见血封喉的树汁中含有弩箭子苷、见血封喉苷、铃兰毒苷、铃兰毒醇苷、伊夫草苷、马来欧苷等多种有毒物质。

# 17

# 毛茛科(Ranunculaceae)

## 17.1 有毒属种

毛茛科的乌头属（Aconitum）、类叶升麻属（Actaea）、侧金盏花属（Adonis）、耧斗菜属（Aquilegia）、银莲花属（Ahemone）、立金花属（Caltha）、铁线莲属（Clematis）、嚏根草属（Helleborus）、翠雀属（Delphinium）、白头翁属（Pulsatilla）、毛茛属（Ranunculus）、唐松草属（Thalictrum）和金莲花属（Trollius），分布许多有毒有害的品种。

### 乌头属

乌头属植物约有 300 种，是历史上最早记载的有毒植物。中国古代称乌头属植物为"堇"①。乌头属植物为多年生或一年生草本植物，是第三纪时的极地植物，随冰川期从西伯利亚传播到欧洲、亚洲和美洲。

乌头株高 60~120 厘米，8—9 月开花，花淡紫娇艳，十分美丽，常与菊花同放，也有人将其栽于园中观赏。欧洲的园丁培养出了许多观赏的品种。在中国，野生的称草乌，栽培的称川乌，其子根加工品称附子②，可以入药。

乌头属重要的有毒植物有：铁棒锤（A. Pendulum）、乌头（A. Carmichaeli）、北

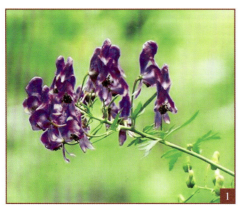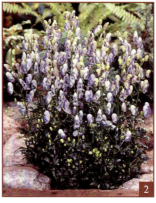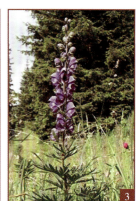

**图 41 乌头** (1.北乌头；2.匈牙利乌头；3.舟形乌头)

---

① 在《诗经·大雅·绵》中，乌头是以"堇"的名称出现。《国语》记载："置堇于肉，用以毒人"，"堇"就是乌头。前汉刘安编著的《淮南子》则更明确地指出"天下之凶药，莫凶于鸡毒"，鸡毒就是乌头。乌头之根是有毒的，故有毒公、美毒、五毒根等名称。

② 附子，是乌头（特指川乌头栽培品）的旁生根，也叫子根。中国传统医学讲究在夏至和小暑之间挖掘，这时的未加工品称"泥附子"。之后用盐卤和食盐混合液浸泡再晒干的叫"盐附子"。

乌头（*A. Kusnezoffii*）、舟形乌头（*A. Napellus*）、短柄乌头（*A. Brachypodum*）、匈牙利乌头（*A. Cammarum*）、印度乌头（*A. Ferox*）、薄叶乌头（*A. Fischeri*）、日本乌头（*A. Japonicum*）和紫花高乌头（*A. Septentrionale*）等。

**其他有毒属**

毛茛属的石龙芮（*R. Sceleratus*），别名：野芹菜。一年生草本植物。分布在亚洲、欧洲、北美洲的亚热带至温带地区。生长于海拔 700~2100 米的山坡、河岸及平原湿地。全草有毒，花毒性较大。人误食后，口腔灼热，随后肿胀、咀嚼困难，脉搏徐缓，瞳孔散大，呼吸困难，严重者十余小时内死亡。其有毒成分是毛茛苷（Ranunculin），可引起光敏性皮炎。

翠雀属的飞燕草（Larkspurs）是美国最重要的有毒植物。在美国西部地区引起家畜严重损失，特别是牛。飞燕草的种类很多，全株有毒，含有多种生物碱，其中翠雀碱（Delphinine）毒性最强。

铁线莲属的葡萄叶铁线莲（*C. Vitalba*）长期以来被怀疑为有毒植物，但病例很少。一头小母牛吃了相当数量的葡萄叶铁线莲后呈现呼吸困难、结膜炎、躺卧、鼻镜溃疡、腹痛和肌肉无力症状，症状出现 24 小时死亡。尸体剖检发现肠炎和肺水肿。

唐松草属的箭头唐松草（*T. Simplex*）生长于海拔 1000~2400 米山地草坡或沟边，全株有毒，根毒性较大，茎叶次之。主要成分为异喹啉类生物碱——小唐松草碱（Thalicmine）。

白头翁属的白头翁（*P. Chinensis*）为多年生草本植物，生长于平原和低山山坡草丛、林边或干旱多石的坡地，全株有毒，以根部毒性最强，所含原白头翁素及白头翁皂苷等对黏膜具有强烈刺激性，为糜烂性毒剂，人接触过久可使皮肤发疱、黏膜充血、末梢血管扩张。

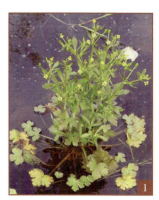 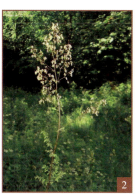 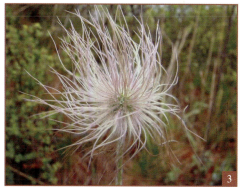

图 42　毛茛科有毒植物（1.石龙芮；2.箭头唐松草；3.白头翁）

## 17.2 毒性与中毒的历史记载

### 中国古代对乌头毒性与中毒的描述

乌头是一种毒药，中国古代文学和历史典籍中都有关于乌头毒性的记载。《新唐书·武士彟传》："以士彟仲女为皇后……元女妻贺兰氏，早寡……封……后秭韩国夫人……韩国有女在宫中，帝尤爱幸，后欲并杀之，即导帝幸其母所，惟良等上食，后寘堇焉，贺兰食之，暴死。"《本草纲目》中提到："吾蕲郝知府自负知医，因病风癣，服草乌头、木鳖子过多，甫入腹而麻痹，遂至不救，可不慎乎？"《五十二病方》中有"毒乌喙（即乌头箭射伤中毒症）"的病名，以及毒堇、乌喙中毒的治疗方法。

### 现代乌头毒性研究历史

乌头全草有毒，尤以根最毒。主根为乌头，侧根附子。乌头因采集时间、炮制方法、煎煮时间的不同，毒性差别也很大。据记载，人中乌头毒的主要表现为流涎、恶心、呕吐、腹泻、头昏、口舌、四肢及全身发麻、呼吸困难、手足抽搐、神志不清、血压及体温下降、心律失常等，最后因呼吸及心脏衰竭而死亡。急救一般用大剂量阿托品等，可缓解心脏中毒，同时应用干姜和甘草、金银花、绿豆、黄芪、远志、牛奶等治疗也有一定效果。

乌头含有多种生物碱，现已从中分离出70余种。其有毒生物碱主要是：乌头碱（Aconitine）、下乌头碱（Hypaconitine，次乌头碱）、中乌头碱（Mesaconitine，新乌头碱）、异乌头碱（Isoaconitine）、去氧乌头碱（Deoxyaconitine）、北草乌碱（Beiwutine）等。

乌头块根含总生物碱0.82%~1.56%，其中乌头碱毒性最强，但其性质不稳定，加热水解可产生乌头原碱、乌头次碱，毒性作用大为降低。乌头碱可直接毒害心肌细胞，故称之为心脏毒。动物中毒的症状是作呕、疝痛、心跳和呼吸速率减慢、肌肉无力、麻痹和瞳孔散大，最终因窒息而死亡。

舟形乌头（*A. Napellus*），别名：狼的克星。分布于英格兰西部和威尔士南部。在英国的许多地区是栽培植物。毒性极强，是英国所有植物中最危险的一种。在亚洲，它被用来制作箭毒。

### 毛茛属植物毒性研究历史

毛茛属植物含有一种有刺激性的有毒的黄色的挥发油原白头翁素（Protoanemonine）。1935年凯平（Kipping）证明其为γ-羟基乙烯基丙烯酸的内酯。1951年，希尔（Hill）等研究认为，当碾碎毛茛植物的组织时，在酶的作用下，自组织中的一种糖苷前体（毛茛苷）释放出原白头翁素。原白头翁素或其水溶液可在几天内聚合为不溶性的无毒的物质——白头翁素（Anemonin）。因此，只有新鲜植物才有危险性，混有毛茛属植物的干草是无害的。原白头翁素是一种刺激性毒物，具有引起红斑和使皮肤起疱的特性。

# 18

# 茄科(Solanaceae)

## 18.1 有毒属种

### 曼陀罗属

曼陀罗属（*Datura*）的有毒种主要是曼陀罗（*D. Stramonium*），为一年生草本植物。其名称是由梵语音译而来，意思是"悦意花"，英文名称叫"带刺的苹果"（Thorn Apple）。中国民间称为洋金花、狗核桃、醉心花、醉仙桃、疯茄儿等。原产于印度。广泛分布于全世界温带至热带地区，常生于村边、路边、草地。此外，有白花曼陀罗（*D. Metel*），又名南洋金花、风茄花；毛花曼陀罗（*D. Innoxia*），又名北洋金花、串金花；紫花曼陀罗（*D. Tatula*）；无刺曼陀罗（*D. Inermis*）；重瓣曼陀罗（*D. Fastuosa*）等。

### 颠茄属

颠茄属（*Atropa*）的颠茄（*A. Belladonna*）①是多年生草本植物，果实是光滑的紫黑色。主要生长在气候温度比较适宜的

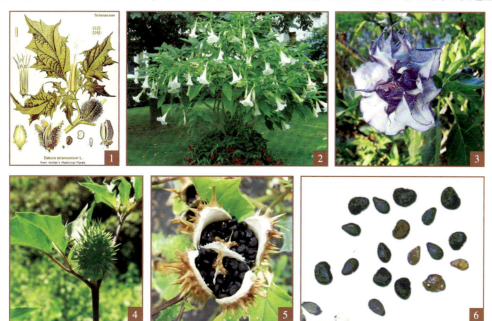

**图 43　曼陀罗属有毒植物**（1.曼陀罗标本；2.曼陀罗植株；3.紫花曼陀罗；4.果实；5—6.种子）

---

① 16—17世纪，一位威尼斯的女士在使用了颠茄的蒸馏水使得瞳孔扩张以后，变得更加俊俏。因此把这种植物命名为颠茄（Belladonna）。在意大利语中，"Bella"是美丽的意思，"Donna"是女郎。1558年Belladonna一词首次在威尼斯采用。

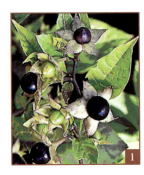
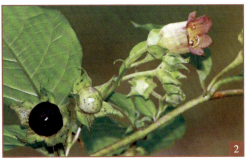

图44 颠茄（1.颠茄植株；2.颠茄的花与果实）

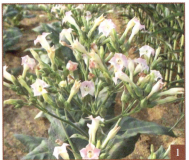
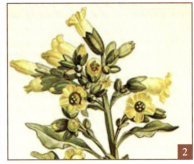

图45 烟草（1.红花烟草；2.黄花烟草）

树林、荒地以及山地背阴潮湿地带，在富含石灰质的土壤中群生。

### 烟草属

烟草属（Nicotiana）为一年生草本植物，主要栽培品种一是烟草（N. Tabacum）又称为红花烟草。原产于巴西南部和阿根廷北部，其叶形大、花朵美、带芳香，富有热带情调。二是黄花烟草（N. Rustica）又称为小花烟、山烟、蓝花烟。为一年生至多年生草本植物。

## 18.2 毒性与中毒的历史记载

茄科有毒植物的有毒成分是阿托品和东莨菪碱等生物碱，除此之外，还含有皂苷、龙葵碱、类固醇等多种成分。自古以来，一些茄科有毒植物便与巫医、巫术相关，因此，有"神秘之草"之称。

曼陀罗全株有毒，均含有生物碱。其生物碱的含量因植物的部位和品种不同而有差异，根含 0.2%~0.25%，叶含 0.2%~0.7%，种子含 0.2%~0.4%，花可达 1.8%左右。其毒性作用主要是对中枢神经先兴奋后抑制，阻断乙酰胆碱反应。因此，中毒后开始呈现交感神经高度兴奋状态。

颠茄全草有毒，根部毒性大。颠茄的浆果味道甘甜，但是含有剧毒，绝对不可食用。其有毒成分主要是一些天仙子胺、东莨菪碱及微量的阿托品[①]。

颠茄中毒可引起中枢神经系统兴奋产生焦虑不安、定向障碍、幻觉等症状。

家畜对颠茄不敏感，很少中毒。其中羊和兔的抵抗力最强，马次之，牛较弱。

---

① 阿托品，是最早知道的毒物之一，其名词来源于颠茄（Atropa Belladonna），1809 年，Vacquelin 首先发现了阿托品，1831 年 Mein 分离得到纯品。阿托品系莨菪碱的消旋体，是由不稳定的左旋莨菪碱在提取过程中转化得到，其生理活性左旋体比右旋体强。

烟草全株有毒,叶的毒性最大,其次是茎、根、花,种子最小。其有毒成分主要是烟碱(Nicotine,尼古丁),烟叶中含烟碱0.6%~6%,最高达15%。烟草含有生物碱尼古丁,具有神经毒性,尤其对昆虫是致命的,但可以刺激人类神经兴奋,长期使用耐受量会增加,但易产生依赖性。

### 曼陀罗中毒的历史记载

中国明代的医药学家李时珍在年轻的时候就听人说,有一种神奇的植物叫曼陀罗。他为了探明究竟,亲自服下了曼陀罗,发现它有麻醉和使人兴奋的作用,少量可以治病。李时珍在《本草纲目》中详细介绍了莨菪和曼陀罗的毒性。

中国误食曼陀罗导致中毒的事件时有发生。据不完全统计,1993年以来10年间,已报道发生几十起共200多人的曼陀罗中毒事件。2001年开封市一家6人吃了自己家蒸的包子,1小时后相继发病,表现为烦躁不安、吵闹,有的扒掉衣服,抓挠胸部,并持续一晚。经调查,是因为采野菜做包子,其中夹杂了曼陀罗幼苗,实验室检查发现了东莨菪碱[1]。2012年9月,新疆维吾尔自治区因误食曼陀罗果实自制食品,发生一起19人集体中毒事件[2]。

美国20世纪下半叶的学生运动期间,茄科生物碱的应用出现了复兴。1967年在科罗拉多大学,有20名学生出现曼陀罗中毒,他们使用曼陀罗的时间在20个月以上,中毒症状"像野兔一样急躁,像蝙蝠一样莽撞,像石头一样干渴,像甜菜根一样潮红,像淋湿的母鸡一样疯狂"。

### 詹姆斯镇草的故事

1676年,一支英国军队被派往北美的一个殖民地——美国弗吉尼亚州的詹姆斯镇镇压叛乱。为抵御外敌,当地印第安人骗英国士兵以曼陀罗的嫩叶拌沙拉吃,结果导致吃过这种生菜沙拉的士兵中毒,产生了疯狂的幻觉。士兵们都脱光了衣服,有的在地上打滚,有的手舞足蹈,口中念着莫名其妙的奇语。与此同时,彼此抚摸、微笑或发呆。这种状态一直持续了11天,之后,无人记起当时曾发生了什么事情。约翰·史密斯(John Smith,1580—1631)上尉是发现曼陀罗的人。英国军队本来是以严肃、善战和服装整齐而闻名于世的,这次事件,使英军威名扫地。此后,殖民地人民便将引起中毒的曼陀罗称为"詹姆斯镇草"(Jimsonweed)。

### 动物中毒的历史记载

曼陀罗气味恶臭,动物常避而不食,但如误将其混在青干草中,或作药用时,用量过大,就能使动物中毒。各种家畜中以猫最敏感,牛、马次之,绵羊和兔耐受性最强。种子对鸵鸟毒性特别强,对鱼也有毒。

1962年,比利时(Behrens)报道,15匹小马采食混有曼陀罗的饲料后,出现瞳孔散大、视力减弱、厌食和肌肉痉挛症状,其中11匹死亡。

---

[1] 邢慧敏,耿振新,刘静,等.一起由曼陀罗引起食物中毒的调查分析.职业与健康,2001,17(9):52.
[2] 新疆发生一起19人集体曼陀罗中毒事件.乌鲁木齐晚报,2012-09-27.

# 19 伞形科（Umbelliferae）

## 19.1 有毒属种

**毒芹属**

毒芹属（*Cicuta*）的毒芹（*C. Virosa*），又叫毒人参、走马芹、野芹菜花、斑毒芹，为多年生草本植物，形态似芹菜。分布于北美、欧洲，在欧洲北部和亚洲北部，包括中国、日本、朝鲜、前苏联西伯利亚地区，不列颠诸岛都能找到毒芹。在北美洲生长有八个种，其中最普遍的是斑点毒芹（*C. Maculata*）和道格拉氏毒芹（*C. Douglasii*）。中国主要分布于东北、华北和西北各省区。毒芹多生长于400~2900米的山野沼泽地、水边、沟边或沟渠两旁的草地。

毒参属（*Conium*）有两个种具有高毒性，一个是原产于欧洲和地中海地区的毒参（*C. Maculatum*），另一个是南部非洲的细叶毒参（*C. Chaerophylloides*）。

毒参的别名：芹叶钩吻。在美国称之为"毒铁杉"（Poison Hemlock），在爱尔兰称之为"魔鬼的粥"（Devil's Porridge）。为两年生草本植物。欧洲、亚洲、非洲和北美洲均有分布。生于林缘和农田边。在英国，它通常生长在小河岸上，栽成树篱的灌木排内和田地的边缘，遍布各地。由于它的茎光滑无毛，有斑点，被砸碎或擦伤后全株散发出特殊的鼠臭味，由此不难辨认出这种植物。

泽芹属（*Sium*）的有毒种是阔叶毒人参和窄叶毒人参。

水芹属（*Oenanthe*）的有毒种是藏红花色水芹（*O. Crocata*），遍布于英格兰和苏格兰南部的沟渠、沼泽中以及类似的潮湿地方。还有拉切纳尔氏水芹（*O. Lachenalii*，欧水芹）、长管水芹（*O. Fistulosa*）和水芹（*O. Aquatica*）。

毒欧芹属（*Aethusa*）的小毒芹。

胡萝卜属（*Daucus*）的野胡萝卜（*D. Carota*）是英国的一种很普遍的野草。

独活属（*Heracleum*）的大豕草（*H. Mantegazzianum*）是一种既有毒又有害的入侵杂草，已从它的原生地高加索地区扩散到欧洲，排挤和取代当地植物，使野生动物减少，导致严重的生物入侵问题。

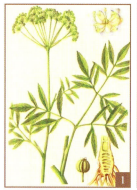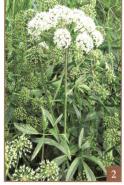

**图46　毒芹**（1.毒芹标本；2.毒芹植株）

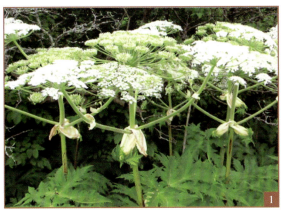 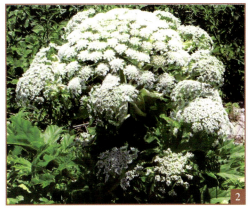

图47 大豕草（1.植株；2.花）

## 19.2 毒性与中毒的历史记载

### 人的毒芹中毒

毒芹全棵有毒，以根茎和花的毒性最大，晚秋和早春期间毒性更大。其根状茎中含有毒芹碱（Cicutine）。1953年，安尼特（Annett）从毒芹根茎中分离出两种化合物，即毒芹毒素（Cicutoxin）和毒芹醇（Cicutol）。毒芹碱的作用类似箭毒，能麻痹运动神经，抑制延髓中枢。毒芹毒素是一种痉挛毒素，可存留在干燥的植物中。人误食毒芹30~60分钟后，出现口咽部烧灼感、流涎、恶心、呕吐、腹痛、腹泻、四肢无力、站立不稳、吞咽及说话困难、瞳孔散大、呼吸困难等中毒症状。严重者可因呼吸麻痹死亡。呕吐物有特殊臭味。人中毒量为30~60毫克，致死量为120~150毫克；加热与干燥可降低毒芹毒性。值得注意的是，毒芹的外形类似于山萝卜和茴香，两者常常被搞混而发生意外中毒。因此，毒芹分布地区的人们要学会鉴别食用芹菜和毒芹。毒芹中毒的解毒药是番木鳖碱（Strychnine）以及印度防己素（Picrotoxin），这两者是相克的两种著名的剧毒植物。

### 动物的毒芹中毒

毒芹的根味甜，有2/3露出地面，动物极易采食，春秋两季中毒发生较多，夏季因毒芹恶臭，动物不喜吃，故中毒较少。中毒动物以牛、羊、马和猪多见。妊娠母牛中毒会引起所生牛犊骨骼畸形。孕猪饲喂新鲜毒芹或其种子，会引起仔猪畸形和腭裂。毒芹根茎的致死量：牛为200~250克，绵羊为60~80克。

1950年，沃尔克（Volker）报道，阔叶毒人参引起动物的胃肠炎、疝痛、极度兴奋和麻醉状态。

野胡萝卜能引起马和乳牛中毒。马的中毒症状是延髓抑制的一些表现；牛的中毒症状是神经抑制和惊厥。

### 大豕草传播与危害

大豕草是一种光敏性有毒植物，其叶子、根、茎、花和种子含有呋喃香豆素

（Furocoumarin），具有光敏毒性（Phototoxicity）。当皮肤接触其汁液之后，又受阳光或紫外线照射即可引起严重的皮肤炎症。最初皮肤呈红色，并开始瘙痒。在48小时内形成水疱。最后形成黑色或紫色的伤痕，并持续数年。如果微量的汁液落入眼睛上，可导致暂时甚至永久失明。2003年，仅德国就有大约16000人受到大豕草的滋扰。

### 毒芹：古老的死刑毒物

在古希腊，毒芹是自杀的首选良伴，甚至从欧洲普遍可见的毒芹中提取毒药——毒芹碱用于毒刑。有记录在案的早期毒杀是对古希腊哲学家苏格拉底的死刑执行[1]。苏格拉底因得罪雅典的权贵而被赐毒自尽。这是历史上用生物碱毒刑致死的最著名的例子。

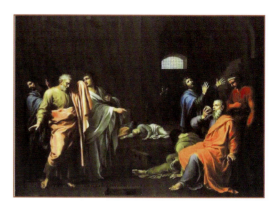

图48 狱中被赐毒受死的哲学家苏格拉底（查尔斯·阿尔方斯·杜弗雷斯努瓦[2] 绘）

---

[1] 有的文献记载，杀死苏格拉底的是毒参（*Conium Maculatum*），而不是毒芹（*Cicuta Virosa*）。
[2] 查尔斯·阿尔方斯·杜弗雷斯努瓦（Charles Alphonse Dufresnoy，1611—1668），画家。

# 第 12 卷

## 重要有毒动物

本卷主编 李保国 唐婕 李斐然

# 卷首语

有毒动物世界是一个隐秘的王国，一个坚不可摧的动物世界，常常令人望而生畏。

世界上无论陆地上还是海洋中都有许多各种各样的有毒动物。陆地上的有毒动物主要包括蛇类、蟾蜍类、蜈蚣类、蝎类和一些昆虫。蛇类约有 3000 种，其中毒蛇有 650 多种。全世界每年都有数万人死于毒蛇的咬伤。现已知的海洋有毒动物有 1000 余种，广泛分布于世界各个海域，其中有毒的无脊椎动物有 300 余种，它们主要属于腔肠动物、软体动物和棘皮动物；有毒的脊椎动物为一些鱼类和海蛇，仅有毒鱼类就有 600 余种。海蛇是海洋中唯一的有毒爬行类动物，共有 50 余种，它们分布于热带和亚热带海域中，在中国主要产于南海。

昆虫是世界上最繁盛的动物，已发现 80 多万种，其中有的昆虫常以不同方式释放毒液，引起人和动物的疼痛或疾病。如，利用虫体表面的毒毛或刺毛以接触的方式伤害人的有毒蛾、芫菁和隐翅虫等，利用毒刺伤害人的有胡蜂、蚂蚁和蜈蚣等。

本卷有毒动物的记述是在介绍世界上的有毒动物的总体状况的基础上，记述了 23 个科（目）奇妙的有毒动物。

# 1

# 世界上的有毒动物

## 1.1 奇妙的有毒动物

在动物界，含有生物毒素的动物有数千种，遍布于各类动物之中。从无脊椎海洋动物、节肢动物到脊椎动物，甚至哺乳类动物中的地鼠和鸭嘴兽也属于有毒动物，种类繁多，数量庞大。

由动物产生或本来具有的用来捕食或自卫的有毒物质称为动物毒素（Animal Toxin），这些毒素多数为大分子量的类似蛋白质的物质，通过身体接触、咬伤或者经口腔进入而发生中毒。

自有人类以来，有毒动物就和人们的起居饮食、劳作活动密切相关。有毒动物直接或间接地影响到人类的生活和生命，尤其是热带和亚热带地区的有毒动物的种类和数量繁多，对那些野外和山区活动的人们构成极大的威胁，伤人、中毒、死亡的事例屡见不鲜。

### 海洋有毒无脊椎动物

海洋中有毒动物种类繁多，其中刺丝虫70多种，棘皮动物80多种，软体动物142种（腹足类85种、斧足类43种、头足类14种）。此外，还有腔肠动物如水母、水螅、海蜇、珊瑚等。毒素主要为毒蛋白，接触皮肤后，一般产生疼痛，心脏毒性，严重者死亡。

海绵动物中的有毒海绵能引起接触性皮炎。水母中最危险的有毒动物是澳大利亚箱形水母，它分泌心脏毒，可引起高血压、肺水肿、皮肤坏死和心力衰竭。海葵产生的毒蛋白对甲壳动物的毒性比哺乳类大。长得像"毛栗子"，行走像"刺猬"的海胆，能产生强烈的叉棘毒素，能引起动物呼吸困难、肌肉麻痹、抽搐，接着死亡。如果潜水捕捞人员被咬住后就会产生神经中毒症状以致死亡。芋螺大约有37种含有刺毒，对哺乳类动物产生毒性，对肌肉产生麻痹作用。海兔产生的海兔毒素能引起哺乳动物呼吸困难、麻痹以致死亡。

### 有毒节肢动物

有毒节肢动物有几万种。常见的有唇足纲的蜈蚣，蛛形纲的蝎子、蜘蛛和蜱，以及昆虫纲的蜂、蚂蚁、毒蛾、毒蝶、斑蝥等。

唇足纲的蜈蚣所产生的毒素，主要是用于麻痹和杀死猎获物，并用于防卫敌害的袭击。蛛形纲的有毒蝎子有50多种，非洲西北部地区的毒蝎对人的威胁很大。蜘蛛有3万种，大部分蜘蛛是有毒的，著名的毒蜘蛛约200种。蜘蛛的毒液是生存的必需品，一只小小的红带蛛的毒液，可以杀死一匹马；被毒狼蛛咬破的伤口可能会痉挛、麻痹。蜱有硬蜱与软蜱之分，能分泌麻痹毒素，引起人畜的麻痹，人被叮咬后，从腿部开始，进而躯干麻痹，行走困难，严重时因呼吸麻痹而死亡。

昆虫纲有10个目60个科的昆虫有

毒。有毒种类集中于膜翅目、鳞翅目和鞘翅目中。人们对蜂、蚂蚁、毒蛾、毒蝶、斑蝥的毒性有所了解，但对松毛虫、玉米螟、蚜虫的毒性了解甚少。马尾松毛虫（Dendrolimus Punctatus）、油松毛虫（D. Tabulaeformis）和铁杉松毛虫（D. Superans Butler）的毒毛能引起人的以皮肤损伤为特征的"松毛虫病"。牛若食入玉米秸秆中的亚洲玉米螟（Ostrinia Furnacalis）便会中毒而死。1973 年 8—9 月间，中国内蒙古自治区阿拉善左旗的牧地蚜虫大暴发，致使 2.6 万只羊因食入蚜虫而发生光过敏症。

### 有毒鱼类

在 1 万多种海洋鱼类中，有 750 种鱼有毒（毒腺鱼 500 种、刺毒鱼 250 种）。在 750 种有毒鱼中，剧毒鱼有 220 种。不同毒鱼的毒性机制不一样，有些是本身带毒；有些是吃了其他有毒物质后累积的毒性；有些鱼具有毒腺，能分泌毒液，通过鱼刺刺伤人体，把毒液输入人体引起中毒；还有一些带鱼的肝脏、皮肤、血液等含有毒素。因此，科学家把有毒鱼分为五类：

第一，棘毒鱼类。这类鱼具有毒腺，能分泌毒液，通过鱼棘刺伤人体，把毒液输入人体，引起中毒。棘毒鱼类最毒的是毒鲉，其次是鬼鲉、虎鲉，这类鱼背鳍棘的基部有毒腺。

第二，鲀毒鱼类，有 80 余种，其中河豚味道最美，其肝脏和卵巢含毒最高，毒性最大。烹饪后可保持毒性。人中毒后，会手指麻木，恶心呕吐，肌肉麻痹，血压升高，说话困难，神志不清，最终因呼吸衰竭而死亡。1~2 毫克即可死亡。

第三，胆毒鱼类，包括草鱼、青鱼、鲢鱼等淡水适用鱼，鱼肉无毒，胆汁有毒，含鱼胆毒素。中毒后，损伤胃、肝、肝肿大，触痛，全身黄疸，少尿无尿并发血尿，严重心律失常，全身抽搐，昏迷，肝、肾损伤而死亡。

第四，卵毒鱼类，中国西南、西北、长江以南的十多种鲤科、鲶科鱼类，卵巢有毒，中毒引起胃肠症状，运动失调，全身抽搐，昏迷，偶尔呼吸衰竭死亡。

第五，肉毒鱼类，中国福建以南海域的鳝科等鱼类，肉中有毒，含有雪卡毒素（Ciguatoxin）。中毒后，嘴及手指有刺痛感，皮肤瘙痒，对温度有相反感觉，中毒会严重失去活动能力，很少致死。

### 有毒蛇类

世界 3000 种蛇中有毒蛇 650 多种，剧毒的眼镜蛇、响尾蛇、蝮蛇等 195 种，每年有数十万人被毒蛇咬伤。毒蛇分为三类：一是管牙类毒蛇，头呈明显三角形，毒牙长且大，呈中空的管状，位于上颚前方两侧，平时藏于肉质鞘中，攻击时也会向前伸出，除平常使用的一对毒牙外，其后方常有 1~2 对备用牙，毒腺非常发达；二是前沟牙类毒蛇，头呈椭圆形，毒牙较小且短，牙内侧凹入呈沟状，直立而固定，不能像管牙那样收起，也没有备用牙；第三种是后沟牙类毒蛇，其毒牙仅较一般牙齿稍大，位于上颚后方，毒性稍弱。

蛇的种类很多，其中相当一部分无毒，能产生毒素的主要有海蛇、蝰蛇、眼镜蛇和响尾蛇。其有毒成分为由毒蛇毒液腺分泌的一种毒液，味道腥臭，成分相当复杂，主要含毒蛋白。中国目前有毒蛇 50 余种，其中对人有生命危害的剧毒蛇主要有眼镜蛇、海蛇、蝰蛇、蝮蛇等，大多分布在长江以南地区，水生毒蛇毒性更强。不同蛇毒的中毒表现为：

第一，海蛇中毒。周身肌肉疼痛，躯

干、颈部、臂部僵直，偶发肾衰竭。

第二，眼镜蛇中毒。昏睡，胸闷，肌无力，面部肌肉麻痹，瘫痪，呼吸困难，循环系统衰竭而死亡。

第三，蝰蛇中毒。中枢神经麻痹，循环系统衰竭，全身出血，严重者死亡。

第四，蝮蛇中毒。局部皮肤红肿，剧痛，水疱，组织坏死脱落，难以愈合。

### 有毒蜥蜴

被有毒蜥蜴（Toxic Lizard）咬伤后可造成伤口疼痛、肿胀，引起休克及中枢神经抑制，一般不会致命。

### 两栖动物

两栖类动物中的树蛙、蟾蜍、箭毒蛙、蝾螈等。仅箭毒蛙就有 55 种。两栖动物的毒素主要成分为生物胺、蛋白质和多肽、生物碱等。

第一，青蛙毒素（Batrachotoxin），其中箭毒蛙含可致命的生物碱，是所有有毒物质中毒性最强的，能导致心律不齐，脉搏停止。

第二，蟾蜍毒素（Bufotoxin），为甾体化合物，产生心脏毒性。

第三，蝾螈毒素（Salamanderin），含有多种生物碱，中毒后中枢神经兴奋，癫痫，瞳孔散大，心律不齐，呼吸困难，心脏麻痹死亡。

### 有毒哺乳类动物

在哺乳类动物中，地鼠和鸭嘴兽也属于有毒动物。雄性鸭嘴兽爪的脚步蹼上，长着一个锋利的角质小趾，叫"毒距"，能分泌毒液。鸟类是否有毒报道的不多，仅见中国古代典籍中关于鸩鸟等有毒的记载。大洋洲的巴布亚新几内亚的森林里有一种被称为"垃圾鸟"的带冠啄木鸟，身上有一种类蛙毒素，其羽毛也带有毒素。

## 1.2 世界上最毒的动物

经英国、澳大利亚、前苏联、美国、法国、意大利、日本等 19 个国家的科学家评选出 10 种动物属"世界毒王"。

第一，方水母。又叫黄蜂水母、海黄蜂，形状像个箱子，有四个明显的侧面，每条触须上布满了储存毒液的刺细胞。方水母生活在澳大利亚沿海，人若触及其触手，30 秒钟后便会死亡。

第二，艾基特林海蛇。它长着一张大嘴，和方水母栖身于同一水域。

第三，蓝环章鱼。这种软体动物的身长仅 15 厘米，爪上有蓝色环节，常在澳大利亚沿海水域出没。它有一尖嘴，口内有剧毒液。

第四，毒鲉。栖身于澳大利亚沿海水域。

第五，巴勒斯坦毒蝎。生活在以色列和远东的其他一些地方。

第六，漏斗形蜘蛛。生活在澳大利亚悉尼市近郊。它长有能穿透婴儿指甲的毒刺，其毒性两小时内可致人死亡。

第七，太攀蛇。

第八，棕伊蛇。

第九，眼镜王蛇。体内有两茶匙毒液，

一滴毒液就足以毒死一头大象。

第十，黑曼巴蛇。生于非洲，两滴毒液即置人于死地。

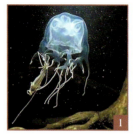
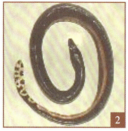
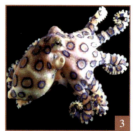
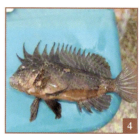
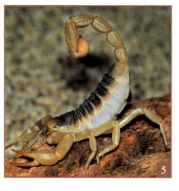
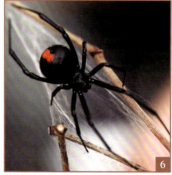
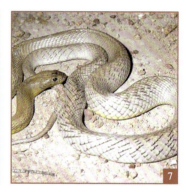
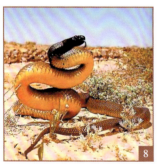
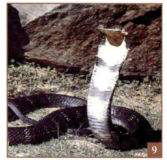
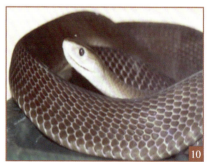

**图 49** 世界上最毒的动物（1.方水母；2.艾基特林海蛇；3.蓝环章鱼；4.毒鲉；5.巴勒斯坦毒蝎；6.漏斗形蜘蛛；7.太攀蛇；8.棕伊蛇；9.眼镜王蛇；10.黑曼巴蛇）

# 2

# 懒猴科 (Lorisidae)

## 2.1 有毒属种

**蜂猴属**（*Nycticebus*）

蜂猴属分布在婆罗洲及菲律宾南部、孟加拉国、越南、印度尼西亚、印度、泰国及中国南部。它们被列为易危或濒危动物，因其大眼睛可以作为药材而被猎杀。

蜂猴栖于热带雨林及亚热带季雨林中，完全在树上生活，极少下地，喜独自活动。行动特别缓慢，只有在受到攻击时，才有所加快。白天蜷成球状隐蔽在大树洞中或在枝丫上休息，夜晚出来觅食，故也称"懒猴"。蜂猴属肉食性，一般吃昆虫、软体动物、蜥蜴、鸟蛋及较小的脊椎动物。有时以植物的果实为食，也捕食昆虫、小鸟及鸟卵，尤喜食蜂蜜，因此称之为"蜂猴"。

蜂猴属有蜂猴（*N. Coucang*）、孟加拉蜂猴（*N. Bengalensis*）、倭蜂猴（*N. Pygmaeus*）和三个亚种（*N. Menagenis*、*N. Bancanus*、*N. Borneanus*）。科学家在婆罗洲发现一种新的亚种——卡扬蜂猴（*N. Kayan*），其面部有非常独特的、引人注目的眼纹延伸至颊下。

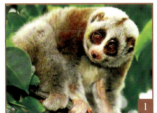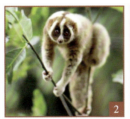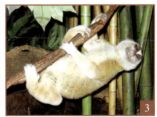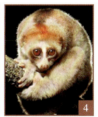

图50 蜂猴（1.蜂猴；2.倭蜂猴；3.孟加拉蜂猴；4.卡扬蜂猴）

## 2.2 毒性与中毒的历史记载

蜂猴属是世界上唯一有毒的灵长类动物。蜂猴属可以分泌毒素，与唾液混合作为保护。母猴会将毒素舔在幼猴身上，留下幼猴出外觅食。它的毒液储存在肘部，在受到威胁时腋下会分泌出一种有毒的呈棕色的油状物，然后蜂猴会从肘部处吸入毒液，将毒液在嘴里混嚼，接着就能进行有毒的一咬。被蜂猴咬伤会中毒，咬一口会导致人或是掠食者出现致命的过敏性休克，这是极少数哺乳动物才有的特性。

# 3

# 眼镜蛇科（Elapidae）

## 3.1 有毒属种

眼镜蛇科又称蝙蝠蛇科，该科已有约 61 属 325 个种被确认为剧毒蛇类，主要栖息于亚洲、非洲、美洲及澳大利亚的热带或亚热带地区。中国有 4 属 8 种，分布于长江以南及东南沿海。

该科的蛇属于前沟牙类毒蛇，毒液以神经毒为主。其上颌骨前端有前沟牙类型的毒牙，头为椭圆形，身体修长，粗细均匀。背部黑色或黑褐色，

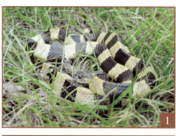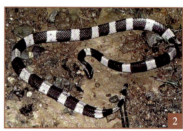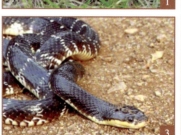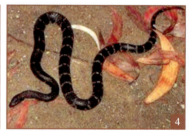

**图 51　环蛇属有毒动物**（1.金环蛇；2.银环蛇；3.环蛇；4.印度环蛇）

有的具黑白或黑黄色的横纹，或者棕褐或棕红色的黑斑和纵线。

眼镜蛇科的有毒属种主要有环蛇属（*Bungarus*）、眼镜蛇属（*Naja*）、眼镜王蛇属（*Ophiophagus*）、曼巴蛇属（*Dendroaspis*）、太攀蛇属（*Oxyuranus*）、拟眼镜蛇属（*Pseudonaja*）、海蛇属（*Hydrophis*）和虎蛇属（*Notechis Scutatus*）等。

### 环蛇属（Bungarus）

环蛇（*B. Bungaroides*），主要分布在亚洲，以其他蛇类和蜥蜴为食。环蛇为夜行性，动作缓慢，喜欢把头部隐藏于盘蜷的身体之下，并挥动其尾部来分散其他生物的注意力。

印度环蛇（*B. Caeruleus*），又名：普通环蛇，主要分布在印度及邻近地区。这种蛇的毒性非常强，它是印度"四大毒蛇"的成员之一。

金环蛇（*B. Fasciatus*），别名：金脚带、黄金甲、黄节蛇、金蛇、玄南鞭、国公棍等。中国主要分布于广东、广西、江西、福建、云南、海南等省区。

银环蛇（*B. Multicinctus*），别名：银脚带、寸白蛇、竹节蛇、银包铁、节节乌、白带蛇、笛子蛇等。主要分布在中国西南、南部地区，以及缅甸、越南等地。

### 曼巴蛇属（Dendroaspis）

黑曼巴蛇（*D. Polylepis*），又名：黑树

眼镜蛇，是非洲体型最长的毒蛇，其平均体长为2.5米，最大可达4.5米，黑曼巴蛇很少有黑色个体，"黑"是形容其乌黑的口腔而不是指其灰色或棕色的身体。黑曼巴蛇是世上移动速度最快的蛇，其短距离的移动时速可达16~20千米/小时，这种蛇曾被称为"非洲死神"，它是陆地上仅次于眼镜王蛇的第二大剧毒蛇。

绿曼巴（*D. Viridis*），俗称西非绿曼巴蛇，多为树栖蛇，只产于非洲，身上有黑色条纹。

### 眼镜蛇属（*Naja*）

舟山眼镜蛇（*Naja Atra*），是中国特有的眼镜蛇，也叫中华眼镜蛇，中国俗称吹风蛇、薄壳蛇、吹风鳖、饭铲头等，分布在中国长江以南各省，西至广西东北部、贵州、重庆东南部、台湾、海南及香港等省区。

孟加拉眼镜蛇（*Naja Kaouthia*），又名

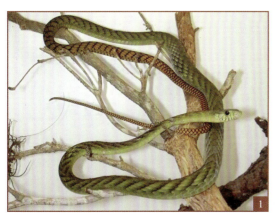
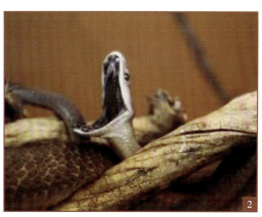

图52　曼巴蛇属有毒动物（1.绿曼巴蛇；2.黑曼巴蛇）

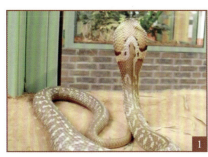
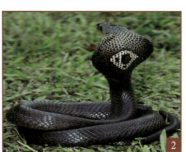
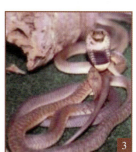
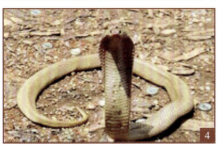
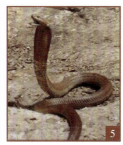
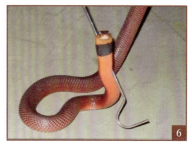

图53　眼镜蛇属有毒动物（1.舟山眼镜蛇；2.孟加拉眼镜蛇；3.埃及眼镜蛇；4.菲律宾眼镜蛇；5.阿氏射毒眼镜蛇；6.红颈射毒眼镜蛇）

单眼镜蛇，分布在孟加拉国、缅甸、柬埔寨、印度东北部、老挝、马来西亚北部、尼泊尔、中国南部、泰国及越南南部。

埃及眼镜蛇（Naja Haje），分布于北非的埃及、摩洛哥等国、撒哈拉沙漠周边地区和阿拉伯半岛。

菲律宾眼镜蛇（Naja Philippinensis），主要分布于菲律宾吕宋、民都洛、卡坦端内斯省及马斯巴特等岛屿。

阿氏射毒眼镜蛇（Naja Ashei），分布在肯尼亚北部和东部干燥的低地地区、乌干达东北部地区、埃塞俄比亚南部以及索马里南部。

红颈射毒眼镜蛇（Naja Pallida），产于非洲埃塞俄比亚、埃及、苏丹、索马里、肯尼亚、坦桑尼亚等国。

### 眼镜王蛇属（Ophiophagus）

眼镜王蛇（Ophiophagus Hannah），又称扁颈蛇、大膨颈、吹风蛇、过山标等，是世界上最大的毒蛇。眼镜王蛇只分布在亚洲的东南亚、印度和中国的浙江、福建、广东、海南、广西、四川、江西、贵州、安徽、云南和西藏等省区。眼镜王蛇区别于眼镜蛇，但其外形一般与眼镜蛇相似，发怒时均表现颈部膨扁，实际上两者在形态学和蛇毒分子及毒理方面有很大差距。眼镜王蛇颈部膨扁时背侧有白色的倒写"V"字形斑，以此作为形态学上最显著的区别特征。

### 太攀蛇属（Oxyuranus）

太攀蛇（O. Scutellatus），分布于澳大利亚北部、新几内亚地区。栖息于树林、林地，以小哺乳动物为食，体长约两米。

细鳞太攀蛇（O. Microlepidotus），以前叫作内陆盾尖吻蛇，俗称内陆太攀蛇，还有沙漠猛蛇、凶猛太攀蛇、大斑蛇等别名。主要分布在澳大利亚中部干旱的平原与草地。头部扁平，略尖，眼睛相对较

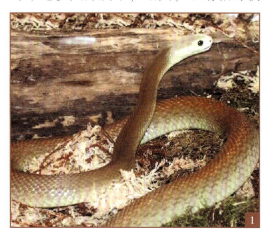

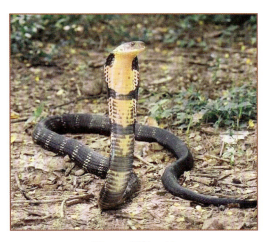

图 54　眼镜王蛇

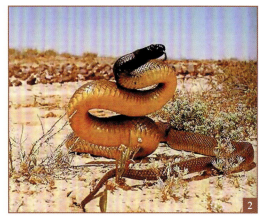

图 55　太攀蛇属有毒动物（1.太攀蛇；2.细鳞太攀蛇）

大，有灰色到黄褐色的鳞片，这些鳞片有时会镶有细黑边。躯干部为褐色或橄榄绿色，腹部为黄白色，而头部则为黑色或有黑色斑纹。

### 拟眼镜蛇属（Pseudonaja）

西部拟眼镜蛇（P. Nuchalis），分布于澳大利亚。当其兴奋或发怒时，头会昂起且颈部扩张呈扁平状（状似饭匙），背部会呈现一对美丽的黑白斑，看似眼镜状花纹。

### 伊澳蛇属（Pseudechis）

棕伊蛇（P. Australis），分布在澳大利亚（不含南部）。栖地范围相当广，从热带森林到沙漠均有分布。

### 海蛇属（Hydrophis）

海蛇属①，共有 34 个种，海蛇亦称"青环海蛇""斑海蛇"，其躯体略呈椭圆形，体细长，后端极为侧扁，背部颜色深。世界上大多数海蛇都聚集在大洋洲北部至南亚各半岛之间的水域内。少数几种海蛇，如长吻海蛇、青灰海蛇、环纹海蛇和青环海蛇等，在温带海域中也经常见到。中国沿海分布 15 种海蛇，这些海蛇主要生活在南海、北部湾及海南、台湾、广西、广东和福建等省区沿海的地区。

贝尔彻海蛇（H. Belcheri），主要分布

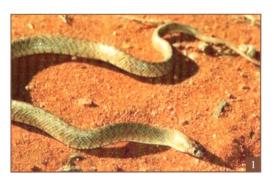
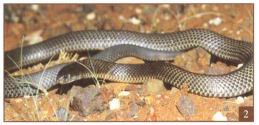

**图 56 拟眼镜蛇属与伊澳蛇属有毒动物**（1.西部拟眼镜蛇；2.棕伊蛇）

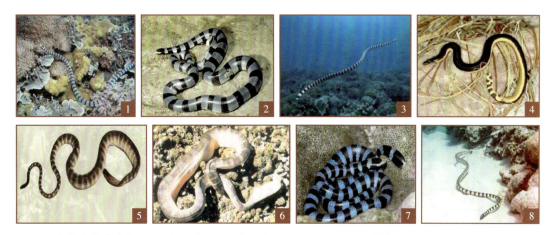

**图 57 海蛇属有毒动物**（1.贝尔彻海蛇；2.青环海蛇；3.环纹海蛇；4.青灰海蛇；5.小头海蛇；6.浅灰海蛇；7.巨环海蛇；8.钩鼻海蛇）

---

① 海蛇的分类争议较大，有时被归入本科的海蛇属，但也被认为是专门的一科，即海蛇科。

在印度洋海域，包括菲律宾群岛、新几内亚地区、泰国海岸、澳大利亚群岛、所罗门群岛等地。

青环海蛇（*H. Cyanocinctus*），分布于中国山东、江苏、浙江、福建、台湾、广东、海南、广西等省区的沿海地带。

环纹海蛇（*H. Fasciatus*），分布于印度、缅甸沿海、菲律宾、印度尼西亚、新几内亚地区沿海以及中国的广西、广东、海南、福建沿海等地。

青灰海蛇（*H. Caerulescens*），分布于从印度洋经南中国海至印度尼西亚到澳大利亚以及中国台湾和山东沿海等地。

小头海蛇（*H. Gracilis*），分布于由波斯湾向东经印度半岛、中南半岛沿海至巴布亚新几内亚沿海以及中国的福建、广东、海南、广西沿海等地，多栖息于沿海浅海区域。

淡灰海蛇（*H. Ornatus*），俗名黑点海蛇，分布于从波斯湾经印度半岛沿岸，以及中国的台湾、广西、广东、海南、山东沿海等地。

## 3.2 毒性与中毒的历史记载

蛇毒的成分复杂，不同的蛇种、亚种，甚至同一种蛇不同季节所分泌的毒液，其毒性成分也存在一定的差异。目前已知蛇毒的主要成分是神经毒素、心脏毒素、细胞毒素以及出血毒素，促凝、抗凝组分和一些酶。新鲜的蛇毒液为黏稠的液体，除了含65%~82%的水分外，主要是蛋白质类化合物，其中的毒蛋白和小分子质量的多肽能引起中毒或死亡。

### 金环蛇和银环蛇的蛇毒研究

金环蛇、银环蛇等蛇分泌的毒素属于神经毒素。人被咬伤后，局部症状不明显，流血少，红肿热病轻微。但是伤后数小时内出现急剧的全身症状，患者兴奋不安，痛苦呻吟，全身肌肉颤抖，吐白沫，吞咽困难，呼吸困难，最后全身抽搐，呼吸肌麻痹而死亡。

银环蛇一次排毒量4.6毫克，人致死量1毫克。银环蛇咬伤多数在伤后1~6小时出现呼吸困难。银环蛇咬伤在中国占各类毒蛇咬伤的8.12%，居第五位，而死亡人数居首位。

金环蛇一次排毒量27.5毫克，人致死量10毫克[1]。Shiau Lin等从金环蛇蛇毒中分离得类心脏毒素A、B两组分。类心脏毒素为全毒总蛋白量的64%。金环蛇毒神经毒引起呼吸麻痹是外周性的，对呼吸中枢没有直接作用，外周注射金环蛇全毒的动物都出现了呼吸衰竭征象，所以神经毒是致死的重要因素，大部分动物死于呼吸—循环衰竭[2]。

杨义明等报道，银环蛇咬伤后，救治27例，24例痊愈出院（88.9%），3例死亡（11.1%）。咬伤处可见1~2个牙痕。针尖样大小。牙痕较浅，两个牙痕间距0.7~1.5厘

---

[1] 包水明，周亚平. 我国主要毒蛇及其毒性、排毒量和蛇伤救治. 江西教育学院学报：自然科学，1997，12：51.
[2] 肖昌华，张洪基. 金环蛇毒类心脏毒素的纯化及生化分析. 动物学研究，1981，2（1）：49-53.

米，伤口无红肿，不痛或仅微痛，8例有麻木感。全身症状：头晕、眼花、胸闷、吞咽困难、言语不清、睁眼困难、烦躁不安、呼吸困难[1]。

据黄淑贤[2]报道，1992年，32岁陈某不慎被金环蛇咬伤左中指，当时仅觉伤口有麻痒感，两小时后出现头晕，视物模糊，恶心、呕吐、胸闷、全身乏力，症状逐渐加重，并出现言语困难，嗜睡，昏迷，送至医院呼吸停止，口唇发绀，四肢冷，两侧瞳孔直径2毫米，等圆等大，对光反应迟钝，瓜眶上神经无反应，经抢救第七日恢复正常。

### 眼镜蛇和眼镜王蛇的蛇毒研究

眼镜蛇（舟山眼镜蛇）和眼镜王蛇的蛇毒属于混合毒素。其蛇毒主要致病的毒素有神经毒素、心脏毒素、细胞毒素、血液毒素、磷脂酶$A_2$、胆碱酯酶、蛋白水解酶等，局部伤口红肿、发热，有痛感，可能出现坏死。毒素被吸收后，全身症状严重而复杂，既有神经症状，又有血循环毒素造成的损害，最后，死于窒息或心动力衰竭。

眼镜王蛇咬伤中毒后致死率极高，眼镜王蛇咬物一次排毒量干重约101.9毫克，其致人死亡量约为12毫克，被咬者若不能被及时、正确救治，往往很快因呼吸衰竭而死亡[3]。舟山眼镜蛇毒含多种毒性成分，其中含心脏毒素（CTX，亦称细胞毒素）约占粗毒干重的40%~50%。研究表明CTX是导致伤口局部坏死，引起循环衰竭的直接原因[4]。

一个由南印度医院所发表的蛇咬个案报告显示，有三分之二被眼镜王蛇咬伤的患者都被注入了大量毒液，属于"危殆"级别。根据阿德雷得大学临床毒理学部门的说法，被眼镜王蛇咬伤后的致死率大约为60%。眼镜王蛇咬人能迅速致死，伤者可在30分钟内死亡。

中华眼镜蛇咬伤的发病率[5]是中国南方常见毒蛇咬伤中最高的一种，约占48.6%。而中华眼镜蛇咬伤致局部组织损伤的发病率约占62%，出现明显局部组织坏死的约占32%，严重者可致死或致肢体残疾。

### 海蛇的蛇毒研究

海蛇的蛇毒属于细胞毒素。中毒的人或动物出现肌肉麻痹，多因呼吸肌麻痹导致窒息死亡。另外，其肌肉毒素作用于横纹肌，使横纹肌细胞损害释出钾离子、肌红蛋白，高血钾可引起心脏抑制，肌红蛋白堵塞肾小管引起急性肾衰竭。除了突触后神经毒素能引起神经肌肉阻断外，所含的磷脂酶A也有肌肉毒性，对肾、肝、肺有一定的破坏作用。海蛇毒不含心脏毒素，对心脏没有直接作用，也不影响血液凝固。

每年世界各地沿海都有很多海蛇致伤或致死病例，伤者多数是渔民或无防护的海上作业人员。菲利普（Charles M. Phllips）

---

[1] 杨义明. 银环蛇咬伤27例救治体会. 中国医药导报, 2012, 7.
[2] 黄淑贤. 一例金环蛇咬伤致呼吸停止的护理体会. 中华护理杂志, 1995, 8: 497-498.
[3] 李其斌, 林可干, 黄嫣娇, 等. 眼镜王蛇毒中毒发病机理的研究报告. 蛇志, 1990, 2 (4): 7.
[4] SUN J J, WALLRER M J A. Cardiotoxicity of naja naja atra cardiotoxin on the rat. Acta Herpetological Sinca, 1985, 4 (4): 257-266.
[5] 张跃, 谭宇顺. 中华眼镜蛇毒致局部组织损伤的动物实验研究. 蛇志, 2005, 17 (1): 7-8.

曾报道，被海蛇咬伤后有20%的患者出现明显的中毒症状，死亡率为3%。据报道，中国广西北海市人民医院自1991年1月至1999年2月共收治了海蛇咬伤患者57例；海南省三亚市在2000年的5—7月份即有三人遭海蛇咬伤致死。被海蛇咬伤的患者中，约有20%出现神经系统中毒反应，若不及时进行有效的处理，通常有50%的患者死亡。

### 曼巴蛇属和太攀蛇属的蛇毒研究

黑曼巴蛇的毒液里主要含有神经毒素及心脏毒素。其平均毒液分泌量为50~120毫克，而最大纪录则为400毫克。在有效血清面世之前，由黑曼巴蛇造成的死亡率接近100%，因为此蛇几乎在每次攻击时都会注入足以致命的毒液分量。临床报告显示被咬者可在30~60分钟内死亡。被咬者的症状通常为晕厥，呼吸困难，心跳不均等；严重者会有心跳呼吸衰竭的情况。死亡通常因呼吸肌停止运作而发生。在非洲，南非医学研究所（South African Institute for Medical Research，SAIMR）能提供广泛针对性的抗毒血清治疗黑曼巴蛇咬伤。

细鳞太攀蛇的毒素为神经毒素和心脏毒素。它的毒液分子是从一个名叫尿钠排泄缩氨酸的蛋白质家族进化而来的。在脊椎动物中，这些缩氨酸的作用是使心脏周围的肌肉松弛。细鳞太攀蛇的排毒量达12.5~40.0毫克，比响尾蛇毒性强300倍，约相当于眼镜王蛇的20倍。细鳞太攀蛇的神经毒素主要作用于人体的神经和肌肉接合点，抑制和麻痹神经末梢，阻断肌肉与神经的联系。患者一开始会头疼、恶心、呕吐，继而会腹痛、眩晕和视物模糊，严重者还会痉挛和昏迷，并最终导致呼吸系统瘫痪。它还会造成受害者大出血、严重的肌肉损伤及肾衰竭，另外，它的毒素中还含有能破坏肌肉组织及阻止血液凝固的毒蛋白。

### 拟眼镜蛇属的毒素研究

拟眼镜蛇属的毒素为毒蛋白-Cobrotoxin，心脏毒素（Cardiotoxin），磷脂酵素A。

毒蛋白-Cobrotoxin作用于运动神经支配的横纹肌，使其痉挛而麻痹。心脏毒素为细胞毒性，动物实验上可以使平滑肌及心肌停止收缩，使血压下降，也会破坏局部组织引起细胞坏死及局部红肿痛。磷脂酵素A可分解磷脂质，而引起间接溶血作用。

被拟眼镜蛇属的毒蛇咬后伤者可能会出现即时的突发性虚脱，最显著的特点是伤者出现凝血异常，产生蛇毒引致凝血功能损耗症（Venom-Induced Consumption Coagulopathy），严重者可导致死亡。拟眼镜蛇毒素亦可能引致肾功能损坏。此外，拟眼镜蛇毒素还可能引发腹部疼痛、呼吸障碍、吞咽困难、痉挛、眼睑下垂、溶血反应、心肌紧缩以及肾衰竭等症状。

# 4 蝰蛇科（Viperidae）

## 4.1 蝰蛇科有毒属种

蝰蛇科又名蝮蛇科，有16属188种，分布于全世界各地。蝰蛇（Viperidae）和蝮蛇（Crotalinae）是这一科的代表物种，它们体粗尾细，长着三角形的头。毒液中含有血毒素，有些种类另含神经毒素。毒牙较长，能深深刺入猎物体内高效地注入毒液。毒牙与上颌之间有关节，可在口中放倒。蝮蛇有颊窝（红外线感应器官），用以从环境温度中识别猎物的体温。大部分蝰蛇均属于夜行性动物。

蝰蛇广泛分布在欧洲、亚洲和非洲，包括约12属66种。大多数都生活在热带和亚热带，但极北蝰（*Vipera Berus*）却可能分布在非常靠北的地区，甚至是北极圈附近。

### 白头蝰属（*Azemiops*）

白头蝰（*A. Feae*），俗名白缺蝰。分布于缅甸、越南，以及中国的浙江、安徽、福建、江西、广西、四川、贵州、云南、西藏、陕西、甘肃等地，常见于丘陵及山区，栖息于山区草地、麦田兰草堆下、路边、碎石地、稻田、甘蔗田边及甘薯地旁的草丛中。

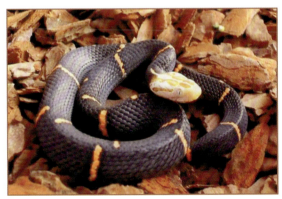 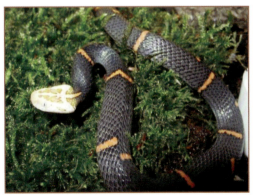

图58　白头蝰属有毒动物（白头蝰）

### 尖吻蝮属（*Deinagkistrodon*）

尖吻蝮（*D. Acutus*），又称白花蛇、百花蛇、百步蛇、五步蛇、七步蛇、中华蝮等，中医《开宝本草》将其命名为胜褰鼻蛇，是亚洲地区及东南亚地区相当著名的蛇种，在中国台湾及华南一带更是备受重视的蛇类。

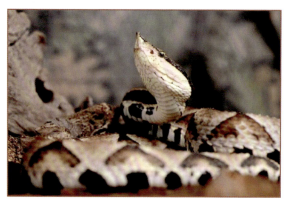
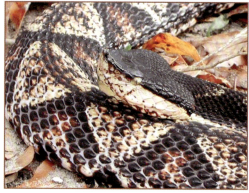

图 59 尖吻蝮属有毒动物（尖吻蝮）

### 亚洲蝮属（Gloydius）

中介蝮（G. Intermedius），俗名七寸蛇。分布于亚洲中部的一些国家和俄罗斯、蒙古以及中国的山西、内蒙古、陕西、甘肃、青海、宁夏、新疆（多生活于北疆）等地，多栖息于海拔900~1650米低山石隙或灌木丛。

短尾蝮（G. Brevicaudus），在中国俗称土蝮蛇（陕西洋县）、土夫蛇（四川东北部）、土公蛇（安徽北部）、土巴蛇（安徽南部）、麻七寸、烂肚蛇、土地跑(江西)、白花七步倒（江苏）、草上飞。

蛇岛蝮（G. Shedaoensis），主要分布在中国辽东蛇岛，其分布地"蛇岛"因盛产蛇岛蝮而得名，沈阳市及大连市等地区也有少量分布。此蛇种是中国的特有种。蛇岛蝮体色多以银色、灰色为基调，配合浅黑色的幼条体纹，头部双眼位置有黑色纹带，此类蛇被称为"黑眉蝮蛇"。

高原蝮（G. Strauchii），俗名雪山蝮、麻蛇。分布于中国四川、云南、西藏、陕西、甘肃、青海、宁夏等地，一般生活于高山、高原、草原地区，多出没于有乱石堆处。

岩栖蝮（G. Saxatilis），分布于中国内蒙古、辽宁、吉林、黑龙江、江苏、山东

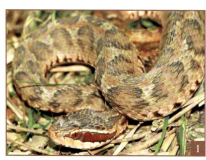
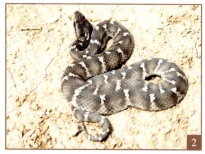
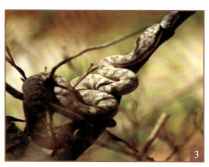
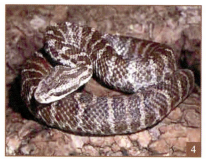

图 60 亚洲蝮属有毒动物（1.短尾蝮；2.中介蝮；3.蛇岛蝮；4.岩栖蝮）

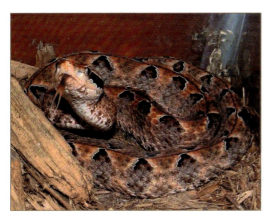

图61 红口蝮属有毒动物（红口蝮）

等地。

### 红口蝮属（*Calloselasma*）

红口蝮（*C. Rhodostoma*），主要分布于泰国、柬埔寨、老挝、越南、马来西亚及印度尼西亚爪哇岛。

### 响尾蛇属（*Crotalus*）

南美响尾蛇（*C. Durissus*），是一种分布在南美洲的响尾蛇。它们是属内分布最广的物种，且引发多种治疗的问题。其下已发现了8个亚种。

多斑响尾蛇（*C. Polystictus*），身上遍布黑褐色的斑点，故得此名。主要分布在南美洲，喜爱草地或丛林低矮灌木林地区。

虎斑响尾蛇（*C. Tigris*）背部有很多像虎斑一样的纵向条纹，主要分布于美国西南部和墨西哥西北部，虎斑响尾蛇的毒性是所有响尾蛇里最强的。

山岩响尾蛇（*C. Lepidus*），也叫岩响尾蛇，是蛇亚目蝰蛇科蝮蛇亚科响尾蛇属里的一个种类，喜欢栖息于岩石等地，体表灰白色或淡黄色，比较接近岩石的颜色，背部有黑色不规则斑纹，尾部呈土黄色，尾部的响环有6~9节，毒性较强。

木纹响尾蛇（*C. Horridus*），也叫森林响尾蛇，因为体表的花纹形似木头的纹路，故得此名。分布于美国北方的栖息于多岩的林地，在美国南方则多生活于竹林或湿地间。此蛇具有夜行性。

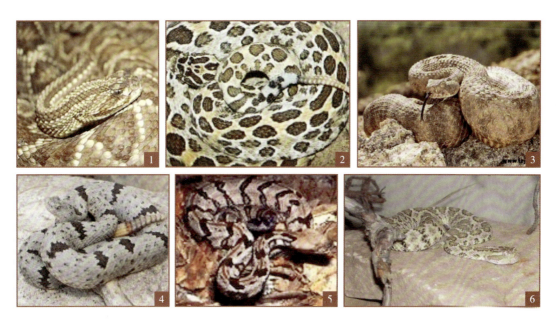

图62 响尾蛇属有毒动物（1.南美响尾蛇；2.多斑响尾蛇；3.虎斑响尾蛇；4.山岩响尾蛇；5.木纹响尾蛇；6.红菱斑响尾蛇）

红菱斑响尾蛇（C. Scutulatus），分布在美国加利福尼亚州南部和墨西哥，栖息于干燥处的沙砾、杂草间。

### 莽山烙铁头属（Zhaoermia）

莽山烙铁头（Z. Mangshanensis），别称小青龙、白尾蛇。是中国特有蛇种，分布于中国湘粤鄂边界南岭山脉北麓莽山林区，当地人称之为"烙铁脑壳"。该蛇种群数量稀少，被誉为"蛇中大熊猫"。莽山烙铁头蛇是 1990 年才为学术界发现而被命名加以科学记载的巨型毒蛇。被世界自然保护联盟列入红色名录中的"濒危"级别。

### 竹叶青属（Trimeresurus）

主要分布在亚洲的东南亚各国和印度、中国，以及太平洋上的岛屿，共有 34 种。

福建竹叶青蛇(T. Stejnegeri)，又称小青蛇、小青虫、金线连、青竹蛇、青竹丝、赤尾青竹丝、焦尾青蛇、绿牙蛇。分布在中国四川、安徽、福建、甘肃、广东、广西、贵州、海南、河南、湖北、湖南、吉林、江苏、江西、台湾、云南、浙江等省区。其他国家尚无报道。

白唇竹叶青蛇（T. Albolabris)，俗称赤尾青竹蛇、白唇蕲蛇，头部呈三角形，颈细，形似烙铁。头顶具细鳞，吻侧有颊窝。上颌仅具管牙，有剧毒。体背鲜绿色，有不明显的黑横带；腹部黄白色。体最外侧自颈达尾部有一条白纹，上唇黄白色。主要分布于东亚及东南亚的尼泊尔、印度东北部、泰国、缅甸、中南半岛、马来西亚、印度尼西亚；中国见于福建、江西、湖南、广东、广西、海南、贵州、云

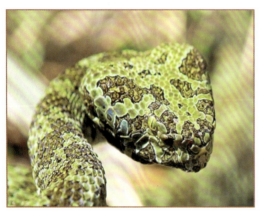

**图63 莽山烙铁头属有毒动物**（莽山烙铁头）

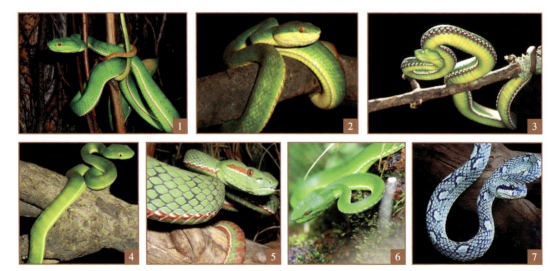

**图64 竹叶青属有毒动物**（1.福建竹叶青蛇；2.白唇竹叶青蛇；3.墨脱竹叶青蛇；4.云南竹叶青蛇；5.台湾竹叶青蛇；6.西藏竹叶青蛇；7.斯里兰卡竹叶青蛇）

南、香港、澳门。

墨脱竹叶青蛇（*T. Medoensis*），分布于中国西藏墨脱和缅甸北部地区。

云南竹叶青蛇（*T. Yunnanensis*），俗名绿牙蛇、青竹标、竹叶青蛇云南亚种。分布于缅甸、印度、尼泊尔、锡金以及中国的云南、四川等地，常生活于山区树上和灌木丛杂草间。

台湾竹叶青蛇（*T. Gracilis*），俗名台湾烙铁头、菊池氏龟壳花，是台湾的特有物种。主要栖息于高海拔山区的森林底层、箭竹平原、溪流和山径附近石堆中。

西藏竹叶青蛇（*T. Tibetanus*），为中国特有种。

斯里兰卡竹叶青蛇（*T. Trigonocephalus*），只生长在斯里兰卡竹林中。

### 黑绿烙铁头蛇属（Tropidolaemus）

黑绿烙铁头亦称韦氏蝮，主要包括分布于印度南部及东南亚的一种蝮蛇，共有两个品种已被确认。

黑绿烙铁头（*T. Wagleri*），又名韦氏竹叶青蛇，瓦氏树蝮。主要分布于印度南部及东南亚地区。

### 棕榈蝮属（Bothriechis）

该属目前有七个品种被确认，主要分布于墨西哥、中美洲以至哥伦比亚、秘鲁等地区的一种蝮蛇。

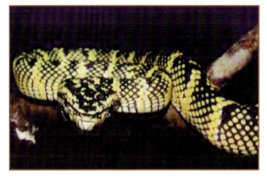

图 65　黑绿烙铁头蛇属有毒动物（黑绿烙铁头）

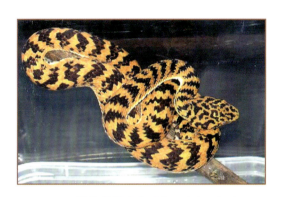

图 66　棕榈蝮属有毒动物（睫角棕榈蝮）

睫角棕榈蝮（*B. Schlegelii*），主要分布于墨西哥向南至哥伦比亚一带。身长 1.1 米左右。树栖性，以树为家，因一般栖息在棕榈树上而得此名。全身黄色，头呈正三角形，在眼前有两块突出的角状物，酷似睫角，因此又称为"睫毛蝰蛇"或"眉毛蝰蛇"。

### 蝮蛇属（Agkistrodon）

墨西哥蝮（*A. Bilineatus*），主要分布在

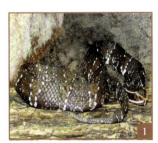
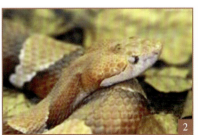
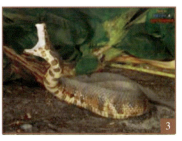

图 67　蝮蛇属有毒动物（1.墨西哥蝮；2.铜头蝮；3.食鱼蝮）

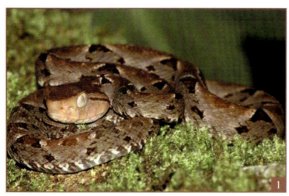
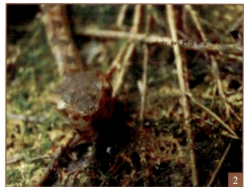

图68 矛头蝮属有毒动物（1.三色矛头蝮；2.普通矛头蝮）

墨西哥及以南地区至中美洲的哥斯达黎加。

铜头蝮（*A. Contortrix*），又名铜斑蛇、北美铜头蛇，主要分布于美国。体色多以黄褐色、浅粉红色为基调，两侧颜色较深，并布有10～18组的横纹。

食鱼蝮（*A. Piscivorus*），又叫水蝮蛇、棉口蛇，主要分布于美国东南部各州，包括南弗吉尼亚州到佛罗里达州，东至得克萨斯州东部，生活在美国东南部的沼泽、湖泊、沟渠等地方。

### 矛头蝮属（Bothrops）

三色矛头蝮（*B. Asper*），又称"天鹅绒"、粗鳞矛头蝮，分布于墨西哥东部及中美洲，包括危地马拉、伯利兹、洪都拉斯、尼加拉瓜、哥伦比亚、委内瑞拉、哥斯达黎加、厄瓜多尔及巴拿马。

普通矛头蝮（*B. Atrox*），分布于南美洲北部。栖息地多样化，从雨林到农地均有分布。是南美洲毒性最强的蛇。

### 原矛头蝮属（Protobothrops）

原矛头蝮（*P. Mucrosquamatus*），又名龟壳花蛇，分布于印度阿萨姆邦，孟加拉国，缅甸及中国的浙江、安徽、福建、台湾、江西、湖南、广东、广西、海南、四川、重庆、贵州、云南、陕西、甘肃等地。

菜花原矛头蝮（*P. Jerdonii*），俗名菜花烙铁头、菜花蝮、菜花蛇、菱斑竹叶青。分布于印度、缅甸、越南，以及中国的河南、湖北、广西、四川、贵州、云南、西藏、陕西、甘肃等地，多生活于海拔较高的山区或高原，常栖身于荒草坪、耕地内、路边草丛中、乱石堆中或灌木下，亦见于溪沟附近草丛中或干树枝上。

角原矛头蝮（*P. Cornutus*），分布于中国的湖南、广东、贵州等省区和越南一些地区。

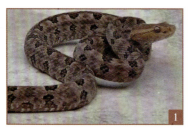
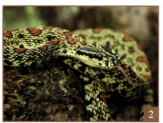
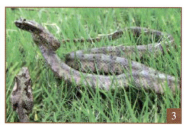

图69 原矛头蝮属有毒动物（1.原矛头蝮；2.菜花原矛头蝮；3.角原矛头蝮）

## 4.2 蝰蛇亚科有毒属种

蝰蛇亚科(Viperinae)，也叫真蝰亚科，是蝰蛇科的一个亚科，统称蝰蛇，其主要特征是眼与鼻孔之间不具有颊窝。

### 蝰属（Vipera）

草原蝰（V. Ursinii），分布于蒙古、伊朗、俄罗斯、哈萨克斯坦、吉尔吉斯斯坦、法国、意大利、匈牙利、奥地利、南斯拉夫，以及中国的新疆等地，多栖息于草原、稀疏树林、芦苇丛，也见于海拔3000米山区。

极北蝰（V. Berus），俗名龙纹蝰。分布于中亚和北亚的森林草原地区、欧洲北部和中部山区以及中国的新疆、吉林等地，多生活于温带、寒带的林区和草原草甸区、阔叶林、针叶林、混交林与沼泽地以及树根洞穴中或石块下。

沙蝰（V. Ammodytes），也叫翘鼻蝰、尖鼻蝰。分布于从小亚细亚半岛到阿尔卑斯山的南坡，目前共有6个亚种（含争议亚种）。

魏氏蝰（V. Wagneri），分布于土耳其东部及伊朗西北部，喜欢栖息在海拔1600~1900米的岩石上及草原地区。魏氏蝰被世界自然保护联盟列为极危，且受到《濒危野生动植物种国际贸易公约》的保护。

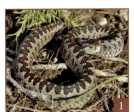 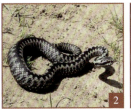 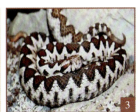 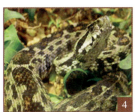

图70　蝰属有毒动物（1.草原蝰；2.极北蝰；3.沙蝰；4.魏氏蝰）

### 山斑蝰属（Daboia）

属下只有山蝰（D. Russelii），一种有毒蛇类，主要分布于亚洲至印度次大陆地区、东南亚、中国南部地区及台湾地区。山蝰是印度著名四大毒蛇之一，亦是引发印度境内人类遭蛇咬毙事故的主要元凶。目前共有两个亚种已被确认。

山蝰（D. R. Russelii），山蝰头部形状扁平，呈三角形，与颈部有明显分野。鼻端圆钝，微向上翘，只有单片鼻鳞，鼻孔偏大；鼻鳞下缘碰到鼻尖，其鼻上鳞片呈弯月形，将鼻鳞与鼻尖鳞分开。其吻鳞的宽度则与吻鳞长度相等。主要分布于巴基斯坦，印度，斯里兰卡，孟加拉国，尼泊尔，孟买，泰国，柬埔寨，印度尼西亚以及中国的广西、广东、台湾地区。

圆斑蝰（D. R. Siamensis），又称百步

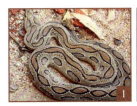 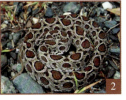

图71　山斑蝰属有毒动物（1.山蝰；2.圆斑蝰）

金钱豹、卢氏蝰蛇、锁蛇，头呈三角形，体粗尾短，头背有三块圆斑，体背有三纵行大圆斑，背脊一行圆斑与两侧交错排列，圆斑中央紫褐色，四周黑色，镶以黄白色边，性凶猛。分布于中国福建、广东、广西等省区，生活在平原、丘陵和山区，多栖息于田野中。

### 锯鳞蝰属（Echis）

锯鳞蝰（E. Carinatus），主要分布于印度、斯里兰卡、孟加拉国及巴基斯坦、阿曼、阿拉伯联合酋长国、伊拉克及伊朗西南部和中亚地区的阿富汗、乌兹别克斯坦、土库曼斯坦及塔吉克斯坦等国。锯鳞蝰是印度四大毒蛇之一。目前共有五个亚种已被确认。

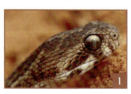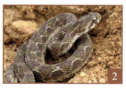

图 72 锯鳞蝰属有毒动物（锯鳞蝰）

### 树蝰属（Atheris）

树蝰属成员拥有多变的色彩及身体斑纹，尤其是角树蝰（A. Ceratophora）与鳞树蝰（A. Squamigera），更以外貌多变而著称。目前共有八个种已被确认。

角树蝰主要分布于坦桑尼亚的山脉地带，栖息于离地约一米高的草丛及矮灌木间，是非洲唯一有角的树栖型蛇类。角树蝰最容易为人所识别的特征，是其双眼眼眶上方长有 3~5 片形状如角一般的鳞片。

鳞树蝰主要分布于西非及中非地区：包括科特迪瓦、加纳、阿尔及利亚、喀麦隆、中非、加蓬、刚果（金）、刚果（布）、安哥拉、乌干达、坦桑尼亚、肯尼

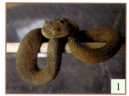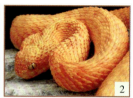

图 73 树蝰属有毒动物（1.角树蝰；2.鳞树蝰）

亚与及比奥科岛。

### 咝蝰属（Bitis）

咝蝰属又称膨蝰属，主要分布于非洲及阿拉伯半岛南部，目前共有 14 个种已被确认。所有的咝蝰头部都是扁平宽阔，呈三角形，鼻端圆钝，与颈部有明显分野。头额位置满布细碎、不规则而尖锐的鳞片，有明显的眼角。部分咝蝰的吻鳞及眶上鳞是特别大片的，远看呈角状。双眼细小，鼻孔阔大并朝外开展。吻鳞与鼻鳞间有数排细鳞相隔。所有咝蝰都有完整的鼻上气囊，颌骨短小，只能承托一双倒钩尖牙。

鼓腹咝蝰（B. Arietans），又名鼓腹蝰蛇，俗称鼓腹毒蛇，遍布整个非洲。

山咝蝰（B. Atropos），分布于非洲南部地区的山脉地带，包括津巴布韦的奇马尼马尼山脉及英扬加高地、莫桑比克、莱索托，以及南非共和国的纳塔尔省、自由邦、开普省等。

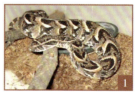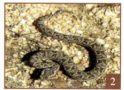

图 74 咝蝰属有毒动物（1.鼓腹咝蝰；2.山咝蝰）

### 角蝰属（Cerastes）

角蝰（C. Cerastes），又称沙漠角蝰，主要分布在非洲北部地区的干燥沙漠地带，如摩洛哥、毛里塔尼亚、马里等。它

们有着明显的特征,其双眼位置有一对竖立的刺状角鳞,易于辨认。角蝰的体色分布主要以黄色为主,另外也有浅灰色、粉红色及浅棕色等多种颜色构成纹理。

阿拉伯角蝰(*C. Gasperettii*),主要分布在中东地区包括以色列、约旦、伊拉克、伊朗等。阿拉伯角蝰更活跃于阿拉伯半岛,包括科威特、沙特阿拉伯、阿曼、也门、卡塔尔和阿拉伯联合酋长国。

撒哈拉角蝰(*C. Vipera*),主要分布在北非的干燥地区,包括毛里塔尼亚、摩洛哥、阿尔及利亚、突尼斯、利比亚、马里、乍得、以色列及埃及。

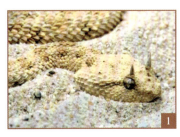 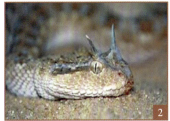 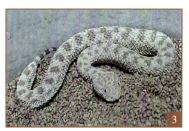

图75 角蝰属有毒动物 (1.角蝰;2.阿拉伯角蝰;3.撒哈拉角蝰)

## 4.3 毒性与中毒的历史记载

### 白头蝰属的毒性

白头蝰蛇为前管牙类毒蛇,蛇毒属混合毒素,以血循毒为主。被咬伤后兼有神经毒与血循毒症状,局部症状有伤处剧痛,肿胀,出血量少。全身症状主要有头晕、眼花、视物模糊、吞咽困难、眼睑下垂、胸闷气促、呼吸困难等。

据中国江西省上犹县卫生所报告,上犹县一位77岁农民,于2012年10月27日下午在山路旁不慎被白头蝰蛇(患者将毒蛇打死)咬伤左足外踝,即感疼痛,回家自行外敷草药,但渐渐出现眼睑下垂、言语模糊、左足胀痛,于当日前往医院就诊(携带毒蛇前来,经对照图谱确认为白头蝰蛇,长约65厘米,重约1800克。

### 尖吻蝮属的毒性

尖吻蝮的毒素是以蛋白质构成的溶血毒素。一次排毒量59~176.1毫克,人致死量25毫克[1]。根据调查资料显示,由尖吻蝮的咬击所导致的危险事件甚至死亡事件,在中国较为常见[2]。被尖吻蝮咬过后,受害者会出现伤口疼痛及出血的即时现象,继而会肿大、起疱、组织坏疽以及溃疡,随后更会感到眩晕及心跳加速。

---

① 包水明,周业平. 我国主要毒蛇及其毒性、排毒量和蛇伤救治. 江西教育学院学报:自然科学版,1997, 12: 51.

② 赵尔宓,黄美华,等. 中国动物志爬行纲:第3卷. 北京:科学出版社,1998.

### 亚洲蝮属的毒性

短尾蝮平均每条每次排毒为 6.24 毫克，而体长 50 厘米以上者，平均每条每次的排毒量多达 31.98 毫克。蝮蛇毒为混合毒素，是含血循毒较多、含神经毒较少的一种混合毒。蝮蛇毒中主要含有精氨酸酯酶、类凝血酶、激肽释放酶、纤溶酶、磷脂酶 $A_2$，并以富含精氨酸酯酶为特征，而类凝血酶、激肽释放酶、纤溶酶一般都具有精氨酸酯酶活性。短尾蝮蛇毒纯化出两个由 122 个氨基酸残基构成，具有中性磷脂酶 $A_2$ 活性的神经毒素，被命名为 β-蝮蛇神经毒素（或 $β_1$-蝮蛇神经毒素）和 $β_2$-蝮蛇神经毒素。这是在毒蛇的 β-型神经毒素中首次发现具有中性磷脂酶 $A_2$ 活性者。

蝮蛇在中国的江浙一带危害较大。据浙江省海宁市 1973—1985 年蝮蛇咬伤发病率的调查统计，年平均发病人数为 1.92 万人；江苏省无锡市崇安医院 1959—1989 年共收治蝮蛇咬伤患者 7214 例。①

中国新疆产中介蝮蛇毒液中只含神经毒素，并且毒性在中国蝮蛇的毒液中是最强的。已初步从中分离出几种 β-型神经毒素。

### 响尾蛇属的毒性

美国的研究指出，响尾蛇即使在死后一小时内，仍可以弹起施袭。美国亚利桑那州凤凰城行善者地区医疗中心的研究者发现，响尾蛇在咬噬动作方面有一种反射能力，而且不受脑部的影响。研究人员访问了 34 名曾被响尾蛇咬噬的伤者，其中 5 人表示，自己是被死去的响尾蛇咬伤。即使这些响尾蛇已经被人击毙，甚至头部切除后，仍有咬噬的能力。这是因为响尾蛇的头部拥有特殊器官，可以利用红外线感应附近发热的生物。而响尾蛇死后的咬噬能力，就是来自这些红外线感应器官的反射作用。

人类被咬后，立即有剧烈的刺痛灼热感，犹如被大型昆虫叮咬，随即晕厥。这只是初期的症状。晕厥时间短至几分钟，长至几个小时。恢复意识后感觉身体加重，被咬部位肿胀，呈紫黑色；体温升高，开始产生幻觉，视线中所有物体呈一种颜色（大部分呈褐红色或酱紫色）。响尾蛇的毒液与其他毒蛇毒液不同的是，其毒液进入人体后，产生一种酶，使人的肌肉迅速腐烂，破坏人的神经纤维，进入脑神经后致使脑死亡。

### 多斑响尾蛇的毒性

多斑响尾蛇毒液是多种蛋白的混合物，响尾蛇毒素是其中主要的神经毒成分。响尾蛇毒素由酸性无毒亚单位 A（CA）和碱性磷脂酶 $A_2$（CB）组成，响尾蛇毒液能阻断抗绵羊红细胞抗体的产生并能降低巨噬细胞活性。

### 莽山烙铁头②属的毒性

莽山烙铁头蛇毒主要含磷脂酶，其含量大约占蛇毒总重量的 58%，此碱性磷脂

---

① 岳善永，倪丽娟. 蝮蛇咬伤中毒的机制与治疗. 蛇志，2000，12（3）：59-63.
② 1984 年，中国莽山自然保护区林区的一位职工被蛇咬伤，找到当地有名的治疗蛇毒的医生陈远辉治疗。陈远辉发现这是一个前所未知的新蛇种，有着巨大咬痕，绿褐相间斑纹，白色尾巴。1989 年 9 月上旬，莽山林管局的一名职工在保护区夹水河谷发现了一窝奇怪的小蛇和两条成年蛇。它们都有一条白色的尾巴。陈运辉立刻联系了中国科学院成都动物研究所中国爬行动物专家赵尔宓教授，经鉴定为一个新种，命名为莽山烙铁头。于是，赵尔宓和陈远辉在 1990 年《四川动物》第一期上发表。

酶主要毒性是引起水肿、局部炎症及肌肉坏死。

被咬伤的局部症状可见两个深而清晰的牙痕，伤口有刺痛及麻木感，周围肿胀明显。局部压痛，活动则加剧，肿痛于2~4天更甚。伤口出血不多但常见有黄色黏液渗出，局部可见瘀斑、水及血疱。亦可有局部组织坏死。全身症状多于伤后1~6小时出现，眼睑下垂、视物模糊、复视是蝮蛇伤早期中毒的特征之一。严重者可出现吞咽困难，颈项僵直，张口困难，胸闷，全身肌肉酸痛。呼吸急促，心跳加快，心律失常及血压下降，尿少或无尿，常出现酱油样颜色的尿。若治疗不及时，多死于呼吸衰竭或急性肾衰竭。

### 竹叶青属的毒性

竹叶青属的毒素属混合毒，但以血循毒为主，含有多种溶血栓的酶类，可引起典型的血液凝血功能障碍。竹叶青蛇毒对人致死量为100毫克①而其单次排毒量仅有约5.1毫克②。故一般不会使人死亡。竹叶青蛇毒还含有纤溶酶，不仅能直接水解纤维蛋白，而且能彻底分解纤维蛋白原，所以是血纤维蛋白原显著降低的重要原因。这一过程同时消耗了大量血小板、凝血因子，继而发生消耗性凝血障碍及纤溶亢进。

被其咬伤后，会出现伤肢剧烈疼痛，呈灼烧状，伤口局部肿胀和瘀血，偶见水疱，全身性纤维蛋白原耗竭，血液失凝和出血等症状；伴随全身症状有恶心、呕吐、头昏、腹部胀痛等，部分患者有黏膜出血、吐血、便血，严重者出现中毒性休克。

据报道，伤后临床分型绝大多数为轻型。少数为重型和危重型。

### 矛头蝮属的毒性

矛头蝮属下的蛇是导致美洲人民遭蛇咬伤导致死亡事件的元凶。如果被矛头蝮所咬而未能及时接受适当治疗，其毒素的致命率高达7%；如果接受治疗，致命风险则可减低至0.3%~0.5%。矛头蝮蛇的毒素有可能导致的症状包括：伤口即时剧痛、眩晕、恶心、呕吐、冒汗、头痛、伤口周边广泛范围肿胀、严重出血、发疱、肌肉组织坏死、头部孔窍渗血、出现瘀血、斑疮、血压急降、心跳加快、因血纤维蛋白原或血小板过低引致凝血异常、咯血、黑粪症、流鼻血、血尿、颅内出血、因低血压引致的并发性肾衰竭以及大脑皮质坏死等。另外，被咬伤口附近的皮肤会出现褪色现象，身体及手脚也可能会出现各种红疹。

### 咝蝰属的毒性

鼓腹咝蝰蛇是导致人类死亡数最多的蛇。这是由于毒蛇通常出现在人口众多的区域而且喜欢在人行道附近晒太阳。鼓腹咝蝰蛇是蝰蛇中最毒的一种。排毒量一般是100~350毫克，最多为750毫克。被鼓腹咝蝰蛇所咬会造成局部及系统性的症状，都会有剧痛及过敏症状，而后者更会有扩散的表面或深层坏疽。严重的会因过度出血或凝固导致肢体不能伸缩。其他的

---

① 邓辛贵. 广西柳州市1976—1990年蛇伤流行病学研究. 蛇志，1994，6（2）：18.
② 李平，黄爱玲. 竹叶青蛇伤致血液功能障碍的特点与救治对策. 现代临床医学生物工程学杂志，2006，12（2）：180-181.

症状包括水肿、休克、从伤口溢出血水、反胃及呕吐、皮下出血、血疱及区域性淋巴结肿胀。若处理伤口不当，坏疽会扩散，导致皮肤、皮下组织及肌肉与健康组织分离，最终形成腐肌并渗出浆液。腐肌可以是深层或表面的，严重的可深入至骨头。严重的坏疽及次级感染需要截肢。

### 角蝰属的毒性

角蝰的毒性与锯鳞蝰蛇性质十分相似。人中毒后的症状有头痛、呕吐、腹痛、腹泻、眩晕、昏厥或痉挛等。强烈的磷脂酶 $A_2$ 会释出毒素令心脏中毒及肌肉中毒。角蝰的蛇毒能导致毒性最强的出血性中毒。

### 毒蛇危害的历史记载

自古以来，毒蛇作为有毒动物的典型，人们觉得毒蛇是最危险的。蛇毒是"经典的"动物毒。在古代印度、埃及、阿拉伯、波斯、希腊和罗马人的医学著作中，被蛇咬及其治疗，始终占有很大的篇幅。

毒蛇咬伤是热带、亚热带地区人民的一大祸害。人们估计，每年发生的被蛇咬伤的事故在 200 万例以上，其中约 7 万例死亡。被蛇咬后的平均死亡率为 2.5%~3.5%。但是，有些蛇的危险性更大。例如，被生长在非洲的黑曼巴咬伤后的死亡率几乎为 100%。被亚洲眼镜蛇咬伤后的死亡率为 32%，颇具攻击性的美洲珊瑚蛇为 10%~20%；相比之下，被生长在北非、阿拉伯地区和印度的有攻击欲的锯鳞蝰蛇咬伤后的死亡率为 20%，南美响尾蛇咬伤后的死亡率为 12%，马来亚响尾蛇咬伤后的死亡率为 20%。据统计，1883—1892 年发生在德意志帝国的 216 例被蛇咬伤的患者中，死亡 14 例，死亡率为 6.4%。此外，中欧的蝰蛇毒性比较小。在瑞典，估计每年被蝰蛇咬伤的患者大约为 1300 例，其中大约 12%需住院治疗，死亡率为 0.3%。在原西德，1964—1969 年被蝰蛇咬伤的 211 例中无一例死亡。在采用蛇毒血清治疗之前，被蛇咬伤的死亡率一般在 10%左右。

每年蛇咬致死致伤的实际病例非常多，文献上所载的数据只是冰山一角。因为蛇咬伤大多发生在发展中国家，被蛇咬伤后经常采用传统方法治疗，传统方法无法救治才到医院治疗，而且大多数数据也不能完全被报道。另外，蛇咬伤后较严重的是致死，一般治疗后若存活下来通常都有严重的后遗症。

# 5

# 毒蜥科（Helodermatidae）

## 5.1 有毒属种

毒蜥属（*Heloderma*），分布在美国西南部、墨西哥、危地马拉。毒蜥属的体形很大且粗壮，行动缓慢，喜欢栖息在干旱的地区。

危地马拉珠毒蜥（*H. Horridum Charlesbogerti*），又名珠毒蜥危地马拉亚种、墨西哥毒蜥危地马拉亚种或毒蜥查氏亚种，是墨西哥毒蜥的一个濒危亚种，分布在危地马拉东北部莫塔瓜河谷的干旱森林。

美国毒蜥（*H. Suspectum*），也称为希拉毒蜥或钝尾毒蜥，主要分布在美国西部、南部各州，以莫哈韦沙漠（Mojave）为中心，延伸进入墨西哥。

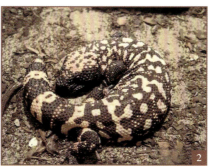

图76　毒蜥属有毒动物（1.危地马拉珠毒蜥；2.美国毒蜥）

## 5.2 毒性与中毒的历史记载

毒蜥的毒性属于神经毒，被咬后会出现四肢麻痹、昏睡、休克、呕吐等。毒蜥的毒牙和毒腺都位于下颌，毒牙的前、后两面均有深沟，下唇腺特化成毒腺，毒液由牙沟渗入唾液中而进入伤口。进入伤口的毒液量少且渗入的速度较慢时，通常致死率不高。

美国地质勘测的生态学家塞西尔·施瓦比一次在200多人面前表演时曾被一只大毒蜥咬伤手指，他称疼痛的手指像着了火一样，逐渐延伸到整个身体。不到五分钟就进入休克状态。疼痛如此剧烈的原因，一是大毒蜥的牙齿非常锋利，咬人时会大力咬住不放松；二是大毒蜥的毒液可阻断胶原蛋白和静脉隔膜，最终会引发炎症和极度疼痛。痛到极处时，毒液中的化合物会使人出汗、腹泻、呕吐甚至血压降低。

# 6 鲀科（Tetraodontidae）

## 6.1 有毒属种

**东方鲀属**（*Takifugu*）

暗纹东方鲀（*T. Obscurus*），分布于沿海及通海的江河中下游。肉味鲜美，脂肪和蛋白质含量都很高，但其皮肤、生殖腺、肝、血液中含有毒素，特别是繁殖期间毒性最大。

红鳍东方鲀（*T. Rubripes*），又名红鳍多纪鲀，俗名虎河豚。分布于西北太平洋区，包括日本、韩国、朝鲜，以及中国台湾、香港等沿海海域。

黄鳍东方鲀（*T. Xanthopterus*），俗名黄鳍河豚、花河豚、花龟鱼、乖鱼。肝脏及卵巢均有河豚毒素。

弓斑东方鲀（*T. Ocellatus*），俗名鸡抱、抱锅。分布于朝鲜、日本、菲律宾以及中国各近海及珠江、长江、辽河等，属于近海底层鱼类。

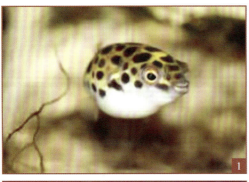
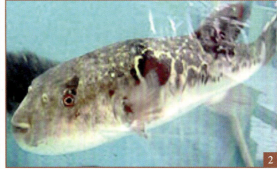
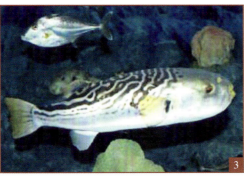
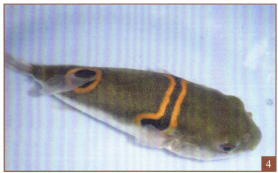

图 77 东方鲀属有毒动物（1.暗纹东方鲀；2.红鳍东方鲀；3.黄鳍东方鲀；4.弓斑东方鲀）

## 6.2 毒性与中毒的历史记载

### 毒性记载

人类很早就知道河豚的毒性，中国早在先秦时期的《山海经》中，已经有河豚"食之杀人"的说法。沈括在《梦溪笔谈》中说："吴人嗜河鲀鱼，有遇毒者，往往杀人，可为深戒。"另外古代还有河豚"味虽珍美，修治失法，食之杀人，厚生者宜远之。""肝及子有大毒，入口烂舌，入腹烂肠，无药可治"等相关记载。因此，中国自古以来就忌食河豚。

1901年，日本学者田原良纯从鲀属鱼卵内提取到一种粗品，1909年命名为河豚毒素（Tetrodotoxin，TTX）。它是一种毒性很强、相对分子质量小的非蛋白毒素。其毒性比氰化物强烈1250倍，只要0.48毫克就能致人死亡。这种毒素的效力表现在要获得不足10克的毒需要1吨的卵巢，在稀释1∶200万倍时，仍对感觉神经、内脏神经及骨骼肌肉产生麻痹效应。河豚毒素性状稳定，一般加热和盐腌不能使其破坏，通过烹煮也不会受到破坏。但在15磅压力锅内加热两小时失去毒性，遇碱不稳定，易被破坏。

河豚毒素进入人体内很快被吸收（一部分经口腔黏膜可能已被吸收），5~30分钟后出现中毒症状：先是口干、心情烦躁、恶心、呕吐、腹部不适和全身无力，接着是嘴唇及周边、腭、舌、手指及其他肢体麻木，肌肉麻痹，最后完全瘫痪，终因呼吸麻痹导致死亡。

### 中毒事件

在日本，国家法律中制定了关于河豚出售的规定，河豚必须经持有国家执照的主厨处理和烹制，并在专设的特殊餐厅出售；不准吃肝和卵巢以及其他内脏，因为这是毒性最强的部分。尽管如此，日本每年仍有25~200人因食用河豚而丧命[①]。

1975年日本传奇歌舞伎演员八代目坂东三津五郎吃了四份河豚肝，中毒身亡，日本政府之后便下令禁吃河豚肝。据统计，在1972—1993年，仅日本发生河豚中毒者就达1258人，致死279人之多。

据报道，2003年1月28日，中国福建霞浦县六名来自四川的民工因误食河豚，造成两人死亡。2月22日晚，福建东山铜陵第六渔业公司所属渔船"闽东渔1698号"船上10名渔民，除船长外有九人食用河豚中毒，其中两人中毒死亡，另七人不同程度休克，经抢救全部脱险。3月19日，陕西省西安市连续发生数起河豚食物中毒案，其中西安市西电医院就接到中毒患者八例；西安西郊军工三院有两人因中毒过深，抢救无效死亡[②]。

---

[①] 《读者》杂志社. 冒死吃河豚. 《读者》精华：第2卷. 兰州：甘肃人民出版社，1996，90.
[②] 金文文. 江苏禁食河豚令管不住食客 严禁还是开发成焦点. 新华网，2003-03-31.

# 7

# 魟科 (Dasyatidae)

## 7.1 有毒属种

**魟属**（*Dasyatis*）

赤魟（*D. Akajei*），也称刺鳐，主要分布在中国南海和东海，日本南部和朝鲜西南部。

尖嘴魟（*D. Zugei*），也称尖嘴土魟、鲂仔。分布于印度至西太平洋，中国南海、台湾海峡和东海、黄海。

美洲魟（*D. Americana*），主要分布于大西洋西北、西南和中西海域。体盘扁平呈菱形，腹鳍褶接细长尾部，背部为褐色、橄榄色或灰色，腹部白色。尾部锯齿状倒钩布满毒液，用于防卫。

**条尾魟属**（*Taeniura*）

蓝斑条尾魟（*T. Lymma*），又称蓝点魟，分布于印度西太平洋区，包括红海、非洲东部、马尔代夫、伊朗、巴基斯坦、斯里兰卡、中国等海域。

黑斑条尾魟（*T. Melanospilos*），分布于红海、印度洋、印度尼西亚以及南海等海域。

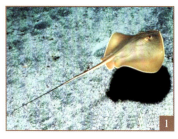 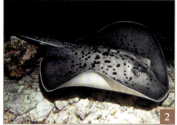 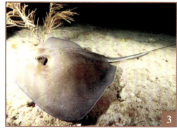

图78 魟科有毒动物（1.赤魟；2.黑斑条尾魟；3.美洲魟）

## 7.2 毒性与中毒的历史记载

赤魟尾刺有毒。活体常挥动尾部进行刺击，人捞捕或处理鱼货时常被刺伤。尾刺刺入皮肉再拔出时，尾刺两侧锯齿往往会使周围组织严重裂伤，而尾刺毒腺分泌的毒液则使患者立即产生剧痛、烧灼感，继而全身阵痛、痉挛，并伴有全身症状，如血压下降、呕吐、腹泻、发热畏寒、心跳加速、肌肉麻痹，甚至死亡。

据环球在线报道，世界著名的动物保护人士、富于传奇色彩的澳大利亚"鳄鱼猎手"史蒂夫·欧文（Steve Irwin）在拍摄纪录片时被有毒的刺鳐刺中心脏身亡。

# 8

# 章鱼科（Octopodidae）

## 8.1 有毒属种

蓝环章鱼属（Hapalochlaena）的蓝环章鱼（Hapalochlaen Maculosa），别名豹纹章鱼、蓝圈章鱼，分布在日本与澳大利亚之间的太平洋海域。

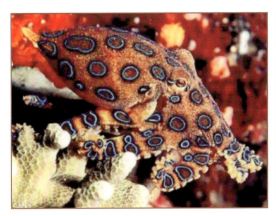
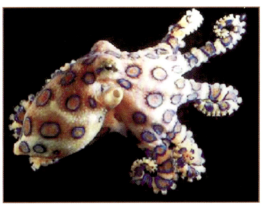

图 79 蓝环章鱼属有毒动物（蓝环章鱼）

## 8.2 毒性与中毒的记载

蓝环章鱼毒素分泌的毒素含有河豚毒素、一种血清素（5-Hydroxytryptamine）、透明质酸酶（Hyaluronidase）、对羟基苯乙胺(酪胺，Tyramine)、组织胺、色氨酸、羟苯乙醇胺（章鱼胺，Octopamine）、牛磺酸、乙酰胆碱和多巴胺。主要的神经毒以往认为是一种称作 Maculotoxin 的物质，但已经确认是河豚毒素；这种毒素也可以在河豚和芋螺的体内找到。河豚毒素会阻断肌肉的钠通道，使肌肉瘫痪，并导致呼吸停止或心跳停止。现代研究发现，蓝环章鱼的河豚毒素是由唾液腺中的一种细菌所制造的，其毒性可达氰化钾的 850 倍以上。

蓝环章鱼会以皮肤的色素细胞来将自己隐藏在环境之中。一旦它被激怒，就会迅速将体色改变为亮黄色，并显示出蓝色的圈状花纹。尽管体形相当小，一只蓝圈章鱼所携带的毒素却足以在数分钟内一次杀死 26 名成年人。

# 9 芋螺科（Conidae）

## 9.1 有毒属种

**芋螺属**（*Conus*）

地纹芋螺（*C. Geographus*），又名杀手芋螺、鸡心螺。主要分布在中国西沙群岛和海南南部，生活环境为海水，主要栖息于浅海珊瑚礁间以及潮间带的下区。

织锦芋螺（*C. Textile*），主要分布在非洲沿岸、澳大利亚、新西兰、菲律宾、日本和中国。在中国主要分布于广东、广西、海南、台湾等沿海岛屿以及西沙群岛。

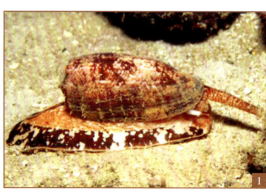 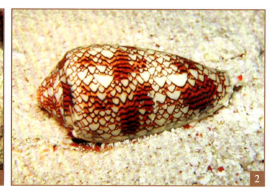

图80 芋螺属有毒动物 （1.地纹芋螺；2.织锦芋螺）

## 9.2 毒性与中毒的历史记载

芋螺科海螺捕获猎物的毒液由肽的混合物组成，称作芋螺肽。毒液可致呼吸衰竭和心跳停止。

早在1848年就有芋螺叮伤人的报道，至今芋螺伤人的事件已有70多起，其中约有26人死亡。伤者主要是在采集芋螺时受到伤害的。

据报道，被四种芋螺叮咬能引起人的严重中毒，它们是地纹芋螺、织锦芋螺、珍珠芋螺和黑芋螺。

1997年11月15日《珠海特区（周末版）》报道，一位18岁的男青年在捕鱼收网时被一只重203克的芋螺叮咬了右脚背，三小时后死亡。

# 10 蜘蛛目（Araneae）

## 10.1 有毒属种

世界上的蜘蛛估计有3万余种，最大的蜘蛛体长达9厘米，最小的仅1毫米。在大约2.5万种有毒蜘蛛中，对人类有毒的蜘蛛约130种，分属原蛛亚目（4科）和新蛛亚目（14科），主要分布在热带和亚热带地区。

黑寡妇蜘蛛，又名红斑寇蛛，在美国广为分布，美国南部各州尤为普遍，中国分布在四川、海南、台湾等省区，通常生长在城市居民区和农村地区的石块堆中。

漏斗网蜘蛛，最早在澳大利亚东部被发现，包括塔斯马尼亚岛，以及澳大利亚南部的海湾森林。

棕色隐遁蛛，也叫隐士蜘蛛或小提琴蜘蛛，广泛分布于北美洲、南美洲、中东及东欧地区。

巴西游走蛛，分布于南美洲的巴西等地的一种大型蜘蛛。

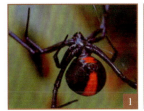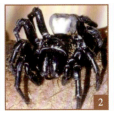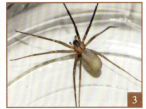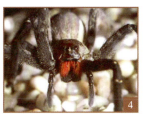

图81 寇蛛属有毒动物（1.黑寡妇蜘蛛；2.漏斗网蜘蛛；3.棕色隐遁蛛；4.巴西游走蛛）

## 10.2 毒性与中毒的历史记载

黑寡妇蜘蛛毒液对不同动物反应不同。兔子对其毒液有极强的抗性，但马和骆驼则对其非常敏感。人类临床症状则称之为黑寡妇症候群。被咬初期无感觉，10~60分钟后，邻近的淋巴结肿胀，轻微疼痛，随之恶化，开始蔓延全身，有红色痕迹延伸到淋巴结。之后，肌肉收缩、紧绷、痉挛。皮肤紧缩，全身排出具黏性的冷汗，毛发直立。此类蜘蛛每次注毒0.02~0.03毫克（干重），其毒液在水中无色，摇动后会形成一层膜。其主要致病成分为蛛毒素（Latrotoxin）。在美国，这些致命的节肢动物导致每年2500人被咬伤。据统计，1959—1973年美国因毒蜘蛛咬伤有1726个病例，死亡55人①。

漏斗网蜘蛛最早在澳大利亚东部被发现，它毒性极强，极具侵袭性。雄蜘蛛的体形比雌蜘蛛小，但其毒液的毒性是雌蜘蛛的五倍，极具侵略性，被漏斗网蜘蛛咬伤后的症状视蜘蛛是否释入大量毒素而定。在局部会有剧痛、伤处红肿、毛发直立、流汗；而全身性症状包括反胃、呕吐、腹痛、腹泻、出汗、流涎（10分钟内）、流泪、肌肉紧绷、呼吸困难、肺水肿、心跳加速、心律不齐、发热等，而肺积水所引起的呼吸困难为主要死因。毒液主要成分为Atraxotoxin，实验中对灵长目及狗具毒性，对兔子则无毒性。Atraxotoxin会引起神经细胞膜电位的改变，使自主神经系统因而分泌大量的乙酰胆碱、肾上腺素、去甲肾上腺素。

棕色隐遁蜘蛛咬伤的临床症状可分成两类：皮肤性症状的特征为在咬处有组织坏死，周围红肿，1~3周之后脱落，溃疡渐愈。内脏型症状除具皮肤性局部症状外，在24小时内会出现溶血性贫血、血尿，并因红细胞及血小板堆积，造成小静脉小动脉血栓，导致非发炎性肾脏病变（Nephrosis）、尿少症（Oliguria）或无尿症（Anuria），并有30%的死亡率。其每次释出毒0.13~0.27毫克（干重），其毒液具有蛋白质溶解及溶血的特性，尤其是毒液中所含的神经磷脂酶能直接溶解红细胞。

美国密歇根州一女子珍贺弗伦（Jane Hefferan）2008年被隐士蜘蛛咬到膝盖。伤口恶化后造成组织坏死，治疗了四年，共进行了20多次手术切除所有坏死组织与肌肉，腿看上去只剩骨头。

巴西游走蛛释放出一种强力"神经毒素"，可以导致神经失控、呼吸困难和剧烈疼痛。它分泌10毫克毒液便足以杀死225只老鼠。如果是人被它咬伤，则会出现心律不齐、血压升高、呕吐等症状，若得不到及时救治就会导致死亡。自1926年以来，已经有14人因此中毒身亡②。

此外，塔兰托狼蛛（Lycosa Tarentula），危害不大，被咬后仅产生坏死。相传14世纪中叶塔兰托城一带出现了一种被塔兰托狼蛛咬伤所致的奇特的病，受伤者只有发疯般不间断地跳舞，直至全身出汗，才能排出体内毒素，塔兰泰拉舞即因此得名。一直到18世纪，人们还是推荐把长时间的充满激情的舞蹈——塔兰泰拉舞③作为被蜘蛛咬伤后的治疗措施。

---

① 史志诚. 毒物简史. 北京：科学出版社，2012：96.
② 出游小心 揭秘世上最致命的四种蜘蛛. 中国仙桃网，2008-11-22.
③ 塔兰泰拉舞，是意大利南部的民间舞蹈，因速度极快，早先用以医治毒蜘蛛咬伤。对塔兰泰拉病的根源的种种推测都缺乏充足的证据。那么，这种病的病因究竟是什么呢？这个问题引起了不少医学家、音乐家和文化史专家的兴趣。

# 11 蝎目（Scorpiones）

蝎子起源于志留纪[①]，距今已有 4.38 亿年的历史，可以称为活化石。头胸部的螯肢呈钳状，也称"钳蝎"，胸脚四对。后腹狭长，末端有毒钩，用来防敌和捕虫，蝎是肉食性的节肢动物，食昆虫、蜘蛛等。全世界有 800 余种，有毒蝎子有 50 多种。

## 11.1 有毒属种

以色列杀人蝎（*Leiurus Quinquestriatus*），又称以色列金蝎，分布于中东、非洲南部等地区，喜欢干燥的气候条件。

黄肥尾蝎（*Androctonus Australis*），又称突尼斯肥尾蝎，广泛分布于非洲北部的阿尔及利亚、乍得、利比亚、埃及、索马里、苏丹，到亚洲西部的以色列、沙特阿拉伯、也门等地。

马来西亚雨林蝎（*Heterometrus Spinifer*），也叫亚洲森林蝎、假帝王蝎，广泛分布于亚洲的热带雨林区。

中东金蝎（*Scorpio Maurus*），分布于非洲与中东。栖居在干燥的沙漠区。

土耳其黑肥尾蝎（*Androctonus Crassicauda*），分布于中东各地。

南非三色蝎（*Opistophthalmus Ecristatus*），分布于非洲西南部地区。栖居在干燥沙漠区及边缘地带。其钳肢与头胸部为黄褐色，钳肢前与身体为深褐色，四肢与尾节为淡黄色，故命名为三色蝎。

真帝王蝎（*Pandinus Imperator*），分布于非洲中部及南部，包括乍得、刚果民主共和国、赤道几内亚、埃塞俄比亚、加蓬、冈比亚、加纳、几内亚、纳米比亚、塞内加尔、塞拉利昂、索马里、苏丹、坦桑尼亚等地。是栖息于高温高湿度雨林中的夜行性蝎种。

北非蝎（*Androctonus Mauritanicus*），分布在摩洛哥等非洲北部国家。

利比亚金蝎（*Androctonus Amoreuxi*），分布在非洲的摩洛哥、马里、塞内加尔、埃及等国家以及中东的伊朗、伊拉克、阿富汗等。

东亚钳蝎（*Buthus Martensii*），广泛分布在中国的山东、河北、河南、陕西、湖北、辽宁等地区。

巴勒斯坦毒蝎（*Palestinian Scorpion*），分布在以色列和亚洲东南部的一些地区。

---

[①] 志留纪（Silurian Period）（笔石的时代，陆生植物和有颌类出现），是早古生代的最后一个纪，也是古生代第三个纪。距今 4.38 亿年，延续了 2500 万年。

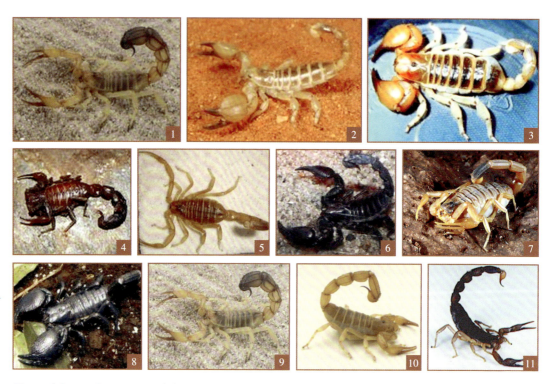

图82 毒蝎（1.黄肥尾蝎；2.中东金蝎；3.南非三色蝎；4.土耳其黑肥尾蝎；5.以色列杀人蝎；6.马来西亚雨林蝎；7.巴勒斯坦毒蝎；8.真帝王蝎；9.北非蝎；10.利比亚金蝎；11.东亚钳蝎）

## 11.2 毒性与中毒的历史记载

蝎毒具有祛风、解毒、止痛、通络的功效，对食管癌、肝癌、结肠癌等有一定疗效。蝎毒（Scorpion Venum）含有多种昆虫的神经毒素和哺乳动物的神经毒素。也含有心脏毒素、溶血毒素、透明质酸酶及磷脂酶等。尾螯每次的排毒量约有1毫克毒液。中国蝎毒的致死毒性比美洲地区的小。局部表现为大片状红肿、剧痛。伤后两小时即可出现神经毒中毒症状，严重者可发生呼吸肌、心肌麻痹而致死。儿童对蝎毒甚为敏感，中毒后必须尽快使用抗蝎毒血清治疗。

据估计，全世界每年被蝎子伤害的大约有50万人，其中死亡约5000人。北美因蝎子蜇伤死亡的病例中，95%由澳大利亚毒蝎和埃及毒蝎所致。墨西哥每年被蝎子蜇伤的人数达7000人，其中死亡高达1200人。在阿尔及利亚，1942—1958年被蝎子蜇伤的近3万人，其中死亡398人。

# 12

# 蜈蚣科（Scolopendridae）

## 12.1 有毒属种

蜈蚣，是陆生节肢动物，蜈蚣的身体是由许多体节组成的，每一节上有一对足，为多足动物。

巨蜈蚣（Scolopendra Subspinipes），分布于中国南部亚热带、热带地区之间。

北美巨蜈蚣（Scolopendra Heros），分布于北美洲。

秘鲁巨人蜈蚣（Scolopendra Gigantea），分布于加勒比海，南美洲的秘鲁、厄瓜多尔、巴西等亚马孙河流域的国家及地区。

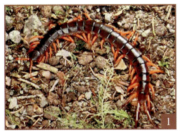 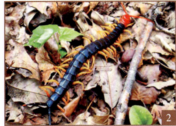 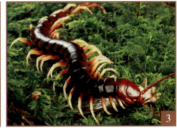

图83 蜈蚣科有毒动物（1.巨蜈蚣；2.北美巨蜈蚣；3.秘鲁巨人蜈蚣）

## 12.2 毒性与中毒的历史记载

蜈蚣毒性主要来源于它第一颚足中的分泌物。另外，其胸内和尾部大基板中大量的腺体亦是产生毒性的一部分。蜈蚣毒性成分主要是组织胺样物质和溶血蛋白质，能引起过敏休克和心肌麻痹，并可抑制呼吸。

蜈蚣在捕捉食物或自卫时，用锋利的毒颚刺入捕猎对象的身体，分泌毒液使猎物麻痹，然后咬食。人体被蜈蚣咬伤后，会引起伤口周围红肿、疼痛等，并持续数小时，甚至引起附近淋巴结肿大。中毒症状为疼痛、烧灼感、痒、红斑、充血、皮下出血、水肿、表皮坏死、脱皮，严重者有头晕、恶心、呕吐，甚至因剧痛而引起心率和呼吸不规则。蜈蚣每次咬人时排毒量很小，故一般不致死人命。有两例蜈蚣咬伤后诱发心肌梗死的报道，均经对症治疗后恢复[1][2]。

---

[1] 周晓华. 以蜈蚣咬伤为主诉的急性心肌梗死1例. 广东医学，2005，26（1）：133.
[2] 邓红琼，高霞. 蜈蚣咬伤致心肌梗死. 临床误诊误治，2005，18（3）：204-205.

# 13

# 扇蟹科（Xanthidae）

## 13.1 有毒属种

### 爱洁蟹属（*Atergatis*）

花纹爱洁蟹（*A. Floridus*），俗名：花馒头蟹、花蟹。分布在印度洋、西太平洋等热带与亚热带海域的岩礁或珊瑚礁地区，中国台湾南部沿海岩礁水域常见其踪迹，一般生活于低潮线的岩石岸边及珊瑚礁浅水中。

### 熟若蟹属（*Zozymus*）

铜铸熟若蟹（*Z. Aeneus*），俗名：笨蟳、埋扇蟹。头胸甲前侧缘与步脚的前后缘都呈刀锋状，斑驳的体色是天然的警告色，警告四周的邻居它全身充满剧毒。分布于日本、夏威夷、印度洋、红海、非洲东岸及南岸、中国的台湾以及西沙群岛、

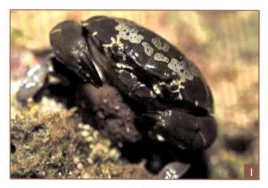
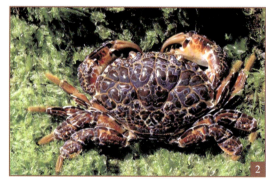

图84 扇蟹科有毒动物（1.花纹爱洁蟹；2.铜铸熟若蟹）

海南岛等地，生活环境为海水，常栖息于热带浅海的珊瑚礁丛中。

### 脊熟若蟹属（*Lophozozymus*）

绣花脊熟若蟹（*L. Pictor*），蟳又叫马赛克蟹。分布在日本、斐济、萨摩亚、澳大利亚、新加坡、马来半岛，以及中国的海南岛等地，它的全身长满红白相间的网状花纹，非常漂亮。常生活于低潮线至水深30米的岩石底或珊瑚礁丛中。

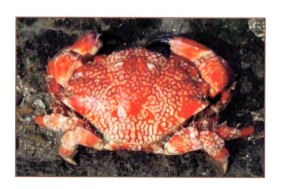

图85 脊熟若蟹属有毒动物（绣花脊熟若蟹）

## 13.2 毒性与中毒的历史记载

花纹爱洁蟹的毒素主要分布在螯脚、外壳，内脏和肌肉也有毒，含有河豚毒和麻痹性贝毒（Paralytic Shellfish Poison，PSP）两种毒素群。中国台湾所产毒性不高，日本产的蟹毒性极高，食用10克以上便会致人死亡。

1983年日人野口等人调查日本静冈县三浦半岛、琉球群岛与中国台湾澎湖等地的花纹爱洁蟹，琉球群岛产的含毒量最高，约为1400 MU/g[①]，有毒成分是麻痹性贝毒STX和neoSTX。

澳大利亚产的铜铸熟若蟹含有麻痹性贝毒STX、neoSTX、GTXs等毒成分。菲律宾产的主要含有麻痹性贝毒STX、neoSTX、少量GTXs和微量河豚毒。

贝类麻痹性毒素（Paralytic Shellfish Poisoning Toxins，简称PSP毒素）是由毒甲藻或产毒微生物产生，通过食物链蓄积于贝类或一些鱼类的以石房蛤毒素（Saxitoxin）为基本骨架的一类衍生化合物。根据化学结构特征，PSP毒素主要有石房蛤类毒素（Saxitoxins，简称STXs）、膝沟藻类毒素（Gonyatoxins，简称GTXs）和磺酰甲氨酰基类化合物（Ctoxins，简称CTXs）等三大类毒素化合物。已发现的PSP毒素多达30种以上。由于PSP毒素分布范围广，由麻痹性毒素导致的食物中毒发生频率高，已经被列入贝类安全监控的常规检测指标。

蟹类引起的食物中毒，常发生在日本琉球群岛、菲律宾、南太平洋群岛等地。20世纪因误食铜铸熟若蟹死亡的人至少有10名，该蟹成为毒死人最多的毒蟹。

绣花脊熟若蟹的体内有的含有河豚毒，有的含有麻痹性贝毒，有的含有海葵毒。一只成年绣花脊熟若蟹体内的毒素可以毒死45000只小老鼠，本蟹种全身含有强烈麻痹性贝毒。

---

[①] MU为鼠单位，是国际上表示麻痹性贝类毒素毒力的统一单位，MU/g表示15分钟内杀死体重20克小白鼠的平均毒素量。鼠单位（MU）的测定按AOAC的小白鼠生物测定法进行。

# 14 芫菁科（Meloidae）

## 14.1 有毒属种

**芫菁属(*Lytta*)**

芫菁（*Lytta Vesicatoria*），俗称西班牙苍蝇，也称斑蝥。主要分布在中国的河南、广西、安徽、江苏、湖南、贵州等省区。

## 14.2 毒性与中毒的历史记载

芫菁约 2500 种，能分泌出一种刺激性物质——斑蝥素（Cantharidin）。斑蝥素可用作一种局部皮肤发炎药剂，以除去皮疣。芫菁还是所谓的"春药"的主要成分。芫菁对人类既有益又有害，它的幼虫食蝗卵，但如果数量过多，成虫就会危害农作物。

芫菁有很强的肾毒性。临床中毒症状表现为恶心、呕吐，整个消化道有强烈的烧灼感；尿频、尿急、尿痛、尿血、蛋白尿甚至肾衰竭；局部刺激症状，如皮肤黏膜出现灼烧、疼痛、口渴、吞咽困难、出血、水肿、发疱等；严重者出现中枢神经系统损害，如神志不清、昏迷、眼球转动不灵、复视、语言困难、口唇麻木，甚至是肢体瘫痪、软而无力等。

古希腊时期，医学家希波克拉底记载西班牙苍蝇的药效，芫菁的翅亦会用作研制发起水疱的膏布，并用作抗刺激药。在古代中国曾出现世上首个有记录的臭气弹（Stink Bomb），就是以这些芫菁昆虫类混合砒霜、附子和人类的粪便而成，用于战争。在桑特利亚（Santeria），这些芫菁则会被用作制香。罗马帝国开国君主屋大维的妻子莉薇娅，曾将斑蝥混入宾客的食物当中，引诱宾客轻薄自己，其后再以此进行勒索。据记载，神圣罗马皇帝亨利四世（1050—1106），亦曾因服用斑蝥而损害健康。1572 年，法国外科医生巴雷（Ambroise Paré）曾记录了一位男子服用一定分量的荨麻（Nettle）和斑蝥后，出现一种"最可怕的淫乱症"。

意大利美第奇家族的一位女伯爵 Toffana 研制的毒药"Aqua Toffana（Aquetta Di Napoli）"，就是以砒霜和斑蝥混合而成。据说，在水和酒中加入 4~6 滴这种毒药，服后数小时内便无痛死亡。

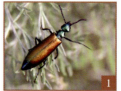 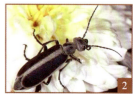

图 86 芫菁属有毒动物（1.芫菁；2.豆白条芫菁）

# 15

## 胡蜂科（Vespidae）

### 15.1 有毒属种

#### 大黄蜂属（Vespa）

膜翅目胡蜂科的黄蜂又称为"胡蜂""蚂蜂"或"马蜂"，是一种分布广泛、种类繁多、飞翔迅速的昆虫。

金环胡蜂（Vespa Manderinia），亦名斑胡蜂、中华大虎头蜂、中国台湾大虎头蜂、日本大黄蜂、地龙蜂、红头蜂（中国云南、贵州）、黑腰蜂（中国云南、贵州）。在亚洲地区主要分布于中海拔1000~2000米的山区，高、低海拔零星分布。

黑尾胡蜂（Vespa Tropica），别名：双金环虎头蜂。主要分布于低、中海拔500~1500米地区，高海拔零星分布。

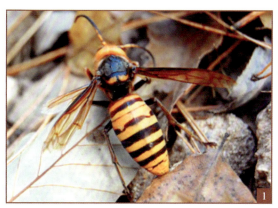 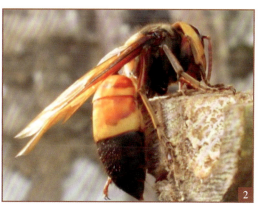

图87 胡蜂科有毒动物（1.金环胡蜂；2.黑尾胡蜂）

### 15.2 毒性与中毒的历史记载

蜂毒是由工蜂的毒腺分泌的一种淡黄色透明液体，其化学成分除了含有大量水分外，还含有多种多肽、酶、生物胺、胆碱、甘油等物质和19种游离氨基酸等。在组成蜂毒的多肽类物质中，蜂毒肽的含量最高，约占干蜂毒的50%。蜂毒肽是一种强烈的心脏毒素，具有收缩血管的作用，蜂毒的血溶性又极强，对心脏的损害也就极大。

胡蜂蜇后受蜇皮肤立刻红肿、疼痛，甚至出现瘀点和皮肤坏死；眼睛被蜇时疼痛剧烈、流泪、红肿，可以引发角膜溃疡。全身症状有头晕、头痛、呕吐、腹痛、腹泻、烦躁不安、血压升高等，以上症状一般在数小时至数天内消失；严重者可出现嗜睡、全身水肿、少尿、昏迷、溶血、心肌炎、肝炎、急性肾衰竭和休克症状。部分对蜂毒过敏者可表现为荨麻疹、过敏性休克等。

据中国新闻周刊报道，2012年9月21日，四川南充仪陇县九龙乡五名村民到乡上"赶场"，路上遇到一窝马蜂，成群的马蜂围着5人袭击，造成4死1伤。

新浪新闻，2005年9月，贵州省望谟县小学生打死马蜂，引来蜂群报复，蜇死3人蜇伤24人。

2013年7—9月，中国陕西省安康市的一些山区发生了多起胡蜂蜇人事件，三个月内已有230余人被蜇伤，21人不幸殒命；汉中三家医院收治蜂蜇患者109例，其中6人死亡；商洛市中心医院也接诊8例，其中1人死亡。

被黄蜂轻度蜇伤时，由于黄蜂蜂毒是碱性的，所以应该立即用弱酸性液体冲洗。中度蜇伤可以大大减少红肿和过敏反应。或立即用食醋等弱酸性液体洗敷被蜇处，伤口近心端结扎止血带，每隔15分钟放松一次，结扎时间不宜超过两小时，尽快到医院就诊。

预防蜇伤的方法是：在黄蜂密集地区作业时要穿长衣裤，注意面部、手的防护；不要激惹黄蜂。

# 16 蚁科 （Formicidae）

## 16.1 有毒属种

蚁科火蚁属（*Solenopsis*）的红火蚁（*S.invicta*）分布在南美洲的一些国家，美国，新西兰，澳大利亚，以及中国的广东、台湾等地。

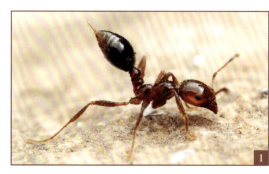
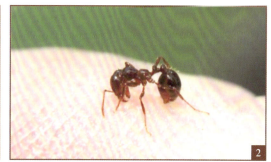

图88 火蚁（1.火蚁；2.火蚁正在蜇咬人体）

## 16.2 毒性与中毒的历史资料

火蚁的毒液含有类碱性毒素——哌啶（Piperidine），能引起局部组织坏死及溶血。

火蚁原产于南美洲，20世纪30年代因为偶然的机会被引入美国境内，而后13个州被火蚁入侵。西印度群岛也处于火蚁的威胁之中。入侵中国台湾的是红火蚁。2001年，新西兰及澳大利亚确认火蚁入侵。遭火蚁入侵的昆士兰地区，一年仅修复遭火蚁咬坏的电线就需要1亿元澳币。

蚁科中的火蚁蚁巢常出现于有阳光的地方，蚁巢若被人破坏，火蚁会倾巢而出袭击人。火蚁攻击人类时，工蚁以大颚紧咬着人的皮肤，用其螯针连续针刺7~8次，将毒囊中大量毒液注入人的皮肤。人一旦被红火蚁叮咬，皮肤会出现红斑、红肿、痛痒、变粗畸形或高热。一些体质敏感的人可能会发生过敏性休克，严重的会造成死亡。

1998年的调查显示，在美国南卡罗来纳州约有33000人因被火蚁叮咬而需要就医，其中有15%产生局部严重的过敏反应，2%产生有严重系统性反应而造成过敏性休克死亡。

# 17 箱形水母科（Chirodropidae）

## 17.1 有毒属种

箱形水母（Box Jellyfish），为腔肠动物门、立方水母纲、立方水母目、箱形水母科、箱形水母属的一种剧毒的生物。箱形水母是一种淡蓝色的透明海洋生物，形状像个箱子，有四个明显的侧面，外表十分好看。这类透明的海洋生物被认为是动物界里非常危险的一种生物，它们的触须包含剧毒，可致人类死亡。而且这种毒液可引起令人无法忍受的剧烈疼痛。箱形水母以小鱼和甲壳纲动物为食，它们剧毒的毒液能够使猎物瞬间毙命。

澳大利亚箱形水母（*Chironex Fleckeri*），别名海黄蜂。主要生活在澳大利亚东北沿海一带，经常漂浮在昆士兰沿岸的浅海水域。箱形水母因其身体像一只箱子而得名，是一种剧毒的生物。

伊鲁坎吉水母（*Irukandji Jellyfish*），分布在非洲西海岸，全身透明，尚不及人的指甲盖大，毒液很少，但是毒性非常强，不会主动攻击人类。

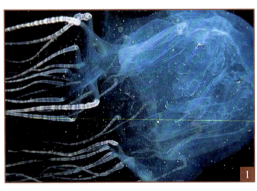 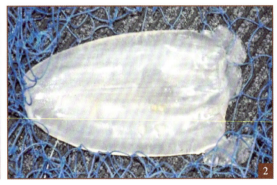

图89 水母（1.澳大利亚箱形水母；2.伊鲁坎吉水母）

## 17.2 毒性与中毒的历史记载

水母触手及口周组织表面有刺细胞分布，刺细胞中含有储存毒液的刺丝囊，水母通过刺丝囊发射刺丝将毒液注入人或动物体内，对心血管、血液、神经、肌肉等产生多种生物毒性效应。

水母毒素是水母所含毒素的总称，是一类结构独特而新颖的蛋白质和多肽混合物，活性广泛，具有溶血、抗氧化等多种生物活性，主要成分为有毒的类蛋白毒素和多肽、酶类。毒性效应具有多样化。

1949 年，克利斯滕森 (Kristensen) 首次报道了水母蜇伤患者的皮肤症状。此后数十年来，水母蜇伤的病理生理学变化、防护与救治措施，尤其是毒素成分的纯化与鉴定等相关研究一直未能取得突破性进展。水母毒素毒性非常强烈，如箱形水母的毒素，对人的致死剂量仅为几十微克，因此被认为是世界上最毒的有毒生物之一。水母毒素具有强烈而广泛的生物活性，可以成为海洋生物毒素研究开发的一个独特方向。

水母毒素具有致死活性、溶血活性、心脏血管毒性、肝脏毒性、神经毒性、酶活性等，人类被蜇伤后出现皮疹、红肿、瘙痒、疼痛、血压降低，甚至呼吸困难、昏厥、休克及死亡。

澳大利亚箱形水母的触须数量可达 60 根之多，每根触须又长达 4.6 米。每只触须上都长有 5000 个刺细胞和足够让 60 人丧命的毒素。因此它们也被科学家称为海洋中的透明杀手。

澳大利亚箱形水母可以把松弛状态下的 1 米长触角"射出" 3 米远，缠绕住游泳的人，毒液会阻断人的呼吸。在这种情况下，唯一能免受攻击的方法就是，不要在箱形水母出没的海域中游泳。

据英国《每日邮报》2010 年 4 月 28 日报道，澳大利亚 10 岁女孩雷彻尔·夏德洛在澳大利亚昆士兰州格拉德斯通附近的卡莱厄皮河游泳时，被箱形水母蜇伤却有幸活命，成为世界上第一个被箱形水母蜇伤而幸存的人。

# 18

# 根口水母科（Rhizostomatidae）

## 18.1 有毒属种

**海蜇属**（*Rhopilema*）

海蜇属有四种，分别为海蜇、黄斑海蜇、棒状海蜇和疣突海蜇。

海蜇（*R. Esculenta*），古称鳡鱼，主要分布在热带、亚热带及温带沿海地区。

黄斑海蜇（*R. Hispidum Vanhoeffen*），分布于日本、菲律宾、马来半岛、孟加拉湾、红海、印度洋等国家和地区。

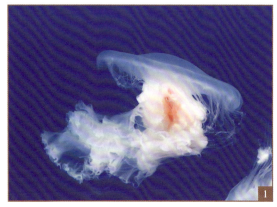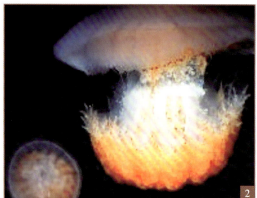

**图90 海蜇属有毒物种**（1.海蜇；2.黄斑海蜇）

## 18.2 毒性与中毒的历史记载

新鲜海蜇的刺丝囊内含有毒液，其毒素由多种多肽物质组成，捕捞海蜇或在海上游泳的人接触海蜇的触手会被触伤。海蜇毒素为四氨络物、5-羟色胺及多肽类物质，有较强的组织胺反应。剂量大时可使平滑肌收缩，或发生超敏反应，导致严重的肺水肿及过敏性休克，人被海蜇蜇伤后因毒性大小和毒素多少以及个体敏感程度不同而症状各异。

中国海域广阔，每年7—9月均有相当数量的海蜇蜇伤病例发生，主要是捕捞海蜇的渔民和在海滨游泳戏水者被蜇伤。

# 19

# 僧帽水母科（Physaliidae）

## 19.1 有毒属种

僧帽水母属（*Physalia*）以其漂浮习性和蜇人极痛著称。分布于北大西洋的墨西哥湾流以及印度洋、太平洋的热带和亚热带地区。

僧帽水母（*Physalia Physalis*），又称葡萄牙军舰水母，分布在大西洋热带海域和地中海。

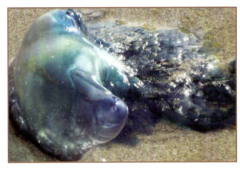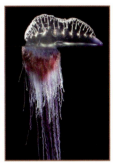

图 91 僧帽水母属有毒物种（僧帽水母）

## 19.2 毒性与中毒的历史记载

僧帽水母的鳔能令其浮在水面，在鳔下有长触须，触须上有充满毒素的刺细胞，刺细胞能使细小鱼类及其他猎物瘫痪。死去的僧帽水母或脱落的触须，在数小时内，仍可以造成同样伤害。僧帽水母所分泌的毒素属于神经毒素，单个刺细胞所分泌的毒素量很小，但是成千上万刺细胞所积累的毒素烈度很强。随着时间的推移，毒素的作用逐渐加重，伤者除了遭受剧痛之外，还会出现血压骤降、呼吸困难、神志逐渐丧失、全身休克，最后因肺循环衰竭而死亡。

僧帽水母是海洋里最致命的杀手之一。2000 年，被僧帽水母蜇伤的游泳者中，68% 的人死亡，另外 32% 的侥幸生还者也有相当一部分致残，极少数幸运儿能够逃出这种水母的魔爪。

1964 年，一名退休商人克雷曼在游泳时不幸被僧帽水母蜇伤，美国一对酷爱环球旅行的夫妇——Eric 和 Angela 在墨西哥湾游泳遭遇僧帽水母的攻击不幸受伤。

# 20

# 毒棘海胆科（Toxopneustidae）

## 20.1 有毒属种

喇叭毒棘海胆（*Toxopneustes Pileolus*），分布于中国黄海、渤海沿岸，向南至浙江、福建等省的浅海地区。

白棘三列海胆（*Tripneustes Gratitla*），广泛分布于中国西沙群岛，海南、广东、台湾等省区的海域。

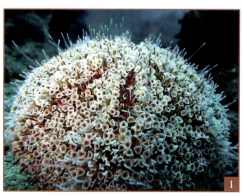
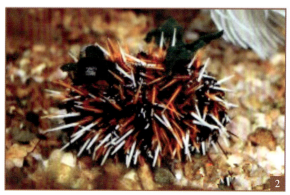

**图 92 毒棘海胆科有毒动物**（1.喇叭毒棘海胆；2.白棘三列海胆）

## 20.2 毒性与中毒的历史记载

在海胆中有两种产生毒素的器官：叉棘和棘。海胆毒素可溶于水，但作用各不相同。喇叭毒棘海胆毒素是一种肽式蛋白质，能使青蛙心脏周围的血管产生暂时收缩，对平滑肌有明显收缩作用。白棘三列海胆毒素在pH值4.3~10.6范围内稳定，但在45.0℃~47.5℃时就被灭活。该毒素对人、兔、豚鼠、牛、绵羊和鱼的红细胞有溶血活性，在整体动物中引起血压下降。

据英国《每日邮报》2013年1月24日报道，英国一名20岁的学生卡勒姆·霍尔（Callum Hall），在希腊斯基亚索斯岛度假时，不幸踩到一个海胆。三周后，他就出现了罕见的致命性感染，脓疮最后蔓延到脊椎。在经过紧急手术后脱离了生命危险，但自胸部以下都瘫痪了①。

---

① 英男子希腊度假不幸踩到海胆致瘫. 中国日报，2013-01-25.

# 21

# 蟾蜍科（Bufonidae）

## 21.1 有毒属种

**蟾蜍属**（*Bufo*）

中华蟾蜍（*Bufo Gargarizans*），俗名癞蛤蟆。分布于中国，一般生活于阴湿的草丛中、土洞里以及砖石下等。

科罗拉多蟾蜍（*Bufo Alvarius*），分布在美国西南部及墨西哥北部。

大蟾蜍（*Bufo Bufo*），广泛分布在欧亚大陆，东至西伯利亚的伊尔库茨克，南至非洲西北部的部分地区。

盘古蟾蜍（*Bufo Bankorensis*），俗称台湾蟾蜍、癞蛤蟆，生长在中国台湾山区与靠近山区的丘陵地。刚生出来的小蝌蚪就已有毒性，其蝌蚪群会本能地聚集成一大片，以警告敌人。

海蟾蜍（*Bufo Marinus*），又名美洲巨蟾蜍，原为产于中美洲及南美洲的一种热带地区陆生的蟾蜍，引入澳大利亚后，广泛地分布在澳大利亚的东海岸和北部地区。

黑眶蟾蜍（*Bufo Melanostictus*），主要分布在中国华东地区，此外在中国台湾、香港地区，以及东亚和东南亚国家均有发现，广泛栖息于农林、低地，城镇内的校园、沟渠等地方。

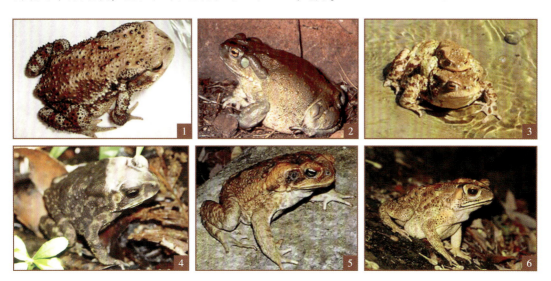

图 93 蟾蜍属有毒动物（1.中华蟾蜍；2.科罗拉多蟾蜍；3.大蟾蜍；4.盘古蟾蜍；5.海蟾蜍；6.黑眶蟾蜍）

## 21.2 毒性与中毒的历史记载

蟾蜍的耳后腺、皮肤腺分泌毒素，呈白色浆液，可制成蟾酥。

在毒物和药物之间，蟾蜍毒没有明确的界限。干蟾蜍被中世纪的江湖医生加工后放在他们的药酒及软膏中，或被"巫婆"放在"魔酒"中。在东亚和东南亚的一些地区，用蟾蜍分泌物治疗心积水和老年心脏病。17和18世纪的欧洲，蟾蜍的分泌物被用在心脏病治疗中。1902年，化学家首次从蟾蜍毒中分离出了真正对心脏具有作用的物质，命名为蟾蜍皮毒（Bufotalin）。它起决定作用的物质是蟾蜍皮毒中的甾类物质Steroide，此外，还含有各种儿茶酚胺（Catecholamine），如肾上腺素（Adrenalin）、去甲肾上腺素（Noradrenalin）和多巴胺（Dopamine），以及吲哚烷基胺（Indol Alkylamine）。

由于蟾蜍种间的差异，这些不同化合物的分布与相应的含量变化很大。侵袭、咬或用口衔蟾蜍的犬和猫，很快显示出痛苦和大量流涎的症状。普通蟾蜍引起的病例可很快恢复，不需要特殊治疗，但海蟾蜍引起的病例，表现出躺卧、痉挛的症状，常在15分钟内死亡。在澳大利亚曾经发生海蟾蜍的入侵事件，该事件最终导致大批鳄鱼死亡。

科罗拉多蟾蜍的毒腺位于眼下，它的皮肤和毒液中含有5-甲氧基二甲基色胺和蟾毒色胺。这是已知的作用最强烈的致幻剂之一。但蟾蜍不能把所有敌人吓跑。美洲浣熊在捕捉18厘米长的科罗拉多蟾蜍时，把它们反过来背着地，撕开肚皮。然后，浣熊在不接触蟾蜍皮肤的情况下，吃掉其内脏。

蟾蜍中毒多是因为食用蟾蜍引起。据报道，一般均于煮食后30~60分钟发生中毒症状，主要表现有恶心、呕吐、腹痛、腹泻、头昏、头痛，甚或神志昏迷、面色苍白、四肢厥冷、脉搏微弱、心律不齐等，心电图的表现酷似洋地黄中毒。

# 22

# 箭毒蛙科（Dendrobatidae）

## 22.1 有毒属种

全世界的箭毒蛙科有 10 属 200 多种，只有 55 种有毒，分布于尼加拉瓜到巴西东南部和玻利维亚一带。常见的有毒种是：

金色箭毒蛙（Phyllobates Terribilis），仅分布于南美洲哥伦比亚西北部。

幽灵箭毒蛙（Epipedobates Tricolor），也叫三色箭毒蛙，分布于厄瓜多尔西南部及秘鲁邻接区域。

蓝色箭毒蛙（Dendrobates Azureus），又名天蓝丛蛙，是一种体色呈蓝宝石色的青蛙，分布于拉丁美洲从尼加拉瓜到巴西东南部和玻利维亚一带。

草莓箭毒蛙（Oophaga Pumilio），又名草莓毒刺蛙，分布于哥斯达黎加。

染色箭毒蛙（Dendrobates Auratus），分布于尼加拉瓜南部至哥伦比亚一带。

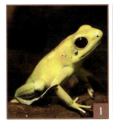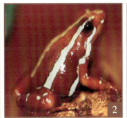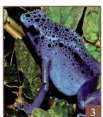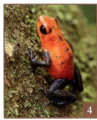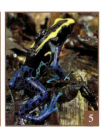

图 94　箭毒蛙（1.金色箭毒蛙；2.幽灵箭毒蛙；3.蓝色箭毒蛙；4.草莓箭毒蛙；5.染色箭毒蛙）

## 22.2 毒性的历史记载

箭毒蛙毒素（Batrachotoxin）属于神经膜毒物，含在新热带区叶毒蛙属的五种箭毒蛙的皮肤分泌腺中，它是一种最毒的甾族生物碱。印第安人很早以前就利用箭毒蛙的毒汁涂抹他们的箭头和标枪。

金色箭毒蛙比一般箭毒蛙的毒性强 20 倍，一只金色箭毒蛙所含有的生物碱毒素约 2 毫克，仅 1 毫克金色箭毒蛙蟾毒素便足以毒死近 1 万只老鼠或者 2 头非洲雄象。1 克金色箭毒蛙蟾毒素可导致大约 1.5 万人送命。

# 23

# 蝾螈科 (Salamandridae)

## 23.1 有毒属种

**蝾螈属**(*Cynops*)

东方蝾螈（*C. Orientalis*），又称水八狗、海八狗、水龙、四足鱼。主要分布在中国长江中下游一带及东部沿海地区。是蝾螈属的七个亚种之一，经常被当作宠物饲养，皮肤较黑而光滑，腹部为红色，并带有黑色斑点。

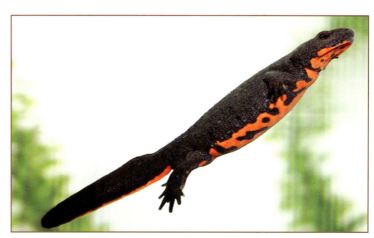

图 95 蝾螈科有毒动物（东方蝾螈）

## 23.2 毒性与中毒的历史记载

早在 20 世纪 30 年代，一位实验胚胎学家发现，蝾螈的卵和胚胎里存在一种很强的毒素。若把蝾螈的胚胎组织移植到火蜥蜴里，后者将出现麻痹，不过几天后就会完全恢复。1963 年，斯坦福大学教授首次从蝾螈中分离出这种毒素，并将其命名为塔利卡毒素，后来证明它与河豚毒素是同一物质。

蝾螈绝大多数属种的皮肤分泌物具毒素，不同属的动物放在一起常常发生中毒致死现象。中国的瘰螈和肥螈皮肤分泌物具硫黄或硫酸气味，亦有毒性，美国西部的渍螈属的卵、胚胎和成体均有剧毒，即使同种聚集在一起，相互亦有毒害。一般认为蝾螈科是有尾类中进化的类群。

1979 年 7 月，美国俄勒冈州的一名 29 岁大学生在一次聚会上突然昏倒，不久后死亡。尸体解剖时，法医在他胃内发现蝾螈的表皮碎片。很显然，死者曾冒险吞食过这种两栖动物。

# 24

# 有毒贝类

## 24.1 有毒属种

软体动物门（Mollusca）腹足纲中的海兔属（Aplysia）、鲍属（Haliotis）和双壳纲的蛤属（Clams）的一些贝类是有毒的。

海兔属的海兔又名海珠，是生活在浅海中的贝类。其卵含有丰富的营养，是沿海地区人们喜爱的食品，并可入药。但因其体内有毒腺，误食可引起中毒。

黑指纹海兔（Aplysia Dactylolmela）和蓝斑背肛海兔（Notarchus Leachii）分布于中国的东海和南海沿岸。

鲍属的鲍又称鲍鱼、九孔鲍，是外壳略呈耳状的贝类。其壳是名贵的药材，有平肝明目的功效，医学上又称石决明。因肉质鲜美，为海珍佳品，自古以来人们喜欢食用。

全世界已知鲍的种类有 90 多种，中国记载的有六种，常见能引起中毒的有杂色鲍（H. Diversicolor）、耳鲍（H. Asinina），分布在中国东海和南海沿岸，如广西、广东、福建、浙江南部和台湾等地；皱纹盘鲍（H. Discus Hannai）分布在中国北方沿海的辽宁、山东、江苏连云港等地。

蛤属（Clams）动物种类多杂，全世界已知有 15000 多种，多为无毒，有少数种类有毒。如果食量过多或吃法不当会引起中毒。

常见的有毒蛤有文蛤（Meretrix Meretrix），分布在朝鲜、日本，以及中国的四个海域，尤其在辽宁营口附近，山东的莱州湾以西小清河口一带。四角蛤蜊（Mactra Quadrangularis），仅分布于中国和日本。

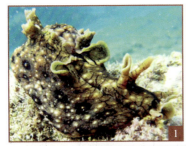
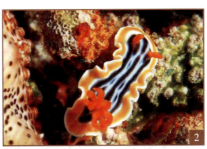
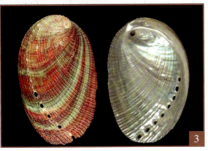
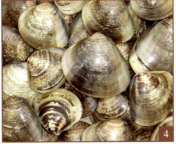

图 96 有毒贝类（1.海兔；2.黑指纹海兔；3.杂色鲍；4.文蛤）

## 24.2 毒性与中毒的历史记载

### 毒性记载

海兔的体内有毒腺,叫蛋白腺,能分泌一种酸性乳状液体,气味难闻。从中提取的海兔素是一种芳香异环溴化合物,对狗有降低血压作用;对青蛙有使肌肉收缩和心跳停止的作用;鼠类食后会迅速引起唾液分泌过多、抽风、呼吸麻痹,直至死亡。海兔的皮肤组织中含一种有毒性的挥发油,对神经系统有麻痹作用,大量食用会引起头痛。误食或接触海兔都可以发生中毒。

鲍鱼的肝、内脏或中肠腺中含有鲍鱼毒素。鲍鱼毒素是一种有感光力的有毒色素,这种毒素来源于鲍鱼食饵海藻所含的外源性毒物。皱纹盘鲍毒素很耐热,煮沸30分钟不被破坏。冰冻(15℃~20℃)保存10个月不失去活性。这个毒素的提取物呈暗褐绿色,在紫外光和阳光下呈现很强的荧光红色。

人和动物食用鲍肝和内脏后不在阳光下暴露则不会致病。如在阳光下暴露,就会得一种特殊的光过敏症。

在蛤的肝脏和消化腺内有一种麻痹性贝类毒素,这种毒素实际上是来源于某些海藻,经食物链作用富集在贝类动物体内,所以这类毒素也可称麻痹性海藻毒素。此毒素为3、4、6-三烷基四氢嘌呤。对蛤无毒,对人体有害。该毒素易溶于水,热处理不被破坏,具有阻碍神经传导和骨骼肌细胞极化的作用。

### 贝类中毒

1976年10月,5个西欧国家曾发生由贻贝(*Mytilus Edulis*)引起200人中毒的严重事件。科学家研究发现了石房蛤毒素(Saxitoxin)和膝沟藻毒素(Gonyautoxin)。

人食用有毒贝类后数小时出现口、唇、舌尖发麻,以后发展到四肢末端。并出现恶心、腹泻、头晕等症状。重者言语不清、软瘫、呼吸困难,直至呼吸麻痹和全身麻痹现象,12小时内就会出现死亡。这种作用是由于运动神经和感觉神经中的刺激传导阻滞引起的。

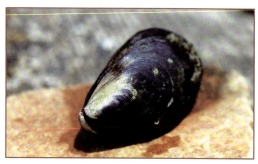

图97 贻贝

# 第13卷

## 有毒细菌与霉菌

本卷主编 孙 燕 丁伯良

# 卷首语

自然界的有毒细菌与有毒霉菌有成千上万种之多。1884年丹麦医生汉斯·克里斯蒂安·革兰创立的革兰氏染色法，将所有细菌区分为两大类，不仅用于细菌的分类和鉴定，而且用于鉴别细菌所含有的毒素。大多数化脓性球菌都属于革兰氏阳性菌，它们能产生外毒素，使人致病；而大多数肠道菌多属于革兰氏阴性菌，它们能产生内毒素，靠内毒素使人致病。

有毒微生物的历史及其对人类和动物的危害，是世界毒物史研究的一个特殊领域。鉴于篇幅所限，仅就与人类和动物密切相关的部分有毒细菌与有毒霉菌的研究成果和防控技术简要加以记述和评价。

本卷重点记述了非传染性的曾在历史上直接引发各种中毒事件的有毒细菌与有毒霉菌，并分述了它们的分类地位及生物学特性、毒性效应、历史上发生的中毒事件以及防控措施。以此彰显人类与有毒微生物博弈的历史和取得的伟大成果。

# 1 引发中毒的有毒细菌与霉菌

## 1.1 引发中毒的有毒细菌

### 生物界的微生物

从安东尼·列文虎克发明显微镜开始，人们利用能放大 50~300 倍的显微镜，清楚地看见了细菌和原生动物，从而揭开了一个崭新的生物世界——微生物世界。

生物界的微生物达几万种，大多数对人类有益，只有一少部分能致病。有些微生物通常不致病，但在特定条件下能引起感染称之为条件致病菌。那些能引起食品变质、腐败的微生物，由于它们能够分解自然界的物体，因此完成大自然的物质循环。

微生物是包括细菌、病毒、真菌以及一些小型的原生生物、显微藻类等在内的一大类生物群体，他们虽然个体微小，但与人类关系密切，广泛涉及食品、医药、工农业、环保等诸多领域。

### 有毒细菌

细菌是一类细胞细短、结构简单、胞壁坚韧、多以二分裂方式繁殖的原核生物，多分布在温暖、潮湿和富含有机质的地方。细菌为单细胞的原核生物，有球形、杆形、螺旋形。除了细胞膜、细胞壁、细胞质和类核外，还有荚膜、鞭毛、菌毛、芽孢等特殊结构。细菌的菌落是菌种鉴定重要的依据，不同种类的细菌菌落的大小、形状、光泽度、颜色、硬度、透明度都不同。

在众多的细菌中，对那些能够直接引发中毒的细菌，毒理学称之为有毒细菌。如沙门菌、大肠埃希菌、金黄色葡萄球菌、白色念珠菌、副溶血性弧菌、变形杆菌、梭菌、空肠弯曲菌、蜡样芽孢杆菌、铜绿假单胞菌引起的细菌性非传染性食物中毒，肉毒杆菌污染引起的细菌性地方性非传染性中毒病。

## 1.2 引发中毒的有毒霉菌

### 有毒霉菌

霉菌（Molds），是丝状真菌的俗称，意即"发霉的真菌"，在分类上属于真菌门的各个亚门。构成霉菌体的基本单位称为菌丝，呈长管状，宽度 2~10 微米，可不断自前端生长并分枝，无隔或有隔，具一至多个细胞核。真菌菌丝细胞壁分为三层：外层是无定型的β-葡聚糖；中层是糖蛋白，蛋白质网中间填充葡聚糖；内层是几丁质微纤维，夹杂无定型蛋白质。在固体基质上生长时，部分菌丝深入基质吸收养料，称为基质菌丝或营养菌丝；向空中伸展的称气生菌丝，可进一步发育为繁殖菌丝，产生孢子。大量菌丝交织成绒毛状、絮状或网状等，称为菌丝体。菌丝体常呈白色、褐色、灰色，或呈鲜艳的颜色，有的可产生色素使基质着色。菌落为白色毛状的是毛霉，绿色的为青霉，黄色的为黄曲霉。

### 霉菌毒素的危害

在植物上，包括谷物、饲草和青贮饲料均可发现霉菌毒素。霉菌毒素是由霉菌或真菌产生的有毒有害物质。不同的霉菌可产生同一种霉菌毒素，而一种菌种或菌株可产生几种霉菌毒素。例如，麦角属真菌分泌麦角毒素，侵害神经系统和血管系统，引起血管收缩和肢体坏疽。镰刀菌属等多属霉菌产生单端孢霉毒素，抑制蛋白合成和DNA合成。禾谷镰刀菌、粉红镰刀菌、三线镰刀菌等产生玉米赤霉烯酮，主要影响动物的生殖系统。黄曲霉、寄生曲霉和软毛青霉产生高毒性和高致癌性的黄曲霉毒素。赭曲霉和纯绿青霉产生一种肾毒素——赭曲霉毒素。此外，还有杂色曲霉素、岛青霉素、黄天精、环氯素、展青霉素、橘青霉素、褶皱青霉素、黄绿青霉素、青霉酸、圆弧青霉偶氮酸、二氢雪腐镰刀菌烯酮、T-2毒素等。

霉菌毒素是霉菌的毒性代谢产物，已发现的霉菌毒素有200余种，其中少部分在自然条件下可引起人和畜禽中毒，其毒性表现在神经和内分泌紊乱、免疫抑制、致癌致畸、肝肾损伤、繁殖障碍等。

历史上造成较大社会影响的霉菌毒素中毒事件主要有：

第一，11世纪欧洲发生的麦角中毒，急性麦角中毒的症状是产生幻觉和肌肉痉挛，进而发展成为四肢动脉的持续性变窄和肢体坏死。

第二，1913年俄罗斯东部西伯利亚食用拟枝孢镰刀菌和梨孢镰刀菌侵染的谷物引起了食物中毒，这些谷物是在田间越冬而产生了强烈的毒素，造成以白细胞极度减少，粒性白细胞缺乏为特征的白细胞缺乏病。

第三，1960年英国发生了"火鸡X病"，1961年证明其原因为食用污染黄曲霉的花生饼，这种花生饼能诱发大鼠肝癌。1962年鉴定了毒性物质的结构，并定名为黄曲霉毒素。

第四，中国20世纪50—60年代发生了由于镰刀菌毒素引起马的霉玉米中毒，牛的甘薯黑斑病中毒，长江流域的赤霉病中毒，以及华南地区发生的霉甘蔗中毒。

第五，1974年印度发生了食用污染黄曲霉毒素的玉米引起的中毒事件。由于在收获时降雨，玉米发霉，进食数周后，人和狗产生肝炎、黄疸症状。先后有397人发病，106人死亡，流行延续近两个月。

对于霉菌毒素的危害，预防是主要的。不要使用发生霉变的饲料及原料，加强饲料生产的管理，合理使用饲料防霉剂。

# 2

# 金黄色葡萄球菌

## 2.1 分类地位及生物学特性

金黄色葡萄球菌（Staphylococcus Aureus），是人类的一种重要病原菌，隶属葡萄球菌属（Staphylococcus），是常见的引起食物中毒的致病菌。

金黄色葡萄球菌为球形，显微镜下排列成葡萄串状。金黄色葡萄球菌无芽孢、鞭毛，大多数无荚膜，革兰氏染色阳性。在普通培养基上生长良好，需氧或兼性厌氧，最适生长温度37°C，最适生长pH值7.4，干燥环境下可存活数周。

金黄色葡萄球菌具有较强的抵抗力，对磺胺类药物敏感性低，但对青霉素、红霉素等高度敏感。对碱性染料敏感，十万分之一的甲紫溶液即可抑制其生长。

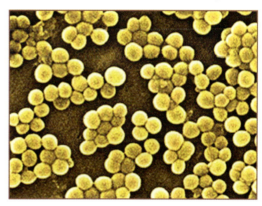

图98 金黄色葡萄球菌（显微照片）

## 2.2 毒性效应

由金黄色葡萄球菌毒素引起的中毒性疾病，最常见为食物中毒。摄入产生肠毒素的金黄色葡萄球菌污染的食物后，经1~6小时的潜伏期，可出现恶心、呕吐、腹泻等急性胃肠炎症状，并伴有发热，一般1~2天内迅速恢复，少数严重者可发生虚脱。该菌引起的食物中毒是夏秋季常见的胃肠道疾病，亦可引发烫伤样皮肤综合征，多见于婴幼儿和免疫力低下的成人。

## 2.3 历史上发生的中毒事件

金黄色葡萄球菌肠毒素是个世界性卫生问题，在美国由金黄色葡萄球菌肠毒素引起的食物中毒占整个细菌性食物中毒的33%，加拿大则占45%。

1983年，中国安徽省舒城县舒茶招待所9人食用变质饭菜发生金黄色葡萄球菌中毒。①

2000年6月27日到7月初，日本大阪府和京都府以及附近六个县，因食用雪印乳业公司②大阪工厂生产的乳制品而中毒发病者达10682人。据化验，该工厂生产的一些乳制品中含有金黄色葡萄球菌产生的A型肠毒素。该厂乳制品染菌是生产设备没有按规定定期清洗而造成的。

2004年12月11日，澳门某机构举办的圣诞节联欢会发生一起金黄色葡萄球菌肠毒素所致集体食物中毒事件，约20名员工及家属相继出现急性胃肠炎症状被送到医院就诊。

2010年11至12月，美国相继报告四起金黄色葡萄球菌食物中毒事件，共计100人中毒。经调查发现，中毒事件的发生都是因为伊利诺伊州一家生产西式糕点的工厂，该工厂生产的甜点被金黄色葡萄球菌污染。

2011年5月21日，中国甘肃省武威凉州区壹陆捌酒店承办了42桌宴席。下午6时，部分用餐人员出现恶心、呕吐、腹痛、腹泻等症状。经流行病学调查、医院诊断和专家鉴定，该中毒事件是致病性微生物金黄色葡萄球菌所引起的食物中毒事件。

## 2.4 防控措施

防止金黄色葡萄球菌污染食品，重点在防止带菌人群对各种食物的污染。定期对生产加工人员进行健康检查，患局部化脓性感染、上呼吸道感染的人员要暂时停止其工作或调换岗位；对肉制品加工厂，患局部化脓感染的禽、畜尸体应除去病变部位，经高温或其他适当方式处理后进行加工生产。

防止金黄色葡萄球菌肠毒素的生成，应在低温和通风良好的条件下贮藏食物，以防止肠毒素形成；在气温高的春、夏季，食物置冷藏或通风阴凉地方也不应超过6小时，并且食用前要彻底加热。

金黄色葡萄球菌对热和干燥的抵抗力较一般无芽孢细菌强，加热至80℃30分钟才被杀死。在干燥的脓汁、痰液中可存活2~3个月。可采用5%石炭酸处理，10~15分钟可以杀死金黄色葡萄球菌。

---

① 走进六安. 六安市人民政府网，2011-10-24.
② 雪印乳业公司，是日本著名乳制食品厂家，总部设在北海道首府札幌市，该公司在全日本共拥有35家工厂。其中21家工厂加工生产牛奶、牛奶饮料、酸奶等奶品。

# 3
# 单核细胞增生性李斯特菌

## 3.1 分类地位及生物学特性

李斯特菌属（*Listeria*），为一种短小的革兰氏阳性无芽孢杆菌，现已发现有两个群七个种，代表种为单核细胞增生性李斯特菌（*L. Monocytogenes*，简称单增李斯特菌），是引起动物和人类疾病的主要致病菌。

单核细胞增生性李斯特菌为革兰氏阳性菌，陈旧培养物有时变为阴性，在含血清的葡萄糖蛋白胨水中能形成多糖荚膜。在20℃~25℃培养时能形成四根鞭毛，在液体培养基中运动活泼，但在37℃培养时无鞭毛，动力消失。该菌营养要求不高，兼性厌氧，最适在含有二氧化碳的微需氧环境中生长，生长温度为-1.5℃~45℃，最适温度为30℃~37℃，能在普通冰箱冷藏室生长，是一种典型的耐冷性细菌，同时还具有耐盐性。

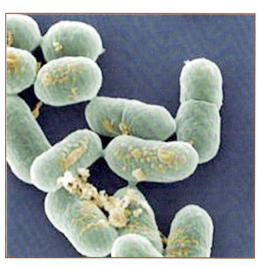

图99 单核细胞增生性李斯特菌（显微照片）

## 3.2 毒性效应

单核细胞增生性李斯特菌是李斯特菌属中致病力最强的细菌，也是唯一能对人致病的菌种。典型的单核细胞增生性李斯特菌包含有两个毒力岛，分别为李斯特毒力岛1（LIPⅠ-1）和李斯特毒力岛2（LIPⅠ-2），包含 *inlAB* 基因和 *inC* 基因等，分别编码不同的致病物质。主要的致病物质有溶血素O（α-溶血素）和磷脂酰肌醇-特异性磷脂酶C（PI-PLC）等。

## 3.3 历史上发生的中毒事件

自 1972 年至 2000 年，美国共发生 58 起鲜奶致病事件，每年平均约两起。大多数事件中的"罪魁祸首"是鲜奶中的沙门菌、李斯特菌以及空肠弯曲菌等。[1]

1999 年年底，美国发生了历史上因食用带有李斯特菌的食品而引发的最严重的食物中毒事件。据美国疾病控制中心的资料记载，在美国密歇根州有 14 人因食用被该菌污染了的热狗和熟肉而死亡，在另外 22 个州也有 97 人因此患病，6 名妇女因此流产。[2]

2007 年美国 Gold Star 公司召回了约 7037 千克香肠产品，原因是其中被检测出含有单核细胞增生性李斯特菌。[3]

## 3.4 防控措施

单核细胞增生性李斯特菌在一般热加工处理中能存活，热处理已杀灭了竞争性细菌群，使单核细胞增生性李斯特菌在没有竞争的环境条件下易于存活，所以在食品加工过程中，中心温度必须达到70℃且持续两分钟以上。单核细胞增生性李斯特菌在自然界中广泛存在，所以即使产品加热处理充分灭活了单核细胞增生性李斯特菌，仍有可能造成产品的二次污染。因此蒸煮后防止二次污染是极为重要的。由于单核细胞增生性李斯特菌在 4℃的环境下仍然能生长繁殖，所以未加热的冰箱食品增加了食物中毒的危险，冰箱食品需加热后再食用。

---

[1] 鲜奶是"治病良药"还是"害人毒品"？经济参考报，2008-05-19.
[2] 打响夏季细菌性食物中毒"攻防战". 上海市气象信息传媒中心，2011-07-12.
[3] 美国 Gold Star 公司召回 15000 磅香肠. 农村养殖技术：新兽医，2007（1）.

# 4

# 炭疽杆菌

## 4.1 分类地位及生物学特性

炭疽杆菌（Bacillus Anthracis）属于芽孢杆菌纲、芽孢杆菌科、芽孢杆菌属（Bacillus）的革兰氏阳性菌。菌体粗大，两端平截或凹陷，是致病菌中最大的细菌。排列似竹节状，无鞭毛，无动力，在氧气充足，温度适宜（25℃~30℃）的条件下易形成芽孢。

炭疽杆菌为专性需氧，在普通培养基中易培养，易繁殖。在琼脂平板培养24小时，长成直径2~4毫米的粗糙菌落。菌落呈毛玻璃状，边缘不整齐，呈卷发状，有一个或数个小尾突起，这是本菌向外伸延繁殖所致。在5%~10%绵羊血液琼脂平板上，菌落周围无明显的溶血环，当培养较久后可出现轻度溶血。在普通肉汤培养18~24小时，管底有絮状沉淀生长，无菌膜，菌液清亮。

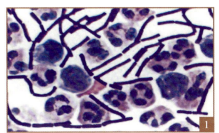 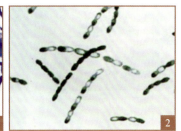

**图100 炭疽杆菌**（1.革兰氏染色为阳性；2.炭疽杆菌孢子）

## 4.2 毒性效应

炭疽毒素的毒性极强，草食动物一旦感染上炭疽，会迅速死亡；由于炭疽毒素破坏了血管的细胞，会引起非常严重的出血，而出血会把细菌带出体外，造成更为广泛的污染和传播。

炭疽杆菌的孢子一旦粘在皮肤或肺上，便开始迅速生长并产生由运输结构（称为保护性抗原，Protective Antigen，PA）、水肿因子和致死因子三部分组成的致命的炭疽毒素，可以导致细胞大量的死亡。毒素中的一个区域是运输结构，它能挑选出细胞，其他区域是毒素酶，可以迅速杀死细胞。在炭疽毒素中，运输结构可以运送水肿因子和致死因子，这两部分是攻击细胞的毒素组成部分。因此，运输结构——即保护性抗原具有关键作用，如果缺少了保护性抗原，炭疽杆菌的另外两种毒素便无法进入细胞。

炭疽杆菌能引起羊、牛、马等动物及人类的炭疽病。平时，牧民、农民、皮毛和屠宰工作者易受感染。此外，炭疽杆菌曾在战争中作为致死战剂之一。

人类主要通过工农业生产而感染。接触污染物品可发生以下疾病：

第一，皮肤炭疽。最为常见，多发生于屠宰、制革或毛刷工人及饲养员。炭疽杆菌经体表破损处进入体内，开始在入侵处形成水疖、水疱、脓疱、中央部位呈黑色坏死，周围有浸润水肿。如不及时治疗，炭疽杆菌可进一步侵入局部淋巴结或侵入血流，引起败血症死亡（图101）。

第二，纵隔障炭疽。由吸入炭疽杆菌芽孢所致，多发生于皮毛工人，病死率高。病初似感冒，继而出现严重的支气管肺炎，可在2~3天内死于中毒性休克。

第三，肠炭疽。由食入病兽肉制品所致，以全身中毒症状为主，并有胃肠道溃疡、出血及毒血症，发病后2~3日内死亡。

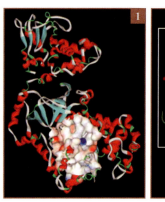 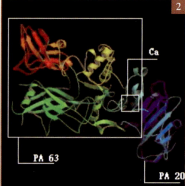 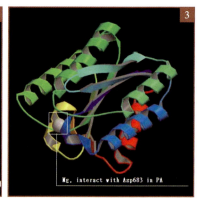

**图101 炭疽杆菌的毒素**（1. 炭疽病致命毒素结构；2. 炭疽杆菌毒素PA的结构，白色大框的部分就是可以形成聚合物的部分，而另外一边则是在它与炭疽杆菌的受器结合之后会失去的片段；两者之间有一个钙离子；3. 炭疽杆菌毒素受器，它所带有的镁离子可以与PA的一个特定的天冬酰胺反应，使两者结合，据 The Journal of Cell Biology, 2003）

## 4.3 历史上发生的中毒事件

### 炭疽流行的历史

炭疽（Anthrax），古时也称痈（Carbuncle），也叫拣毛工病（Woolsorter's Disease）。

最早记载关于人的炭疽热的流行发生于公元80年，当时罗马因炭疽热而死亡近5万人。1607年中欧有6万人因患炭疽热而丧生。19世纪的欧洲，炭疽热使畜牧业遭受巨大损失。1867—1870年，俄国诺

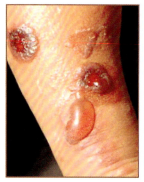 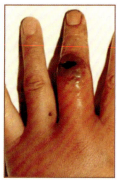

**图102 皮肤炭疽**

夫戈罗德的一个地区一次流行炭疽热死亡的牛高达 5.6 万头，同时有 528 人也因感染炭疽热而死亡。1945 年，伊朗因炭疽热传染使 100 万只绵羊死亡。

炭疽在世界各大洲呈地方性流行，从土耳其到巴基斯坦是传统的炭疽带。在高发区，人们食用病死畜肉，利用其皮毛、骨粉的生活习惯，成为炭疽传播的主要方式。炭疽的传染性是 1836 年由艾林特（Eilert）通过炭疽病畜的血液人工感染成功而首先证实的。1849 年，法国医生达韦纳（C. J. Davaine，1812—1882）首先在因炭疽热而死亡的羊血液中发现了一种被描绘为"杆状菌"的微生物，但这个发现并没有引起人们的重视。1876—1877 年，法国微生物学家巴斯德（Louis Pasteur，1822—1895）首先从病死的羊血中分离出了引起炭疽病的细菌——炭疽杆菌，再把含有这种毒菌的血从皮下注射到做试验的豚鼠或兔子身体内，这些豚鼠或兔子很快便死于炭疽病，从这些病死的豚鼠或兔子体内又找到了同样的炭疽杆菌。在实验过程中，巴斯德又发现，有些患过炭疽病但侥幸活过来的牲口，再注射这种毒菌便不会得病了，这就表明它们获得了抵抗疾病的能力（即免疫力）。巴斯德借鉴 50 年前詹纳[①]用牛痘预防天花的方法，把炭疽杆菌在接近 45℃的条件下连续培养，使它们的毒性减弱，用这种毒性减弱了的炭疽杆菌预先注射给牲口，牲口就不会再因染上炭疽病而死亡了。1881 年，巴斯德在一个农场进行了公开的试验。一些羊注射了毒性减弱了的炭疽杆菌，另一些没有注射。四个星期后，又给每头羊注射毒力很强的炭疽杆菌。结果在 48 小时后，事先没有注射弱毒细菌的羊全部死亡了；而注射了弱毒细菌的羊依然活蹦乱跳，健康如常。巴斯德的成就开创了人类战胜传染病的新世纪，拯救了无数的生命，奠定了今天已经成为重要科学领域的免疫学的基础。

德国医生罗伯特·科赫（R. Koch，1843—1910）研究炭疽芽孢[②]，证明了炭疽芽孢不惧干燥和严寒酷暑，可以在恶劣的自然环境中生存，真正传递疾病的并不是炭疽杆菌而是炭疽芽孢，一旦生存条件合适，芽孢又会大量繁殖为炭疽杆菌。

### 作为生物武器的炭疽杆菌

第一次和第二次世界大战期间，炭疽被应用于战争。1939 年，德国占领波兰后，在波兹南（Poznań）建立了细菌研究院，研制包括炭疽在内的细菌武器。1943 年，美国在马里兰州的陆军生物研究所生产了 225 千克的炭疽炸弹和肉毒杆菌炸弹。第二次世界大战期间，日本 731 部队在中国哈尔滨建立的细菌工厂，在生产高峰时，每月生产的炭疽杆菌达 600 千克。1972 年，尽管有 118 个国家签订了《禁止生物和毒素武器条约》，但是，一些恐怖组织仍利用炭疽进行恐怖活动。

20 世纪 80 年代后，一些邪教组织和恐怖组织，也把播撒炭疽用作进行各种恐

---

[①] 爱德华·詹纳（Edward Jenner，1749—1823），英国乡村医生，1796 年发明使用牛痘代替天花进行接种，之后世界各国推广，自此几千年来使千百万人死亡或毁容的天花病终于有了克星，人类终于摆脱了这种病魔折磨。1925 年前后天花造成的大规模死亡停止了。1979 年 10 月 26 日联合国世界卫生组织在肯尼亚首都内罗毕宣布，全世界已经消灭了天花病。詹纳的牛痘疫苗接种法：将减毒的天花病毒接种给牛犊，再取含有病毒的痘疱制成活疫苗，此疫苗被接种进人体的皮肤后，局部发生痘疮，即可对天花病毒产生免疫。

[②] 炭疽芽孢，是炭疽杆菌干缩后形成的珠状体。

怖活动的工具，如日本的奥姆真理教曾在东京的一些高楼顶施放炭疽芽孢。

2001年在美国"9·11事件"以后发生了不明人士以邮递方式展开的生化武器恐怖活动，美国的炭疽恐怖袭击中，至少五封装满炭疽干燥粉末的信函被寄往佛罗里达、纽约和首都华盛顿等地的多家媒体和政府机关办公室，总计22名确诊或疑似病例，其中5人死亡。已发现的所有炭疽均来自埃姆斯类的菌株，这个菌株是1957年由科学家们在艾奥瓦州的埃姆斯发现的一种剧毒炭疽。

## 4.4 防控措施

### 抗菌防治

基于炭疽杆菌是革兰氏阳性菌，所以，青霉素是首选的抗生素。根据不同的感染类型，采取不同的治疗方法。皮肤炭疽每日注射青霉素总量为100~200万单位。同时可加用四环素、链霉素、氯霉素或新霉素。对于肺炭疽及肠炭疽，每日青霉素总量应在600万单位以上；对于炭疽性脑膜炎及败血症，每日青霉素总量要超过1000万单位。

### 特异防治

预防人类炭疽首先应防止家畜炭疽的发生。家畜炭疽感染消灭后，人类的传染源也随之消灭。目前使用的炭疽活疫菌，做皮上画痕接种，免疫力可维持半年至一年。

# 5 产气荚膜梭菌

## 5.1 分类地位及生物学特性

产气荚膜梭菌（*Clostridium Perfringens*）属于厚壁菌门、梭状芽孢杆菌纲、梭菌目、梭菌科、产气荚膜梭菌属。产气荚膜梭菌是临床上气性坏疽病原菌中最多见的一种梭菌，因能分解肌肉和结缔组织中的糖，产生大量气体，导致组织严重气肿，继而影响血液供应，造成组织大面积坏死，加之本菌在体内能形成荚膜，故名产气荚膜梭菌。

1892 年，美国病理学家 W.H. 韦尔奇等自一尸体分出本菌，因而又称韦氏梭菌。产气荚膜梭菌的菌体较大，无鞭毛，有荚膜，专性厌氧。所产生芽孢椭圆形，位于菌体中央或次极端。其糖发酵能力强，所有菌株均发酵葡萄糖、麦芽糖、乳糖及蔗糖，产酸产气，液化明胶，不产生靛基质，还原硝酸盐为亚硝酸盐，但也有例外，能将亚硫酸盐还原为硫化物。发酵牛奶中的乳糖，有暴烈发酵现象，这是本菌的主要生化特征之一，也是主要鉴别的指标。

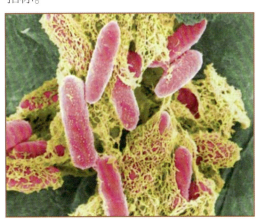

图 103 产气荚膜梭菌（显微照片）

## 5.2 毒性效应

产气荚膜梭菌能够产生 12 种外毒素，有 α、β、γ、δ、ε、η、θ、ι、κ、λ、μ、ν 等。此外，产气荚膜梭菌还产生具有毒性作用的多种酶，如卵磷脂酶、纤维蛋白酶、透明质酸酶、胶原酶和 DNA 酶等。在各种毒素和酶中，以 α 毒素最为重要。α 毒素是一种卵磷脂酶，能分解卵磷脂，故 α 毒素能损伤多种细胞的细胞膜，引起溶血、组织坏死，血管内皮细胞损伤，使血管通透性增高，造成水肿。

根据细菌产生外毒素的种类差别，可将产气荚膜梭菌分成 A、B、C、D 和 E 共五型。已知 A 型毒素与气性坏疽、食物中毒有关。一般认为，由于耐热性 A 型产气荚膜梭菌芽孢污染了肉、禽等生食品，在烹制加热过程中，由于芽孢具有超强耐热性没有被杀死，反而由于受到"热刺激"，在较高温度长时间储存（即缓慢冷却）的过程中芽孢发芽、生长、繁殖，而且随食物进入人肠道。在肠道中，繁殖体容易再形成芽孢，同时产生肠毒素，聚集于芽孢内。当繁殖体自溶和芽孢游离时，肠毒素将被释放出来。人、猴、狗等口服人工提取的该肠毒素能引起腹泻。食用受到产气荚膜梭菌污染的食物后，10 至 12 小时可能发病，大多数在 24 小时内症状消退。然而，有些可以持续长达两个星期。症状可能包括：腹胀、疲劳、肌肉酸痛、恶心、水样腹泻、剧烈腹痛、胃痉挛、食欲不振和体重减轻。

## 5.3 历史上发生的中毒事件

1986 年，日本共发生食物中毒 899 起，中毒人数 35556 人。其中，产气荚膜梭菌中毒占 11.3%。特别是在一起重大中毒事件中，产气荚膜梭菌导致 1137 人中毒。①

1993 年 5 月 12—14 日，中国河北省涉县天津铁厂生活区居民因进食一商贩出售的卤制熟肉，发生 34 人食物中毒。根据临床表现及实验室检查证实，这起食物中毒是由产气荚膜梭菌污染卤制熟肉所致。②

2009 年 4 月 21 日，中国河南省安阳县某镇医院报告，自上午 6 时起连续接诊了多名有腹痛、腹泻症状患者，所有患者均为某焦化厂职工，有共同进餐史，临床特征类似，疑为食物中毒。根据流行病学、中毒者的临床表现和实验室检测结果，确定为一起产气荚膜梭菌引起的食物中毒。③

## 5.4 防控措施

在所有的暴发病例中，产气荚膜梭菌中毒的主要原因是没有经过恰当冷却事先煮好的食品，特别是当肉类食品数量很大而未经加热处理时最容易发生中毒事件。因此，对于肉类食品要彻底加热，食用前再加热是预防产气荚膜梭菌食物中毒的重要措施。煮熟的肉类食品应快速降温，低温贮存，存放时间应尽量缩短。此外，对食品加工人员的教育仍是控制中毒的一个关键方面。

---

① 1986 年日本食物中毒概况. 食品科学，1988（10）.
② 一起由产气荚膜梭菌引起的食物中毒. 中国公共卫生，1994，10（3）.
③ 一起产气荚膜梭菌引起的食物中毒报告. 河南预防医学杂志，2010，21（4）.

# 6 肉毒梭菌

## 6.1 分类地位及生物学特性

肉毒梭菌（Clostridium Botulinum），是厌氧性梭状芽孢杆菌属（Clostridium）的一种生长在常温、低酸和缺氧环境中的革兰氏阳性细菌，在罐头食品及密封腌渍食物中具有极强的生存能力，是一种致命病菌。

肉毒梭菌为多形态细菌，菌体两侧平行，两端钝圆，呈直杆状或稍弯曲，芽孢为卵圆形，位于次极端，或偶有位于中央，菌体内常见很多游离芽孢。肉毒梭菌具有4~8根周毛性鞭毛，运动迟缓，没有荚膜。

在固体培养基表面上，肉毒梭菌形成直径大约3毫米、不规则的圆形菌落。菌落半透明，表面呈颗粒状，边缘不整齐，界线不明显，向外扩散，呈绒毛网状，常常扩散成菌苔。在血平板上，出现与菌落几乎等大或者较大的溶血环。肉毒梭菌不分解乳糖，在乳糖卵黄牛奶平板上，菌落下培养基为乳浊液，菌落表面及周围形成彩虹薄层；肉毒梭菌中分解蛋白的菌株、菌落周围出现透明环。

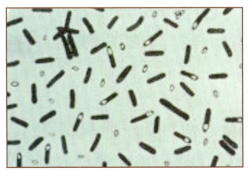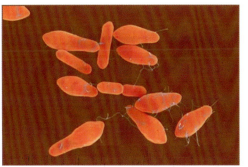

**图 104 肉毒梭菌显微照片**

## 6.2 毒性效应

肉毒梭菌产生剧烈细菌外毒素，即肉毒毒素。根据肉毒毒素的抗原性，肉毒梭菌至今已有A、B、C（a、b）、D、E、F、G等八个型。引起人群中毒的，主要有A、B、E、F型。C、D二型毒素主要是畜、禽肉毒中毒的病原。G型肉毒梭菌极少分离，未见G型菌引起人群中毒的报道。肉毒梭菌在繁殖过程中分泌毒素，是世界上毒性最强的细菌毒素之一。

肉毒毒素可抑制胆碱能神经末梢释放乙酰胆碱，导致肌肉松弛型麻痹。人食入这种毒素后，神经系统将遭到破坏，出现眼睑下垂、复视、斜视、吞咽困难、头晕、呼吸困难和肌肉乏力等症状，严重者可因呼吸麻痹而死亡。

## 6.3 历史上发生的中毒事件

1910年，迈耶（Meyer）报道鸡肉毒梭菌中毒。1917年，格拉姆（Graham）报道马肉毒梭菌中毒。1922年，塞登（Seddon）报道牛肉毒梭菌中毒。在病牛体内分离得到C型和D型肉毒梭菌毒素。1915—1920年，美国西部因肉毒梭菌污染了青贮饲料发生马、骡中毒，死亡马、骡3000多头。1960年，前苏联发生马、牛中毒[1]。

20世纪40—50年代，中国新疆察布查尔县流行着一种类似神经毒性的怪病，只在春天发生，患者表现为复视、头昏或轻度头痛、看人或物体模糊、抬头或睁眼皮困难、声音嘶哑及吞咽困难，严重者可在发病后几天内死亡，但神志却始终清楚。由于病因不明，一度被称之为"察布查尔病"。1958年春，以北京医学院教授为首的卫生部工作组来到察布查尔县深入病区，查明病源并提出防治方案，很快控制了该病的流行。原来"察布查尔病"是肉毒中毒，是由当地锡伯族人嗜食面酱的中间产物——"米松糊糊"（一种类似甜面酱的食品）中含有肉毒梭菌所致。

1984年，中国山东省微山县的鸭子因在退水后的滩地采食了死亡腐烂的螺、鱼、虾引发肉毒梭菌中毒，中毒1660只，死亡1500只[2]。

## 6.4 防控措施

人肉毒梭菌中毒，早期发现后，应用多价抗生素治疗效果显著。硫酸卡那霉素注射液5万单位/千克，一日两次。同时，进行补液疗法。

对某些水产品的加工可采取事先取内脏，并通过保持盐水浓度为10%的腌制方法，使水活度低于$0.85aw$[3]，pH值为4.6以下，以及对常温储存的真空包装食品采取高压杀菌等措施，以确保抑制肉毒梭菌产生毒素，杜绝肉毒中毒的发生。

此外，给动物饲喂的食物，在饲喂前应在100℃加热，10分钟以上后喂给。

---

[1][2] 邱行正，张鸿钧. 实用畜禽中毒手册. 成都：四川大学出版社，1996：1047-1048.

[3] 食品中的水分为结合水和自由水两类，自由水能被微生物所利用，结合水则不能。水活度（亦称水分活度，Water Activity）表示食品中自由水的量，是吸湿物质在很小的密闭容器内与周围空间达到平衡时的相对湿度，用0~1.0aw表示。水活性常用来检测产品的保质期和质量。

# 7 蜡样芽孢杆菌

## 7.1 分类地位及生物学特性

蜡样芽孢杆菌（Bacillus cereus），隶属厚壁菌门，孢牙杆菌纲，芽孢杆菌目，芽孢杆菌属（Bacillus），是一种地方性、土壤生活的、β溶血性的杆状细菌，会引起食物中毒。

蜡样芽孢杆菌菌体细胞呈杆状，末端方，成短或长链。产芽孢，芽孢圆形或柱形，中生或近中生，孢囊无明显膨大。革兰氏阳性，无荚膜，运动。菌落大，表面粗糙，扁平，不规则。蜡样芽孢杆菌是兼性好氧型。生长温度范围20℃~45℃，10℃以下生长缓慢或不生长，50℃时不生长，在100℃下加热20分钟可破坏这类菌。

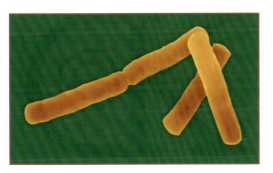

图 105　蜡样芽孢杆菌（显微照片）

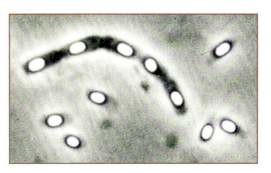

图 106　蜡样芽孢杆菌的芽孢（显微照片）

## 7.2 毒性效应

蜡样芽孢杆菌产生肠毒素，有致呕吐型和腹泻型胃肠炎肠毒素两类，与少数食物中毒有关，包括一些严重的恶心、呕吐以及腹痛。蜡样芽孢杆菌性食物中毒是由于错误的烹调方法造成细菌芽孢残留在食物上，特别是食物被不当冷冻而让芽孢发芽，细菌繁殖产生肠毒素，人食用含毒素的食物后会产生呕吐、腹泻等中毒症状。

## 7.3 历史上发生的中毒事件

1993年,中国上海市有三所小学200多名学生因食用被污染的桃酥饼而引起蜡样芽孢杆菌食物中毒的事件。①

2006年8月5日,中国青海省西宁市某职业中学相继有10余名学生出现恶心、呕吐、腹痛、头晕等症状。根据流行病学调查及实验室检测结果分析,确诊为一起由蜡样芽孢杆菌污染饮水机引起的中毒事件,所有患病学生均饮用了班级桶装纯净水。

2008年9月25日,中国云南省玉溪市华宁县一学校有30余名学生出现以恶心、呕吐、腹痛、腹泻为主要症状的病例,在食堂剩余青椒炒豆豉样品中检出了蜡样芽孢杆菌。

2011年6月,中国香港两个著名品牌的饮品被发现含蜡样芽孢杆菌。其中著名鲜奶品牌——"十字牌"一款芒果木瓜低脂牛奶饮品,被食物安全中心检出含有致病原——蜡样芽孢杆菌,含菌量达每毫升150万个。②

2011年5月12日,中国安徽省发生一起由蜡样芽孢杆菌引起的小学生食物中毒事件,61名学生中有14人确诊为食物中毒。

## 7.4 防控措施

预防蜡样芽孢杆菌食物中毒的措施,主要是不吃未经彻底加热的剩饭、剩面类食物。由于蜡样芽孢杆菌在16℃~50℃均可生长繁殖并产生毒素,因此,奶类、肉类及米饭等食品只能在低温条件下短时间存放,剩饭等熟食品只能在低温短时间存放。剩饭等熟食品即使在食用前加热煮沸,蜡样芽孢杆菌的芽孢也不易死亡。

---

① 蜡样芽孢杆菌食物中毒. 中国学校卫生,1993,14(6).
② 十字牌芒果木瓜奶——屈臣氏运动饮品含致病原. 绿色建材资讯网,2010-06-07.

# 8

# 大肠杆菌

## 8.1 分类地位及生物学特性

大肠杆菌（*Escherichia Coli*），是革兰氏阴性短杆菌，周身鞭毛，能运动，无芽孢。大肠杆菌是人和许多动物肠道中最主要且数量最多的一种细菌，具有较强的耐酸性，pH 值为 2.5~3.0，37℃可耐受 5 小时；对热的抵抗力较其他肠道杆菌强，55℃经 60 分钟或 60℃加热 15 分钟仍有部分细菌存活。在自然界的水中可存活数周至数月，在温度较低的粪便中存活更久。胆盐、煌绿等对大肠杆菌有抑制作用。对磺胺类、链霉素、氯霉素等敏感，但易耐药，是由带有 R 因子的质粒转移而获得。

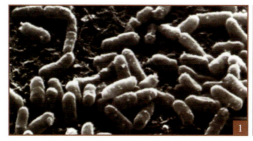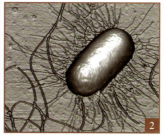

图 107 大肠杆菌（1. 扫描电镜照片；2. 原子力显微镜照片）

## 8.2 毒性效应

大肠杆菌可引起轻度腹泻、出血性结肠炎（HC）、溶血性尿毒综合征（HUS）、血栓性血小板减少性紫癜（TTP）。大肠杆菌（O157：H7）的感染剂量极低。潜伏期为 3~10 天，病程 2~9 天。通常是突然发生剧烈腹痛和水样腹泻，数天后出现出血性腹泻，可发热或不发热。部分患者发展为 HUS、TTP 等，严重者可导致死亡。

产肠毒素性大肠杆菌（Enterotoxigenic *Escherichia Coli*，ETEC），是一类引起人和幼畜（初生仔猪、牛犊、羔羊）腹泻的重要病原菌。ETEC 产生两种不同的肠毒素，为耐热毒素（ST）和不耐热毒素（LT），主要引起小肠分泌而无组织损伤。ETEC 腹泻是发展中国家婴儿腹泻的重要病因，也是儿童、成人以及旅游者腹泻的病因之一。

初生幼畜被 ETEC 感染后，常因剧烈水样腹泻和迅速脱水而死亡，发病率和死亡率均很高，给养殖业带来严重的经济损失。

## 8.3 历史上发生的中毒事件

大肠杆菌感染已成为全世界重视的公共卫生问题，英国等将其列为和食品相关的三大病原菌之首。

1982年和1993年，在美国暴发的大肠杆菌感染性腹泻事件中，700余名儿童感染，4名儿童死亡，主要是由于某连锁快餐店汉堡包的牛肉馅被污染引起。

1989年，在美国密苏里州发生的一起大肠杆菌感染事件，共发病240多人。调查表明，该起事件可能是由于饮用水被污染所致。①

1989年12月至1990年1月，在加拿大某镇发生了一起大肠杆菌感染事件。在2000多名居民中，发病243人，发病率11.6%。经证实，因为天气寒冷，供水管道堵塞，导致市政供水系统受到污染。

1991、1993和1996年，在美国发生的O157∶H7感染事件，是由于食用被污染的苹果汁和苹果酒所引起。②

1996年，日本发生了世界上最大的一次大肠杆菌感染事件，报告9451例，其中，1808例住院，12例死亡，可疑食物是牛肉和工业化生产的蔬菜。

2000年5月，加拿大沃尔克顿镇居民饮用水系统污染，在5000名居民中，有1000余人感染，7人死亡。

2010年11月，美国发生一起感染大肠杆菌O157∶H7的食物中毒事件，造成7人感染，其中有3人住院，1人感染溶血性尿毒症，尚无死亡病例。美国鲍尔（Baugher）公司的苹果酒被认为与该事件有关。

## 8.4 防控措施

中毒患者可给予"口服补液+对症治疗+微生态制剂"进行治疗。

带菌动物可通过粪便途径感染给人，引起散发和暴发疫情。因此，应加强对动物的管理。一是区域内在疾病发生期间不进行禽畜交易，不向外出售动物及其肉制品；不得屠宰出现腹泻等病症的禽畜，不得出售其肉制品；因病死亡的动物要消毒处理后掩埋；病区内动物粪便要及时消毒处理。二是家庭饲养家禽、家畜要圈养，防止动物粪便四处散布，对外环境造成污染引起病原体的扩散；动物的粪便要及时清运到野外堆放，高温发酵后方可施肥；可以用含氯漂白粉与粪便搅拌消毒半小时，对家禽、家畜的圈舍用漂白粉散布；保持圈舍卫生；此外，加强卫生检疫。

---

① 大肠杆菌"袭击"欧洲，传播途径多种.食品商务网，2011-06-07.
② 肠出血性大肠杆菌.江苏省疾病预防控制中心网站，2011-06-07.

# 9 沙门菌

## 9.1 分类地位及生物学特性

沙门菌（*Salmonella*），属肠杆菌科，是革兰氏阴性肠道杆菌。沙门菌按生化反应分为四个亚属。亚属Ⅰ是生化反应典型的和最常见的沙门菌；亚属Ⅱ和Ⅳ是生化反应不典型的沙门菌；亚属Ⅲ是亚利桑那沙门菌。菌体大小0.6~0.9微米×1~3微米，无芽孢，一般无荚膜，除鸡白痢沙门菌和鸡伤寒沙门菌外，大多有周身鞭毛。营养要求不高，分离培养常采用肠道选择鉴别培养基。不液化明胶，不分解尿素，不产生吲哚，不发酵乳糖和蔗糖，能发酵葡萄糖、甘露醇、麦芽糖和卫芽糖，大多产酸产气，少数只产酸不产气。VP试验阴性，有赖氨酸脱羧酶。对热抵抗力不强，在60℃时加热15分钟可被杀死。在水中存活2~3周。在5%的苯酚中，5分钟死亡。

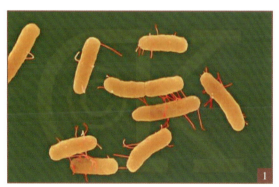
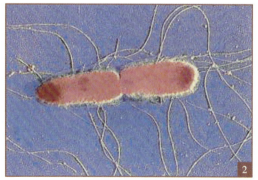

图108 沙门菌（1.显微照片；2.扫描电镜照片）

## 9.2 毒性效应

沙门菌主要引起食物中毒，导致胃肠炎、伤寒和副伤寒。除感染人外，还可感染哺乳类、爬行类、两栖类及昆虫。人畜感染后可呈无症状带菌状态，也可表现为有临床症状，加重病态或死亡率，或者降低动物的繁殖生产力。

沙门菌中毒的症状主要以急性肠胃炎为主，潜伏期一般为4~48小时。前期表现为恶心、头疼、全身乏力和发冷等，主要症状有呕吐、腹泻、腹痛、发热（一般发热的温度在 38℃~40℃），粪便多为黄绿色水样便，有时带脓血和黏液，病情严重的出现打寒战、惊厥、抽搐和昏迷的症状。病程为 3~7 天，多数沙门菌病患者不需服药即可自愈，婴儿、老人及那些已患有某些疾病的患者应就医治疗。

## 9.3 历史上发生的中毒事件

2008 年 9 月至 2009 年 1 月，仅五个月时间里，美国就有 43 个州发生沙门菌疫情，造成 501 人染病，8 人死亡。①

2009 年 8 月，中国四川省会东 217 人中毒，系沙门菌污染食物引起。

2010 年 12 月，美国伊利诺伊州一个有机农场供应了感染沙门菌的紫花苜蓿，作为三明治的原料而导致美国 15 个州以及哥伦比亚特区 89 人感染沙门菌，出现腹泻等症状。②

2011 年 4 月，日本北海道地区的一个学校食堂的西兰花沙拉因染沙门菌，致使 1500 多名师生员工染病。

2011 年 7 月 26 日，美国有 23 个州共 99 人因食用受沙门菌污染的墨西哥进口木瓜而染病。

## 9.4 防控措施

注意饮食卫生，不喝未经处理的水，不喝未经消毒的牛奶，不吃生肉。便后、接触宠物后应洗手，特别是在准备食物或就餐前。新鲜生肉应该放在干净的塑料袋内，以免渗出的血水污染其他食物，处理生肉后应及时洗手。每接触一种食物后，务必将砧板仔细洗净，以免污染其他食物。在使用微波炉煮肉食时，要使肉食内外达到一致的温度。

预防的菌苗，为伤寒与副伤寒甲、乙三联菌苗。一般皮下注射三次，两次间隔 10 天，有效期 1 年，以后尚需每年加强一次。

---

① 美国众议院将就沙门氏菌疫情举行听证会. 新华网，2009-01-30.
② 美国 FDA 公布紫花苜蓿染沙门氏菌事件调查最新进展. 食品伙伴网，2010-12-19.

# 10 副溶血性弧菌

## 10.1 分类地位及生物学特性

副溶血性弧菌（*Vibrio Parahaemolyticus*），是一种嗜盐性细菌，主要分布于沿岸海水、江海交界处及海产品中，是沿海地区引起食物中毒的主要病原菌，所致疾病为食物中毒及急性胃肠炎，常为被污染的海产品及盐腌制品所引起。此菌也可引起浅表创伤感染、败血症等。

副溶血性弧菌系弧菌科弧菌属，革兰氏阴性菌，随培养基不同菌体形态差异较大，有卵圆形、棒状、球杆状、梨状、弧形等多种形态。该菌生长所需的营养要求简单，在含盐2.5%~3%的普通培养基上即可生长，生长温度为30℃~37℃，生长所需的最适pH值为8.0~8.5。

副溶血性弧菌对酸比较敏感，当pH值在6以下即不能生长，在普通食醋中1~3分钟即死亡。副溶血弧菌对高温抵抗力小，50℃ 20分钟、65℃ 5分钟或80℃ 1分钟即可被杀死，对常用消毒剂抵抗力很弱，可被低浓度的酚和煤酚皂溶液杀灭。

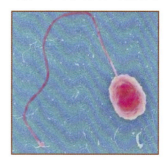

图109 副溶血性弧菌（显微照片）

## 10.2 毒性效应

副溶血性弧菌有侵袭作用，有溶血活性和肠毒素作用，可引致肠黏膜肿胀、充血和肠液潴留，引起腹泻。中毒的临床表现：起病急骤，常有腹痛、腹泻、呕吐、失水、畏寒及发热。腹痛多呈阵发性绞痛，常位于上腹部、脐周或回盲部。腹泻每日3~20次不等，大便性状多样，多数为黄水样或黄糊便。2%~16%呈典型的血水或洗肉水样便，部分患者的粪便可为脓血样或黏液血样，但很少有里急后重。由于上吐下泻，患者常有失水现象，重度失水者可伴声哑和肌痉挛，个别患者血压下降、面色苍白或发绀以致意识不清。发热一般不如菌痢严重，但失水则较菌痢多见。

副溶血性弧菌食物中毒，临床表现不一，可呈典型、胃肠炎型、菌痢型、中毒性休克型或少见的慢性肠炎型。

## 10.3 历史上发生的中毒事件

1950年，日本大阪发生一起沙丁鱼食物中毒事件，在样品中首次分离到副溶血性弧菌。

2002年6月20日至23日，中国辽宁省丹东市某高校发生一起食物中毒，中毒学生96人，经流行病学调查分析，证实为一起副溶血性弧菌引起的学生集体食物中毒事件。

2004年4月，中国浙江省嘉兴市秀城区某餐厅因承办婚宴发生一起食物中毒事件。经流行病学调查，结合临床症状和实验室检验结果证实为由副溶血性弧菌引起。[1]

2007年8月25日，中国福建省厦门市集美区某公司95名员工陆续出现腹痛、腹泻、恶心和呕吐等症状。经现场流行病学及卫生学调查，结合临床表现，确定是一起因食用由不具备集体用餐配送资质的餐馆提供的受副溶血性弧菌污染的午餐所导致的食物中毒事件。

2010年11月23日，中国四川省成都崇州发生集体食物中毒事件，是食物中的红烧甲鱼和琴鹤香辣蟹两种食品未彻底煮熟所致。经四川省卫生厅确认，该事件为一起副溶血性弧菌食物中毒事件，有396人到医院就诊。[2]

## 10.4 防控措施

副溶血性弧菌分布极广，在海水和水产品中以及畜禽肉、咸菜、咸蛋、淡水鱼等都可发现有副溶血性弧菌的存在。因此，动物性食品应煮熟、煮透再吃；隔餐的剩菜食用前应充分加热；防止生熟食物操作时交叉污染；梭子蟹、蟛蜞、海蜇等水产品宜用饱和盐水浸渍保藏（并可加醋调味杀菌），食前用冷开水反复冲洗。

---

[1] 一起副溶血性弧菌引起的食物中毒. 首席医学网，2005-11-02.
[2] 四川崇州食物中毒原因查明，仍有71人住院治疗. 人民网，2010-10-28.

# 11 弯曲杆菌

## 11.1 分类地位及生物学特性

弯曲杆菌属（*Campylobacter*），是一类能够引起肠道感染的致病菌，革兰氏染色呈阴性。该属包括十多个种，例如空肠弯曲菌（*C. Jejuni*）、大肠弯曲菌（*C. Coli*）、海鸥弯曲菌（*C. Laridis*）、胎儿弯曲菌（*C. Fetus*）的胎儿亚种及唾液弯曲菌（*C. Sputorum*）的黏膜亚种等。对人类致病的绝大多数是空肠弯曲菌及胎儿弯曲菌胎儿亚种，其次是大肠弯曲菌。

弯曲杆菌菌体细长，呈弧形、螺旋形或逗点形，菌体一端或两端有单鞭毛，运动活泼。有荚膜，不形成芽孢。进入肠道后在含微量氧环境下迅速繁殖，主要侵犯空肠、回肠和结肠，侵袭肠黏膜，造成充血及出血性损伤。有侵袭力，含内毒素，也分泌外毒素如肠毒素。

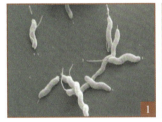 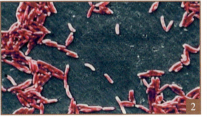 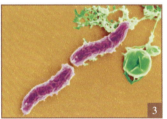

图 110 弯曲杆菌（1. 空肠弯曲菌的扫描电镜照片；2. 胎儿弯曲菌的扫描电镜照片；3. 大肠弯曲菌的扫描电镜照片）

## 11.2 毒性效应

空肠弯曲菌是多种动物如牛、羊、狗及禽类的正常寄居菌。感染的动物生殖道或肠道有大量细菌，通常无明显病症，但可通过分娩或排泄物污染食物和饮水，长期向外界排菌，从而引起人类感染。具体感染方式分为接触感染、食物型感染（食物中毒）、水型感染，也有发生血行感染者。可感染各种年龄的人，但以小孩（4岁以下）更易感，全年均可发生，以夏、秋两季发病率最高。

空肠弯曲菌有内毒素，能侵袭小肠和大肠黏膜引起人类发热和急性肠炎，亦可引起腹泻的暴发流行或集体食物中毒。病理变化主要在空肠、回肠和结肠。肠黏膜呈弥漫性出血、水肿、渗出性病变。肠系膜淋巴结肿大，并伴有炎症反应。潜伏期

2~11天，一般3~4天。细菌有时可通过肠黏膜侵入血液引起败血症和其他脏器感染，如脑膜炎、关节炎、肾盂肾炎等。孕妇感染本菌可导致流产、早产，而且可使新生儿受感染。空肠弯曲菌引起的疾病病程多数一周内自行缓解，但少数患者可持续数周，有时腹泻可反复发作。少数患者在肠炎后发生无菌性关节炎，亦可发生弯曲菌性胆囊炎。

胎儿弯曲菌肠炎多不典型，表现为：全身症状轻微，精神和外表若似无病；多数无发热和腹痛；仅有间断性轻度腹泻，间有血便，持续较久；少数因腹泻而发育停滞。胎儿弯曲菌胎儿亚种感染大多为肠道外感染，如败血症。海鸥弯曲菌偶尔可引起人类败血症。

## 11.3 历史上发生的中毒事件

美国疾病预防控制中心（CDC）统计资料显示，每年弯曲杆菌感染人数240万，占总人口数的1%，死亡124人。仅在欧洲，弯曲杆菌（由于食用生的或没有完全煮熟的家禽肉所致）病例每年就有25000例。发展中国家的感染率也呈上升趋势，如尼日利亚，1984年腹泻儿童中弯曲菌感染率为5.2%，1989年为11%，1994年增至16.5%。①

国际旅行常常是感染的危险因素之一，多发生于从发达国家前往发展中国家的旅行者中。美国由此造成的感染占总数的5%~10%，英国10%~15%，瑞典、挪威50%~65%。空肠弯曲杆菌还是驻泰国、埃及的美军军人腹泻的首要致病菌。②

1982年，对印度地区的一次调查显示，从健康农民分层随机采集的305份标本中，有45份（14.8%）分离到空肠弯曲菌，学龄前儿童（5岁以内，37.0%）本菌分离率最高，而2岁以下婴幼儿的分离率并不比学龄前儿童高。虽然从所有的较大年龄组都分离出空肠弯曲菌，但其频率较低。从四个月的调查期间来看，各月份检出弯曲菌的频率相似。在检出弯曲菌的家庭中，有五家都是一人以上被检出本菌。继续随访上述排菌者，结果在10天或更长一些时间后，其标本才转阴。

2000年，米克诺（Michino）等回顾了从1987年到1996年间发生的日本学校午餐食源性疾病暴发事件共269例。重大事故均为由沙门菌、空肠弯曲菌、大肠杆菌、金黄色葡萄球菌导致的感染。发现有八次食用肉类和家禽产品、蛋产品、沙拉或水的事件和空肠弯曲菌联系在一起。加热不足事件六例（75.0%），交叉污染和使用被艾滋病病毒污染井水各一例（12.5%）。③

2011年7月18日，美国北卡罗来纳

---

① Campylobacter jejuni and campylobacter coli in South Chile: Ecologyical distribution, virulence factors and antimicrobial susceptibility. WHO, Copenhagen, 2000: 119-120.

② 弯曲菌及弯曲菌病的流行现状. 中国食品卫生杂志, 2004, 16 (1).

③ Risk factors in causing outbreaks of food-borne illness originating in schoollunch facilities in Japan. J Vet Med Sci, 2000, 62 (5).

州八人因饮用生奶感染弯曲杆菌，含粪便细菌的食品是此类感染的源头，北卡罗来纳州八名感染者分别来自三个家庭，他们均表示在 6 月 14 日当天喝了塔克金斯乳品厂的牛奶，发病时间为 6 月中旬。其中一人病情较重被送进医院接受治疗。①

## 11.4 防控措施

目前尚无预防弯曲菌感染的疫苗。对弯曲菌的预防，只能针对其流行环节和特点采取相应措施。一些国家在这方面已有过较成功的尝试。例如，冰岛定期抽检农场饲养的家禽，对感染弯曲菌的立即宰杀、冻存以减少传染源对环境的污染；美国对屠宰场的宰杀过程进行了严格的卫生管理，有效控制传染源；玻利维亚对水源进行氯消毒，并严格监测水中含氯量，防止水源性传播。此外，针对不同环节采取以下预防措施：家禽是最重要的传染源，应注意饲养场饲养卫生，采取从农场到餐桌全程控制，防止污染；不吃生的或未熟透的禽肉；对肉食品加工过程采用危害分析关键控制点（HACCP）方法，减少弯曲菌及其他可能的污染；净化水源，特别注意农村用水卫生；不饮用生奶，牛奶消毒可采用巴氏消毒法或煮沸法。家庭注意厨房卫生，避免禽肉对其他食品的交叉污染。辐照也可以用于杀菌，但不能完全代替其他控制措施。此外，应尽量避免与牲畜、宠物的直接接触，减少感染机会。

维持水和电解质平衡，是弯曲菌性肠炎的基本治疗原则。对大多数患者，本病具有自限性，无需抗生素治疗。但在某些特殊情况下，如高热、血性便、病程延长（症状持续一周以上）、妊娠、HIV 感染和其他免疫功能低下状态，可用抗生素治疗，但应慎用。红霉素和环丙沙星被列为抗弯曲菌感染的首选药物。其他如氯霉素、四环素、庆大霉素等抗生素也可使用。

---

① 美国北卡罗来纳州 8 人因饮用生奶感染弯曲杆菌. 食品伙伴网翻译中心，2011-07-18.

# 12 变形杆菌

## 12.1 分类地位及生物学特性

变形杆菌（*Proteusbacillus Vulgaris*），是肠细菌科（*Enterobacteriaceae*）中的一种革兰氏阴性运动细菌，是人和动物的寄生菌和病原菌。

变形杆菌呈明显的多形性，有球形和丝状形，为周鞭毛菌，运动活泼。变形杆菌包括普通变形杆菌、奇异变形杆菌、莫根变形杆菌、雷极变形杆菌和无恒变形杆菌。

变形杆菌为条件致病菌，多为继发感染，如慢性中耳炎、创伤感染等，也可引起膀胱炎、婴儿腹泻、食物中毒等。其中以普通变形杆菌和奇异变形杆菌与临床关系较密切，特别是奇异变形杆菌可引起败血症，病死率较高。

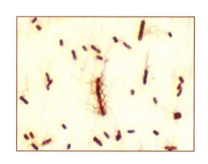

图 111 变形杆菌（显微照片）

## 12.2 毒性效应

由变形杆菌引起的食物中毒是常见的食物中毒之一，一般不致病。发病多在夏、秋季节，中毒食品主要以动物性食品为主，其次为豆制品和凉拌菜肴。变形杆菌在被污染的食品中大量繁殖，如果食用前未彻底加热，其产生的毒素可引起中毒。进食后 2~30 小时出现上腹部刀绞样痛和急性腹泻，并伴有恶心、呕吐、头痛、发热等症状。病程较短，一般 1~3 天便可痊愈，很少出现死亡现象。

变形杆菌食物中毒可因食品中所含菌型、数量多少、代谢产物的不同，而出现不同的症状。常见的有胃肠炎型和过敏型，或同一患者两者均有。

## 12.3 历史上发生的中毒事件

2002年2月11日,中国广东省肇庆市自动化仪表二厂10多名职工因呕吐、腹痛、腹泻被送往肇庆市端州区红会医院就诊,此后,另外三所医院报告有该厂职工以相似症状就诊。根据流行病学特点、患者临床症状和检验结果,判定为奇异变形杆菌污染熟肉制品而引起的食物中毒。[1]

2005年6月17日,中国山东省青岛第47中学31名学生陆续出现头晕、头痛、恶心、呕吐、腹痛等症状。经抽样化验,青岛"天天"学生配餐有限公司提供的饭菜中,每克食品中含有的变形杆菌超过了106个,由此导致学生发生食物中毒事故。

2009年4月12日,中国内蒙古乌兰察布市兴和县49人因食用了八兔熏肉店的熟猪头肉导致集体性食物中毒。兴和县食品药品监督管理局证实,造成此次中毒事件的原因属于加工储存过程中变形杆菌污染引起的食物中毒。

## 12.4 防控措施

防止污染、控制繁殖和食用前彻底加热杀灭病原菌是预防变形杆菌食物中毒的三个主要环节。发现中毒后要立即停止食用怀疑被变形杆菌污染的食品,注意食品的贮藏卫生和个人卫生,防止食品污染。

---

[1] 对一起食物中毒事件调查处理的反思. 中华卫生监督与健康,2010-06-12.

# 13 曲霉属

## 13.1 分类地位及生物学特性

曲霉属（*Aspergillus*），是半知菌纲、丛梗孢目、丛梗孢科中的一属。目前已知的曲霉菌有近200种，其中能够产生毒素的有47种。

曲霉菌占空气中真菌中的12%左右，主要以枯死的植物、动物的排泄物及动物尸体为营养源，为寄生于土壤中的腐生菌，是引起多种物质霉腐的主要微生物之一。其中黄曲霉具有很强的毒性。绿色和黑色的曲霉具有很强的酶活性，在食品发酵中广泛用于制酱、酿酒。现代发酵工业中用于生产葡萄糖氧化酶、糖化酶和蛋白酶等酶制剂。代表菌株有：黄曲霉（*A. Flavus*）、黑曲霉（*A. Niger*）、巨大曲霉（*A. Giganteus*）、赤曲霉（*A. Ruber*）、烟曲霉（*A. Fumigatus*）、赭曲霉（*A. Ochraceus*）、杂色曲霉（*A. Versicolor*）。

黄曲霉在察氏琼脂培养基上菌落一般呈扁平状，菌落初带黄色，后变为黄绿色，老后颜色变暗，如葡萄绿色或者玉绿色。反面无色或略带褐色。无臭，但有时难闻。分生孢子梗顶端有近球形顶囊，顶囊上生出单层或者双层小梗，小梗顶端为链状分生孢子，孢子呈球形或近球形。

黑曲霉的菌落菌丝初为白色，常出现鲜黄色区域，然后变为黑色。反面无色或中间部分略带黄褐色。分生孢子梗壁厚、光滑，顶囊球状，梗基稍短，分生孢子球形，但略小。

巨大曲霉有茸毛状或较厚毡状的菌

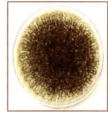
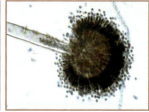

图113 黑曲霉菌落和分生孢子

落，呈绿色、暗绿色。有的种具有显著的腐臭。分生孢子梗粗大、无色、光滑，顶囊呈棍棒状，小梗单层，短而密集，孢子椭圆形，光滑，绿色。

赤曲霉的菌落为锈红色或深红色，背

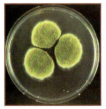
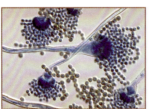

图112 黄曲霉菌落和分生孢子

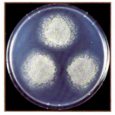
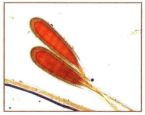

图114 巨大曲霉菌落和分生孢子

面深红色至红褐色。分生孢子椭圆形，粗糙。具有有性繁殖阶段，子囊壳很多，子囊孢子光滑，具有宽浅的沟。

烟曲霉的菌落光滑或呈茸毛状、絮状，气生菌丝暗绿色，老后黑色。背面一般无色。分生孢子梗短、光滑，常为绿色，顶囊烧瓶状，小梗单层，仅顶囊上部有密集的分生小梗，分生孢子球形或近球形，粗糙，有突起，黑绿色。

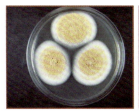
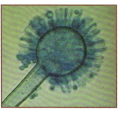

图116 赭曲霉菌落和分生孢子

杂色曲霉的菌落丝状或絮状。不同种菌落颜色各异，一般初期为白色，以后可能出现灰绿、淡绿、浅黄、橘黄、黄褐、甚至粉红色。背面也颜色各异，可能有黄橙色、粉红色、红紫色、玫瑰色等。分生孢子梗无色或略带黄色，厚壁，光滑。顶囊半球形或半椭圆形，顶囊上半部着生分生小梗，小梗双层，分生孢子球形，具有刺状突起，呈链状着生在分生小梗顶端。

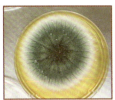
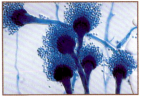

图115 烟曲霉菌落和分生孢子

赭曲霉菌落为棕色或黄赭色。反面可能有各种颜色，包括黄褐色、绿褐色或紫红色。无臭，但有时可闻到蘑菇味。通常扁平或有皱纹。分生孢子梗散布，黄色或淡褐色，有明显麻点。顶囊球状，薄壁无色。双层小梗，分生孢子链状着生，球形或近球形，略粗糙。

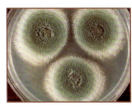
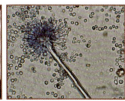

图117 杂色曲霉菌落和分生孢子

## 13.2 毒性效应

一种曲霉可能产生多种不同毒素，同时，不同种曲霉可能产生一样的毒素。黄曲霉产生的毒素有黄曲霉毒素、曲霉毒素、杂色曲霉素、震颤原类毒素等。黑曲霉可以产生黄曲霉毒素、多色曲霉素，以及畸形素。巨大曲霉产生展青霉素。赤曲霉能够产生黄曲霉毒素、刺孢曲霉素。烟曲霉产生烟曲霉素、小刺青霉素、胶毒素、烟曲霉震颤素A和B等。赭曲霉能够产生青霉酸、赭曲霉素A和B等。杂色曲霉产生杂色曲霉素和多色曲霉素。

黄曲霉素具有很强的毒性，可以抑制细胞内核酸合成，使毛细管脆性增加，脏器受损，特别是黄曲霉素是强致癌剂，可导致肝、肾、肺部位的癌变。杂色曲霉素也称为柄曲霉素，可导致肝炎、肾炎、肝细胞坏死直至肝硬化、癌变。赭曲霉素也可导致肾炎，还可能导致肾脏、肝脏、肠道等部位出血，以及肝脏脂肪性病变。烟曲霉震颤素同样对胃肠道、肝脏、肾脏造成损害，还可使平滑肌受刺激，表现为震颤、抽搐、运动失调。展青霉素导致脑水肿，肝、脾、肾充血，具有致畸及致癌性。

霉菌毒素容易污染饲料原料，包括农作物或动物性蛋白，例如玉米、小麦、大麦、稻谷、高粱、糠麸类和糟渣类等。此外，豆粕、棉籽粕、花生粕、葵花粕等植物性蛋白原料也易受到霉菌的感染。

霉菌毒素中毒的发生主要是因为动物食入了被污染的谷物，另外，饲料中营养成分不足，缺乏蛋白质、硒和维生素也是引起霉菌毒素中毒的因素之一。通常饲料中霉菌毒素不是单一存在而是几种毒素同时存在，当不同毒素同时存在时，霉菌毒素的毒性会有累积效应。

猪霉菌毒素中毒的临床表现为急性、亚急性或慢性疾病，通常以慢性为主。当生长肥育猪日粮中含黄曲霉毒素引起慢性中毒时，临床反应为生长受阻和饲料利用率降低，有免疫抑制作用，并能引起母猪流产、泌乳力下降。猪急性中毒临床表现为急性肝病和凝血病，在3~10天内死亡。

霉菌毒素对肉鸡的危害越来越大，常常困扰着肉鸡养殖业。霉菌毒素对鸡消化道的破坏最为明显的是其强腐蚀性引起口腔溃疡，嗉囊的炎症以及腺胃与肌胃交界处形成溃疡、影响鸡对营养物质的消化和吸收。霉菌毒素可造成种鸡的产蛋量下降、蛋壳质量下降、受精率和孵化率下降，孵化中的胚胎死亡多见。

由曲霉菌毒素引起的疾病可在各种禽类中发生，常见于鸡、火鸡及水禽、野鸟，动物园中的鸟以及笼养鸟也偶有发生。胚胎及六周龄以下的雏鸡与雏火鸡比成年鸡易感，发病率很高，死亡率一般在10%~50%，成年禽仅为零散发病，多为慢性。肉鸭对黄曲霉毒素要比肉鸡敏感得多。生产中常见的是霉菌毒素造成鸭的喙部溃疡（俗称烂嘴）。

## 13.3 历史上发生的中毒事件

在印度，1974年曾发生食用污染黄曲霉毒素的玉米而中毒的事件，由于玉米收获时降雨，玉米发霉，进食数周后，人和狗发生肝炎、黄疸症状。两个月内397人发病，死亡106人。在七名患者血检中，有两份查出黄曲霉毒素B。最后诊断为黄曲霉毒素中毒性肝炎。

在乌干达、泰国和新西兰，都曾出现急性黄曲霉毒素中毒病例及致死者。

2007年5月18日，中国黑龙江省林口县楚山砖厂食堂发生一起罕见的因食用被霉菌污染面粉蒸制的馒头引起的中毒事件。就餐人数21人，中毒21人，人们食用后10~30分钟即出现中毒症状，主要症状为头痛、恶心、呕吐、腹痛、面色发绀，体温、心率正常。由于抢救及时未发生死亡。将该变质面粉及剩余食物进行病因学检测和分析，分离到五个霉菌属，检出产毒菌三种，分别为白曲霉、构巢曲霉、交链孢霉，不产毒的为米曲霉和毛霉。①

2005年6月4日，由工程指挥部为西藏山南地区隆子县俗三公路第六工程队九名工人配送了五袋大米，食用前四袋大米均未出现异常反应。2005年7月20日早晨，当工人食用第五袋大米时，发现其中混有霉变成团物和白色小颗粒物，但因条件所限，仍然食用该袋大米，结果九人均出现了中毒症状，即胃痛、头痛、头晕、眼花、胸闷、腹痛、恶心、全身无力、肌肉酸痛等。对剩余米饭和大米进行检测，表明为食用曲霉污染的大米而引起的急性食物中毒。②

## 13.4 防控措施

第一，控制饲料原料的水分含量。收获后必须迅速干燥，把水分控制在一定范围内，一般玉米、高粱、谷物等饲料水分宜控制在14%以下，大豆、豆饼、豆粕、麦类、次粉、糠麸类饲料水分宜控制在13%以下，菜籽饼粕、棉籽饼粕、花生饼粕、鱼粉、肉粉及肉骨粉含水量宜控制在12%以下。

第二，控制饲料加工过程中的水分和温度。饲料加工后如果散热不充分就装袋、贮存，会因温差导致水分凝结，极易引起饲料霉变。特别是在生产颗粒饲料时，要注意保证蒸汽的质量，调整好冷却时间与所需空气量，使出机颗粒的含水量和温度达到规定的要求。一般含水量在12.5%以下，温度一般可比室温高3%~5%。

第三，注意饲料产品的包装、贮存与运输。饲料产品包装袋要求密封性能好，如有破损应停止使用。应保证有良好的贮存条件，仓库要通风、阴凉、干燥，饲料四周要留有空隙，保持空气流通，相对湿度不超过70%。贮存过程中还应防止虫害、鼠咬。运输饲料产品时应防止途中受到雨淋。

第四，添加饲料防霉剂。经过加工的饲料原料与配合饲料极易发霉，故在加工时可应用防霉剂。常用的防霉剂主要有丙酸、山梨酸、苯甲酸、乙酸及它们的盐类。

---

① 一起变质面粉食物中毒检测及实验分析. 中国预防医学杂志, 2009, 10 (7).
② 一起疑似霉菌污染大米引起食物中毒的报告. 现代预防医学, 2006, 33 (5).

# 14

# 青 霉 属

## 14.1 分类地位及生物学特性

青霉属（*Penicillium*），属于半知菌类、丛梗孢目、丛梗孢科、单胞亚科，有250多种。

青霉属大多生长在腐烂的水果、蔬菜、肉类和各种潮湿的有机物上。本属的黄绿青霉（*P. Citreoviride*）、桔青霉（*P. Citrinum*）、草酸青霉（*P. Oxalicum*）、岛青霉（*P. Islandicum*）、圆弧青霉（*P. Cyclopium*）、扩展青霉（*P. Expansum*）是常见主要的产毒真菌。

黄绿青霉分布广泛，可从霉变米或土壤中分离，如寄生于米上，使米变黄，称"黄变米"。

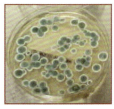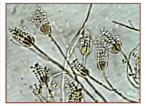

图118 黄绿青霉菌的菌落和分生孢子

桔青霉分布广泛，除土壤外的霉烂的材料、储存的食物上经常发现，侵害大米后，引起黄色病变。

草酸青霉在米中分布广泛，侵害玉米幼苗，使之褪色而弱小。

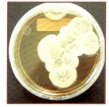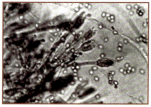

图120 草酸青霉菌的菌落和分生孢子

岛青霉，主要在大米、玉米、大麦中寄生，使大米成为岛青霉黄变米。

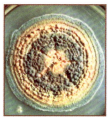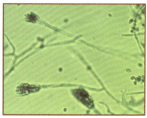

图121 岛青霉的菌落和分生孢子

圆弧青霉在谷物、饲料、饼中易生长，使多种有机物霉烂。

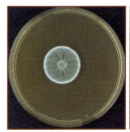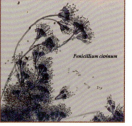

图119 桔青霉菌的菌落和分生孢子

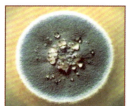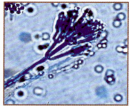

图122 圆弧青霉的菌落和分生孢子

扩展青霉的菌落易在面包或腐烂的植物体等上生长。如寄生于大米，使得大米发生黄色病变。

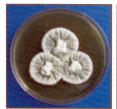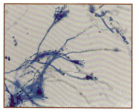

图 123 扩展青霉的菌落和分生孢子

## 14.2 毒性效应

黄绿青霉产生的黄绿青霉素（Citreoviridin），具有很强的神经毒性，主要损害神经系统，急性中毒的典型症状为上行性进行性神经麻痹，其他症状包括呕吐、痉挛和呼吸系统紊乱（脊髓麻痹），进一步发展为心血管系统损害、肌肉麻痹、体温下降，进而为呼吸系统紊乱导致的呼吸困难和昏迷，重者可引起死亡。

桔青霉产生的桔青霉素（Citrinin），具有很强的肾毒性，主要引起肾脏功能和形态学改变，包括肾脏肿大，尿量增大等。在皮髓质交界处，肾小管上皮细胞增生变形脱落并可堵塞肾小管管腔。另外，桔青霉还可产生黄曲霉毒素。

草酸青霉产生的展青霉素（Patulin）、青霉酸（Penicillic Acid）等，引起食管、胃部等黏膜上皮充血糜烂、增生，甚至癌变。其中展青霉素能抑制植物和动物细胞的有丝分裂，有时伴有双核细胞的形成和染色体的紊乱。

岛青霉产生的岛青霉毒素（Islandicin）、黄天精（Luteoskyrin）、红天精（Erythroskyrin）及含氯肽（Chlorine-Containing Peptide），具有强烈的肝脏毒性，急性中毒主要表现为肝脏损伤，以肝细胞中心坏死和脂肪降解为特征。

圆弧青霉产生青霉酸、圆弧青霉菌素（Cyclopenin）、圆弧菌醇（Cyclopenol）、圆弧偶氮酸（Cyclopiazonic Acid），动物实验表明，其对肝脏、肾脏、肠道有毒性。

扩展青霉可以产生展青霉素、桔青霉素、弯孢霉素以及灰黄霉素。

青霉属真菌除产毒素后的菌种食入后引起各种疾病及脏器损伤之外，还可导致内脏青霉病。例如支气管肺青霉属病系先有支气管肺部的损伤，后因吸入含有青霉孢子的灰尘而引起感染。该病为非特异性的，类似肺结核或肺曲霉病。此外，青霉菌侵犯其他部位还可引起非特异性心内膜炎、外耳道炎、中耳炎、尿路感染、皮肤肉芽肿、甲癣足菌肿等。

## 14.3 历史上发生的中毒事件

1993年，中国浙江省衢县湖南镇初级中学组织学生于中秋赏月，分食汽水、可乐、月饼，导致151名学生食物中毒。实验室检查证实是青霉属的微紫青霉（Penicillium Janthinellum）产毒株污染汽水所致。经调查，食用月饼与汽水者223人，发病146人，患病率为65.5%；食用月饼加可乐及单独食用月饼者共67人，发病5人，患病率为7.5%。①

2010年5月6日晚，中国山西省太谷县8名就餐者在县城某小吃铺吃饭后，先后产生胃部不适、腹绞痛、恶心、呕吐等中毒症状。此8人到医院就诊并向食品卫生监督所及疾控中心投诉。两单位到现场进行调查采样。在喝剩散生啤酒、呕吐物、饭店生啤酒和生啤酒供应点生啤酒中均检出大量霉菌。经进一步生化培养及形态学鉴定为扩展青霉。②

2007年，中国浙江省台州市某县村民12人，聚餐饮用雪碧饮料约700毫升。10~90分钟间，12人相继出现不同程度的头昏、头痛、恶心、呕吐、出冷汗、脸色苍白、四肢无力、颤抖、视物模糊等临床表现。经及时对症治疗，均在2~7天后恢复健康。根据现场流行病学调查和培养鉴定、动物毒性实验，确诊为草酸青霉所致的食物中毒。③

## 14.4 防控措施

大多数真菌污染事件都发生在操作不当的收获、运输、饲料原料和混合饲料储藏过程中，青霉菌也不例外。饲料水分含量12%或以上，相对湿度80%~90%和温度在10℃~42℃都足以使真菌生长。微生物个体极小，在其未大量繁殖前常不易被发现。当发现霉变颜色时，说明微生物繁殖已处于旺盛阶段，饲料品质已受到严重破坏。因此在采收、贮运过程中，要尽可能及时去除染病饲料，防止传染；对储运场所（包装房和贮藏窖）应采用严格消毒措施。可用药剂熏蒸，例如用硫黄粉、福尔马林、漂白粉水溶液等处理。此外，还要控制窖内温、湿度，不宜过高。

---

① 一起微紫青霉菌引起食物中毒的报告. 浙江预防医学，1994（3）.
② 一起由展开青霉引起的食物中毒. 中国社区医师，2011（22）.
③ 葛素君，王志刚，许际华，等. 食物中毒饮料雪碧草酸青霉、产毒素特性的检测研究. 中国卫生检验杂志，2007，17（9）.

# 15
# 镰刀菌属

## 15.1 分类地位及生物学特性

镰刀菌属（*Fusarium*），属于核菌纲、肉座菌目、赤壳科、赤霉属，无性阶段属于真菌门、半知菌亚门、丝孢菌纲、瘤座菌目、瘤座属科。广泛分布于土壤、各种有机物上，甚至在北极的永久冻土层以及撒哈拉大沙漠也分离到镰刀菌。

镰刀菌属的种很多，可划分为12个组、41个种和19个变种。其代表菌为粉红镰刀菌（*F. Roseum*）、三线镰刀菌（*F. Tricinctum*）、拟枝孢镰刀菌（*F. Sporotrichioides*）、梨孢镰刀菌（*F. Poae*）、黄色镰刀菌（*F. Culmorum*）、茄病镰刀菌（*F. Solani*）、禾谷镰刀菌（*F. Graminearum*）。

梨孢镰刀菌菌株生长快，菌落呈红色系，如洋红色、玫瑰色、赭色；反面为深浅不同的洋红色或者浅紫色。小型分生孢子可以呈球形、梨形，生于桶状小梗上；大型分生孢子近镰刀形，弯度稍大。产生T-2、茄病镰刀菌烯醇等毒素。

三线镰刀菌与梨孢镰刀菌很相似，不同之处在于：小型分生孢子多为卵形、梨形，少有球形；瓶状小梗呈现船形、筒形，少见桶形；大型分生孢子多具三隔以上的孢子。三线镰刀菌是T-2毒素的主要产生菌。

拟枝孢镰刀菌气生菌丝为棉絮状，菌落表面白色至浅玫瑰色、下部樱桃红、反面铅红色。小型分生孢子多为椭圆形、纺锤形等；大型分生孢子镰刀形、纺锤-镰刀形、披针形等。也可产生T-2毒素，以及新茄病镰刀菌烯醇、赤霉烯酮等毒素。

禾谷镰刀菌菌落生长快，菌丝棉絮状或丝状，可能为白色、淡粉色、深红色等，反面深洋红色或赭色。大型分生孢子近镰刀形、椭圆形、披针形等。无小型分生孢子。有性生殖阶段为玉米赤霉。产生赤霉烯酮等毒素，其中禾谷镰刀菌的粉红种为主要的呕吐毒素产生菌。

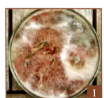 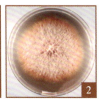 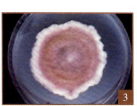  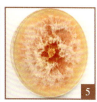

图124 镰刀菌属的培养菌落（1.三线镰刀菌；2.拟枝孢镰刀菌；3.梨孢镰刀菌；4.黄色镰刀菌；5.禾谷镰刀菌）

## 15.2 毒性效应

镰刀菌常常和人与动物的疾病相关，也作为主要的储藏腐烂病菌而产生毒素，污染人的食物与动物的饲料。据报道，镰刀菌60%以上的种和变种可以产生毒素。粮食和饲料中常见的产毒镰刀菌超过30种。镰刀菌产生的毒素有多种类型，包括T-2毒素、镰刀菌烯酮-X（Fusarenon-X）、赤霉烯酮、脱氧雪腐镰刀菌烯醇（Deoxynivalenol，DON）等。

T-2毒素属于单端孢霉烯族真菌毒素，对人、畜危害较大。T-2毒素具有较强的神经嗜性，也是消化道毒素，可以抑制食欲中枢和兴奋呕吐中枢，还可以影响骨髓造血能力，导致皮肤和内脏器官出血。对淋巴细胞、红细胞的胞膜也有直接损失作用。亦可抑制淋巴细胞DNA合成。中毒后表现出拒食、呕吐、内脏广泛出血症状，人类的食物中毒性白细胞缺乏症或"拟放射病"、牛出血综合征、禽出血性贫血综合征，均与T-2毒素有关。

脱氧雪腐镰刀菌烯醇，又名呕吐毒素（Vomitoxin），同样属于单端孢霉烯族真菌毒素，为B型毒素。该毒素是人畜共患性毒素，中毒以拒食、呕吐为特征。人呕吐毒素中毒后，30分钟即可出现急性中毒症状，表现为头昏、腹胀、恶心、呕吐等，一般两小时后可自行恢复。老人、幼童或者大量中毒者，可见呼吸急促，脉搏、体温及血压均升高，但未见死亡病例。

## 15.3 历史上发生的中毒事件

第二次世界大战后期，前苏联西伯利亚部分地区饥荒，居民摄食留置于雪地过冬的霉变粮食，导致数以万计的死亡病例。但是病因未明，成为"食物中毒性白细胞缺乏症"。后证实，为霉变粮食中镰刀菌毒素，主要是T-2毒素所致。

1996年6月2日，中国浙江省桐乡市炉头丝织厂因食用霉变粳米饭引起29名职工和家属食物中毒，主要表现为恶心、呕吐、头昏、腹胀等。经流行病学调查，中毒临床表现和实验室检查，确认是食用镰刀菌污染的霉变粳米所致。[1]

大骨节病的病因是粮食真菌中毒，这一学说是前苏联专家在病区多年调查观察后，于1943年提出并加以论证。然而，前苏联学者的工作只是做到从病区粮食中分离出有毒镰刀菌、进行菌的鉴定，以及用菌粮（即把病区分离出来的镰刀菌加入非病区粮中进行培养扩增，以此为菌粮，然后把菌粮与非病区粮按一定比例配制成

---

[1] 一起霉大米引起的食物中毒调查报告. 中国卫生监督杂志, 1999, 6 (1).

饲料）进行动物试验为止，完全没有做过关于粮食镰刀菌（或其他真菌）培养物中所含毒素的任何检测工作。所以，这一方面实际上是由中国学者，特别是杨建伯教授等人所进行的开创性研究。①

1987年8月，中国河北省雄县一家五口均食物中毒。经流行病学调查、患者临床症状分析和实验室检验，由茄子霉变部分检出大量茄病镰刀菌。随机选七株茄病镰刀菌进行产毒培养，有四株为产毒株，其培养液可使小白鼠死亡。据此证实此次食物中毒与食用受茄病镰刀菌污染的茄子有关。②

1988年11月25日，中国河北省平山县东回舍中学学生食堂，因食用霉变玉米面粥引起290名学生食物中毒，主要表现为恶心、呕吐、头晕、头痛等。经流行病学调查、中毒临床表现和实验室检验，确认为食用霉变玉米面引起的呕吐毒素中毒。③

## 15.4 防控措施

镰刀菌在农作物上寄生或者腐生时，需要在适宜的温度、湿度等条件下繁殖时才产生毒素。因此，良好的储粮条件可以有效地防止霉菌污染。例如，收粮时要快速干燥，避免淋雨，特别是不要在田间留置时间过长；储粮库要通风、干燥、凉爽。

对已经污染粮食的除毒，没有十分满意的处理方法。物理加热法不能除毒，因为镰刀菌毒素一般能够耐受100℃~150℃高温。采用过过氧化氢、次氯酸钠、亚硫酸氢钠、抗坏血酸、氢氧化铵等化学试剂，除毒效果不理想，且化学试剂降低了粮食质量等级。目前最常采用的是剔除病粮法。镰刀菌毒素污染粮食时，不是均匀分布的，而是集中于部分颗粒。将这部分有病变的粮食颗粒分离剔除，则可以去除大部分毒素。

对镰刀菌毒素中毒尚无针对性的解毒或抗毒药物。但是，有报道称，硒具有抗镰刀菌毒素毒性的作用。

---

① T-2毒素——人类两种地方病的"病因". 中国地方病防治杂志, 1995, 10 (5).
② 食用霉变茄子中毒的病原检验结果分析. 卫生研究, 1989, 18 (5).
③ 呕吐毒素食物中毒的调查报告. 中国食品卫生杂志, 1989, 1 (3).

# 16

# 葡萄状穗霉属

## 16.1 分类地位及生物学特性

葡萄状穗霉属（Stachybotrys），属于半知菌类，丛梗孢目，暗梗孢科，单胞亚科，黑葱花霉族。已报道的有毒种有黑色葡萄状穗霉（S. Chartarum 或 S. Atra）、纸板葡萄状穗霉（S. Chartarum）、柱孢葡萄状穗霉（S. Cylindlosporum）、裂片葡萄状穗霉（S. Lobulata）等。

黑色葡萄状穗霉的培养菌落表面呈茸毛状，烟褐色至绿褐色，后期呈黑褐色至黑色。背面颜色与正面相同，培养基不着色。

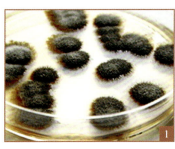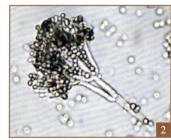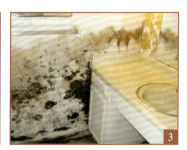

图 125　黑色葡萄状穗霉菌（1. 培养基中的菌落；2. 黑色葡萄状穗霉菌的显微镜照片；3. 长满黑色葡萄状穗霉菌的房间）

## 16.2 毒性效应

黑色葡萄状穗霉菌是一种绿而发黑的黏性霉菌，通常生长在潮湿的干草、秸秆上或者纸张等与水接触的纤维物质上。黑色葡萄状穗孢子，是微小的生殖单元，产生于霉菌体内，一旦霉菌变干，孢子就会变轻，状如粉末，剥落下来后，它可以在空气中进行大范围的飘移，被人吸入。黑色葡萄状穗霉菌产生一种特殊的霉菌毒素——单端孢霉烯，是已知的最强烈的蛋白合成抑制剂，能中断细胞生产蛋白质的能力，失去这种能力的细胞面临死亡。对于一个婴儿来说，这种孢子更为致命，霉菌孢子通过某种途径进入婴儿肺部后，释放出单端孢霉烯，使婴儿的蛋白质的合成被阻断，血管的强度变小，逐渐脆弱。这种情况下，任何一个小小的外来刺激都会导致其血管破裂，只要一声咳嗽就足以导致其肺部出血。

黑色葡萄状穗霉菌产生的毒素被家畜食用后亦可引起中毒，表现为腹泻、呕吐，白细胞减少，血液不凝固，体温升高，机体抵抗力下降，口腔齿龈、舌系带、硬软腭黏膜及口唇处坏死，经1~6天死亡。

## 16.3 历史上发生的中毒事件

1931年，前苏联乌克兰的马群感染黑色葡萄状穗霉菌，表现出白细胞减少及广泛性出血为主要特征的疾病。据研究，是由于黑色葡萄状穗霉菌污染干草，所产生的毒素致使马群中毒。此症在前苏联其他地区也有发生。而且在动物中流行本病的地区，居民也有发病，主要症状是皮肤炎、卡他性咽炎、血性鼻炎、胸闷，有时体温微升，白细胞减少。

1994年11月，美国俄亥俄州克利夫兰彩虹婴幼儿医院急救中心收治了一名叫布莱恩·米切尔的刚刚出生42天的婴儿。婴儿被送进医院时已经无法自主呼吸，X线片显示他的肺中充满血液。经调查，科学家发现大暴雨过后，在某些居民密集的地方，下水道里的水会溢出来，淹没众多家庭的地下室。如果水没有被及时排出，墙壁浸泡在水中，墙壁内的隔热材料就会成为黑色葡萄状穗霉繁殖的温床。等到霉菌干燥后，剥落的孢子飞到空气中，顺着民居炉子的通风管道（当地居民的炉子都从地下室里把空气抽上来排气）传播到客厅、卧室及婴儿的房间。布莱恩和妹妹布莱娜虽然同睡在一张床上，但因布莱恩睡觉的地方距离热通风口更近，因此比妹妹吸入了更多的霉菌孢子，病情也更加严重。在克利夫兰的这些家庭中，有些家庭每立方米的空气中就有600个菌落。[①]

## 16.4 防控措施

为预防马群感染黑色葡萄状穗霉菌引起的中毒，防控的关键是做好饲料的防霉和脱毒两个环节。饲料的防霉要严格控制饲料和原料水分含量，控制饲料加工过程中的水分和温度，注意饲料产品的包装、贮存与运输，在饲料中添加防霉剂等。脱毒的方法主要是：

第一，物理脱毒方法，主要有清洗法。

第二，化学脱毒方法，主要是应用新型防霉剂双乙酸钠（SDA）。已在美国、日本、德国、加拿大等国家普遍使用。

第三，生物学脱毒法，采用吸附法。即在饲料中添加霉菌毒素吸附剂如沸石、高岭土、硅藻土、伊利石、绿泥石等，加入饲料后会在肠道内与霉菌毒素分子结合生成不可逆转的络合物。该络合物不能被消化分解，只能通过消化道与粪便一起排出体外。

---

① 黑色葡萄状穗霉之谜. 传奇天下，2009-07.

# 17 节菱孢属

## 17.1 分类地位及生物学特性

节菱孢霉菌（*Arthrinium*），属于子囊菌门、粪壳菌纲、梨孢假壳科、节菱孢属。也称为节菱孢或节菱孢菌，来源于植物或土壤。该属主要有毒种为蔗生节菱孢（*Arthrinium Saccharicola*）和甘蔗节菱孢（*Arthrinium Sacchari*）。

节菱孢霉菌在马铃薯葡萄糖琼脂上，25°C培养七天，菌落可达到3~9厘米。菌落像羊毛状或棉絮状，白色，表面具棕色斑点。反面灰白色。

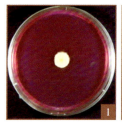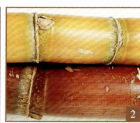

图126 节菱孢霉菌（1.马铃薯葡萄糖琼脂基培养的菌落；2.感染节菱孢霉菌的甘蔗〔上部〕）

## 17.2 毒性效应

节菱孢霉菌产生的毒素为3-硝基丙酸，具有耐热性和水溶性特点，主要损害中枢神经系统。节菱孢霉菌常寄生于甘蔗，被节菱孢感染霉变的甘蔗质软，瓤部比正常甘蔗色深，呈浅棕色，切开断面有红色丝状物，闻之有轻度霉味及酒糟味，口感甜中带酸。食用污染的甘蔗后会发生中毒，潜伏期15分钟至7小时，多数在食后2~5小时内发病。主要危及人的中枢神经系统和消化系统，会造成神经损害。急性期的症状如恶心、呕吐、腹痛、腹泻、出汗，继而出现头痛、头晕、狂躁、惊厥、昏迷、谵妄、失语等，主要体征有眼球震颤、双眼向上凝视、颈抵抗、腱反射亢进、病理反射阳性。脑脊液常规及生化无异常。严重者可致昏迷，甚至死亡，病死率为9.4%。后遗症主要为锥体外系的损害，主要症状有屈曲、扭转、痉挛、肢体强直、静止时张力减低等。

中国每年的年初（2—4月）都有食用甘蔗中毒的情况发生，甚至出现中毒死亡。2004年中国卫生部曾发布食品安全预警公告提醒各地应加强辖区内甘蔗经营单位的监管，发现违法行为要依法严厉处罚。[1]

---

[1] 朱玉.卫生部发布安全预警公告当心霉变甘蔗中毒.山西日报，2004-02-26.

## 17.3 历史上发生的中毒事件

1984年，中国首次证实变质甘蔗中毒病因是节菱孢霉菌。发病地区以北方常见，但与上海接邻的江苏也有报道。

1987年，罗雪云曾对中国广东、广西甘蔗产地开展过甘蔗中节菱孢霉菌分布研究，发现有节菱孢霉菌检出，而且产毒株较多。从某种意义上讲，有甘蔗存在，就有节菱孢霉菌威胁人体健康的潜在危险存在。[1]

1988年，石油部管道局职工医院收治食用霉变甘蔗中毒病例一例。该患者食用了被节菱孢霉菌污染的霉变甘蔗后中毒，致使中枢神经系统严重损害，癫痫发作，并留有后遗症。[2]

2004年2月17日河北省邢台市宁晋县发生因食用霉变甘蔗引起的食物中毒，五人中毒，其中一名10岁儿童死亡。[3]

## 17.4 防控措施

霉变甘蔗中毒主要发生在春季。春季市场上的甘蔗是储存过冬的，一些甘蔗因冬季储存不当和出售时间过长导致霉变。正确地减少甘蔗受到霉菌侵染的储存方式是：

第一，地面贮藏法。此法可贮藏约一个月。

第二，沟藏法。此法适合无霜冻地区或无霜冻时期贮藏甘蔗。

第三，窖藏法。窖藏法可保藏数月甚至越冬。

春季吃甘蔗时，应当学会识别霉变甘蔗的方法。一般霉变甘蔗外观光泽差，手按硬度差没弹性，尖端和断面有白色絮状或绒毛霉菌菌丝体，而且气味难闻，有酸馊霉味或酒糟味。品质好的甘蔗肉质清白汁亮、味甘甜，吃在嘴里无异常感觉。如果甘蔗外观无光泽、质地松软、两端长毛，有酸霉气味或酒糟味则不能购买。切开后剖面若有泛红黄色、棕褐色或青黑色斑点斑块，则表明已变质，必须扔掉，不可食用。

---

[1] 罗雪云, 刘兴玠, 李玉伟. 变质甘蔗中毒的病因研究——Ⅳ.节菱孢在我国部分地区的分布. 卫生研究, 1987, 16 (1): 38-42.

[2] 霉变甘蔗中毒1例临床脑电图、CT报告. 医学理论与实践, 1988, 1 (3).

[3] 边琪. 卫生部发布安全预警公告：当前易发生霉变甘蔗中毒. 央广网, 2004-02-25.

# 18 麦角属

## 18.1 分类地位及生物学特性

麦角属（*Claviceps*），属于子囊菌纲，麦角菌科（Clavicipitaceae）。麦角（Ergot）主要寄生于禾本科植物的子房，在菌核形成时，会暴露于子房外，是一个具有三条钝棱的圆柱体，略弯曲，两端稍尖，很像动物的角，因此称为麦角。麦角菌在全球均有分布，中国境内南到贵州、北到黑龙江、东到浙江、西抵青海，均有麦角菌的分布，至少寄生于16属22种禾本科植物中。

麦角属的代表有毒菌为麦角菌（*Claviceps Purpurea*），寄生于黑麦、大麦、小麦等禾本科植物。

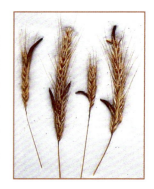

图 127 生长在麦穗上的麦角

## 18.2 毒性效应

麦角菌内含12种麦角碱，包括麦角胺、麦角毒碱、麦角新碱三大类。麦角感染禾本科植物后，不仅使农作物减产，而且使其带有毒性。人畜误食后会引起中毒或流产，重者可能死亡。

麦角中毒的症状分为两类，即坏疽性麦角中毒和痉挛型麦角中毒。坏疽性麦角中毒表现为剧烈疼痛、肢端感染和肢体出现灼焦和发黑等坏疽症状，严重时可出现断肢。其中毒原因是麦角毒素直接作用于平滑肌而收缩动脉，从而导致肢体坏死。痉挛性麦角中毒的症状是神经失调，出现麻木、失明、瘫痪和痉挛等症状。

## 18.3 历史上发生的中毒事件

公元前600年，中亚的亚述人在画像砖上记载了食用裸麦发生麦角中毒的事件。1630年，法国人特威利尔（Thuillier）通过对鸡进行的饲养实验，证明了黑麦受麦角侵染是致病的原因。17世纪中叶，人们就认识到食用含有麦角的谷物可引起中毒，即麦角中毒（Ergotism）。1771年，德国汉诺威的宫廷医师约翰·塔比（Johann Tubby）认识到麦角是引起麦角中毒症的毒菌。这种中毒症有两种不同的表现形式。在德国主要是抽搐型麦角中毒症，这是神经系统受到伤害，开始是四肢发痒，因此民间也叫发痒病。基本症状是，痉挛状疼痛性肌肉萎缩，最后是癫痫状形式。直到腓特烈大帝（Friedrich der Groβe，1712—1786）于18世纪引进土豆并对彻底清洗粮食做出法律规定，麦角中毒症才得以减少。另一种是法国的居民坏疽性麦角中毒。这种病也叫烧伤瘟疫、圣火或安东尼厄斯火。中毒时，末梢血管受到强烈损害，身体有的部分整个坏死，脚趾、胳膊和腿变成蓝黑色木乃伊，在不流血的情况下从身体上脱落。

1772年，彼得大帝征集军队要把土耳其从黑海赶走，以得到通向地中海的道路，结果有2万士兵被麦角中毒夺去了生命。

1816年，在法国东部的洛林和勃艮第地区，许多人表现出奇怪的症状。他们手足麻木、全身发痒，接着便是神经性痉挛。后来证实，该地区居民的膳食主要是黑麦做的面包，有一部分黑麦被麦角病菌感染所致。

1951年，法国南部的里摩日（Limoges）有900人出现麦角中毒症，其中有五人死亡。法国卫生部门的调查和接着进行的法庭审讯得出的结果是：这是由一个面包师用从乡下黑市买来的含麦角的面粉烤制的面包所导致的。

1926年在俄罗斯，1929年在爱尔兰，1953年在法国，1979年在埃塞俄比亚，都曾发生过大规模的麦角中毒。

## 18.4 防控措施

鉴于麦角菌在全世界均有分布，各国加强了出入境检验。中国出入境检验检疫局《关于加强对进口黑麦检验检疫管理的通知》中，将进口黑麦中麦角含量纳入检疫检验项目。可用机械净化法或用25%盐水漂出麦角。

为了预防麦角菌来源的毒素与植物性食品一同被摄入体内，可采取下列预防措施：

第一，清除食用粮谷及播种粮谷中的麦角。麦角菌肉眼可辨别，可用机械净化法或用25%食盐水浮选漂出麦角。

第二，规定谷物及面粉中麦角的容许量标准，并严格执行。

第三，检查化验面粉中是否含有麦角及其含量是否符合标准。随着面粉工业的改进和发展，能除去混在小麦里的麦角，麦角病也就得到了控制。

# 19 长喙壳属

## 19.1 分类地位及生物学特性

### 甘薯长喙壳菌

核菌纲、长喙壳科、长喙壳属（Ceratocystis）的甘薯长喙壳菌（Ceratocystis Fimbriata），是引起甘薯黑斑病的病原性真菌之一。

甘薯长喙壳菌的菌丝体初无色透明，老熟后呈深褐色或黑褐色，寄生于寄主细胞间或偶有分枝伸入细胞内。无性繁殖产生内生分生孢子和内生厚垣孢子。有性生殖产生子囊孢子，子囊孢子形成不经休眠即可萌发，在病害的传播中起重要作用。

### 甘薯黑斑病

甘薯长喙壳菌引起的甘薯黑斑病，又称甘薯黑斑病、甘薯黑疤病，首先于1890年在美国发现，使甘薯产区受到威胁。

甘薯黑斑病是甘薯的主要病害，从育苗期、大田生长期以及收获贮藏期都能发生，引起死苗、烂床、烂窖，损失严重，严重时可使窖藏种薯的损失高达60%~70%。该病菌危害薯苗、薯块，以薯块受害严重。薯块发病产生圆形或近圆形的黑褐色病斑，病部中央稍凹陷，病界分明，轮廓明显。病薯具苦味，贮藏期可继续蔓延，造成烂窖。

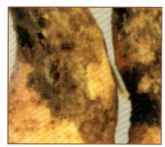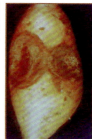

图128 甘薯黑斑病病薯

## 19.2 毒性效应

甘薯黑斑病的病原性真菌除长喙壳菌外，还有茄病镰刀菌（F. Solani）和爪哇镰刀菌（F. Javanicum），其中以甘薯长喙壳菌感染率最高。

1960年，日本学者庄保忠三郎从霉烂甘薯中分离出甘薯酮（Ipomeamarone），经皮下注射或口服给大白鼠和家兔的毒性试验结果，中毒的多半死亡，自此确定了甘薯酮的毒性。据日本小濑木遍浦的分析：甘薯酮系芳香族碳氢化合物，羟基衍生物有甘薯醇（Ipomeamoronol）、甘薯宁（Ipomeanine）和巴他酸（Batatic Acid）等，目前发现甘薯毒素有十余种。其中甘薯酮、甘薯宁毒性较强。

## 19.3 历史上发生的中毒事件

### 动物的霉烂甘薯中毒

1890年，美国首次发现动物的霉烂甘薯中毒（Mouldy Sweet Potato Poisoning）。继而在新西兰、澳大利亚及南美洲等国家和地区也有发现。1905年日本熊本县发生此病，蔓延日本各地。20世纪60年代以前的30年里成为美国和日本牛"肺气肿病"的主要病原。

1937年，甘薯黑斑病从日本传入中国东北、华北，随后陆续遍及盛产甘薯的地区。之后陆续发生牛、绵羊、山羊、猪的霉烂甘薯中毒，1951—1953年中国河南省大面积暴发，死亡耕牛万余头。中国农业部组织专家组研究认为，家畜吃了黑斑病甘薯后，发生以急性肺水肿与间质性肺泡气肿为特征的中毒病，并定名为"黑斑病甘薯中毒"。据统计，1950—1989年，中国仅河南、辽宁、陕西等12省114个县就有64095头牛因饲喂了黑斑病甘薯发生中毒，死亡3560头。

### 牛甘薯黑斑病中毒

牛甘薯黑斑病中毒主要发生于种植甘薯地区。由于甘薯块根多汁，在收获或贮藏保存时期，如条件不好、方法不当，极易感染甘薯黑斑病。当牛食入过量有黑斑病的甘薯块根时，就会引起中毒；用经加工处理的黑斑病的甘薯渣喂奶牛，也会使奶牛发生中毒。以水牛、黄牛较为多发，奶牛次之。发病具有明显的季节性，每年的10月至翌年5月间，即春耕前后为此病发病率最高的时期。发病率高，死亡率也高。食欲旺盛的牛发病快、病情发展迅速，绝大多数病例以死亡结局。

## 19.4 防控措施

建立无病甘薯的留种地，培育无病种苗，选用抗病良种，杜绝染病秧苗向大田转移。严格要求土壤、粪肥、灌水不带菌，精选种薯并消毒、高温育苗、高温剪苗、药剂浸苗。加强栽培管理。重病区实行水旱轮作和旱地三年以上轮作。合理施肥用水，防止薯块开裂。适时收获，精收细挖。甘薯是喜温作物，因此要在霜冻到来之前收完。

# 第14卷

## 有毒矿物元素

本卷主编 史志诚

# 卷首语

毒物不仅存在于植物界和动物界，也存在于无生命的矿物界的岩石、矿物、晶体及其盐类中，它们对有生命的机体产生某种活性作用。所以，人类早在几千年前就知道，在利用的矿石、岩石、金属及许多盐类中，就有一些对生命具有危害的毒性矿物元素，而且人们能够借助简单的工艺过程从中提取出单质的毒物。

本卷在介绍矿物界的毒物及其类型的基础上，重点记述了那些在历史上独特的重要的有毒矿物元素，主要是经典毒元素砷、古老毒金属铅、水俣病的元凶汞、环境毒物镉、古老工业毒物磷、谋杀的毒药铊，还有有功也有过的氟、引起动物特殊中毒病的钼和硒，致癌的矿物镍和石棉，以及其他有毒矿物元素——硼、铬、锰和锡。

有关放射性物质、矿物元素和无机、有机化合物将分别在之后的各卷做专卷介绍。

# 1

# 矿物界的毒物

## 1.1 致命的矿石和晶体

毒物不仅存在于植物界和动物界，也存在于无生命的物质——岩石、矿物、晶体和盐类中，它们能够对有生命的机体产生某种活性作用。

矿物是地壳中的各种化学成分在地质作用下的天然产物，是构成地壳岩石的物质基础。迄今为止，世界上已发现的各类矿产约 200 种。早在几千年前，人类在采集和利用矿石、岩石、金属及许多盐类的过程中，就发现其中一些对生命具有危害的毒性物质，而且能够借助简单的工艺过程从中提取出致命的毒物来。

砷是一种经典的有毒矿物元素，它的提取方式是经过对天然砷黄铁矿（FeAsS）进行焙烧，生成三价砷的氧化物——白砷。从 8 世纪起，人们就开始制造这种白色无臭的粉状毒物并将其用于谋杀，因此，它有一个不光彩的名声——"挣遗产毒粉"。

早在古代人们就知道了铅中毒。在几百年前，铅白以及铅丹被用作颜料。有机铅化合物如醋酸铅（Bleiacetat）也在医学上用作铅膏。铅以金属粉尘或者氧化铅粉尘的形式被黏膜吸收，脂溶性铅化合物也可以通过外皮进入人体内。机体把被吸收的铅的绝大部分贮存在骨中，这样便出现蓄积性慢性铅中毒。当饮用水供应中使用铅管时，如果水停留时间长、盛夏高温、酸性水成分（例如地下水域会遇到腐殖酸）会导致出现溶解的铅浓度高，有时会出现大规模人群中毒，1880 年在德累斯顿和 1930 年在莱比锡就发生过此类中毒事件。

在毒理学上研究比较深入的是"问题元素"——镉。慢性镉中毒会导致贫血、骨缺损，以及肺、肾损害和生殖细胞受损。镉还参与富能的磷化合物的生物合成，因此，它是一种可能导致各种结果的代谢毒。第二次世界大战后，镉成为日本环境毒的一种象征，镉因导致日本"痛痛病"（Itai-Itai-Krankheit）而出名。

汞是几个世纪以来的另一种"问题元素"。汞的盐类引起的急性中毒会导致胃和大肠发炎、肠肿瘤，以及肾损伤；慢性中毒主要导致神经系统损伤。汞的有机化合物会使视神经受到损害，后果之一就是失明。

铬以六价形式出现在所有的铬化合物中。铬酸盐溶液和重铬酸盐溶液具有强烈的急性腐蚀作用，2~5 克就会使人死亡。铬酸盐粉尘会造成呼吸道黏膜溃疡及鼻中隔损伤，而且不好治愈。铬酸盐是一种致癌物质。铬酸盐工人，特别容易患支气管癌。

更为重要的是放射性金属，它们或用作诊断剂和治疗剂，或作为核反应堆作业时产生的废物，或作为核武器试验后的"落下物"。在这些元素出现的损害作用，首先是通过放射性辐射引起的；也有一些放射性元素，例如钚，它还表现出有毒性作用。

1985年出版张德荣等编译的《金属毒理学手册》（四川科学技术出版社，1985），详细论述了世界各国科学家对矿物元素毒物的研究成果与科学进展。

## 1.2 有毒有害矿物种类

自然界中的各种矿物为人类提供了生存所需的种种资源，其中有些矿物[①]对人类来说既是资源也是有毒有害的物质，如果使用不当会造成对人类的伤害。因此，了解和研究有毒有害矿物是至关重要的科学事业。

自然界蕴藏的有毒有害矿物分为四类。第一类矿物，本身具有强烈毒性，主要有红砣矿、毒重石、胆矾、毒砂、雌黄、雄黄、砷华、砷化氢、辰砂、方铅矿、光卤石等；第二类矿物，含有有毒元素但本身一般无毒，在冶炼和使用中可能会造成伤害，包括闪锌矿、绿柱石、铬铁矿、重晶石、萤石、自然金；第三类矿物，无毒甚至是必需元素，但是在一些特殊条件下能够给人带来致命伤害，包括钾石盐、金刚石、石棉、石英；第四类矿物，为放射性矿物。

目前，人工挖掘的并经过加工的有毒矿物、有毒元素和有毒气体主要有三类：

第一，金属与类金属。常见的有铅、汞、锰、镍、铍、砷、磷及其化合物等。

第二，刺激性气体。指对眼和呼吸道黏膜有刺激作用的气体，它是化学工业常会遇到的有毒气体。常见的有氯、氨、氮氧化物、光气、氟化氢、二氧化硫、三氧化硫和硫酸二甲酯等。

第三，窒息性气体。指能造成机体缺氧的有毒气体，可分为单纯窒息性气体、血液窒息性气体和细胞窒息性气体。如氮气、甲烷、乙烷、乙烯、一氧化碳、硝基苯的蒸气、氰化氢、硫化氢等。

## 1.3 微量元素与中毒疾病

微量金属元素参与了人体中50%~70%的酶组分，构成体内重要的载体和电子传递系统，参与某些激素和维生素的合成，与某些原因不明的疾病（如癌症和地方病）相关。随着分子生物学、超微量分析和结构测试技术的发展，人们研究了生物体内金属元素存在的状态、结构及其生物功能，从地方性疾病、心血管病、免疫功能失调、某些肿瘤至新药物和营养素，从减轻病状至增进健康和防止衰老，处处显示出微量元素的活力。

---

① 矿物学家一般把金属矿物称为××矿，把非金属矿物称为××石。

### 微量元素的营养与毒性

人体必需微量元素[1]与人的生存和健康息息相关。微量元素通过与蛋白质和其他有机基团结合，形成了酶、激素、维生素等生物大分子，发挥着重要的生理生化功能。微量元素的摄入过量、不足、不平衡或缺乏都会不同程度地引起人体生理的异常或发生疾病。摄入不足会影响正常的生理代谢，但这些微量元素在人体中也有一个安全阈值，超出阈值范围人体同样会出现中毒现象，含量极高时会导致死亡。

### 微量元素与地方病

研究发现，克山病、大骨节病和某些地方性癌症与环境低硒有关。采用补硒的防治方法，使克山病的发病率从13%降低至0.02%。地方性氟中毒的发生是饮水或食物中含有高氟量所致。智力残疾人的地方性甲状腺肿和克汀病是缺碘引起的，而高碘地区则发生地方性甲状腺肿。

### 微量元素与癌症

有关肿瘤的流行病学研究，从器官、细胞和分子水平的动物实验，乃至人体临床试验都已证明，肿瘤与人体内硒、铜、锌、钼、铁、碘、锰、锗等多种微量元素的多寡和比例失衡有关。研究证明，有致癌作用的元素（大量时）有镍、铬、砷、铁，可疑的有铍、镉、钴、钛、锌等，有促癌作用的是铜、锰。但上述元素的致癌作用机制和条件尚待深入研究。

此外，微量元素在保证动物机体健康生长和高效生产方面起着重要作用。随着集约化养殖业的出现，微量元素以防病添加剂或生长促进剂的形式在动物饲料中得到广泛应用[2]。

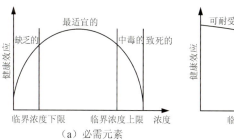
（a）必需元素

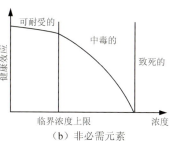
（b）非必需元素

**图 129　微量元素与健康疾病的关系**

---

[1] 人体由80多种元素所组成。根据元素在人体内的含量不同，可分为常量元素和微量元素两大类。凡是占人体总重量的万分之一以上的元素，如碳、氢、氧、氮、钙、磷、镁、钠等，称为常量元素；凡是占人体总重量的万分之一以下的元素称为微量元素。微量元素是指构成人体组织、细胞并发挥特定生理功能的元素。目前已确定的人体必需微量元素有铁、铜、锌、钴、锰、铬、硒、碘、镍、氟、钼、钒、锡、硅、锶、硼、铷、砷等18种。

[2] 齐德生，袁宗辉. 饲料微量元素添加剂的毒理学和公共卫生学. 中国兽医学报，1997（6）.

# 2

# 砷：经典毒元素

## 2.1 砷的发现与应用

### 砷的硫化物矿

砷（Arsenic，As），在自然界里以硫化物矿的形式存在，有斜方砷铁矿（$FeAs_2$）、雄黄（$As_2S_2$，二硫化二砷）、雌黄（$As_2S_3$，三硫化二砷）、辉钴矿（CoAsS）、砷黄铁矿（FeAsS）、辉砷镍矿（NiAsS）、硫砷铜矿（$Cu_3AsS_4$）等。砷很容易从硫化砷的矿石或其他化合物中提炼出来。

砷主要用于制造硬质合金，黄铜中含有微量砷时可以防止脱锌，砷的硫化物矿自古以来一直被用于制作颜料、杀虫剂和灭鼠药，有时也被用于医疗。

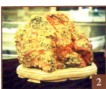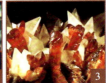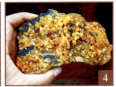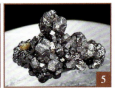

图 130 含砷的矿物 (1.天然砒霜；2.雄黄；3.雌黄；4.砷铅矿晶体标本；5.细硫砷铅矿)

### 砷的发现

公元前 4 世纪希腊人亚里士多德 (Aristotle) 的著作中已提到可能是雄黄的物质，称之为 Arsenikon，原意是"强有力的""男子气概"，说明当时的希腊人已知砷化物的强烈毒性。

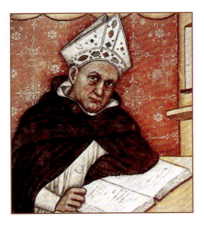

图 131 首次制得元素砷的炼金师马格努斯 (意大利壁画，1352 年，特雷维索)

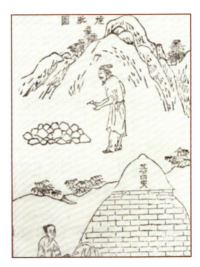

图 132 《天工开物》中的烧取砒霜图

公元 1 世纪，希腊医生第奥斯科里底斯叙述烧砷的硫化物以制取三氧化二砷，用于医药中。中国古代文献中把剧毒的三氧化二砷称为砒霜（又称砒石、白砒、红砒、信石或红矾）。公元 317 年，中国古代的炼丹家葛洪用雄黄、松脂、硝石三种物质制得砷。小剂量砒霜作为药用最早出现在公元 973 年宋朝人编纂的《开宝本草》中。古代罗马人和希腊人都把雄黄称为砷。西方化学史学家们一致认为从砷化合物中分离出单质砷的是在 13 世纪，即 1250 年德国的炼金师马格努斯[①]用雄黄与肥皂一起加热，首次制得元素砷，比中国的葛洪大概晚了 900 年。1637 年，中国明代科学家宋应星著的《天工开物》[②]中记载有烧取砒霜的图解。

到 18 世纪，瑞典化学家、矿物学家布兰特（G. Brandt）阐明砷和三氧化二砷以及其他砷化合物之间的关系。拉瓦锡（Lavoisier）证实了布兰特的研究成果，认为砷是一种化学元素。

## 2.2 砷的毒性

**砷的毒性**

砷和它的可溶性硫化合物具有强烈的毒性。砷的中毒剂量为 0.01~0.05 克，致命剂量为 0.06~0.2 克。砷的急性中毒致死量为 0.2~0.6 克。砷进入人体后能破坏某些细胞呼吸酶，使组织细胞不能获得氧气而死亡；还能强烈刺激胃肠黏膜，使黏膜溃烂、出血；亦可破坏血管，发生出血；破坏肝脏，严重的会因呼吸和循环衰竭而死。急性砷中毒表现为吐泻症状。砷引起慢性中毒时，许多代谢过程受到抑制，因而会产生恶性肿瘤。

慢性砷食入与皮肤癌密切相关，也与肺癌、肝癌、膀胱癌、肾脏癌、大肠癌有关。长期食用含无机砷的药物、水，以及工作场所暴露砷的人易患皮肤癌。通常是全身的，特别是在躯干、手掌、脚掌这些接触阳光较少的地方有较高的发生率。过去曾在欧洲葡萄种植区，发生"葡萄农癌症"。在这些种植区，人们用含砷的杀虫剂防治葡萄根瘤蚜。砷化合物被吸收，并且较长时间储存在所有组织中，尤其是肝、肾、毛发和指甲中。后来，欧洲和美国在法律上禁止使用含砷的杀虫剂。

现代技术生产的砒霜为白色粉末，没有特殊气味，与面粉、淀粉、小苏打的外形很相似，所以容易误食中毒。

---

[①] 阿尔伯特·马格努斯（Albertus Magnus，1193—1280），生于德国巴伐利亚州的劳英根，中世纪的神学家、教会医生、哲学家、科学家。他是第一个在中世纪运用亚里士多德哲学的学者，传播基督教思想。他选择在德国科隆等地讲学。1245 年，他在巴黎获得了博士学位。1280 年 11 月 15 日在德国科隆逝世。1899 年收集到马格努斯的著作 38 卷，涉及逻辑、神学、植物学、地理学、天文学、占星术、矿物学、化学、动物学、生理学和骨相学等。

[②]《天工开物》初刊于明崇祯十年（1637），是中国古代一部综合性的科学技术著作，有人也称它是一部百科全书式的著作，作者是明代科学家宋应星。

### 砷的两重性

远在古代，人们就知道砷一方面具有剧烈的毒性，另一方面又可作为一种贵重的药物。早在4000多年前，中国人就知道雄黄酒有杀菌、驱虫的功效，炼丹家用雄黄做炼制"长生丹"的原料。19—20世纪，砷作为医药被广泛使用，砷的商业化一方面应用于治疗疾病，另一方面用于谋杀和自杀。砷的成批量生产和投毒犯罪的频繁增加，推动了法庭毒理学的兴起和发展。中世纪时，人们将砷套在脖子上，作为护身符以驱赶鼠疫，维多利亚时代的妇女将砷化合物涂在脸上，使脸部皮肤变白。西方医学之父——希波克拉底记载道：砷可用于皮肤溃疡的局部治疗。1909年，德国生物学家埃利希第一次合成了有机砷化合物"六六六"，用于治疗梅毒。砷也曾被用作农业杀虫剂及除草剂。今天，三氧化二砷的闻名，就是因为它被用于对某些化疗药物没有反应或复发的急性粒细胞白血病患者的治疗。

## 2.3 历史上的砷中毒事件

### 历史上的砷中毒事件

7000多年前，在智利北部太平洋沿岸生活着一群"辛科罗"人。他们生前过着渔猎生活，死后被制成木乃伊保存。与埃及木乃伊相比，辛科罗木乃伊的诞生要早几千年。埃及木乃伊生前多是王族，而目前发现的辛科罗木乃伊则大多是婴儿。智利塔拉帕卡大学教授贝尔纳多·阿里亚萨认为，砷是致使这些婴儿死亡的罪魁祸首。因为砷污染地区分布图和辛科罗人分布图相重合。据此，阿里亚萨大胆推测：由于当地水中含砷量高，辛科罗妇女经常小产或生下死胎，婴儿也常常夭亡。

1900年，在英国的曼彻斯特，发生了历史上最大的砷中毒事件。起因是一家啤酒厂在发酵时误用了含砷的葡萄糖，结果使7000多名饮酒者急性中毒，其中128人不幸遇难。

1902—1903年，美国蒙大拿州华灼炼铜厂排放氧化砷，引发数百头家畜死亡（其中马60匹），3500只羊被迫转移放牧。该厂于1903年停产。

1956年，日本森永公司生产的奶粉以二磷酸钠做中和剂，其中混有三氧化二砷，发生含砷奶粉中毒12131人，死亡130人。

1968年，有报道称，中国台湾西南沿海地区居民，因长期饮用高砷水导致皮肤癌增加，在40421名居民中发现皮肤癌428例。

1994年，对中国湖南省雄黄矿附近居民的调查表明，慢性砷中毒167例，其患病率为25.77%。

1993年，中国广东省连南瑶族自治县在土法炼砷停止多年后仍存在环境污染，据调查慢性砷中毒168例，患病率达21.65%。

此外，世界范围的地方性砷中毒，主要是由于长期饮用含砷量过高的天然水引起的。主要表现是：躯干、四肢的皮肤色素（棕褐）沉着和脱色斑点；手掌和脚掌皮肤过度角化，甚至发展到躯干、四肢；多发性皮肤癌；周围神经炎。

### 历史上的砷谋杀案

文艺复兴时期的意大利是使用白砷的高潮时代。家族中利用砷毒杀以争夺权力和遗产。法国著名的军事家拿破仑（Napoléon）死亡的原因，官方定论为患胃癌而死，但后来的科学家从他的遗体中检验出了砒霜的主要成分。

1832年，英国化学家詹姆斯·马什（James Marsh）在一起砷谋杀诉讼中当鉴定人，向法官提交了可靠的证据。从此，砷谋杀者难逃法网。

### 动物的砷中毒历史

使用亚砷酸钠、亚砷酸钾和硫亚砷酸盐作为除草剂、谷物追肥剂、杀昆虫药、绵羊药浴液及木材防腐剂，曾引起动物的砷中毒。亚砷酸钠溶液用作除草剂，按三氧化二砷中的砷计算含砷14%~40%。牛、羊药浴时，砷溶液常和硫黄配合，其中大约含可溶性砷20%。使用亚砷酸碱破坏马铃薯杆，证明对人畜潜在的危险非常大，因此，英国于1960年取消了砷化合物在农业方面的使用。在冶炼工厂和矿区附近，由于砷污染了周围的牧草，牛、绵羊常对砷出现嗜好，并且选择性地吃污染了的牧草，常常发生慢性砷中毒。

### 关于砷的历史专著

2008年，英国哥伦比亚大学卡伦（William R. Cullen）所著的《砷是春药》（*Is Arsenic an Aphrodisiac*）（皇家化学学会，2008）全面介绍了砷及其历史。2010年，华盛顿西雅图大学医学史教授怀尔顿（James C. Whorton）所著的《砷世纪》（*Arsenic Century*）（牛津大学出版社，2010）记述了19世纪维多利亚时代以及20世纪诸多砷谋杀案的始末。

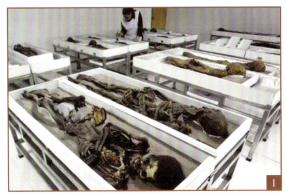
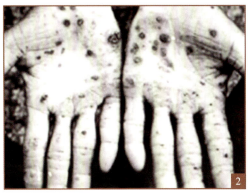

图133 砷中毒（1.智利7000年木乃伊的死因是砷中毒，采自搜狐网；2.地方性砷中毒的指征：皮肤色素沉积）

# 3

# 铅：古老毒金属

## 3.1 铅的发现与应用

### 铅元素的发现

铅（Plumbum，Pb）是人类较早提炼出来的金属之一。炼铅术和炼铜术大致始于同一历史时期。

铅元素的来源，主要存在于方铅矿（PbS）及白铅矿（$PbCO_3$）中，经煅烧可得硫酸铅及氧化铅，再还原即得金属铅。远古时代人们偶然把方铅矿投进篝火中，它首先被烧成氧化物，然后受到碳的还原，形成了金属铅。目前已知铅矿物和含铅矿物有40多种，除方铅矿之外，还有硫锑铅矿、脆硫锑铅矿、车轮矿、白铅矿、铅矾、铬铅矿、钼铅矿等。

早在7000年前人类就已经认识铅了。铅分布广，容易提取，容易加工，既有很高的延展性，又很柔软，而且熔点低。在《圣经·出埃及记》中就已经提到了铅。不仅如此，铅还是两性金属，可和盐酸、硫酸作用生成盐类。铅在空气中表面易氧化成铅膜，或碱式碳酸铅。

### 同位素铅

除了天然的铅矿之外，科学家还发现同位素铅有四种自然的、稳定的同位素：铅-204（1.4%）、铅-206（24.1%）、铅-207（22.1%）和铅-208（52.4%）。后三种是铀-238、铀-235和钍-232经过一系列裂变后的最终产物，这些反应的半衰期分别是$4.47×10^9$年、$7.04×10^8$年和$1.4×10^{10}$年。只有铅-204是自然存在的，是非衰变产物。考古学家利用这种现象判断并确定考古资料的出土地和推测地球的年龄。

### 铅的应用

在人类历史上铅是一种被广泛应用的金属。公元前4500年铅在西南亚、欧洲被开采出来。公元前3000年埃及使用了铅制小人像[1]。美索不达米亚于乌鲁克时期（Uruk，前3000）已使用铅制作小容器或锤成薄片。在伊拉克乌尔城和其他一些城市发掘的古迹所获得的古代波斯人所用的楔形文字的黏土板文件记录说明，在公元前2350年已经从矿石中提炼出大量铁、铜、银和铅。在公元前1792年—公元前1750年巴比伦皇帝汉谟拉比统治时期，已经有了大规模铅的生产。中国商代（前1600—前1046），铅就用于青铜器。西周（前1046—前771）的铅戈中含铅达99.75%[2]。在古罗马时代，铅作为水管道及酒类的储藏容器使用。到中世纪，在富产铅的美国，一些房屋，特别是教堂，屋

---

[1] 在英国博物馆里藏有在埃及阿拜多斯清真寺发现的公元前3000年的铅制塑像。
[2] 在中国殷代墓葬中发现有铅制的酒器卣、爵、觚和戈等器物。

顶用铅板建造，这是因为铅具有化学惰性，耐腐蚀。北美洲的国家于1621年开始采炼铅矿。17世纪欧洲开始大规模生产铅，仅1800年欧洲产铅就有约2万吨，其中一半产于英国。

到近现代社会，铅更广泛地应用于各种工业，大量用来制造蓄电池；在制酸工业和冶金工业上用铅板、铅管做衬里保护设备；电气工业中做电缆包皮和熔断保险丝。大炮发明后，铅被大量用于枪炮武器的制造。含锡、锑的铅合金用作印刷活字，铅锡合金用于制造易熔铅焊条，铅板和镀铅锡薄钢板用于建筑工业。铅对X线和γ射线有良好的吸收性，广泛用作X线机和原子能装置的保护材料。汽油内加入四乙基铅可提高其辛烷值。用作颜料的铅化合物有铅白、铅丹、铅黄、密陀僧等。盐基性硫酸铅、磷酸铅和硬脂酸铅用作聚氯乙烯的稳定剂。此外，还用于橡胶、玻璃、陶瓷工业，醋酸铅用于医药。

但是，从20世纪80年代中期开始，由于铅对环境的污染、铅毒的发现①，以及某些领域中的铅被其他材料所代替，铅的应用开始骤然下降。今天汽油、染料、焊锡和水管都不允许含有铅。

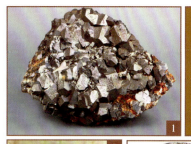
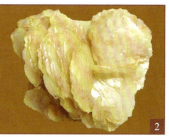
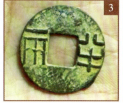
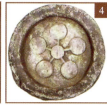
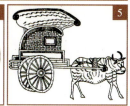

图134 铅矿石及铅制物品（1. 方铅矿；2. 白铅矿；3. 中国汉代铅币半两；4. 中国古代的铅瓦；5. 中国古代的铅牛车）

## 3.2 铅的毒性

铅是一种有毒的金属，它会破坏儿童的神经系统，导致血液循环系统和脑的疾病。含铅盐的陶瓷制品有可能导致中毒，如果容器内的溶液是酸性的（比如果汁），这些溶液就可以溶解陶瓷中的铅离子。长期接触铅和它的盐可以导致肾病和类似绞痛的腹痛。凡是铅中毒的人，轻则神经衰弱、肠绞痛、贫血和肌肉瘫痪，重则发生脑病直至死亡。铅在人体里积蓄后很难自动排除，只能通过某些药物来清除。在一定时间周期（比如半个月）内交替大量食用肉类和奶类，可以帮助排除铅。

铅中毒的历史悠久，很早以前人们就认识到了铅的毒性作用。公元前3世纪，

---

① 铅的蒸气和粉尘容易通过呼吸道和食管进入人体，铅和氧化铅溶于血液引起中毒，常有贫血、腹痛、痉挛、眼和肾受损害等症状。

古希腊诗人、内科医生尼卡麦尔描述了吸入铅黄和铅白后的中毒症状，表现为腹痛、便秘、脸色苍白和麻痹。公元1世纪，著名内科医生、植物学家和药理学家迪奥斯科里迪斯（Dioscorides）发现，摄入铅化合物和吸入铅烟后产生腹绞痛和麻痹症。中国古代人也在服食仙丹灵药或矿物药的过程中发现了铅的毒性。中国元末朱震亨（1281—1358）记载了铅丹的毒性："一妇人，因多子，于月内服铅丹二两，四肢冰冷强直，食不入口。时正仲冬，急服理中汤加附子，数帖而安。"明代李时珍在《本草纲目》中指出：黑锡"性带阴毒，不可多服，恐伤人心胃耳"，铅霜"非久服常用之物"。在欧洲，英国皇帝曾派遣了一支远征军，带上了当时新发明的食品保存技术——罐头。但不久这支军队就开始出现一种神秘的病症，军队里的人陆续死亡，最后战斗尚未开始就全部神秘死亡。后来科学家挖开这些士兵的坟墓，从他们的尸骨上找到了答案。原来这些士兵全都死于铅中毒，罪魁祸首就是那些罐头，因为这些罐头都是用铅封口的。

铅中毒的第一个原因是吸入小于1微米的铅颗粒，这些铅颗粒之后会进入深部肺组织。在陶器的釉中，以前（现在也有部分）含有铅硅酸盐；如果存放酸性食物，会从中溶解出铅硅酸盐，有时会达到危险的浓度。第二个原因是室外空气里的铅，主要来自汽车排放的尾气。过去因为发动机燃料的铅添加剂（四乙基铅，一种防爆剂），使铅成了一种几乎无处不在的"环境毒"。现在汽车烧的都是无铅汽油，说是无铅，其实是低铅。如果一个城市空气里铅的含量超标，首先要调查加油站和加油站背后的石油公司，调查这些汽油里到底铅"无"到了什么样的程度。第三个不容忽视的毒源是现代食物的铅污染。爆米花机的炉腔和炉盖是由含铅的生铁铸成，在密闭加热时极易挥发并掺入爆米花中，含量最高的超标41倍。皮蛋在传统制作过程中需加入氧化铅，氧化铅能协助氢氧化钠渗入蛋中以加快其成熟，因此皮蛋的含铅量也较高。砷酸铅用作水果园的杀虫剂，使水果皮含铅量增高。大气中的铅直接沉积到食物和蔬菜中；室内铅尘污染厨房中的食物，以含铅釉彩器皿储存食物造成污染，铅质焊锡制作的食品罐头对食物的污染，其中，铅污染罐头食品的危害最大。第四个原因是铅管供水系统与相关的疾病的发生和过早死亡有关。2008年，沃纳·特罗伊斯基在《铅水管道灾害》中详尽描述了铅制水管与健康的密切关系[1]，提醒现代社会关注饮水中的铅污染，在卫生和医学历史研究方面做出了重大贡献。

---

[1] 沃纳·特罗伊斯基（Werner Troesken），是美国匹兹堡大学历史学教授，国家经济研究局副研究员。他著的《铅水管道灾害》（The Great Lead Water Pipe Disaster）一书于2008年由麻省理工学院出版社出版。

## 3.3 历史上的铅中毒事件

### "咖啡杯"事件

1981年2月,美国西雅图发生一起家庭铅污染事件,人们称之为"咖啡杯"事件。一个两口之家中,妻子突然出现典型的铅中毒腹绞痛,开始却因没有铅的接触史而被误诊。丈夫为此查阅了大量资料后,要求做血、尿的铅检测才得到确诊。丈夫追忆三年前自己也曾出现腹泻、腹痛、易激动、体重减轻等铅中毒症状,也要求做尿铅、血铅检测,同样获得了确诊。然后,他们试图找出中毒的原因。首先考虑的是自来水管,但那是镀锌的;夫人是画家,颜料含铅,但丈夫从不接触。当种种因素被排除后,他们想起了涂釉的咖啡杯。经测定,在放入热咖啡时,杯内的含铅量便达到了8毫克/100升。平时,夫妇俩用这样的杯子每天饮八次,进入体内的铅要比美国食品药品监督管理局规定的标准高出400倍,于是确定为慢性铅中毒。

### 尼日利亚的铅中毒

2010年3月以来,尼日利亚卫生部收到北部赞法拉州355份铅中毒病例报告,其中163人死亡,包括111名儿童。所有的病例均出现在几处非法金矿周边,铅中毒病例死亡率高达46%。应尼日利亚联邦卫生部要求,美国疾病控制和预防中心所做的一项调查显示,赞法拉州至少有43个村庄出现铅中毒确诊病例(血铅浓度>10微克/分升)。至少有七个这类村庄存在需要进行螯合物治疗的儿童(血铅浓度>45微克/分升)。通过采取脱离铅暴露以及开展螯合物和其他支持性治疗,使七个整治村庄儿童铅中毒的死亡率由2010年的43%下降到2011年的1%。[1]

### 动物的铅中毒

铅是动物中毒最普通的原因之一,特别是狗和牛。1951年艾利克罗福特等报道,英国动物的铅中毒损失的牛一年有几千头。1962年托德(Todd)报道,在北爱尔兰一家屠宰场的调查表明1.7%的成年牛,4.5%的牛犊死于铅中毒。1956年,哈特利(Hartley)发现,连续有50只狗被送到新西兰中心实验室剖检,其中约30%的狗体内铅的含量达到中毒水平。中毒通常是由于舔食或咀嚼旧油漆木器上剥落的颜料引起的。

---

[1] 尼日利亚赞法拉州由采矿活动引起的大规模铅中毒. WHO网站,2011-11-11.

# 4

# 汞:"水俣病"的元凶

## 4.1 汞的发现与应用

汞(Mercury,Hg,水银),是一种银白色的液态过渡金属,也是唯一的在常温常压下呈液体状态的金属元素。自然界中很难发现纯的液态金属汞,更多的是以化合物和无机盐的形态出现。汞能以单价汞或二价汞的形式和其他化合物结合。

早在纪元前,古人就发现和应用金属汞。古希腊亚里士多德称汞为"液银"。在中国商代(前1600—前1046)人们懂得利用汞的化合物来制作药剂、颜料。人们也很早就掌握了用硫化汞来制取汞的技术。《史记》中称汞矿为"丹穴"。《史记·秦始皇本纪》记载,在秦始皇的墓中就灌入了大量的水银,以为"百川江河",而这些水银主要是从硫化汞提炼的。

最早发现汞的踪迹的,是德国著名考古学家谢里曼(Schliemann,1822—1890),他从公元前1500年的埃及墓地的一只器皿中发现一小管汞。在古希腊,人们在公元前700年也开始采硫化汞以炼取汞,并将它用在墨水中;古罗马人则将它加入化妆品。汞在常温中即可蒸发。因为这种特性,水银被用来制作温度计。古希腊科学家普里尼曾描述过从矿物中提取汞的方法,并利用汞的沸点低和液态性质来有效地收集汞。至于用硫化汞矿物——辰砂(又称朱砂)来做红色颜料,在古代也是很普遍的,作为一种庄重的颜色,被用于寺庙和宫殿。

人们对汞的认识还和中古代的炼丹术以及欧洲、阿拉伯的炼金术有密切关系。中国古代葛洪,就曾做了烧丹炼汞的试验。他在《抱朴子》一书中说:"丹砂烧之成水银,积变,又还成丹砂。"就是说,硫化汞经加热能分解出汞,汞还能再与硫化合又成为硫化汞。1637年,中国明代科学家宋应星著的《天工开物》中记载有升炼水银的图解。

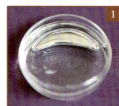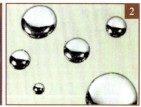

图 135 汞(1.常温下唯一的液态金属汞;2.长生不老药中含有的汞)

汞在空气和水中稳定,不与酸(浓硝酸除外)和碱反应,导热性和导电性良

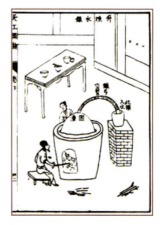

图 136 中国《天工开物》中的升炼水银图(1637)

好。汞不燃烧，易挥发。在常温时会挥发，遇热挥发更快。当汞溅洒在地面或桌子上，或与油尘相混时往往会形成许多小汞珠，增加其蒸发表面积，可使其挥发更快。同时，汞蒸气易被墙壁和衣物吸附，这常成为汞作业场所持续污染车间空气的二次毒源。

汞有多种形式的化合物：氯化亚汞，又称甘汞，在医学中被应用；氯化汞，又称升汞，是一种腐蚀性极强的剧毒物品；硫化汞，又名朱砂、辰砂，是一种质量很高的颜料，常用于印泥，辰砂同时又是一种矿石中药材，也是古代道士炼丹的一种常用材料。

## 4.2 汞的毒性

汞的化学形态随着来源类型和其他因素而不同。由于不同类型的汞有不同的毒性，因此对人类健康和其他生物有机体环境的影响也不同。

### 金属汞

金属汞是一种细微粉末，是泻粉（灰色粉）的组成成分，也是各种杀虫剂软膏和抗刺激软膏的一种成分。经口摄入金属汞时，只有极小部分被肠道吸收。另外，通过皮肤也能吸收一部分。如果胃肠蠕动异常，使金属汞在胃肠道中停留时间过长，亦可能被吸收而造成中毒。

### 汞蒸气

汞的急性中毒常见于通过呼吸道吸入大量汞蒸气。汞蒸气经肺泡吸收的量很多，吸收的速度也很快。由于汞具有较高的脂溶性。汞蒸气不仅通过肺泡膜扩散，而且迅速以元素汞的形式溶解于血液的类脂质中。因此在密闭空间中加热金属汞时，要特别注意通风，避免吸入过多的汞蒸气，造成中毒。如果长期吸入汞蒸气，就可能造成慢性汞中毒，其症状和无机汞的慢性中毒相似。

### 无机汞化合物

常见的无机汞化合物有氯化高汞（升汞）、氯化亚汞（甘汞）、硝酸汞、砷酸汞和氰化汞等。升汞过去被认为是一种很好的防腐剂，但由于它有剧烈毒性，已被危险性小的药物所代替。汞的盐类引起的急性中毒会导致胃和大肠发炎、肠肿瘤，以及肾损伤；慢性中毒主要是导致神经系统损伤。

从5世纪起，人们就认识了升汞的毒性。在法国革命时期，首先是升汞被用作自杀毒。

### 有机汞化合物

有机汞化合物可分成两类：一类是在医学上使用的防腐剂和利尿剂，例如：汞溴红、硫柳汞、醋酸苯汞和硝酸苯基汞以及撒利汞；另一类是在农业上用于拌种的杀真菌剂，例如：氯化乙基汞、乙基汞、对甲苯磺酰苯胺、醋酸甲基汞、氯化甲基汞剂、双氰胺甲基汞和甲氧乙基硅酸汞。医学上使用的有机汞化合物比无机盐的毒性小，因此中毒病例很少。

汞有机化合物中毒会损害视神经，可

导致失明，称之为"汞晶状体症"（Mercuria Lentis）。对汞过敏者，即使局部涂抹汞油基质制剂，也可发生中毒，造成皮肤炎而引起局部过敏。

### 汞中毒的症状

急性汞中毒的症状有头痛、头昏、乏力、齿龈红肿酸痛糜烂出血、牙齿松动、龈袋积脓、流涎带腥臭味、恶心、食欲不振、腹痛、腹泻、大便带血、咳嗽、胸痛、呼吸困难、发绀等。

慢性汞中毒分为轻度、中度、重度三级。患者中可出现头昏、乏力、失眠、嗜睡、多梦、健忘、恶心、食欲减退、体重下降、心烦、急躁、易激动、易兴奋、易冲动、常与人争吵、自制力差、胆怯、好哭、自信心下降、注意力不集中、情绪易波动、焦虑不安、抑郁、幻觉、恐惧、孤僻，以及手指、舌、睑、唇及上下肢的震颤，牙龈酸痛、易出血、充血、肿疼或萎缩，牙齿松动、容易脱落，流涎增多，口中有金属味，蛋白尿，月经失调等症状和体征。

### 汞的毒理学

几个世纪以来，汞是毒理学中的一种"问题元素"。汞和汞盐都有毒，特别是氯化汞是一种剧毒物质，致死量为0.3克。由于生成的汞容易挥发，不易搜集，而且操作人员会发生汞中毒。因此，为防止中毒，改用密闭方式制汞，有的是密闭在竹筒中，有的是密闭在石榴罐中，其关键在于如何使生成的汞蒸气不被氧化并能有效地冷凝收集。中国明代宋应星著《天工开物》中记载炼汞的技术，在天锅上引出导管，将水银蒸气导入冷凝容器中，凝聚成水银。

接触汞机会较多的有汞矿开采，汞合金冶炼，金和银提取，汞整流器，以及真空泵、照明灯、仪表、温度计、补牙汞合金、雷汞、颜料、制药、核反应堆冷却剂和防原子辐射材料等的生产工人。

## 4.3 历史上的汞中毒事件

在罗马时期，西班牙阿尔玛登（Almadén）的朱砂矿主要用的是奴隶做工，奴隶在劳役期间发生汞中毒被称为"奴隶病"。由于人们知道在汞矿工作有危险性，因此，古希腊传记作家、散文家普卢塔克（Plutarch）要求在汞矿只使用被判有罪的奴隶。

大约在15世纪，人们用汞涂层手工制造镜子。直到18世纪中期，这是唯一的制镜工艺。据当时的报道："工人们很不情愿地照着自己制作的镜子，在里面看到的是他们自身的贫困，诅咒着他们的这个行业。"因此，汞加工业是职业性中毒的多发行业。

18世纪和19世纪，汞被用来去掉做毡帽的动物皮上的毛，这导致了许多制帽工人的脑损伤。

当吸入大剂量的汞蒸气时，人会发生急性汞中毒，症状以肺炎和发热为主。长期吸入汞蒸气和汞化合物粉尘引起的慢性中毒，表现为牙床红肿出血、耳聋、消化系统失调和手发抖，称之为"兴奋益增症状"。早期常是细小的颤动出现于眼睑、舌头和手指,接着变成动作性颤抖,最后出现头颠摇。晚期甚至会造成舞蹈症和肌抽跃症状。

1803年,前南斯拉夫的埃迪利亚(Idria)矿发生大火,使900名工人和居民中毒,患上"汞颤"病。

自从1914年汞的有机化合物用作种子杀菌剂以来,曾多次成为大规模中毒的原因。在伊拉克,1950年和1960年都出现过因接触用汞制剂杀菌的种子而引起的大规模汞中毒。1972年,伊拉克人食用了含有机汞杀菌剂的粮食烤制的面包后,6500人中毒,260人失去了生命。

1939—1948年英国威尔士地区,应用甘汞作为驱虫导泻剂,造成儿童发生同类的病症死亡的585例,1953年许多国家规定限制汞制品的应用,此类疾病迅速减少。

1953年,在日本熊本县水俣湾,当地人食用了受汞污染的鱼引起"水俣病"。经追查,是当地一个停工的乙炔厂将工业化乙醛生产的无机汞副产品直接排放入当地海湾,这些副产品被海湾底部厌氧污泥中的微生物甲基化作用转化为汞的有机化合物,主要是甲基汞,从而使该海湾的鱼受到污染。1960年,甲基汞最终在当地人食用的海产品中被检测出来。397名村民中毒,68人死亡,22例有严重的出生缺陷。

# 5

# 镉：环境毒物

## 5.1 镉的发现与应用

镉（Cadmium，Cd），是银白色有光泽的金属元素，熔点320.9℃，沸点765℃，相对密度8.642。有韧性和延展性。镉在潮湿空气中缓慢氧化并失去金属光泽，加热时表面形成棕色的氧化物层。高温下镉与卤素反应激烈，形成卤化镉。也可与硫直接化合，生成硫化镉。镉可溶于酸，但不溶于碱。可用多种方法从含镉的烟尘或镉渣中获得金属镉。进一步提纯可用电解精炼和真空蒸馏。

镉是德国哥廷根大学化学和医药学教授施特罗迈尔（F. Stromeyer）首先发现的，他兼任政府委托的药局检察官。正是他在视察药商的过程中，观察到含锌药物中出现的问题，促使他在1817年从不纯的碳酸锌中分离出褐色粉，使它与木炭共热，制得镉。与此同时，赫尔曼（K. S. L. Hermann）和罗洛夫（J. C. H. Roloff）也从氧化锌中发现了镉。由于发现的新金属存在于碳酸锌中，因此用天然碳酸锌的希腊文"Cadmia"命名它为Cadmium，含义是菱锌矿。

镉在自然界中都以化合物的形式存在，主要矿物为硫镉矿（CdS），与锌矿、铅锌矿、铜铅锌矿共生，浮选时大部分进入锌精矿，在焙烧过程中富集在烟尘中。在湿法炼锌时，镉存在于铜镉渣中。

镉主要用于钢、铁、铜、黄铜和其他金属的电镀，对碱性物质的防腐蚀能力强。镉可用于制造体积小和电容量大的电池。镉的化合物还大量用于生产颜料和荧光粉。硫化镉、硒化镉、碲化镉用于制造光电池。

## 5.2 镉的毒性

镉的毒性较大，人会因为用镉盘来制备食物而偶然中毒。

第二次世界大战后，镉的毒性进入毒理学研究的视野。急性中毒主要是吸入镉烟尘或镉化合物粉尘引起。一次大量吸入可引起急性肺炎和肺积水以及急性肾衰竭。慢性镉中毒则因长期食用镉铅污染的蔬菜、稻米、地下水引发，导致贫血、骨缺损，以及肺、肾损害和生殖细胞受损。接触镉的工业有镉的冶炼、喷镀、焊接和浇铸轴承表面。核反应堆的镉棒或覆盖镉的石墨棒作为中子吸收剂，镉蓄电池和其他镉化合物制造，也会引起慢性镉中毒。

镉进入血液后会迅速与金属硫蛋白

（Metallothionein，MT）结合形成镉金属硫蛋白（MTCd），约70%在红细胞中，30%在血浆中。镉造成肝细胞损害，引起肝功能异常；镉对血管有原发损害，引起组织缺氧和损害；镉引起肾生物化学的改变、肾小球屏障功能损害、肾小管细胞损害和功能障碍。

镉中毒大部分表现为慢性病，可导致呼吸系统、消化系统、循环系统病变，造成免疫系统功能低下、贫血。镉极易从呼吸道和消化道进入人体，在人体内沉积时间长，可达到30年，不易排出体外；而且，镉也能在动植物和水生生物体内积蓄，通过生物链进入人体。

在镉镍蓄电池厂的工作人员患上白血病的可能性是通常地区的1000倍。其中毒所带来的肌肉痉挛、骨质疏松、胃功能下降等严重危害着中老年人的健康。

被镉污染的空气比被镉污染的食物对人体的危害更严重。冶金车间工作环境空气中含金属镉和可溶性镉尘的极限值规定为200微克/立方米，氧化镉烟雾的极限值为100微克/立方米。含镉大于0.5微克/毫升的废水不许排放。

## 5.3 历史上的镉中毒事件

### 日本的"痛痛病"

1955年日本报告了在富山县神通川流域发生的"痛痛病"。其主要症状是疼痛，先是腰痛、下肢肌肉痛，逐渐扩展到各处。严重时只要轻微活动，即便是咳嗽，也会剧烈疼痛。患者体格瘦小，有的身长缩短，营养状况不良。在X线片上，在压痛的局部和放散痛的基部多见骨改变层、骨折、骨皮质变薄。骨脱钙、弯曲和变形，肋骨屈曲引起胸廓变形、骨盆变形、股骨内翻、楔状椎体以及鱼椎形成。[①]

"痛痛病"是因长期摄食被硫酸镉污染的水源而引起的一种慢性镉中毒，在全世界作为骨痛病而出名。因此镉成为日本环境毒的一种象征。

### 镉中毒事件

中国台湾曾发生"镉米事件"，是塑胶稳定剂工厂排放的含镉废水流至灌溉渠道污染农田，被农作物、蔬菜、稻米吸收所致。

英国威尔士北部的黛姆村有一个被称为"女儿村"的村庄，科学家经过调查确认是镉污染造成的。这个村子附近有一个废弃的锌矿，该矿流出的含镉废水，严重污染了当地居民的饮用水源。居民长期喝了被污染的水，就出现了只生女孩不生男孩的奇怪现象。

动物镉中毒的记载见于氧化镉作驱虫药用，其含量在450微克/克时便能引起6头猪死亡。

---

① 赵伯阳. 日本镉毒理研究现况. 中华劳动卫生职业病杂志，1983（4）.

# 6

# 氟：人类需要的有毒元素

## 6.1 发现氟的悲壮历程

氟（Fluorine）在自然界中以氟石（$CaF_2$，Fluorite）的状态存在，任何岩石收藏家都知道它是一种无害的矿石。由于氟非常活泼，所以自然界中不存在游离状态的氟。重要的矿物有萤石、氟磷酸钙等。

在化学元素史上，氟元素的发现自1768年德国化学家马格拉夫（A. S. Marggraf，1709—1782）发现氢氟酸以后，到1886年法国化学家亨利·莫瓦桑[①]制得单质的氟，历时118年之久。在这期间，不少化学家因此损害了健康，甚至献出了生命。氟元素的发现是一段极其悲壮的化学元素史。

1768年，马格拉夫研究萤石，发现它与石膏和重晶石不同，判断它不是一种硫酸盐。1771年化学家舍勒用曲颈甑加热萤石和硫酸的混合物，发现玻璃瓶内壁被腐蚀。1810年法国物理学、化学家安培，根据氢氟酸的性质的研究指出，其中可能含有一种与氯相似的元素。1813年戴维用电解氟化物的方法制取单质氟，用金和铂做容器，但都被腐蚀了。后来改用萤石做容器，腐蚀问题虽解决了，但也没有得到氟，而他则因患病而停止了实验。接着乔治·诺克斯（G. Knox）和托马斯·诺克斯（R. T. Knox）两兄弟先用干燥的氯气处理干燥的氟化汞，然后把一片金箔放在玻璃接受瓶顶部。实验证明金变成了氟化金，可见反应产生了氟而未得到氟。在实验中，弟兄二人都严重中毒。继诺克斯兄弟之后，鲁耶特（P. Louyet）对氟做了长期的研究，最后因中毒太深而献出了生命。法国的弗雷米（E. Fremy，1814—1894）也是一位研究氟的化学家，曾电解无水的氟化钙、氟化钾和氟化银，虽然阴极能析出金属，阳极上也产生了少量的气体，但始终未能收集到氟。同时英国化学家哥尔（D. G. Gore，1826—1908）也用电解法分解氟化氢，但在实验的时候发生爆炸，显然是产生的少量氟与氢发生了反应。他以碳、金、钯、铂做电极，在电解时碳被粉碎，金、钯、铂被腐蚀。这么多化学家的努力，虽然都没有制得单质氟，但他们的经验和教训都是极其宝贵的，为后来制取氟创造了有利条件。

---

[①] 亨利·莫瓦桑（Henri Moissan，1852—1907），出生于巴黎的一个铁路职员家庭。因家境贫穷，中学未毕业就当了药剂师的助手。他怀着强烈的求知欲，常去旁听一些著名科学家的讲演。1872年他在法国自然博物馆馆长和工艺学院教授弗雷米的实验室学习化学，1874年到巴黎药学院的实验室工作，1877年获得理学士学位。1879年通过药剂师考试，任高等药学院实验室主任。1886年成为药物学院的毒物学教授。1891年当选为法国科学院院士。1907年2月20日在巴黎逝世。

1872年，亨利·莫瓦桑当上弗雷米教授的学生，开始在真正的化学实验室工作。莫瓦桑研究了几乎全部有关氟及其化合物的著作。他认为已知的方法都不能把氟单独分离出来，只有戴维设想的电解氟化物的方法还没有试验过。于是莫瓦桑进行了一连串的实验，但都没有达到目的。经过近10年的探索，他认识到在高温下进行实验是失败的症结所在。然后，他开始在冷却的条件下进行电解实验。莫瓦桑开始制备剧毒的氟化砷，曾因中毒而四次中断了实验，可是他仍然继续进行实验。他在铂制U形管中，用铂铱合金做电极，将氟化钾溶解在无水氢氟酸中进行电解，终于在1886年第一次制得单质氟。

在电解实验中莫瓦桑发现，当温度降至-23℃时，他看到一种淡黄绿色的气体渐渐出现，并伴随着一股臭味。这就是曾经让多少化学家望而却步的"死亡元素"——氟。莫瓦桑的成就经过著名化学家的审查，认为是无可争论的。为了表彰他在制氟方面所做的突出贡献，法国科学院发给他一万法郎的拉·卡泽奖金。20年以后，又因他在研究氟的制备和氟的化合物上的显著成就，而获得了1906年的诺贝尔化学奖。

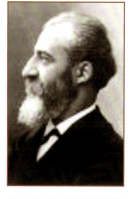

图137 发现元素氟的科学家亨利·莫瓦桑

工业性氟生产是随着第二次世界大战中制造原子弹用的铀开始的。因为制造原子弹必须分离铀-235，因此需要制取大量的六氟化铀（$UF_6$）。六氟化铀是一种易挥发的铀化合物，因为质量的差异导致了气体分子运动的微妙差别，所以可以只分离出含铀-235的物质。这就是应用"气体扩散法"制得浓缩铀的过程。从此氟的化学研究迅速发展起来[①]。

## 6.2 氟的功过

20世纪，氟化物广泛应用于工农业、日常生活以及高科技中，对社会经济的发展有辉煌的业绩。如冶金、化工、农药、化肥、玻璃、电镀、塑料、人造革、橡胶、化学武器、航天都需要含氟的原料，氟利昂更是制冷系列和灭火器不可缺少的原料。但是，随着含氟工业的发展，氟伴随"三废"播散污染环境，成为形成高氟区的原因之一。全世界大量的氟利昂排进空气中，造成全球失去生态平衡，使北极上空臭氧层遭到破坏，地球温度升高，南北极冰山融化，造成全球性气候异常，洪水、干旱、森林火灾从未停止，成为破坏大自然生态平衡的罪魁祸首。

氟又是人类所需要的有毒元素，对人类的健康和生活贡献很大，这是因为氟是人体骨骼和牙齿的正常成分，微量的氟有助于骨骼和牙齿的发育，有明显的预防龋

---

① 樱井弘. 元素新发现. 修文复, 译. 北京：科学出版社，2008.

齿的作用。但是，当摄入量较多时，氟可逐渐积累形成慢性氟中毒。出现轻微的氟斑牙，严重的出现关节疼痛、氟骨症，并可损伤肾上腺、胃、肠道、肝、睾丸、卵巢等器官。

权衡氟对人类的利弊，功过各半，氟仍然是对人类有用的物质。无氟电冰箱的问世，是一个好的开端，只要增强环保意识，把人类的健康放在首位，兴利除弊，氟的利用空间仍然十分广阔。

## 6.3 历史上的氟中毒事件

### 地方性氟中毒

在一定范围内，饮水氟含量越高，氟斑牙率也越高，饮水氟含量的对数值与氟斑牙概率呈显著正相关。因此，饮水氟来源常常是造成地方性氟中毒流行的首要原因。长期生存在高氟区会发生地方性氟中毒，给人类带来深重的灾难。

地方性氟中毒已属于一种地球化学性疾病。人体主要通过饮水、食品、空气等途径摄取氟。在干旱缺水地区，饮水中氟浓缩，含量都偏高，中国的东北各省区、内蒙古、青海、山西、甘肃、宁夏、陕西等省的部分地区属于高氟区。中国政府投入了6.5亿元进行中西部10个省区氟、砷防病改水工程建设。

### 动物的氟中毒

动物的氟中毒最早见于1783—1784年拉基（Laki）火山喷发时，放牧牛发生的氟中毒。1845—1846年赫克拉（Hekla）火山爆发时，火山灰中氟化物含量高达2000微克/克，引起绵羊急性氟中毒。

近百年来，全世界相继有印度、俄罗斯、德国、斯洛伐克、澳大利亚，以及非洲、美洲、中东和东南亚的50多个国家报道过动物的地方性氟中毒。1912年在意大利的过磷酸盐工厂邻近地区，牛发生骨软化病。1927年，巴特鲁斯记述了一铝厂附近牧草氟的大量沉积而引起的一种以骨骼畸形和骨骼变厚为特征的严重患病的奶牛。1934年，印度报道了地方性氟中毒地区，耕牛发生关节磨痛、肿大、跛行和牙齿磨损。

20世纪50—60年代，日本学者对铝制品厂、磷肥厂、砖瓦厂、金属厂、玻璃厂、陶器厂等工厂排出的废气危害蚕桑生产情况进行了一系列的研究，证实为氟素中毒。并用X线法对瓷砖厂排出的煤烟成分进行分析，证明煤烟及其受害桑叶中含有氟化钠、氟硅酸钾、氟硅酸钠等无机氟化物，它们对桑树蚕的毒性不同，当桑叶含氟量达56微克/克时能使9%的三龄蚕中毒死亡。

中国20世纪50年代出现氟污染对蚕区的危害。20世纪70年代之后，随着乡镇企业的迅速发展，在广东、浙江、江苏的一些主要蚕区的氟污染日益严重，给蚕桑生产带来严重威胁。研究表明，砖瓦厂、磷肥厂排放的余气中氟化物浓度超过每天每平方分米1.5微克，则桑叶中的氟化物超过30微克/克（干重），蚕吃后便会产生急性中毒。据统计，1979年广东省顺德蚕桑生产因氟污染损失760万元，1982

年浙江省杭嘉湖地区因氟污染直接损失1000多万元，1984年江苏省海安县因氟污染减产蚕茧130吨。①

1934年丹麦首次证实，在排含氟气体和灰尘的一些工厂附近，水、土壤和牧草受到污染，氟在土壤或水中出现异常量，长期连续地摄取小量氟会出现慢性地方性氟病（Fluorosis），中毒的特有症候是该地区家畜牙的特殊变化。

## 6.4 自来水加氟的争议

自来水加氟以杀菌消毒，从20世纪30年代一开始就有争议。最初是1930年美国调查人员对比了水源含氟量不同地区人口的蛀牙情况，发现水中含氟量较高的地区蛀牙现象比较低，而含氟量很高地区的人会因为氟侵蚀牙釉，导致牙齿吸附外来色素产生氟斑②。研究人员最终确定饮水中含氟量1毫克/升最理想，既能减少蛀牙又不会导致氟斑。从1945年起美国一些地方就开始在自来水里添加氟化物。美国环保局将安全氟含量的最高限量设为4毫克/升，但14毫克/升的高氟含量饮用水显然存在很大危险。一些地区在水中加氟的原因是这些地区的自然含氟量低于0.05毫克/升，不能帮助加强牙齿的硬度。大约60%的美国城市在自来水中加氟以达到1毫克/升的标准。1969年，世界卫生组织认可了这一做法。1999年，美国疾病预防控制中心将在水中加氟列为20世纪十大成就之一。因此，世界上许多国家都开始在自来水中加氟。

但是，大多数欧洲国家反对在自来水中加氟，其理由是：过量氟化物会导致牙齿变色或腐坏，也可能引起骨质疏松（氟骨症）。一些专家认为氟的健齿效果没有得到证实，氟化物本质上是有毒的，没有必要冒着生命危险来加氟。因此，在20世纪70—90年代，一些欧洲国家改变了立场。德国、瑞典、荷兰和芬兰等国停止在自来水中加氟，而法国就根本未曾在自来水中加过氟。

目前，美国、加拿大、爱尔兰、澳大利亚和新西兰等国家仍在向自来水中加氟（大约10%的英国人在饮用加过氟的自来水）。德国、法国、比利时和瑞士没有这样做。可见，自来水加氟的利弊之争至今尚无定论。

---

① 洪嘉熙，卞永梅. 大气氟污染对蚕桑的影响. 中国环境报，1985-11-26.
② 氟斑，当时因为在得克萨斯州一些地方常见，曾被人称作"得州牙"（Texas Teeth）。

# 7

# 磷：古老工业毒物

## 7.1 磷的发现与应用

### 磷的发现

磷（Phosphorus）广泛存在于动植物体中。1669年德国汉堡一位懂得炼金术的人汉宁·布朗德[①]首先发现了磷。他在通过强热蒸发尿的过程中，偶然在曲颈瓶的接受器中发现一种特殊的白色固体——白磷，因其在黑暗中不断发光，故称它为"冷火"（德文 Kalte Feuer）。磷的拉丁名称 Phosphorum 由希腊文 Phos（光）和 Phero（携带）组成，也是"发光物"的意思。这和古代人们从矿物中取得的那些金属元素不同，磷是第一个从有机体中取得的元素。

德国化学家孔克尔曾用尽种种方法想打听出磷的制法，终于探知这种所谓发光的物质，是从尿中提取出来的。于是他也开始用尿做实验，经过苦心摸索，终于在1678年成功制得。他是把新鲜的尿蒸馏，待蒸到水分快干时，取出黑色残渣，放置在地窖里，使它腐烂，经过数日后，他将黑色残渣取出，与两倍于"尿渣"重的细砂混合，一起放置在曲颈瓶中，加热蒸馏，瓶颈则接连盛水的收容器。起初用微火加热，继而用大火干馏，及至尿中的挥发性物质完全蒸发后，磷就在收容器中凝结成为白色蜡状的固体。后来，他为介绍磷曾写过一本书，名叫《论奇异的磷质及其发光丸》。

在磷元素的发现上，英国化学家罗伯特·波义耳差不多与孔克尔同时，用与他相近的方法也制得了磷。波义耳的学生汉克维茨（Codfrey Hanckwitz）曾用这种方法在英国制得较大量的磷，作为商品运到欧洲其他国家出售。他在1733年曾发表论文，介绍制磷的方法，不过说得十分含糊。

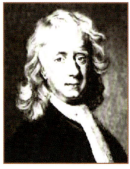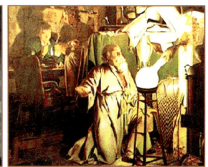

**图138 汉宁·布朗德**（右图为1669年布朗德发现磷的油画，作者：Joseph Wright）

---

[①] 汉宁·布朗德（Henning Brand，约1630—1710），是德国汉堡商人。他相信炼金术，由于他曾听传说从尿里可以制得"金属之王"黄金，于是抱着发财的目的，用尿做了大量实验。1669年，他在一次实验中，将砂、木炭、石灰等和尿混合，加热蒸馏，虽没有得到黄金，而竟意外地得到一种十分美丽的物质，它色白质软，能在黑暗的地方放出闪烁的亮光，于是布朗德给它取了个名字，叫"冷光"，这就是今日称之为白磷的物质。

之后，又有人从动物骨质中发现了磷。

### 磷的应用

尽管磷有剧毒，但自古以来被广泛用于制造火柴、焰火、爆竹信号弹、某些合成染料、人造磷肥、杀虫剂、灭鼠药、洗涤剂以及医疗用药等工业领域。19世纪早期白磷被用于火柴的制作，使用白磷制成的火柴极易着火，但由于当时白磷的产量很少而且有剧毒，很不安全，所以不再使用白磷制造火柴。到1845年，奥地利化学家施勒特尔发现了红磷，确定白磷和红磷是同素异形体。由于红磷无毒，在240℃左右着火，受热后能转变成白磷而燃烧，于是红磷成为制造火柴的原料，一直沿用至今。目前生产的日用火柴头药内无磷，但在有些火柴盒的边药中含红磷40%左右。任何地方都可擦燃的硫化磷火柴的头药内含有三硫化四磷（$P_4S_3$）10%左右。

## 7.2 磷的毒性

磷有黄磷、红磷、紫磷和黑磷四种同素异构。黄磷又称白磷，毒性最大，人吸收量达1毫克/千克即可致死。职业性急性磷中毒多见于生产事故，由熔化的磷灼伤皮肤，并被吸入体内产生中毒。人因接触磷剂而引起的中毒有急性和慢性之分。磷中毒多由于误服灭鼠药磷化锌（Zinc Phosphide）所致，磷化锌的致死量约为40毫克/千克。此外，偶尔因吞食含磷的火柴头，或多次嚼食含磷化物或赤磷的火柴盒边也会引起中毒。

磷化氢属高毒类，经呼吸道吸入或磷化物在胃肠道产生气体后吸收，主要作用于神经系统、心脏、肝脏及肾脏。产生磷化氢的情况主要是：含有磷酸钙水泥遇水时，含有磷的矿砂遇水或湿空气潮解时产生磷化氢；用黄磷制备赤磷过程中磷蒸气与水蒸气结合时产生磷化氢；含有磷的锌、锡、铝、镁遇弱酸或受水作用时也可产生磷化氢；磷化锌用作灭鼠药及粮仓熏蒸杀虫剂时，磷化锌遇酸迅速分解产生磷化氢；磷化铝用作粮仓熏蒸杀虫剂时，遇水分解亦可产生磷化氢。

## 7.3 历史上的磷中毒事件

### 古老的工业毒物

磷是一种古老而著名的工业毒物，其毒性反应最早发生在使用白磷制造黄磷火柴工厂。19世纪中叶美国维也纳（Vienna）和波士顿（Boston）报道了第一个"磷毒性颌疽"（Phossy Jaw）病例，患者在从事磷的制造环境中暴露15年之久，症状特征为明显的下颌肿胀。"磷毒性颌疽"是职业中毒性疾病中最为痛苦的一种。美国所发生的"磷毒性颌疽"见于1902年联邦劳工局在火柴制造厂检查妇女和孩童所做的报告中。1910年安德鲁（Andrew）曾经对全国的火柴制造厂进行调查，拯救了100位有磷中毒病史的患者。1923—1926年，在美国几个小型火柴制造工厂中，曾经发生了若干个严重磷中毒的病例。

鉴于"磷毒性颌疽"因颌骨坏死而出现明显的毁容现象，引起了欧洲舆论界对磷中毒的重视。特别是法国化学家发现了不具毒性的代用品——硫化磷（Phosphorus Sesquisulfide）之后，促使法国政府宣布废弃对白磷的使用。1906年，许多国家的政府宣布不再制造和进口白磷火柴。美国通过立法终止白磷在火柴工业上的使用。

### 黄磷燃烧事件

2007年7月16日，一列载有黄磷的货运火车在乌克兰西部利沃夫附近脱轨并发生火灾。11节运载高毒性黄磷的列车出轨，列车上的黄磷燃烧释放出的有毒气体污染了附近14个居民区，当时至少20人中毒住院，800多人紧急转移。7月21日，利沃夫州12所医院已收治了179位因列车出轨事故中毒入院的患者，其中包括48名儿童和14名紧急情况部的工作人员。

### 动物中毒记载

白磷（或者黄磷）曾一度被用作毒鼠药的一种成分，现已在很大程度上被其他毒鼠药所代替。动物直接食入毒鼠的食饵发生中毒，或者吃了毒死的大鼠引起二次中毒。也曾因轰炸演习与战争中所用的燃烧弹和烟幕弹污染了牧场和土壤，而引起动物的磷中毒。

按照食入磷的情况，动物的中毒量有相当大的差异，粉碎得极细的磷中毒量为马和牛0.5~2克，猪0.05~0.3克，狗0.05~1克，家禽0.02克。[1]

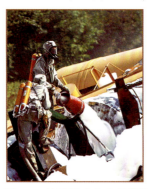
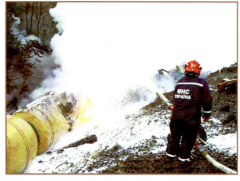

图139 消防员在乌克兰西部利沃夫附近发生黄磷列车出轨事件的现场救火

[1] CLARKE E G C, CLARKE M. Veternary toxicology. London：Bailliere Tindall，1978.

# 8

# 钼：动物腹泻的毒源

## 8.1 钼的发现

钼（Molybdaina）的希腊文为铅的意思。铅矿石，特别是方铅矿都被称为钼。后来，石墨和辉水铅矿也被称为钼，成为铅色矿石的总称。

1778 年，瑞典化学家舍勒（C. W. Scheele）用硝酸分解辉水铅矿，得到特殊的白土（白色沉淀），从而发现了一种新元素，以希腊文 Molybdenum（似铅）命名。但是用同样的方法处理黑铅矿，则不起化学反应。证明辉水铅矿与黑铅矿含有不同金属成分。该白土具有氧化物的成分，舍勒因此命名为"氧化钼"（$MoO_2$），一种新的金属氧化物。在舍勒的启示下，舍勒的朋友瑞典化学家耶尔姆（O. J. Hjelm）于 1782 年把钼土用碳还原得到含碳的钼，首次制取金属钼。并用 Molybdenum 命名。真正提炼出纯粹的金属状态的钼是 1817 年瑞典化学家伯济利斯雅（Berzelius，1779—1848）完成的。

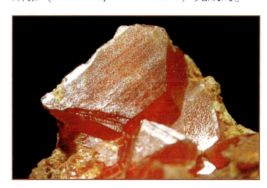

图 140 钼铅矿

## 8.2 钼的毒性

钼在重金属中是毒性比较低的一种，在生物体内不蓄积。成人每日钼的必需量为 0.1 毫克。母乳中钼的含量很多，在 1 升牛奶中钼含 25~75 毫克。

### 钼对人体的作用

钼是唯一属于元素周期表第五周期的生命必需元素，以钼酸根的形式存在于生物体中。微量元素钼进入机体后，主要在两个方面参与物质代谢过程：一是作为钼酶的重复组分——钼辅助因子，参与许多生化反应；二是以无机盐的形式，与其他营养元素，特别是铜、硫等相互作用。钼过多能干扰铜的吸收而发生拮抗。

美国和前苏联某些地区痛风发病率很高的原因归根于钼的摄入量高（每天 10~15 毫克），因为发病地区的土壤中钼含量很高，从而造成农产品中钼的含量也很高。

### 钼对动物的毒性

长期摄入过量的钼可使牛羊发生一种慢性钼中毒病，称为"下泻疾病"。

## 8.3 历史上的动物钼中毒

1938年,弗格森(W. S. Ferguson)等报道了在英国萨默塞特(Somerset)地区的牧场放牧的牛和绵羊流行一种原因不明的严重腹泻,已经有100年的历史,当时定名为"腹泻病"。经过调查及检测,发现该区牧草中含钼量高达20~100毫克/千克,而其他地区牧草含钼量仅为1~3毫克/千克。

1943年弗格森等人再次报道并证实英国天然高钼牧草引起放牧牛及绵羊流行的"腹泻病"。

1946年布里顿(A. H. Britton)等报道了美国佛罗里达州和加利福尼亚州高钼牧场放牧的牛羊同样发生类似的"腹泻病"。

1953年坎宁安(I. J. Cunningham)报道新西兰部分牧场的土壤是沼泽性的"泥炭土"或腐殖土,属于高钼牧场。这类土壤少部分因含铜较低属原发性铜缺乏,但大部分土壤含铜正常而含钼过多。生长在高钼牧场的放牧牛发生以腹泻为主症的疾病——"泥炭泻"(Peat Scours)。

1954年,安诺(Anon)报道新西兰曾过多施用钼肥刺激牧草生长,使土壤中钼含量增高,牛羊食入高钼土壤上生长的牧草发生中毒。同年霍尔金(Hallgren)等人报道了瑞典高钼牧场放牧牛群发生的"腹泻病"。

1981年,高桥达几报道日本岛根县能义郡自1950年以来,当地牛群中流行一种"毛白化病",其主要症状为严重下痢,体质消瘦及食欲减退。直到1955年才查明该病发生的原因是由于河川上游的辉铅矿及二硫化钼的浮选矿废水污染水质,使该地区牧草含钼量剧增,放牧牛群采食被污染的高钼牧草导致发病。兵库县的牧草含钼量竟高达200毫克/千克以上,导致放牧牛群发生与岛根县类似的"钼中毒病"。

1981年,中国樊璞等人报道了中国赣南大余县一钨钼选矿厂排放的含钼尾砂水污染饮水及土壤,所以该地区生长的青草,特别是稻草含钼量过高。经分析土壤中钼含量为25.2毫克/千克,稻草中182毫克/千克,牛羊食1千克即中毒。中毒的牛临床表现持续性腹泻和皮肤发红,当地称为耕牛的"红皮白毛症"。

# 9 硒：动物"碱病"之源

## 9.1 硒的发现与应用

### 硒的发现

硒（Selenium，Se），属于硫族元素，在化学与生物化学性质上，硒与硫、碲相似，比较起来，硒与硫更相似。硒的单质具有非金属的共价性质。

1817年9月23日，瑞典化学家贝采里乌斯（J. J. Berzelius，1779—1848）和他的助手加恩（Gahn）视察硫酸工厂时，发现在硫酸当中有少量的赤褐色沉淀。他认为在此沉淀物中可能含有碲，但是分析结果并未发现碲，而是一种未知的元素。之后，贝采里乌斯在焙烧黄铁矿制硫酸时，发现在铅室的壁上和底部附着有红色的残泥，将残泥加热，即发出一股似腐烂萝卜的臭味，他确认这是一种新的元素，并将其命名为 Selenium（"月亮"之意）。

### 硒的用途

工业纯硒约55%用于玻璃的着色和脱色颜料。高质量信号用的透镜玻璃含硒2%。加入硒的平板玻璃用作太阳能的热传输板和激光器窗口红外过滤器。在冶金工业上，硒可以改善碳素钢、不锈钢和铜的切削加工性能；大约有30%的硒以高纯形式（99.99%）与其他元素做成合金。硒还用于制造低压整流器、光电池、热电材料以及各种复印复写的光接收器。其余15%的硒，以化合物形式用作有机合成的氧化剂、催化剂、动物饲料微量添加剂（0.1微克/克）。将硒加入橡胶中可增加其耐磨性。将硒及硒化物加入润滑脂中，可用于超高压润滑。

## 9.2 硒的双重危害

硒是人体必需的微量元素，在人体中，硒是多种酶的活性中心，具有多方面的生理作用，如调节免疫、延缓衰老、预防癌症、清除自由基、拮抗重金属等。但过量的硒可以引起人和动物中毒。

在严重缺硒的地区可引起动物的白肌病，并形成白肌病的发病地带，尤其是温带以森林或森林草原土系为中心的地带发病率很高。相反，在富硒地区，常发生地方性慢性硒中毒，动物则发生"碱病"（Alkali Disease，即硒中毒），也称为"蹒跚病"（Blind Stagger，也称为"瞎撞病"）。

## 9.3 历史上的硒中毒事件

### 职业性硒中毒

职业性硒中毒主要发生在与硒接触的人群。急性硒中毒症状是神经过敏、痉挛、呼吸困难、呕吐、嗜睡等。慢性硒中毒症状为胃肠障碍、乏力、腹水、贫血、眩晕、指甲变形、肝肾损伤等。测定全血、血清、头发中的硒含量,可以反映人体的硒代谢水平,为健康提供依据。

### 地方性硒中毒

1966 年,中国湖北恩施地区发现一种有脱发、掉指甲、皮肤溃疡、四肢麻木等症状的疾病,并有死亡。测定结果显示,患病者的主食玉米中含硒量高达 23~43 微克/克。硒中毒的症状出现的潜伏期最短 5 天,最长 1 个月,一般为 7~10 天。

其后,陕西省畜牧兽医研究所在陕西省紫阳县双安公社发现猪的硒中毒。经用日粮内含硒 23.74 微克/克的饲料喂两月龄小猪五头,结果第 15 天出现中毒症状。表现为身体消瘦、全身脱毛、皮肤粗糙、眼神呆滞、精神委顿、流泪、呕吐、食欲废绝,最后体温下降,于 63 天后死亡[1]。

### 动物中毒的历史记载[2]

动物慢性硒中毒称为"碱病"或"蹒跚病"。曾在美国西部、南美洲、加拿大、爱尔兰、德国、法国、以色列、澳大利亚、新西兰、南非等国家和地区发生。在北美洲,特别是美国西北大平原和加拿大西部地区硒中毒相当严重,马在富硒的牧场连续放牧六个月,前蹄出现慢性硒中毒的表现(图141)。在爱尔兰也有记载,在那里把硒中毒称为"狗疫"(Dog Murrain),当地的一些土壤内含硒达 30~324 微克/克。

碱病,最先认为是饮用含碱的水引起的。后来证明是由于每天吃了含硒的植物、青草和其他饲料植物而引起的。碱病的特征是马鬃和马尾的长毛脱落,牛尾的长毛脱落,被毛粗乱,迟钝和缺乏活力以及丧失食欲而逐渐消瘦。有末梢血液循环障碍迹象,当中毒动物在极度受冷的情况下,易造成蹄和四肢下部和尾部的冻伤。蹄冠下出现环状龟裂,严重病例出现深的龟裂。马的蹄壳可能脱落,但牛常保留,但呈过度生长或变形。

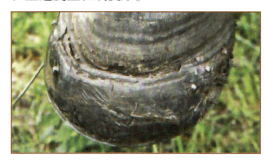

图 141 马的"碱病"(据 USDA-ARS-NPA)

---

[1] 张碧霞,陈仁文. 应用富硒玉米喂猪引起硒中毒的病理学形态变化. 中国兽医杂志,1986,7(12):19-21.

[2] CLARKE E G C, CLARKE M. Veternary toxicology. London:Bailliere Tindall, 1978.

# 10

# 铊：绿色的树枝

## 10.1 铊的发现与应用

铊（Thallium，Tl），是一种银白色稀有的金属元素，也是具有放射性的高危重金属。铊大部分存在于伟晶岩和气成矿床的钾长石及云母中，以类质同象置换钾[①]。铊具有显著的亲硫性，所以在白铁矿、黄铜矿、方铅矿、闪锌矿及雄黄等硫化物矿床中也有分布。

1861年，英国英格兰的克鲁克斯（W. Crookes，1832—1919）用光谱分析法研究哈兹省某家硫酸厂的废渣时，由光谱发现了一种具有特殊绿色谱线的元素，他认为这属于一种新的化学元素，第二年制出了少量金属。由于这种金属燃烧时能发出十分美丽的绿色光焰，在光谱中的亮黄谱线带有新绿色彩，克鲁克斯便根据拉丁文 Thallus（绿色的树枝）将其命名为铊。

铊是无味无臭的金属，主要用途是制造一种烈性的灭鼠药——硫酸铊。硫酸铊在20世纪20年代作为特效杀鼠药，在扑灭鼠疫中广为使用。铊也用来制造光电管、低温温度计、光学玻璃等。

铊的放射性同位素铊-201用于各种疾病的诊断。铊-201半衰期仅72.9小时，可很快从体内排出。铊-201的另一个重要性能是当它衰变时会发出穿透性极强的$\gamma$射线，在人体之外可以探测到。

## 10.2 铊的毒性

铊和铊盐具有毒性。许多国家将铊化合物与氰化物一同列为A类剧毒物质。铊能使人的中枢神经系统、肠胃系统及肾脏等部位发生病变。人如果饮用了被铊污染的水或吸入了含铊化合物的粉尘，就会引起铊中毒。铊的致死剂量为10～30毫克/千克，即不到1克的铊化合物即可致人死亡，而且没有特效的解毒药。许多自杀和谋杀都记在铊元素的账上。

急性铊中毒患者，有恶心、呕吐、腹绞痛，甚至昏迷、抽搐、休克等症状。慢性铊中毒患者，初期表现为全身无力、食欲减退、头晕、头痛、失眠和头发脱落。

---

[①] 类质同象，是指性质类似的原子、离子、离子团、配离子等在晶体构造中相互置换而形成一种矿物（一个物象）的现象。

## 10.3 历史上的铊中毒事件

### 铊污染中毒事件

1958 年，中国贵州兴仁县一个小村庄的大批村民因不明原因头发迅速脱光，村民称之为"鬼剃头"。持续三年间，发病人数 420 人，60 人相继死亡。后查明中毒是因为误服村子附近被汞矿污染了的河水所致，河水中含铊量高达 0.052%。

1986 年，据联合国环境规划署报道，圭亚那的农民误将进口的灭鼠药硫酸铊当作农药撒到甘蔗园植株上灭虫，人们吃了未洗净的甘蔗以及含有硫酸铊污染的食品引起中毒，数千人中毒，死亡 44 人。[①]

1997 年，中国江西省上高县两个乡六个自然村曾发生一起铊中毒事件。该村 144 户，共有村民 649 人，其中 130 户从邻县某花炮厂购买了含有铊的非食用盐，误食人数约 600 人，在 3~4 个月内，先后发生中毒病例 266 例。

### 铊谋杀案

历史上剧毒金属铊能杀人于无形，曾制造了多起骇人听闻的谋杀案件。铊一度被用来制作烈性的灭鼠药，然而比铊更致命的是害人之心。自从人们了解到铊的剧烈毒性后，这种无味无臭的毒物便频频被用作完美的谋杀工具，成为暗杀的武器，铊也和砒霜并称为"投毒者的毒药"。此外，作为一种可轻易取得的毒药，铊不仅成为家庭主妇的复仇工具，而且，在冷战时期也成为扫除政治异己的工具。

1957 年，前苏联克格勃成员尼古拉·霍赫洛夫因为拒绝执行刺杀任务被投毒，他的头发在数天内掉光，皮肤上出现伤痕。中毒后霍赫洛夫逃往德国，尽管确诊是铊中毒，但德国医生却束手无策，后被送往美国接受治疗后最终康复。

1961 年，年仅 14 岁的英国伦敦小男孩格雷厄姆·杨（Graham Young）开始在自己家人身上测试毒药，他选中的试验品就是铊。1962 年，杨先后用铊毒死他的继母、父亲、姐姐、朋友，一共毒死 13 人。1962 年 5 月 23 日，杨遭到警方逮捕，他承认了自己对身边人下毒的所有行为。但因为年龄尚小，再加上精神病医生诊断他患有精神错乱，杨没有进监狱，而是被送进一家收容囚犯的精神病院。1971 年走出精神病院后，杨成为一家化工厂的材料管理员。该工厂主要研制溴碘化铊红外镜头，这使得杨又有机会接触到毒物。杨来到化工厂不久，他手下的一名工头很快病倒了，不久便不治身亡。紧接着更多的人开始生病，先后有约 70 人出现铊中毒症状。警方将杨逮捕后，发现了他的一本日记，其中详细记录了他下毒的剂量和对方中毒后的症状。罪行累累的杨被最终判终身监禁，他被媒体冠以"茶杯投毒者"（The Teacup Poisoner）的恶名。

2011 年，一位名叫李天乐的旅美华裔女化学家因涉嫌利用铊毒死丈夫王晓晔而

---

[①] 子月. 1985—1989 年世界严重污染事件. 科技日报，1989-06-11.

被警方逮捕。

### "铊婶"们的复仇工具

20世纪50年代发生在澳大利亚的"群体"铊投毒事件更令人胆战心惊。当时的澳大利亚，由于鼠患成灾，铊被广泛用于制作鼠药。硫酸亚铊甚至能在商店买到。

1952年9月，悉尼市郊的一位家庭主妇伊冯·弗莱彻因涉嫌下毒谋杀自己的两任丈夫被捕。当她的第二任丈夫出现了和第一任丈夫病故前相似的症状时，引起了邻居们的怀疑。于是警察开棺验尸，弗莱彻用致命老鼠药给丈夫下毒的罪行被曝光。这也成为当时澳大利亚第一桩被破获的铊投毒案。

就在弗莱彻被捕一个月后，家庭主妇露比·诺尔顿因涉嫌谋杀她女儿的未婚夫艾伦·威廉斯被捕。

同样在1952年，悉尼市的维诺妮卡·蒙蒂被指控企图毒杀她的女婿——著名的橄榄球运动员鲍勃·卢汉。三年后，蒙蒂服毒自杀，她吞下的也是铊毒。

1953年，先是悉尼的一位家庭主妇贝莱尔·海格向警方坦白：她把在杂货店买来的老鼠药放进了丈夫的茶里，目的是"给他一点疼痛，报复他给我带来的那些头疼"。

接着，另一名女性卡洛琳·格里斯则残忍地用铊毒杀了四人，其中包括三名家庭成员和一位亲密好友。警方还在她给其他家人成员泡的茶中发现了铊。格里斯被判终身监禁。在狱中度过余生的她，被其他犯人称为"铊婶"。

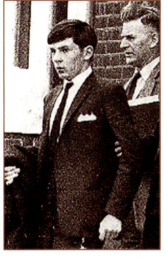

图142 接受庭审的格雷厄姆·杨（左）从法院被带走

# 11 铝：生命的"窃贼"

## 11.1 铝的发现与应用

铝（Aluminium，Al），是自然界广泛存在的金属元素，占地壳总质量的7.45%。同时，铝是高价、半径小的元素。1827年，丹麦科学家奥斯泰德（H. C. Oersted，1777—1851）发现了铝。铝的英文名Aluminium出自明矾（Alum）。

在19世纪铝曾被誉为"银色的金子"。法国皇帝拿破仑三世，为了摆阔显威，下令把他的军旗上的银鹰换成了铝鹰。每逢国宴，宾客们用的是银碗，唯独皇帝自己用的是铝碗，可见，当初铝是何等珍贵。

史前时代，人类已经使用含铝化合物的黏土制作陶器。由于铝是一种银白色轻金属，有延展性，因此，从20世纪开始，铝进入了大规模工业生产。各类社会及生活用品大批出现，如飞机、汽车、卡车、电机、餐具、炊具等。

## 11.2 铝的毒性与预防

**铝的毒性**

铝元素能损害人的脑细胞。1886年希姆首次报道铝的神经毒性，从此改变了过去认为铝和铝盐不能被吸收，无毒，无急性、慢性中毒的观念。20世纪30年代，人们已经观察到铝对动物生产性能的不利影响。20世纪70年代，医学家发现，长期铝暴露可在骨骼、大脑、肝肾、肺和神经系统大量蓄积并致病。

20世纪70年代末，加拿大科学家克拉帕分析了8名健康人和16名衰老者的脑样，发现脑神经元的铝含量，衰老者比健康人要多四倍，因此，克拉帕认为，铝会促使人衰老。这是一个惊人的科学新发现[①]。

1983年，美国科学家皮尔和布罗第采用灵敏的扫描电子显微法结合X线光谱测定法，对老年人和过早衰老者脑的海马神经元进行了分析，证实了衰老者脑的海马中的神经元纤维缠结中含有大量的铝，初步揭开了铝与人体之谜，从此，铝被称作"生命的窃贼"。

科学家还发现，凡是患有伸舌样痴呆和长期肾渗血症的患者，脑里也同样含有大量的铝。长期摄入铝化物，能降低胃蛋白酶的活性，使胃液的分泌量减少，引起

---

[①] 善杨. "生命的窃贼"——铝. 北京科技报，1984-09-07.

腹胀、消化不良、厌食等。摄入过量的铝还会抑制肠道对磷的吸收，使骨骼里的磷代谢受到影响。如果骨的磷含量下降，会导致骨质疏松、骨折等。

### 环境酸化使铝成为有毒元素

铝是地壳中含量最多的金属，约占地壳总重量的8.8%。地球上几乎到处都有铝的化合物，土壤中就含有许多氧化铝。过去，人们一直认为铝是一种无毒的元素。但是，随着人类活动引起的环境酸化，使铝成了一种对生物有毒的元素。科学家证实：酸雨造成森林和水生生物死亡的主要原因之一，正是土壤中的氧化铝在酸性条件下变成可溶性的硫酸铝，毒害了树木和鱼类。

20世纪70年代，原西德的森林受酸雨危害大量枯萎死亡，由于土壤酸化后使铝的溶解度大大上升，使树木根部的铝浓度增加，造成树根枯死。瑞典和挪威的湖泊中鱼类大量死亡的原因也是由于酸雨把土壤中的铝溶解到湖泊中所致。北欧的湖泊与德国的森林一样，都是由于铝而变成了死湖[1]。

### 铝对植物的毒害

早在20世纪初，人们就认识到铝对植物的毒害作用。但对于铝毒害的机制以及最初对植物的毒害症状未能明确，直到20世纪末，科学家才阐明铝对植物的毒害症状主要是抑制根的生长和引起根尖结构的破坏。1992年，雷盖尔（Rengel）研究认为：铝影响植物细胞内钙离子的浓度，细胞内钙离子平衡被破坏是铝毒害综合征的起始触发器。

铝易水解形成难以溶解的氢氧化铝，并进行相互转化，尤其在酸性土壤中形成大量的铝离子、羟基合铝离子和二羟基合铝离子等，从而对植物产生毒害作用。特别是当土壤pH值小于等于5.0时，铝的毒害作用更强，成为酸性土壤提高农作物产量的限制因子。因此，铝毒害是农业生产中最主要的矿物元素毒害之一[2]。

### 预防铝摄入过多

日本学者认为，人从氢氧化铝中吸收铝会造成痴呆。因为铝是两性化合物，在胃中的酸性条件下可生成三氧化铝，易溶于水而被吸收。长期服用含铝的药品（如复方氢氧化铝、硫糖铝），铝在体内会蓄积起来，就有造成痴呆的危险[3]。

为了预防铝摄入过多，专家建议少吃油条，因为制作油条时要在面粉中加入一定量的明矾，而明矾中含有大量的铝。铝制品的餐具、炊具不要盛装酸菜、番茄酱等酸性食物，酸性食物会使铝析出，增加食物中的含铝量。因此，医学家一再呼吁应当淘汰铝制炊具。

为了减少铝从消化道的摄入，世界卫生组织和联合国粮食及农业组织于1989年正式将铝确定为食品污染物加以控制，提出人体暂定每周容许摄入铝量标准为7毫克/千克（干重计），城市居民饮用的自来水含铝标准应小于0.2毫克/千克[4]。

---

[1] 李山. 科学家发现环境酸化使铝成为有毒元素. 中国环境报, 1986-07-26.
[2] 赵福庚, 等. 植物逆境生理生态学. 北京：化学工业出版社, 2004：154-158.
[3] 德林. 含铝药物不能长期服用. 卫生与生活, 1985-08-28.
[4] 李艳飞. 铝的慢性毒效应研究进展. 动物毒物学, 2011, 26 (1-2): 10-12.

# 12

# 致癌的矿物

## 12.1 镍

### 镍的发现与应用

镍（Niccolum，Ni），属于亲铁元素。在地核中含镍最高，是天然的镍铁合金。镍近似银白色，是硬而有延展性并具有铁磁性的金属元素，能够高度磨光，具有抗腐蚀性。

1751年，瑞典矿物学兼化学家克朗斯塔特（Axel Fredrik Cronstedt，1722—1765）在斯德哥尔摩研究取自瑞典的海尔辛兰的一种新的金属，他以为其中含铜，但他提取出的是一种新的金属。于是1754年他宣布并将其命名为Nickel（镍）。但许多化学家认为它是钴、砷、铁和铜的合金。直到1775年纯净的镍才被贝尔格曼（Torbern Bergman）制取，这才确认了镍是一种新的元素。

镍的使用可追溯到纪元前3世纪，当时的中国人已经使用铜镍锌的合金。伦敦大英博物馆收藏了一枚亚洲西南部文明古国用合金镍制作的货币。

### 镍的致癌性

1933年发现镍的致癌作用，1952年开始用动物实验研究镍的致癌作用。实验证明镍单质及其不溶性化合物的致癌性较强，亚硫化镍是最强的金属致癌物之一。动物注射镍粉或镍化合物易诱发恶性肿瘤。1982年，国际癌症研究机构（IARC）确定了镍开采和镍精炼作业对人有致癌危害。

早在20世纪30年代，人们就已注意到镍精炼工人易患鼻癌和肺癌。1933年，南威尔士有人报道，在一个大型镍精炼工厂作业人员中有10例患鼻癌。到1950年，那里的镍厂已有52例鼻癌和93例肺癌患者。当时，这些病例被认为是职业病。

欧美和日本的镍矿工人中，肺癌发病率比一般居民高2.6~16倍，鼻腔癌高37~196倍。根据1975年美国国家科学院有关研究小组的报告，在镍作业中发生肺癌已有384例，鼻腔癌有116例。加拿大安大略两个精炼镍厂1948—1968年间发现肺癌92例，鼻腔癌24例。在德国，1932—1953年间精炼镍厂工人中有肺癌45例，1972年肺癌有3例。日本1977年报道，因接触镍而诱发肺癌447例，鼻癌和鼻窦癌143例。

从1921年到1977年，世界各地记载的接触镍致肺癌和鼻腔癌的病例达1100例以上。据统计，镍精炼工人患肺癌的潜伏期为5~40年，平均为27年，鼻癌潜伏期为10~40年，平均为23年。镍精炼工人除了呼吸道癌症患病率增高外，其他癌症的发生也有受镍的影响显示增高的趋势。在挪威和加拿大曾报道，镍精炼工人肾癌患病率可能增加。在挪威镍作业人员中还发现喉癌和前列腺癌危险性增加。在前苏联曾报道，镍作业人员胃癌和软组织肉瘤的患病率可能增加。这些统计资料表明，镍及其化合物有强致癌作用。

### 镍与其他疾病

早在19世纪后半叶，镍被用来治疗贫血和中枢神经兴奋，那时就已发现患者有恶心、呕吐和眩晕等副反应。发生心肌梗死、中风、烧伤、慢性肝炎和尿毒症后，血清中镍的浓度增加。这种情况表明，当正常组织受到损伤（外伤或病变），就会释放出镍。这一特点在疾病早期诊断上有重要意义。

此外，镍及其化合物对人类最常见的损害是镍接触性皮炎，发病率较高。几项调查表明，对镍过敏的发病率为4%~13%。镍接触性皮炎主要是皮肤吸收镍引起的。镍皮炎的基本损害是在暴露部位皮肤出现红斑、丘疹、丘疱疹，并伴有剧痒，脱离接触后一般在1~2个月内自愈。镍及其化合物还有致畸作用。文献报道，在妊娠期人对镍的吸收增加，镍有在胎儿体内积蓄的趋势。因此，在妊娠期应避免接触镍。

### 致毒的羰基镍

现已发现，金属镍几乎没有急性毒性，一般的镍盐毒性也较低，但羰基镍却能产生很强的毒性。羰基镍以蒸气形式迅速由呼吸道吸入，也能由皮肤少量吸收。呼吸道吸入是作业环境中毒物侵入人体的主要途径。羰基镍在浓度为3.5微克/立方米时就会使人感到有如灯烟的臭味。低浓度时，人有不适感觉。吸收羰基镍后可引起急性中毒，10分钟左右就会出现初期症状，表现为头晕、头痛、步态不稳，有时恶心、呕吐、胸闷；后期症状是在接触12至36小时后再次出现恶心、呕吐、高热、呼吸困难、胸部疼痛等症状。接触高浓度时，发生急性化学性肺炎，最终出现肺水肿和呼吸道循环衰竭而致死亡。接触致死量时，事故发生后4至11日死亡。人的镍中毒特有症状是皮肤炎、呼吸器官障碍及呼吸道癌。

### 镍中毒的预防

随着工业的发展，人类向环境中排放的镍及其化合物越来越多，造成了一定的环境污染，尤其是采矿、冶炼过程粉尘中的亚硫化镍及精炼镍过程的中间产物羰基镍污染环境。人们除了职业接触镍及其化合物有可能中毒外，一些燃料和香烟的燃烧也会产生含镍化合物（主要是羰基镍）。为了预防镍中毒，一些国家制定了工作场所空气中镍及镍化合物的容许标准和有关镍的排放标准条例。中国规定车间空气中羰基镍的最高容许浓度为1微克/立方米，地面水中镍最高容许浓度为0.5毫克/升。

## 12.2 石棉

### 石棉的发现与应用

石棉（Asbestos），是六种具有商业用途天然纤维矿物的总称①。石棉不是矿物学术语，而是商业性的术语，是指具有高抗张强度、高挠性、耐化学和热侵蚀、电

---

① 六种石棉矿物分别是蛇纹石石棉、角闪石石棉、阳起石石棉、直闪石石棉、铁石棉和透闪石石棉。

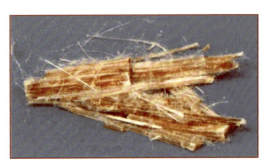

图 143 石棉

绝缘和具有可纺性的矿物产品。石棉由纤维束组成,而纤维束又由很长很细的能相互分离的纤维组成。

石棉的分布十分广泛,在从葡萄牙,经阿尔卑斯山、土耳其、伊朗和尼泊尔,到中国的山脉中,都分布着石棉矿物。最古老的石棉矿是在克里特岛(希腊)、塞浦路斯、希腊、印度和埃及发现的。在18世纪,欧洲共记载了20个石棉矿,在美洲大陆宾夕法尼亚州开采石棉始于17世纪末期。

人类对石棉的使用已被证明上溯到古埃及,当时,石棉被用来制作法老们的裹尸布。在芬兰,石棉纤维还在旧石器时代的陶器作坊被发现了。中国周代已能用石棉纤维制作织物,因沾污后经火烧即洁白如新,故有火浣布或火烷布之称。

由于石棉具有高度耐火性、电绝缘性和绝热性,因此是重要的防火、绝缘和保温材料。石棉制品或含有石棉的制品主要用于机械传动、制动以及保温、防火、隔热、防腐、隔音、绝缘等方面,其中较为重要的是汽车、化工、电器设备、建筑业等制造部门。

### 石棉致癌性

石棉本身并无毒害,它的最大危害来自它的粉尘,当这些细小的粉尘被人体吸入,就会附着并沉积在人体肺部。研究表明,极其微小的石棉被吸入人体的肺部后,经过20到40年的潜伏期,很容易诱发肺癌等肺部疾病。20世纪60年代确认细小的石棉纤维被吸入人体内,附着并沉积在肺部,可导致肺癌、胸膜间皮癌或腹膜癌。此外,因肺内组织纤维化而令肺部结疤,形成石棉沉着病(石棉肺)。德国1980—2003年,石棉相关职业病造成了1.2万人死亡。法国每年因石棉致死达2000人。美国在1990—1999年期间报告了近2万个石棉沉着病例。

1998年,世界卫生组织重申纤蛇纹石石棉的致癌效应,特别是导致间皮瘤的风险,继续呼吁使用替代品。国际癌症研究中心将石棉肯定为致癌物,于是"石棉公害问题"受到世界各国高度关注。

由于石棉纤维能引起石棉肺、胸膜间皮瘤等疾病,美国环保局对一些石棉制品规定限制使用。1972年,美国颁布了有关禁止喷涂含石棉纤维的耐火涂料的条例。冰岛、挪威、瑞士、新西兰、捷克、智利、秘鲁、韩国已经全面禁止使用石棉这种危险性物质,而一些国家正在审查石棉的危险。据统计,1975年全世界开采的石棉约有500万吨,此后,吸入石棉粉尘带来的健康风险被广为传播之后,使用石棉的数量逐步下降,到1998年降至300万吨。然而,世界范围内对石棉采用的替代物还在试验之中。

在医学毒理学方面,虽然没有把石棉列入经典意义上的毒物,但是人们越来越多地接受这个看法:所有与元素及其化合物有关的长期效应和晚发作用(属于这一类的有癌症以及大多数遗传质损害)最终是由环境引起的中毒。

# 13 其他有毒矿物元素

## 13.1 硼

### 硼的发现与应用

硼（Boron，B），属于非金属元素。1807年法国科学家盖·吕萨克（J. L. Gay-Lussac，1778—1850）发现了硼元素。Boron一词源自阿拉伯文，原意是"焊剂"的意思。说明古代阿拉伯人就已经知道了硼砂具有熔融金属氧化物的能力，在焊接中用作助熔剂。约公元前200年，古埃及、古罗马、古巴比伦的人曾用硼砂制造玻璃和焊接黄金。

1808年，英国化学家戴维（Sir Humphry Davy，1778—1829）用电解熔融三氧化二硼的方法制得棕色的硼。同年法国化学家盖·吕萨克（Joseph-Louis Gray-Lussac，1778—1850）和泰纳（Louis Jacques Thenard，1777—1857）用金属钾还原无水硼酸制得单质硼。

硼的应用比较广泛，主要用于耐高温合金工业、温度表、催化剂、陶器、植物营养剂、半导体、核化学中用作中子吸收剂。硼的化合物以硼砂（四硼酸钠）和硼酸最为著名，后者是起清洁杀菌作用，对眼睛有益处的一种酸。在农业上，硼既可制成肥料，也是一种很好的除草剂。硼与塑料或铝合金结合，是有效的中子屏蔽材料；硼钢在反应堆中用作控制棒；硼纤维用于制造复合材料等。

### 硼的毒性

硼在工业生产中，仅见引起皮肤刺激、结膜炎、支气管炎。皮肤出现广泛鲜红色疹，重者成剥脱性皮炎。硼酸对小孩的致死量为5~6克，成人为15~20克。硼酸中毒的主要症状与常见的胃肠道刺激药所引起的病征相似，即恶心、呕吐和腹泻，并伴随着越来越严重的休克和严重的虚脱。据报道，由于肌肉及神经的功能紊乱，会导致惊厥和全身麻痹。人可发生一种非常明显的红斑皮疹，以后则会脱皮。吃入致死量的硼后，第五天可能发生死亡。

英国在1925年公共卫生规章内已规定禁止使用硼酸作食物的防腐剂。

郑学家在《硼化合物手册》[①]一书中收录了16个系列的硼化合物的物理化学性质数据、制备方法、产品规格和硼及硼化合物的毒理学数据。

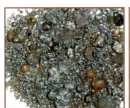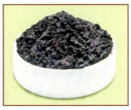

图144 硼：黑色（晶体）/棕色（无定形）

---

[①] 郑学家. 硼化合物手册. 北京：化学工业出版社，2010.

### 硼中毒的历史记载

硼酸和硼砂四硼酸钠偶尔引起人畜中毒，某些严重中毒和死亡的病例是由于使用硼酸软膏或粉末所致。绝大多数死亡发生在幼龄动物。1950 年，沃尔克（Volker）报道，狗的中毒量为 2.5~3 克/千克。同时报道了一只山羊因吃了含有 0.2 % 硼酸的奶而中毒的病例[①]。

## 13.2 铬

### 铬的发现

铬（Chromium，Cr），在地壳占有 0.02%，通常以氧化铬的形式存在。1798 年，法国沃克兰（L. N. Vauquelin，1763—1829）对红铅矿做了彻底的研究。他先将粉末状的红铅矿和碳酸钙一起煮沸加热，得到碳酸铅。他认为剩下的黄色氧化钙盐溶液中含有未知的元素。他加以许多不同的药品，得到赤红色的氯化汞和黄色的氯化铅。而加入氯化锡可以使溶液变成绿色。他以 Chroma（多色）一语为他发现的未知元素命名。事实上，他当时所得到的是碳化铬，而非纯粹的金属铬。

### 历史上发生的中毒事件

研究认为，铬的毒性作用仅限于它的化合物，例如：铬酸盐、重铬酸盐，特别是三氧化铬能致癌（Perry，1955）。由铬引起的全身中毒，在人和动物都很少见。

新西兰曾经报道，在水力发电工程（可能用于冷电镀）使用的铬酸锌糊被牛吃后引起死亡。给一月龄的牛犊一天吃 30~40 毫克/千克，在一个月内引起严重的慢性中毒。成年牛的急性致死量大约为此量的 20 倍。该病显著的临床特征是严重腹泻，慢性病例会导致严重脱水和血压过低。从急性或慢性中毒死亡的小牛中，曾发现血液和肝脏铬的含量升高。[②]

## 13.3 锰

### 锰的发现与应用

锰（Manganese，Mn），是一种脆而硬的银灰色金属，反应活泼，溶于稀酸。1774 年，瑞典科学家甘恩（J. G. Gahn，1745—1818）发现了锰。

锰化合物用于制造干电池、焊料、氧化剂和催化剂等。用锰焊条电焊时，可发生锰烟尘。锰及其化合物主要用于锰矿的开采、锰铁冶炼、锰合金、电焊条的制造

---

① VOLKER. Frohner's lehrbuch der toxicologic für tierarzte. Stuttgart：Enke.
② CLARKE E G C, CLARKE M. Veternary toxicology. London：Bailliere Tindall, 1978.

与使用，此外，亦用于玻璃、陶瓷、染料、油漆、火柴、塑料、合成橡胶、化肥和医药等工业。

### 锰的毒性

1837年，库珀（Couper）首先报道了慢性锰中毒。长期密切接触锰化合物而又缺乏防护，可引起慢性锰中毒。

锰矿开采、运输和加工以及制造锰合金等生产过程中，过量吸入锰烟及锰尘可引起中毒。锰主要以烟尘形式经呼吸道吸收，以离子状态贮存于肝、胰、肾、脑等器官细胞中。当细胞内锰浓度超过一定限度时，就会损伤细胞线粒体、耗竭多巴胺，阻止能量代谢，引起中毒。

职业环境中锰中毒主要为慢性中毒，多发于从事锰铁冶炼、电焊条制造和使用的作业工人。引起发病的锰的空气浓度在1~173毫克/立方米之间，发病工龄一般为5~10年。慢性锰中毒早期主要表现为类神经症，继而出现锥体外系神经受损症状，肌张力增高，手指明显震颤，腱反射亢进，并有神经情绪改变；严重的患者锥体外系神经障碍恒定而突出，表现为帕金森病样症。因此，接触锰作业人员应采取防尘措施和佩戴防毒口罩，禁止在工作场所吸烟和进食。

### 萨曼科公司工人锰中毒事件

2005年，必和必拓公司（BHP Billiton）[①]控股的南非萨曼科公司（Samancor）发生工人锰中毒事件，超过250名工人接受相关调查。其中有两名工人将体检结果在当地报纸上曝光，他们由于过多地暴露在通过空气传播的锰颗粒中，已引发癫痫等疾病。南非豪滕省劳动局负责调查，调查组采访了工人，并安排他们进行体检。[②]

## 13.4 锡

### 锡的发现与应用

锡（Stannum，Sn），是一种略带蓝色的白色光泽的低熔点金属元素，在化合物内是二价或四价，不会被空气氧化，主要以二氧化物（锡石）和各种硫化物（例如硫锡石）的形式存在。

锡是"五金"（金、银、铜、铁、锡）之一。早在远古时代，人类就发现并使用锡。在中国的一些古墓中，经常发掘到一些锡壶、锡烛台之类的锡器。据考证，中国周朝时，锡器的使用就已十分普遍了。在埃及的古墓中，也发现有锡制的日常用品。纯净的锡也被发现于印加人的山上城堡马丘比丘。

现在发现的锡矿有18种之多，其中最主要的一种锡石，是炼锡的主要原料。人们用各种方法去掉它所含的杂质，然后把锡石和焦炭、石英或石灰石放在一起燃烧，最后得到的才是金属锡。金属锡可以

---

[①] 澳大利亚必和必拓公司（Broken Hill Proprietary Billiton Ltd.），是以经营石油和矿产为主的全球著名跨国公司。
[②] 南非政府介入萨曼科公司工人锰中毒事件调查. 中国有色网，2005-02-04.

用来制成各种各样的锡器和美术品，如锡壶、锡杯、锡餐具。也可以做成锡管和锡箔，用在食品工业上，可以保证清洁无毒。如包装糖果和香烟的锡箔，既防潮又好看。随着现代科技的发展，人们还用锡制造了许多特种锡合金，应用于原子能工业、电子工业、半导体器件、超导材料，以及宇宙飞船制造业。

### 锡的毒性历史资料

锡和锡的无机化合物毒性较小，锡的有机化合物毒性很大。镀锡罐头盒可使所装食物的含锡量增加，例如盛于聚乙烯容器内的牛奶含锡量为 0.19 微克/克，而镀锡罐头中的牛奶含锡量则为 0.68 微克/克，镀锡罐头内的炼乳含锡量可达 40 微克/克。但至今尚未发现食用罐头食品的锡中毒事件。法国一家医院用一种活性组分为二碘二乙基锡的药物治疗各种感染，因药中含有杂质单乙基锡和三乙基锡，造成 217 人中毒，其中 100 人死亡。

## 13.5 钒

### 钒的发现与应用

钒（Vanadium，V），是一种光亮、白色韧性金属。1830 年，瑞典塞夫斯汤姆（N. G. Sefstrom，1787—1845）发现了钒。

常见的钒化合物有三氧化钒、五氧化钒、偏钒酸铵、三氯化钒等。钒用于特殊钢和高级合金的制造，金属钒在核技术中具有重要性。偏钒酸铵和五氧化二钒可作为玻璃和陶瓷工业的接触剂，后者是合成硫酸、硝酸等的催化剂。20 世纪初，钒在法国医学界成为备受注意的万灵药物，10 年后被重新认作治疗药物用于螺旋体感染疾病的治疗，但疗效并不理想。

### 钒的毒性历史资料

1911 年，达顿（Dutton）首次报道了钒的毒性。达顿在报告中详细叙述了钒矿石碾碎及炼钢时工人接触五氧化二钒（$V_2O_5$）的症状体征：伴有咯血的干性阵发性咳嗽；眼、鼻、喉受刺激，一时性的血红蛋白及红细胞增加，继之减少并出现贫血。钒可在机体所有分泌物中被检出。其后不少作者报道了钒中毒及其临床表现。首先是怀尔斯的报道，接触钒的体征是"绿舌"，是由于五氧化二钒在口腔中因细菌及唾液中酶的作用下还原为三氧化二钒（$V_2O_3$）所致。

口服钒毒性低，呼吸道吸入毒性中等，但注入钒则毒性高。钒的毒性随化合物的性质而变化，原子价增加时毒性增加，五氧化二钒比三氧化二钒和二氧化钒易溶解且毒性大，钒的五价化合物的毒性比三价化合物大 3~5 倍[1]。

---

[1] 杨敏. 钒的毒理学. 工业卫生与职业病，1980（3）：49-51.

# 第15卷

## 放射性物质

本卷主编　樊少文　陈伟　曾志刚

# 卷首语

在人们重视天然（矿物）毒和合成（化学）毒的时候，往往忽视了物理（放射）毒的存在。其实许多我们肉眼看不见也感觉不到，只能用专门仪器才能探测到能够释放射线的物质（放射性物质），是有毒的，甚至是极毒的。

本卷在介绍放射性物质及其种类基本概念的基础上，分述了放射性物质的特性、放射性物质毒性认知、高毒性放射性元素铀、钚、钋、氡及其危害，历史上应用放射性物质过程中发生的重大事件，以及放射性物质毒性的防护。在编写过程中白玉昌、汪源和牛晓雷参与了部分工作。

回顾历史，放射性物质源于自然，人类发现、认知并掌握了它，并把它变成了认识自然和改造自然的工具；展望未来，尽管在放射性物质的应用方面尚有一些争议，但随着科学技术的进步和放射性物质应用技术的发展，将在防控艾滋病、癌症，培育高产作物，治理环境等难题方面，满足人类自身的需要，展现出更为蓬勃的生命力。

# 1 放射性物质

## 1.1 放射性物质及其类型

### 放射性与放射性物质

放射性就是原子核能自发放射出 α、β 和 γ 等射线的特性，具有放射性的原子核称为放射性核素（即放射性同位素）。

不稳定核素，自发地放出粒子或 γ 辐射，或在轨道电子俘获后放出 X 辐射，或自发裂变，转变为其他核素或一种核素的不同能态，这种性质称为放射性，具有这种性质的物质称为放射性物质。放射性物质的这种变化，称为放射性衰变，简称衰变。

1895 年德国科学家伦琴发现了 X 线。X 线能穿过一定厚度的物质，能使感光材料感光，也能使空气电离。而放射性现象首先是法国物理学家贝克勒尔于 1896 年发现的。贝克勒尔起初认为，X 线可能是由荧光物质发出的，于是他对几十种荧光物质进行试验，果然发现一种荧光物质——硫酸铀酰甲复盐能放出 X 线。进一步研究证明，铀盐放出的是一种新型射线，凡是含铀的物质都能放出这种射线，与有无荧光无关，因此称它为铀光或贝克勒尔射线。1898 年，法国居里和英国施密特分别发现钍盐也具有这种性质，居里和居里夫人还发现了钋和镭也放出这种射线。居里建议把物质的这种特性称为放射性。[①]

### 放射性衰变的类型

放射性衰变的类型有 α 衰变、β⁻衰变、β⁺衰变、EC 衰变、IT 衰变、n 衰变、p 衰变和 SF 衰变等类型。

α 衰变，原子核放射 α 粒子，即氦原子核，一次 α 衰变后该原子核的原子序数减少 2，质量数减少 4。α 粒子带正电，它的穿透能力很弱，一张普通的纸就能把它挡住，在空气中的射程只有几厘米，但它的电离能力很强，穿过空气时，可以使空气电离成导电体。

β⁻衰变，原子核发射电子和反中微子，一次衰变后，该原子核的原子序数增加 1，质量数不变。β⁻粒子带负电荷。

β⁺衰变，原子核发射正电子和中微子，一次衰变后，该原子核的原子序数减少 1，质量数不变。β⁺粒子带正电荷。

EC 衰变，即电子俘获衰变，指原子核俘获轨道电子并放射中微子，一次 EC 衰变后，该原子核的原子序数减少 1，质量数不变。

β⁻衰变、β⁺衰变和 EC 衰变又统称为 β 衰变。β 射线的穿透能力比 α 射线强，能容易地穿透纸张，甚至能穿透几毫米厚的铝板，它的电离作用比 α 射线弱，但也

---

[①] 放射性一词，来源于拉丁文 Radio（辐射或射线）和 Activus（能动性）。

能使空气电离。

IT 衰变，即同质异能跃迁，指原子核从激发态通过发射 γ 光子跃迁到能量较低能态的过程，也称为 γ 跃迁或 γ 衰变。衰变后，原子核的原子序数和质量数都不变。γ 射线不带电，是一种光子流，是波长很短能量很大的电磁波，γ 射线的能量一般都在几万电子伏特以上，它的穿透能力很强，电离能力很弱。

n 衰变，即中子衰变，指原子核发射中子的衰变。一次 n 衰变后，该原子核的原子序数不变，质量数减少1。

p 衰变，即质子衰变，指原子核发射质子的衰变。一次 p 衰变后，该原子核的原子序数减少1，质量数减少1。

SF 衰变，即自发裂变，指原子核在没有外加粒子或能量激发的情况下自行分裂的过程，是一种特殊类型的核衰变。

一种放射性核素还可以有两种或多种不同的衰变类型，并按一定的比例进行衰变，每一种类型的衰变称为分支衰变，各分支衰变的比例称为衰变分支比。

## 1.2 放射性物质的发现历史

1896 年，贝克勒尔发现天然放射性，这是人们第一次观察到的核变化。现在通常就把这一重大发现看成是核物理学的开端。此后的 40 多年，人们主要从事放射性衰变规律和射线性质的研究，并且利用放射性射线对原子核做了初步的探讨，这是核物理发展的初期阶段。

在这一时期，人们为了探测各种射线，鉴别其种类并测定其能量，初步创建了一系列探测方法和测量仪器。大多数的探测原理和方法在以后得到了发展和应用，有些基本设备，如计数器、电离室等，沿用至今。

探测、记录射线并测定其性质，一直是核物理研究和核技术应用的一个中心环节。放射性衰变研究证明了一种元素可以通过衰变而变成另一种元素，推翻了元素不可改变的观点，确立了衰变规律的统计性。统计性是微观世界物质运动的一个重要特点，同经典力学和电磁学规律有原则上的区别。

放射性核素能发射出能量很大的射线，这为探索原子和原子核提供了一种前所未有的武器。1911 年，卢瑟福等人利用 α 射线轰击各种原子，观测 α 射线所发生的偏折，从而确立了原子的核结构，提出了原子结构的行星模型，这一成就为原子结构的研究奠定了基础。此后不久，人们便初步弄清了原子的壳层结构和电子的运动规律，建立和发展了描述微观世界物质运动规律的量子力学。

1919 年，卢瑟福等又发现用 α 粒子轰击氮核会放出质子，这是首次用人工实现的核蜕变（核反应）。此后用射线轰击原子核来引起核反应的方法逐渐成为研究原子核的主要手段。

在初期的核反应研究中，最主要的成果是 1932 年中子的发现和 1934 年人工放射性核素的合成。原子核是由中子和质子组成的，中子的发现为核结构的研究提供了必要的前提。中子不带电荷，不受核电荷的排斥，容易进入原子核而引起核反应。因此，中子核反应成为研究原子核的重要手段。在20世纪30年代，人们还通过对宇宙射线的研究发现了正电子和介子，这些发现是粒子物理学的先河。

20世纪20年代后期，人们已在探讨加速带电粒子的原理。到20世纪30年代初，静电、直线和回旋等类型的加速器已具雏形，人们在高压倍加器上进行了初步的核反应实验。利用加速器可以获得束流更强、能量更高和种类更多的射线束，从而大大扩展了核反应的研究工作。此后，加速器逐渐成为研究原子核和应用技术的必要设备。在核物理发展的最初阶段人们就注意到它的可能的应用，并且很快就发现了放射性射线对某些疾病的治疗作用。这是它在当时就受到社会重视的重要原因，直到今天，核医学仍然是核技术应用的一个重要领域。

20世纪30年代，人们最多只能把质子加速到100万电子伏特的数量级，而到了20世纪70年代，人们已能把质子加速到4000亿电子伏特，并且可以根据工作需要产生各种能散度特别小、准直度特别高或者流强特别大的束流。

20世纪40年代前后，核物理进入一个大发展的阶段。1939年，哈恩和斯特拉斯曼发现了核裂变现象；1942年，费米建立了第一个链式裂变反应堆，这是人类掌握核能源的开端。

20世纪40年代以来，粒子探测技术也有了很大的发展。半导体探测器的应用大大提高了测定射线能量的分辨率。核电子学和计算技术的飞速发展从根本上改善了获取和处理实验数据的能力，同时也大大扩展了理论计算的范围。所有这一切，开拓了可观测的核现象的范围，提高了观测的精度和理论分析的能力，从而大大促进了核物理研究和核技术的应用。

通过大量的实验和理论研究，人们对原子核的基本结构和变化规律有了较深入的认识。基本弄清了核子（质子和中子的统称）之间相互作用的各种性质，对稳定核素或寿命较长的放射性核素的基态和低激发态的性质已积累了较系统的实验数据。并通过理论分析，建立了各种适用的模型。

通过核反应，已经人工合成了17种原子序数大于92的超铀元素和上千种新的放射性核素。这种研究进一步表明，元素仅仅是在一定条件下相对稳定的物质结构单位，并不是永恒不变的。

天体物理的研究表明，核过程是天体演化中起关键作用的过程，核能就是天体能量的主要来源。人们还初步了解到在天体演化过程中各种原子核的形成和演变的过程。在自然界中，各种元素都有一个发展变化的过程，都处于永恒的变化之中。

通过高能和超高能射线束和原子核的相互作用，人们发现了上百种短寿命的粒子，即重子、介子、轻子和各种共振态粒子。庞大的粒子家族的发现，把人们对物质世界的研究推进到一个新的阶段，建立了一门新的学科——粒子物理学，有时也称为高能物理学。各种高能射线束也是研究原子核的新武器，它们能提供某些用其他方法不能获得的关于核结构的知识。

过去，通过对宏观物体的研究，人们知道物质之间有电磁相互作用和万有引力（引力相互作用）两种长程的相互作用；通过对原子核的深入研究，才发现物质之间还有两种短程的相互作用，即强相互作用和弱相互作用。研究上述四种相互作用的规律和它们之间可能的联系，探索可能存在的新的相互作用，已成为粒子物理学的一个重要课题。

核物理的发展，不断地为核能装置的设计提供日益精确的数据，从而提高了核能利用的效率和经济指标，并为更大规模的核能利用准备了条件。人工制备的各种同位素的应用已遍及理工农医各部门。新的核技术，如核磁共振、穆斯堡尔谱学、晶体的沟道效应和阻塞效应，以及扰动角关联技术等都迅速得到应用。核技术的广泛应用已成为现代科学技术的标志之一。

20世纪70年代，由于粒子物理逐渐成为一门独立的学科，核物理已不再是研究物质结构的最前沿。核能利用方面也不像过去那样迫切，核物理进入了一个纵深发展和广泛应用的新的更成熟的阶段。

随着高能物理的发展，人们已能建造强束流的中高能加速器。这类加速器不仅能提供直接加速的离子流，还可以提供次级粒子束。这些高能粒子流从另一方面扩充了人们研究原子核的手段，使高能核物理成为富有生气的研究领域。

## 1.3 放射性物质的特性

### 放射性

放射性物质能自发地、不断地放出人们感觉器官不能觉察到的射线。放射性物质放出的射线可分为四种：α射线、β射线、γ射线，中子流。但各种放射性物质放出的射线种类和强度不尽一致。如果上列射线从人体外部照射时，β射线、γ射线和中子流对人的危害很大，达到一定剂量时对人体细胞有杀伤作用，使人患放射病，甚至死亡。如果放射性物质进入体内时，α射线的危害最大，其他射线的危害较大，所以要严防放射性物质进入体内。

### 毒性

许多放射性物质，如钋-210、镭-226、钍-232都是剧毒的放射性物质，钠-22、钴-60、碘-131等为高毒的放射性物质。

### 其他特性

不能用化学方法或者其他方法使放射性物质不放出射线，而只能设法把放射性物质清除或者用适当的材料将射线吸收屏蔽。

## 1.4 IAEA放射源分类法

2003年，国际原子能机构（IAEA）发布了新版的《辐射源的分类》（IAEA-TECDOC）。在这份技术文件中，IAEA提出了以放射源潜在的确定性健康效应为基础的放射源分类体系。

IAEA提出的分类体系将放射源分为五类：

一类源：极度危险。如果这类放射源

没有处于安全管理或可靠保安的状态下，很可能对操作或接触这类源超过几分钟的人员造成永久性损伤；对接近无屏蔽的这类源几分钟至一小时的人员，可能是致命的。

二类源：非常危险。如果这类放射源没有处于安全管理或可靠保安的状态下，可能对操作或接触这类源超过几分钟至几小时的人员造成永久性损伤；对接近无屏蔽的这类源达几小时至几天人员，可能是致命的。

三类源：危险。如果这类放射源没有处于安全管理或可靠保安的状态下，可能对操作或接触这类源超过数小时的人员造成永久性损伤；对接近无屏蔽的这类源达几天至几周的人员，或许可能是致命的。

四类源：轻微危险。这类放射源几乎不可能对任何人造成永久性损伤。然而，如果这类源没有处于安全管理或可靠保安的状态下，或许可能对操作、接触或接近无屏蔽的这类源达许多周的人员造成临时性损伤。

五类源：没有损伤危险。这类放射源不会对任何人造成永久性损伤。

# 2

# 放射性物质的毒性及其危害

## 2.1 放射性物质毒性认知

### 放射性物质毒性的最早认知

在发现放射性以来一个多世纪的实践过程中，由辐射照射导致的人类机体损伤和健康影响不断被认识。

1901年贝克勒尔携带放射性镭去伦敦，当他返回巴黎时，胸部发现了皮肤炎症。居里夫人也曾因手持含镭容器，手指受到烧伤。这就是放射性物质所致损伤的最早记录。

1908年前后，镭作为发光涂料用于表盘上，涂镭操作女工在操作中常用舌舔描绘表盘的笔尖，通过这种方式摄入过量的镭-226和镭-228。1924年口腔医生布卢（Blum）首先报告从事含镭涂料的女工患有顽固的下颌骨骨髓炎，他称这种病为镭颌（Radium Jaw）。以后在这些女工中相继发现贫血、骨质疏松、骨坏死、骨折、骨肉瘤、鼻旁窦和乳突气室上皮癌等与体内污染镭有关的病症，这是人们最早认识到的体内污染放射性核素的危害。

### 放射性物质与矿山病

在开采铀矿、硬岩矿和发现利用天然放射性核素的过程中，矿工面临着多种放射性核素所致内照射危害。但是，用科学方法证实铀矿开采过程中照射核素致使人类癌症危险却经历了相当长的过程。

1410—1516年间，德国的西内堡矿工和捷克的亚希莫夫矿工开采铜、银、铀等重金属后，就陆续发现矿工死于呼吸道疾病。16世纪初，阿格里科拉（Agricola）医生将他观察到的众多矿工所患肺部疾病称为矿山病。1879年赫廷（Herting）和海塞（Hesse）对死亡矿工进行尸检后得知，矿山病的死因是肺部肿瘤。1924年卢德韦（Ludwig）和洛伦泽尔（Lorenser）基于他们在矿井下监测的氡浓度与矿工患病增多等有规律的资料，首先提出氡致矿工肺癌的病因学说。1937年泰尔基（Teleky）深入分析过去认为可能的多种病因的证据后，也认同氡是致矿工肺癌的主要因素。1939年培勒（Peller）首次报告矿工肺癌的病死率比一般人高28.7倍。20世纪50年代以后，美国科学家对吸入氡致呼吸道剂量学的系统研究，奠定了氡致肺癌的辐射因素的理论基础，大大促进了矿工肺癌的辐射流行病学研究。20世纪60年代以后，世界上开采铀矿或其他硬岩矿的许多国家相继开展了有关的流行病学调查，获得了足以证实氡及其子体致肺癌的翔实的人群资料。1988年国际癌症研究机构（IARC/WHO）依据多个大样本队列的矿工肺癌的流行病学调查结果，正式将氡列为致人类癌症的Ⅰ类致癌物（WHO/IACR，2001）。

尽管在20世纪20年代已经认识到镭的毒性，但人们并没有从本质上认识到放射性核素对人类健康的危害，除镭以外的天然放射性核素的医学应用仍在继续。

### 医疗实践中毒性的发现

医疗照射①是以诊断和治疗为目的，有意识地使患者接受放射性核素的照射。早年由于缺乏放射性核素致人体危害的知识，以致患者引入了过量的放射性核素，引起了近期或远期的危害。

从20世纪30年代起，在丹麦、德国、葡萄牙等欧洲的多个国家和日本，用注射的方式将二氧化钍胶体溶液（Thorotrast）引入人体内，作为X线诊断的造影剂。从二氧化钍胶体溶液的生产量估计，大约有250万人接受过这种造影剂，一直持续到第二次世界大战以后，在这些患者中发现了与体内钍污染有关的肿瘤发生率增高。

1902年成功分离镭-224后不久，医学界对它的潜在治疗作用产生了很大的兴趣。自1939年后镭-224已经被用于治疗慢性关节炎、强直性脊柱炎、骨结核和血液疾病。1944—1951年间，德国约有2000名儿童被反复注射镭-224治疗骨结核，以后证实它对治疗骨结核无效，镭-224沉积在骨骼的生长区，引起儿童和少年骨骼的严重损伤，除儿童骨骼发育障碍外，还观察到恶性骨肿瘤，骨癌发病率升高以及白血病发病率增高与注射镭-224有关，在1951年被停止。在德国和法国用镭-224治疗成年人的强直性脊柱炎直到1978年。

1939年开始用人工放射性核素磷-32治疗真性红细胞增多症。真性红细胞增多症是一种造血组织多能干细胞来源的恶性病，这种患者对辐射诱发白血病的敏感性比一般人群高。自1939年用磷-32治疗这种疾病以来，致使这些患者远期急性白血病的发病率增高。

经过几十年广泛的流行病学调查证实，上述用于医学目的的二氧化钍胶体溶液、镭-224和磷-32都是诱发患者相关癌症发生率增高的直接因素。

到20世纪50年代医学界制定限制应用这些放射性核素的规定，杜绝了这类损害患者的诊治方法。此后，在医学领域中再没有出现那样"盲目"应用放射性核素的医疗照射事件。但在核医学的实践中，偶尔发生过误用过量放射性核素的事故，如将1000倍于诊断剂量的放射性胶体金注射到患者体内致死的事故。历史上对体内污染放射性核素致人类危害知识的贫乏、相关科学研究的滞后以及工业和医学管理上的疏漏，无疑是辐射防护和放射毒理学工作者需永远铭记的历史教训。

### 核工业过程中毒性的发现

自20世纪40年代以来，人们对体内污染危害的认识不断加深。美国在兴建和发展核工业的全过程中，开展相应的医学基础、辐射防护、放射化学和预防医学研究，并付诸实践，从而有效地避免或减少了受过量内照射所致的伤害。

1944年，美国为发展核武器而实施曼哈顿计划期间，对工作人员体内污染的监护工作也随之开展，并对参与者体内钚污染造成可能的健康影响做了50多年的随访观察。此外，美国原子能委员会对其合同单位和颁发执照的单位两部分工作人员体内的污染情况调查表明：在1957—1966年体内放射性核素污染量超过年容许剂量25%的分别有532例和29例。前者涉及6

---

① 医疗照射（Medical Exposure），分为外照射和内照射两种方法。

种不同的放射性核素，人数分别是：浓缩铀245例、钚136例、氚104例、钋-210、25例、放射性碘20例和锶-90两例。分析体内污染钚的136例进入途径，吸入污染的占64%，伤口污染的占21%，经吸入和伤口污染两种途径的占3%，进入途径不详的占12%。有36%的病例用络合剂治疗或伤口切除治疗，其余的未做任何处理。有些意外事故造成了严重的内污染，其中最严重的是1976年回收镅的离子交换树脂爆炸事故，估计受害者镅-241摄入量高达40毫贝可，及时并持续采用EDTA治疗，有效地避免了镅-241致肝脏坏死性损伤。

在20世纪40年代，前苏联也开始生产钚，在建厂初期建立了与工作人员有关的剂量监测和防护措施。从现场监测数据来看，在1948—1958年受雇于马亚克核企业的工作人员中存在不同程度的体内钚污染。建立的专门研究所和相应的服务机构对工作人员进行系统地生物样品中钚监测和有关健康观察。前苏联学者陆续发表了马亚克核企业的体内污染钚致癌流行病学研究系列报告，他们用周密设计的队列研究或相关因素配对比较的方法，对多种混杂因素进行分层分析后确认，该企业开工初期从事钚作业人员中，与钚致内照射剂量增高有关的肺癌、骨恶性肿瘤和肝癌的病死率明显上升。

1953年美国在马绍尔群岛氢弹试验后，由于风向的意外变化，局部落下的灰尘使当地居民受到多种辐射损伤，其中混合碘核素体内污染诱发了甲状腺癌。

1986年4月26日，前苏联的切尔诺贝利核电站发生堆芯烧结事故，造成大量混合裂变产物的释出，除了核电站工作人员、救援人员等受到包括内照射在内的多种辐射的损伤外，也造成核电站周围数百千米的环境被严重污染。生活在重污染区的数十万居民，长期经多种途径摄入混合裂变产物。肿瘤流行病学调查已证实，摄入过量混合碘核素的居民，特别是儿童中，放射性碘核素所致甲状腺的内照射剂量对甲状腺癌的发病率增高有显著地影响。

在中国核工业兴建、发展以及核能在军、民应用的全过程中，建立了相应的研究和服务机构，紧密联系实际，开展相应的研究和现场服务工作。从1958年大规模开采铀矿以来，以后冶炼、加工和浓缩铀的工厂相继投产，核燃料后处理厂的工艺研究和生产紧随其后，大大地促进了国防建设和经济建设的发展。中国辐射防护和放射医学工作者根据实际需要对体内污染的监测、剂量估算、危害评价以及应急医学处理等问题开展了相应的研究，取得了显著的成绩。

## 2.2 放射性核素及其毒性

放射性核素分为天然放射性核素和人工放射性核素。一系列遗传相关的放射性核素，称为放射系、放射链、衰变系、衰变链。系中每一个放射性核素都是由前代的放射性核素通过α衰变或β衰变产生的。

自然界存在三个天然放射系：

第一，$^{238}$U系，又称铀系或铀镭系；

第二，$^{235}$U系，又称锕系或锕铀系；

第三，$^{232}$Th 系，又称钍系。

还有一个人工放射系，称为 $^{237}$Np 系或镎系。除了这四个主要放射系外，其他的分支放射系、重元素裂变产物衰变系的数目很多。

已知的放射性核素约有 3000 种。天然 α 放射性核素的原子序数多数大于 82，低于 82 的只有少数几种。α 放射性核素有 200 多种，其 α 粒子的能量大多在 4 兆~9 兆电子伏特范围内。能发生 β 衰变的核素很多，元素周期表中所有元素几乎都有能发生 β 衰变的核素。

常见的放射性核素及其毒性见表 15-2-1。

表 15-2-1 常见放射性核素及其毒性

| 核素名称 | 化学符号 | 原子序数 | 主要放射性同位素 | 半衰期 | 放射性核素来源 | 毒性 |
| --- | --- | --- | --- | --- | --- | --- |
| 氢 | H | 1 | $^3$H(氚) | 12.3a | 天然或人工 | 低毒 |
| 碳 | C | 6 | $^{14}$C | 5730a | 天然或人工 | 低毒 |
| 磷 | P | 15 | $^{32}$P | 14.3d | 天然或人工 | 中毒 |
| 钾 | K | 19 | $^{40}$K | $1.28 \times 10^9$a | 天然 | 低毒 |
| 钴 | Co | 27 | $^{60}$Co | 5.27a | 人工 | 中毒 |
| 镍 | Ni | 28 | $^{63}$Ni | 100.1a | 人工 | 中毒 |
| 氪 | Kr | 36 | $^{85}$Kr | 10.77a | 人工 | 低毒 |
| 锶 | Sr | 38 | $^{90}$Sr | 28.79a | 人工 | 高毒 |
| 锆 | Zr | 40 | $^{95}$Zr | 64.0d | 人工 | 中毒 |
| 钌 | Ru | 44 | $^{106}$Ru | 1.02a | 人工 | 高毒 |
| 碘 | I | 53 | $^{125}$I | 59.4d | 人工 | 中毒 |
| | | | $^{131}$I | 8.02d | 人工 | 中毒 |
| 铯 | Cs | 55 | $^{137}$Cs | 30.07a | 人工 | 中毒 |
| 铈 | Ce | 58 | $^{144}$Ce | 284.9d | 人工 | 高毒 |
| 钷 | Pm | 61 | $^{147}$Pm | 2.62a | 人工 | 中毒 |
| 铱 | Ir | 77 | $^{192}$Ir | 73.8d | 人工 | 中毒 |
| 钋 | Po | 84 | $^{210}$Po | 138.4d | 天然 | 极毒 |
| 氡 | Rn | 86 | $^{220}$Rn | 55.6s | 天然 | 极毒 |
| | | | $^{222}$Rn | 3.82d | 天然 | 极毒 |
| 镭 | Ra | 88 | $^{226}$Ra | 1600a | 天然 | 极毒 |
| 钍 | Th | 90 | $^{232}$Th | $1.41 \times 10^{10}$a | 天然 | 低毒 |
| 铀 | U | 92 | $^{234}$U | $2.455 \times 10^5$a | 天然 | 极毒 |
| | | | $^{235}$U | $7.038 \times 10^8$a | 天然 | 低毒 |
| | | | $^{238}$U | $4.468 \times 10^9$a | 天然 | 低毒 |

续表

| 核素名称 | 化学符号 | 原子序数 | 主要放射性同位素 | 半衰期 | 放射性核素来源 | 毒性 |
|---|---|---|---|---|---|---|
| 钚 | Pu | 94 | $^{238}$Pu | 87.7a | 主要是人工 | 极毒 |
|   |   |   | $^{239}$Pu | 24110a | 人工 | 极毒 |
| 镅 | Am | 95 | $^{241}$Am | 432.2a | 人工 | 极毒 |
| 锎 | Cf | 98 | $^{252}$Cf | 2.645a | 人工 | 极毒 |

注：表中 a 为年，d 为天，s 为秒。

## 2.3 辐射的来源及其影响

### 自然来源

来自宇宙空间的宇宙射线和环境及生命组织内天然存在的辐射物质，连续对动物进行外部和内部辐射。天然辐射水平各地有很大差异，一般每年约等于 $2.58×10^{-5}$ 库/千克。

### 核武器爆炸

最强的污染源是核武器的爆炸。在爆炸中心附近，瞬间辐射效应的增加和冲击波相比是微不足道的，但是放射性沉降物的影响是很广泛、很持久的。这种情况分为下面三类：

第一，局部放射性沉降物。由爆炸强中子流产生的放射性粒子被卷进火球，历时几分钟到 24 小时又沉积在最近处。

第二，对流层放射性沉降物。爆炸中产生的放射性物质烟雾，上升约 10 千米的距离进入对流层，在这里它们凝聚而且可以被气流运送很长的距离，它们主要受雨水的冲洗达数周或数月之久，才能沉积。

第三，平流层放射性沉降物。一些粒子被带入同温层达数年才沉积到地面。寿命短的核素在到达地球表面前就已"死亡"，但寿命长的裂变产物如铯-137（半衰期 30 年）和锶-90（半衰期 29 年）将要持续危害许多年。

### 放射性物质造成的事故

最严重的后果是反应堆的爆炸或者反应堆被破坏。一般认为被释放的放射性物质与核爆炸后的对流层放射性沉降物相当。

### 来自核能生产的放射性废物

原子反应堆的使用必须附设生产燃料元素的工厂和消耗燃料的处理工厂。有些废品有很强的辐射性，虽对它们的储存和处置有严格规定，但常由于疏忽或无知可能导致危险物质的扩散。

### 诊疗中应用的放射性物质

尽管 X 线和放射性核素在医学和兽医方面的应用正在增加，但它们达到的总辐照量是比较小的。

### 电离辐射对生物的影响

放射性物质辐射所产生的有害作用，

主要是由于放射性物质吸收到体内产生电离引起的，即中性分子产生带正电荷和负电荷的离子。组织中的电离可导致生物化学方面的变化，生物化学变化又引起组织学、生理学以及某些遗传上的变化。

电离强度及其对活组织产生的辐射作用，随辐射能和辐射类型而异。α粒子是一种带两个正电荷的重粒子，它们的穿透性差，不能穿透皮肤，一张纸也能阻挡它的穿透，它们的能量在不到0.1毫米的距离内被逸散，因此它们透过物体时遗留密集相隔的离子和激发原子的痕迹。β粒子比较轻，因此有较大的穿透力，少数同位素发射最大距离大于2厘米的β粒子，在组织内不超过8厘米的距离。由于它们有电荷，故能直接引起电离，但离子密度小于α粒子。当透过物体时β粒子很快减速，产生X线；γ射线和X线的距离不定，以各种方式与透过物体内的轨道电子和核相互作用逐渐丧失能量。在能量耗尽以前放出电子，产生电离和刺激。因此，γ射线间接产生电离，离子密度相当小。

电离影响活细胞的机制及其引起细胞变化的真正性质，仍然有待深入研究。

不管是否引起细胞质的变化，但损伤细胞和胞浆膜对细胞的急性死亡起着重要作用，在细胞核内也能见到明显的变化。抑制有丝分裂的辐射剂量比需要停止代谢过程的辐射剂量要小得多。用小剂量以后有丝分裂暂时抑制，继而出现大量异常的有丝分裂细胞。用较大剂量时有丝分裂重新开始，并出现性变细胞，有些性变细胞在分裂前又死亡。只要剂量不太大，有大量正常细胞继续分裂，可修复损伤组织。但大剂量能引起细胞的迅速死亡。

毫无疑问，所描述的那些明显变化的主要原因是染色体受到重要损害，尤其是脱氧核糖核酸受到损害。辐射能引起染色体失常，一方面造成受害的细胞死亡，另一方面使遗传物质发生变化。细胞对辐射损伤的敏感性有差异。成年动物最敏感的细胞是性腺、皮肤、肠管和眼睛的细胞，还有骨髓中的造血组织、脾和淋巴结等处的细胞。特别是分裂迅速的胚胎组织对辐射很敏感，胚胎及神经细胞对辐射尤为敏感。

来自动物体外的或者通过摄取、吸入以及通过伤口进入动物体内的放射性物质均能辐射动物。来自外源的最重要的辐射是穿透力很高的X线和γ射线。摄取或吸入适量化学或物理形式的核素，可被吸收到体内，选择性地储存到一定的器官或组织，例如追踪日粮稳定碘的放射性碘同位素，蓄积在甲状腺内，钡和锶的同位素像钙一样蓄积在新形成的骨组织内。吸入不溶解的核素，可在肺内构成一个局部辐射源。在此种情况下，以α或β辐射形式发射的能量将被吸收到小块组织内，这比遍身分布的核素作用更大。像铯-137这一类的核素在全身的分布大体上是均匀的，摄取不溶解的发射γ辐射的核素能给全身提供剂量。

短时间内吸收的核素向组织提供的总辐射量，不仅决定于核素的放射半衰期，而且还决定于从体内排出的速度，也就是决定于核素的生物半衰期。放射半衰期和生物半衰期长的核素（如锶）尤为重要，因为它一旦进入体内就构成了持续的辐射源。

一起重要的核事故可以发生各种各样的情况，其中之一就是动物受到辐射。局部放射性沉降物地区的动物，全身受到来自地面的或沉积在皮肤上的放射核素的辐射。除了外部辐射之外，吸入的核素以及还能放牧的动物随牧草摄取的核素增加了内部的辐射。由于大多数核素的寿命很短，因此，可在相当短的时间内受到大剂量的辐射。爆炸后 7 小时的放射性是爆炸后 1 小时放射性的 10%，48 小时后放射性降低到 1%。

由对流层放射性沉降物沉积在牧草上的中等短寿命的核素引起的辐射，或由于反应堆事故引起的辐射，会产生不同的情况，摄取的放射性物质产生的内部辐射是家畜受到辐射的主要途径。这种情况可延续数日或数周。这方面的重要核素有碘-131（8.1 日）、锶-89（51 日）和钡-140（12.8 日），它们都能在体内蓄积。其余不被吸收的核素，通过身体时辐射肠壁给全身提供剂量。

最后，长寿命的核素如铯-137（30 年）和锶-90（29 年）能存在于地面和土壤内，可以被种植在那里的谷物吸收许多年。长期低水平的辐射对动物的影响，了解甚微。

辐射对生物有两方面的影响：

第一，对躯体的影响，包括对骨髓、血液、肝和神经组织细胞的影响；

第二，对遗传的影响，包括对性腺的影响。前者只辐射动物本身，而后者则会影响到动物的后代。

专门为兽医师编写的辐射内科学教科书重点论述了核武器的影响。核战争对家畜的辐射损害，在 1963 年美国国家科学院（国立科学研究院，国立研究院，1963）发表的报告中已做了详细地讨论。原子辐射对生物各方面的影响，在联合国科学委员会（UNSCEAR）的报告中总结得很详细（联合国 1958，1962，1964，1969）。

## 辐射对躯体的影响

辐射对躯体的影响可按身体受到的辐射面积来讨论，而且通常又分为照射短时间内见到的早期影响和数月或数年都表现不出来的远期影响。

### 全身辐射

全身辐射后所见到的反应受物理因素的影响，如总的辐射剂量、照射时间和吸收到体内的剂量分布；也受生理因素的影响，如年龄、动物种类、品种和个体敏感性。

一般情况下，全身照射后，驴、兔和家禽与人相比对辐射很不敏感，犬、猪和山羊比较敏感。

以 0.25 戈[①]辐射无明显影响；一次量 0.5 戈引起血液的某些变化但无严重损伤；0.5~1 戈引起一些损伤但不致残；1~2 戈将能引起损伤和致残；2~4 戈肯定引起损伤和致残，而且可能发生死亡。以 4 戈辐射动物，一半动物在几周内死亡；而 6 戈辐射的动物可能会全部死亡。

多数死亡的动物发生在辐射照射后的 1~3 周内。例如，100 头动物用 5.5 戈辐射，第一周无一头死亡，第二周死亡了 20 头，第三周死亡了 48 头，但只有 7 头动物在以后的五年内死亡。

如上所述，辐射致死量受物理和生理等各种因子影响，也受辐射剂量和照射剂量速率的影响。如果将短时间引起致死的剂量分散到长时间内，则看不到有什么明显的影响。幼龄和老龄动物比年轻的成年动物对辐射更敏感。代谢率越高，辐射对它的影响越大。

---

[①] 戈瑞（GY，简称戈）是吸收剂量单位，即 1 千克被辐照物质吸收 1 焦尔的能量为 1 戈瑞。1 戈瑞（GY）=100 拉德（rod）。

全身辐射对绝大多数哺乳动物的早期影响是一样的，且依赖于剂量。个体间的差异常大于种间差异。

数十戈的大剂量主要影响中枢神经系统，而且在几小时内发生死亡。5~20戈的剂量几小时内有胃肠道损伤的症候。这些症候在几天内减退，然后约在一周内复发致死。

短期内给1~2戈的剂量，引起抑制和不适的胃肠道症状。这些症状迅速减退，在两周或三周内动物似乎正常，但是在此期间血液发生一系列进行性变化。红细胞、白细胞和血小板数目急剧下降，造血系统的变化引起贫血、出血和对感染的敏感性增加。初期的呼吸困难和发热症状突然严重。存活四周的动物常能恢复，但完全恢复则需要几个月的时间。

全身辐射数月或数年后临床变化也会日益明显起来。这些变化包括肿瘤发病率增高（包括白血病），局部组织发生病变，特别是晶状体混浊，寿命缩短。这些远期的影响对家畜来说没有什么重要性，因为家畜的经济寿命比它们的自然寿命要短得多。

辐射对生育力的影响很小，虽然也有一些产生畸胎的作用，但未必能引起家畜的严重异常。

### 皮肤局部辐射

沉积在皮肤上的放射性沉降物因β辐射的局部影响可导致严重的灼伤。γ辐射也能引起皮肤损伤，但它主要影响体内组织。灼伤开始时真皮发生水肿，接着表皮基层的细胞破坏，上皮与真皮发生性变。毛囊破坏，皮脂腺也可能被破坏。

皮肤敏感性随动物种类而不同。绵羊比猪和兔有较大的抵抗力，而且受到羊毛的保护。

偶然受到核爆炸辐射照射的牛发生严重的皮肤损伤，其中一些虽然以后在皮肤损伤区曾出现肿瘤，但发病率一直是低的，而且从照射到肿瘤发展的潜伏期长，看来这种危险同全身辐射的影响相比似乎没有什么重要性。

### 肠的辐射

裂变产物混合物的重要部分是不溶解的，所以不能由肠道吸收，主要由β成分对胃肠道发生局部辐射，而γ成分主要对全身引起辐射。由于吃草习惯、肠内容物体积大和食物缓慢通过肠道，所以反刍动物是吃了放射性物质受害最大的动物。任何能使食物在肠道阻滞的因素都会使吸收的剂量增加。

对肠道的局部辐射引起肠黏膜溃疡，这也是食欲缺乏和腹泻的原因。此外，溃疡成为细菌侵入的门户，由于白细胞的耗竭可引起动物死亡。

据估计，反刍动物在局部放射性沉降物污染的牧场继续放牧，摄取的辐射物达到的全身辐射量同来自地面的γ辐射量相等。对非反刍动物来说，达到的辐射量是很低的。

### 肺的辐射

吸入的放射性粒子可以沉积在肺内，如果不溶，可存在很长的时间。粒子的沉积部位在一定程度上决定于粒子的大小。小的粒子进入肺泡，或被包埋，或被吞噬细胞吞噬，随后吞噬细胞移行到淋巴系统，较大的粒子容易进入细支气管，然后通过纤毛的活动被排出，以后被吞咽，但也有人认为吸入的核素对动物的危险性是小的，而且比摄取放射性粒子的危险性还要小，当然吸入可能是钚进入身体的主要途径。这是一种众所周知的最毒的物质，犬的致死量约为50微克/千克。

### 甲状腺辐射

碘放射性同位素聚积于甲状腺。有 11 种碘的核素来自核裂变，但其中只有碘-131（8.1 日）有一定的实际意义。其余的不是半衰期短就是产量低，故不重要。

碘-131 若以溶解形式被吸入或摄取，几乎全部被吸收入血液中。被吸收的碘大约有 20% 选择性地聚集于甲状腺。这种小量放射性物质的聚集导致腺体活性组织全部或部分破坏。临床症状是甲状腺功能减退、嗜睡、笨重、便秘、皮肤干燥和泌乳减少，大剂量会使孕牛的胎儿死亡或分娩时出现并发症。

如果有大量功能组织存在，甲状腺最终可以恢复，但在这种情况下经过多年有发展成甲状腺瘤的严重危险。但多数动物在肿瘤出现前已被屠宰。

家畜被碘-131 照射的影响 Ganner (1963) 已做了评论。

### 骨的辐射

选择性沉积于骨内或骨上的核素被称为"骨探索者"。其中最重要的是能代替钙的碱土金属同位素，包括锶-89、钡-140 和镭的各种同位素。

锶-89 或锶-90，内服量的一部分由肠道吸收，在骨骼存留的情况受年龄影响。哺乳动物保留 70%，成年动物保留 10%。在骨内的分布也受年龄的影响。年龄很小或年龄很老的动物，锶在骨内的分布是均匀的；但年轻的动物，在长骨正在生长时，锶集中分布在生长最快的部位，如骺、骨内膜和骨膜。锶对这些动物危害最大。

钡-140 不如锶同位素重要，因为它的半衰期较短（12.8 日）。它从肠道吸收比锶慢，而且在体内的分布很均匀。

沉积在骨内的放射性核素直接作用于骨髓而损伤骨髓，引起前面谈到的贫血、白血病和淋巴细胞减少。主要的远期影响是在骨内和邻近组织产生瘤子，但再一次要提到的是家畜的生命期相当短，从而使这种危险的重要性降低。

## 2.4 电离辐射对人类和环境的影响

人类受到照射的辐射源有两类，即天然辐射源和人工辐射源。

所有的生物体都无时无刻不受到自然界存在的电离辐射的照射，这种天然放射性是客观存在的，通常称之为天然本底照射。天然本底照射是迄今人类受到电离辐射照射的最主要来源。

另一方面，因核技术的开发利用、核动力生产、核试验等，产生了不少新的放射性物质和辐射照射，这类辐射照射称为人工辐射源照射。

### 天然辐射源对人类和环境的影响

天然辐射源按其起因分为三类：宇宙辐射、宇生核素和原生核素。

世界范围内平均年有效剂量为 2.4 毫希，在任何一个大群体中，约 65% 的人预期年有效剂量在 1~3 毫希，约 25% 的预期年有效剂量小于 1 毫希，而其余 10% 的人年有效剂量大于 3 毫希。因原生核素存在，所以人每天食入的放射性物质，以钾-40 最多，59.2~88.8 贝可。

生活在高海拔地区或高本底地区的居民会受到较高的外照射剂量。居住在通风不良的室内居民也会受到较高的内照射剂量，主要是因为氡（约占70%）。

天然本底照射的特点是它涉及世界上的全部居民，并以比较恒定的剂量率为人类所接受。所以可将天然辐射源的照射水平作为基准，用以与各种人工辐射源的照射水平相比较。

## 人工辐射源对人类和环境的影响

当今世界人类受到照射的主要人工辐射源是医疗照射、核动力生产和核爆炸。

### 医疗照射

人工辐射源的照射中，医疗居于首位。对患者诊断照射产生的剂量介于0.1~10毫希，治疗的剂量很高，肿瘤的治疗剂量介于20~60戈。全世界由于医疗照射所致的年集体有效剂量约为天然辐射源产生的有效剂量的1/5，人均有效剂量约0.4毫希。

### 核试验

核试验可以产生几百种放射性核素，但其中多数不是产生量很少就是在很短时间内全部衰变，对全球居民的有效剂量贡献大于1%的只有7种。影响途径主要是食入。核试验引起的人均年剂量在1963年最大，相当于天然辐射源所致平均年剂量的7%，1966年则下降为2%左右，目前则低于1%。

### 核能生产

核能生产中放射性物质在局部或本地区产生影响，也有一些半衰期很长或在环境中弥散较快的放射性核素可分布到全球。预计到2500年，由于核能生产所致的年集体有效剂量和人均有效剂量也不过是天然辐射源照射水平的1%。

除了上述三种主要人工辐射源的照射外，还受到工业技术发展所形成天然放射性水平提高的影响，如燃煤发电、磷肥生产、空中旅行等，以及各种消费品。这些造成的剂量与天然辐射源所致相比，一般都很小，总计不过1%。

# 3

# 几种高毒性放射性核素

## 3.1 铀：改变世界的元素

### 铀及其放射性的发现

铀的发现者是德国化学家克拉普罗特（Klaproth）。1789 年，他在分析沥青铀矿（又称黑锡矿）样本时，无意中发现了新的金属元素，并将这种新元素以 1781 年发现的新行星——天王星（Uranus）的名字命名为铀（Uranium）。起初只有化学家和矿物学家对铀略有兴趣。这种新元素用来制造黄色颜料，或为玻璃和瓷器上色，此外再没有实际用途。

铀的放射性是法国物理学家贝克勒尔[①]发现的。1896 年 5 月，因为天阴无法做实验，贝克勒尔把铀盐晶体和用黑纸包着的照相底版一起放在暗室抽屉里，等取出后意外发现底版已被感光，像曝光了一样，从而发现了铀的放射性，从此铀元素也突然之间成为名声大噪的元素。1898 年，法国物理学家居里夫妇从成吨的沥青铀矿中艰辛地分离出新的放射性元素钋和镭，钋的命名是为了纪念居里夫人的祖国波兰。

放射性元素的发现成为 19 世纪末最重要的发现之一，为原子核物理学和放射化学奠定了基础。从此放射性元素化学兴起，铀蕴藏量丰富的国家，就像那些产油国一样，具有强大的政治影响力。

### 改变世界的元素

铀和其他放射性物质的发现，开启了核技术的应用，它在工业、农业、地质、

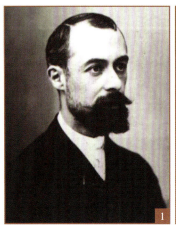 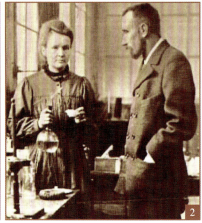

图 145 发现铀和放射性元素镭的科学家（1. 贝克勒尔；2. 居里夫妇）

---

① 安东尼·亨利·贝克勒尔（Antoine Henri Becquerel，1852—1908），1852 年 12 月 15 日生于巴黎一个科学家之家，1872 年在理工学院读书，1874 年在地方政府任职，1877 年成为工程师，1878 年在自然科学博物馆任助教并在理工学院讲授应用物理学课程，1888 年获博士学位，1895 年任理工学院教授，1900 年任法兰西科学院院长。因发现铀的放射性获 1903 年诺贝尔物理奖。他在长期从事铀的研究中，由于受到铀释放出的射线照射，造成皮肤损伤，于 1908 年 8 月 25 日去世。

考古和医学上都有广泛应用。例如，医院治病用的γ射线就是钴原子核发射出来的。在夜光表、日光灯以及家庭装修选用的色彩艳丽的瓷砖和石材等日常用品中都有放射性同位素。核辐射在农业育种上的应用也正在改变着人们的生活。

1938年，铀的研究取得了突破。科学家发现用中子轰击铀原子核，会引起铀原子核的裂变反应。反应中铀原子核分裂为两个中等质量的原子核，同时放出2~3个中子，这些中子轰击其他铀原子核，再度引起分裂，由此产生铀原子核裂变的连锁反应，使裂变反应能自动持续下去。铀核裂变时可以放出巨大的能量，例如，1克铀全部裂变时放出的能量相当于2.5吨优质煤的燃烧热。核反应堆和原子弹正是根据这个原理制造出来的。反应堆是一个使核裂变连锁反应能够有控制地持续进行的装置，它是核电站的铀锅炉，而原子弹则是一个不可控制的核反应堆。

铀的同位素主要有三种，它们的质量数分别为234、235和238。原子核是由质子和中子组成的，质量数就是原子核中质子和中子的总数。如前所述，铀核中有92个质子，所以铀-234原子核中有142个中子，铀-235中有143个中子，铀-238中有146个中子。在天然铀矿（主要是沥青铀矿）中，铀-234的含量仅为0.0058%，铀-235的含量仅为0.72%，铀-238的含量则高达99.274%。铀-238极不容易产生核裂变反应，铀-235容易产生核裂变反应，而铀矿中绝大部分是铀-238，因此天然铀不会自然产生核裂变连锁反应，也不能用来造原子弹。核反应堆都用浓缩铀作为核燃料。浓缩铀是铀-235的相对含量高于它在天然铀中相对含量的铀，而原子弹则要使用高浓缩铀（90%）作装料。铀-238虽然不能直接作为核燃料，但它俘获中子后可转变为铀-239，也可作为核燃料。

原子弹是一种利用核裂变原理制成的核武器。它是由美国最先研制成功的，具有非常强的破坏力与杀伤力，在爆炸的同时会放出强烈的核辐射，危害生物组织。第二次世界大战期间的1938年12月，德国柏林威廉大帝化学研究所的哈恩和斯特拉斯曼，经过6年试验，把铀原子分裂成功。裂变反应的发现震惊了科学界。因为，这一重要发现使人们找到了释放原子能的途径。当时丹麦的物理学家波尔从两位逃出纳粹统治的同事中获悉裂变反应的消息。1939年年初，波尔前往美国，把这个消息告诉了美国的科学家。移居美国的匈牙利物理学家西拉德等人，意识到核裂变有可能被利用而制成有空前破坏力的原子弹。为防止德国人抢先造出原子弹，西拉德在拜访了罗斯福总统的好友和私人顾问、经济学家萨克斯以后，又和爱因斯坦会晤，请爱因斯坦在给罗斯福总统的信上签名，信由萨克斯转交给罗斯福。这封信阐述了研制原子弹对美国安全的重要性。萨克斯在白宫和罗斯福共进早餐的时候，还讲了一个历史故事：拿破仑由于没有支持发明轮船的富尔顿，因此错过了用潜水艇装备法国海军打败英国的机会。罗斯福被萨克斯的论证打动了，决定支持研制原子弹的工作。

1941年12月6日，即日本偷袭珍珠港的前一天，罗斯福批准了美国科学研究发展局全力研制原子弹。1942年8月，美国制订了研制原子弹的"曼哈顿计划"。1942年12月，科学家进行了首次受控裂变反应试验。1943年7月，美国成立原子弹研究所。1945年3月，美国成立合并秘密的原子能委员会。1945年7月16日，

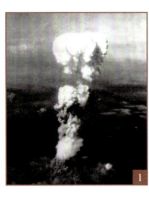
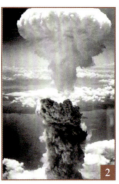
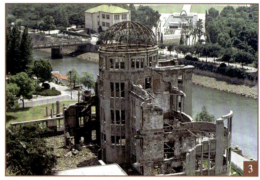

**图 146 原子弹爆炸的威力**（1. 美军在广岛投下的原子弹爆炸后形成的蘑菇云；2. 美军在长崎投下的原子弹爆炸后形成的蘑菇云；3. 广岛原子弹爆炸的中心）

首次不受控裂变反应（即世界上第一颗原子弹）在美国新墨西哥州亚拉摩戈多试验成功，这颗炸弹的暗码叫"胖子"。3个星期后，即1945年8月6日，美国向日本广岛投下了第一颗用于战争的原子弹，代号为"小男孩"，重约4.1吨，威力不到2万吨TNT炸药。当时，广岛的人口为34万多人，当日死去的有8.8万人，负伤和失踪的为5.1万人。全市共7.6万幢建筑物，其中4.8万幢完全毁坏，2.2万幢严重毁坏。同年8月9日，美国向日本长崎投放第二颗原子弹，代号为"胖子"，重达4.5吨，威力约2万吨TNT炸药，长崎市27万人，当日死去6万余人。直接导致日本于1945年9月2日宣布投降，第二次世界大战结束。

从1789年发现铀元素到1945年将原子弹用于战争，科学技术经过156年的发展，使铀成为改变世界政治格局的元素。

值得指出的是，在一些国家和地区出现铀走私犯罪活动。铀-238俗称"黄饼"，是一种质地粗糙的黄色粉末，是最常见的核材料，带有毒性。在新的历史条件下，铀原料走私也是防不胜防。前苏联解体后，走私集团企图从一些核设施中窃取核原料卖给不法组织制造"脏弹"①。

## 3.2 钚：原子能工业的重要原料

钚（Plutonium，Pu），是一种放射性元素，是原子能工业的一种重要原料，可作为核燃料和核武器的裂变剂。投于长崎市的原子弹，使用了钚制作内核部分。它也是放射性同位素热电机的热量来源。

---

① 脏弹，又称放射性炸弹，是通过引爆传统的爆炸物将内含的放射性颗粒抛射散布到空气中，造成相当于核放射性尘埃污染，形成灾难性的"辐射散布"炸弹。

## 钚的发现

钚的发现人是格伦·西奥多·西博格[1]。1934年，恩里科·费米和罗马大学的研究团队发布消息，表示他们发现了元素94。费米将元素取名"*Hesperium*"，并曾在他1938年的诺贝尔奖演说中提及。然而，他们的研究成果其实是钡、氪等许多其他元素的混合物，但由于当时核分裂尚未发现，这个误会便一直延续。

1940年，美国化学家西博格等用152.4厘米回旋加速器加速的16兆电子伏氘核轰击铀时发现钚-238。第二年又发现钚的最重要的同位素钚-239。

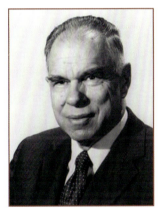

图147 格伦·西奥多·西博格

## 钚的毒性

钚是一种有着淡蓝色光泽的具放射性的超铀元素。钚的外表呈银白色，接触空气后容易锈蚀、氧化，在表面生成无光泽的二氧化钚。钚的同位素和四种氧化态，易和碳、卤素、氮、硅起化学反应。钚暴露在潮湿的空气中时会产生氧化物和氢化物，其体积最大可膨胀70%，屑状的钚能自燃。

钚是一种放射性毒物，会在骨髓中富集。因此，操作、处理钚元素具有一定的危险性。钚能对人类的生态环境造成威胁。根据"建立无钚元素环境组织"的报告，仅仅百分之一盎司的钚就足以对人类产生巨大的毒害。如果钚侵害到人体，它就会潜伏于人的肺、骨骼等细胞组织中，从而破坏细胞基因导致癌症。如果运输过程中发生泄漏，10千克钚就能对整个地球的环境和食物链造成毁灭性的破坏，其影响要持续很长的时间。在所有放射性元素核裂变产生大量能量的同时，其后生成的废料以钚为最多，这些钚废料还有相当的能量，如能加工后再应用还可以使用无数次，直至50万~80万年后能量才会完全消失。

在20世纪40年代，美国就有26名工作人员因核武器研究，受到了钚的污染。但是在他们身上并没有出现严重的健康问题。

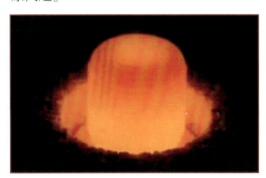

图148 发出光、热的钚-238球状矿

---

[1] 格伦·西奥多·西博格（Glenn Theodore Seaborg，1912—1999），美国化学家。1912年出生于密歇根州的伊斯佩明，1922年随家迁往加利福尼亚。1934年毕业于加利福尼亚大学洛杉矶分校，1937年在加利福尼亚大学伯克利分校获博士学位。毕业后留校任教，1941年任副教授，1945年任教授。1942—1946年在芝加哥大学冶金实验室主持曼哈顿计划钚化学研究工作。第二次世界大战期间美国投向日本的两个原子弹一个是铀弹，一个是钚弹，而西博格是主要参与制造者之一。战后重返伯克利，1946—1958年任核化学研究室主任，1958—1961年任伯克利校长。1961年美国总统罗伯特·肯尼迪任命他为美国原子能委员会主席。西博格于1999年2月25日，在美国加利福尼亚州住所逝世，享年86岁。

钚最重要的同位素是钚-239，常被用来制造核子武器。钚-239 和钚-241 都易于裂变，即它们的原子核可以在慢速热中子撞击下产生核分裂，释放出能量、γ 射线以及中子辐射，从而形成核连锁反应，并应用在核武器与核反应炉上。1945 年 7 月的第一次核试验"三一"原子弹，以及第二次投于长崎市的"胖子"原子弹，都使用了钚制作内核部分。

### 福岛事故

2011 年 3 月 28 日晚，日本东京电力公司（以下简称"东电"）宣布，福岛第一核电站厂区采集的土壤样本首次检测出放射性元素钚。这种核裂变产生的强辐射物可能来自受损燃料棒。

工作人员在 2011 年 3 月 21 日和 22 日从福岛第一核电站区域内 5 处地点采集土壤样本，公司委托外部机构检测，证实这些样本中存在微量的钚-238、钚-239 和钚-240。此外，东电还宣布，在三号机组涡轮机房地下室积水中检测出超高浓度放射性物质，可能泄漏自反应堆。3 名员工 24 日在地下室作业时因过量辐射而入院。

东电副社长武藤荣说，"让人们感到忧虑，我表示道歉"，但这些钚的浓度属于正常环境下土壤中放射物浓度水平，不会构成威胁，出事机组抢修工作也没有停止。武藤说，现有钚的浓度与冷战时期美国、前苏联等国大气核试验后飘落至日本的放射性物质浓度水平相当，"不到危害人体健康的程度"。

东电公布的数据和信息接连出错，其数据分析能力和所公布数据的可靠性受到多方质疑。有关专家指出，无论本次泄漏的钚有多少，处理起来都很麻烦，并且在它泄漏初期，应该及时将燃料棒取走，如果最后选择对福岛第一核电站几个受损的反应堆进行封堆处理，却不拿走含钚的燃料，钚仍然会污染地下水。因此，日本有关方面称事态严重。

钚的危险性还在于它对人体的毒性，与其他放射性元素相比钚在这方面更强，一旦侵入人体，就会潜伏在人体肺部、骨骼等组织细胞中，破坏细胞基因，提高罹患癌症的风险。而且这一放射性元素的半衰期很长，在处理上更为困难。

## 3.3 钋：谋杀的毒药

钋（Polonium，Po），是一种银白色金属，能在黑暗中发光，是世界上最毒的物质之一，也是目前已知最稀有的元素之一，在地壳中含量约为 100 万亿分之一。钋主要通过人工合成方式取得。

### 钋的发现

1898 年，居里夫人与丈夫皮埃尔·居里在处理铀矿时发现钋元素，居里夫人为纪念自己祖国波兰（拉丁文：Polonia），把这种新元素命名为钋。

1898 年 7 月，居里夫人向法国科学院提交了一份工作报告，肯定地指出他们已经发现了一种新元素，其同铋相似，却能够自发地放射出一种强大的不可见射线，他们把这种元素命名为"钋"。

### 钋的毒性

钋是一种化学元素，呈银白色的稀有的放射性金属。溶于浓硫酸、硝酸、稀盐酸和稀氢氧化钾溶液。已知道钋元素有 25 个同位素，它们的质量数由 192 至 218，钋-210 是当中显著的一个同位素，具放射性特征，会释出放射性 α 粒子。其半衰期很短，只有 138 天。钋与铍混合可作为中子源；也用作静电消除剂，在该种情况下，钋-210 的放射性使空气发生电离，离子所带电荷中和了胶片所带静电。

钋-210 属于极毒的放射性核素，它发射的 α 粒子在空气中的射程很短，不能穿透纸或皮肤，所以在人的体外不构成外照射危险。但是它的电离能力很强，如果通过吸入、食入或由伤口进入人体内，可以引起体内污染、中毒或急性放射病。如果在短时间内体内的吸收剂量达到 4 戈，就可以致命。大小不及一粒盐的钋-210，可使体重 70 千克的人死亡。但是，在通常情况下，钋-210 对自然界和人类并不构成危险。这是因为钋是最稀有的元素之一，在地壳中的含量大约只有 100 万亿分之一。天然的钋存在于所有铀矿石和钍矿石中，但含量极微。在自然环境中，例如大气以及人体内都有极微量的钋-210 存在。钋-210 的物理半衰期为 138 天，即每过 138 天，它的放射性活度就自动减少一半，约 2.5 年后其放射性基本消失。

### 中毒事件

2006 年 11 月 1 日，俄罗斯人亚历山大·利特维年科[①]，在英国因身体不适住进医院，此后他不断呕吐，大量脱发。检查表明，他的中枢神经、心脏、肾和骨髓都遭到不同程度的伤害，于 11 月 23 日晚不治身亡，终年 43 岁。据初步调查的结果显示，利特维年科所中的毒为一种名为"铊"的金属，但至 1970 年"铊"开始被限制，现时已难以取得。其后利特维年科的铊中毒说法被排除。2006 年 11 月 24 日，英国卫生防护局宣布，在利特维年科的尿液里发现了钋-210，且含量极高。这表明利特维年科曾被人下毒。英国警方也宣布，已在利特维年科的家中和他发病当天光顾的两个地方找到了钋-210 的残留物。

## 3.4 氡：气体放射性核素

氡（$^{222}Rn$），是人类所接触到的唯一气体放射性核素，无色、无味。1900 年，德国人多恩（F. E. Dorn）在铀制品中发现了氡。

氡主要来源于富含铀、钍的花岗岩、辉绿岩、片麻岩、黑色页岩等岩石及其风化形成的黏土和某些地下水。室内氡的来源主要有以下几种：

---

[①] 亚历山大·利特维年科，1962 年 8 月 30 日生于俄罗斯沃罗涅日（Voronezh），1980 年被征召入伍加入军队，服役期间晋升为中校。1988 年加入克格勃，负责反间谍等工作。1991 年加入俄联邦安全局。2000 年，因提供假证被捕，但在入狱前他以伪造护照逃到土耳其与妻子及儿子会晤，同年 11 月偕同妻儿以政治庇护为由申请移居英国，2006 年 10 月成为英国公民。

第一，从房基土壤中析出的氡。在地层深处含有铀、镭、钍的土壤，岩石中人们可以发现高浓度的氡。这些氡可以通过地层断裂带，进入土壤和大气层。建筑物建在上面，氡就会沿着地裂缝扩散到室内。

第二，从花岗岩等具有放射性的建筑材料中析出的氡。1982年联合国原子辐射效应科学委员会的报告中指出，建筑材料是室内氡的最主要来源。如花岗岩、砖沙、水泥及石膏之类，特别是含有放射性元素的天然石材，很容易释放出氡。

第三，从户外空气中进入室内的氡。

第四，从供水及用于取暖和厨房设备的天然气中释放出的氡。据检测，美国几乎有1/15的家庭室内氡含量较高。

### 氡的危害

氡是重要的致癌物质之一。如果长期呼吸高浓度氡气，将会造成上呼吸道和肺的伤害，甚至引发肺癌、白血病等病变。早在15世纪，德国西北部萨克森（Saxony）的西内堡矿的矿工患了一种被称为"矿山病"的肺病，死亡率高达52%~57%。后来称之为"西内堡肺病"。当时并不知道罹病致死的原因是由于矿床所含的铀矿漏出铀的子产物氡而引起，一直到1879年，赫廷（Herting）和海塞（Hesse）对死亡矿工进行首次解剖，才注意到其肺部患有恶性癌。1911年阿恩斯坦（Arnstein）证实为肺癌。其原因是矿工受到矿中铀的放射性子产物镭（$^{226}$Ra）、氡（$^{222}$Rn）和钋（$^{218}$Po）等的辐射所致。1924年第利（Thiele）等研究143名"西内堡肺病"的病例，发现8名患肺癌，17名患肺尘埃沉着病。但矿区附近的296名非矿工，未患此类病症。据培勒（Peller）1929—1938年间的报告，契申斯达矿区的400名矿工和100名雇员中，有89名死亡。在对其中60名尸体进行解剖后，发现47名患有癌症。此矿区的肺癌死亡率，较其他正常地区高出30倍。随后，众多的矿工流行病学调查毫无疑问地证明，在高浓度氡环境中，氡气体的α辐射导致肺癌发生率增高。1987年，世界卫生组织把氡列为致癌物质之一，确定了氡与肺癌的关系。

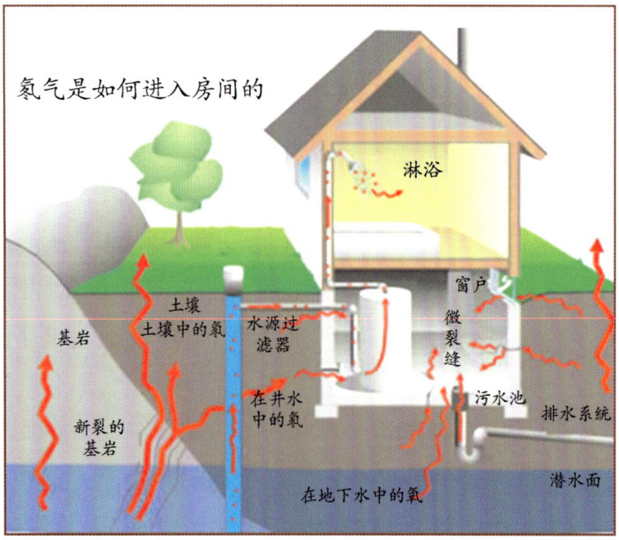

据美国国家安全委员会估计，美国每年因为氡而死亡的人数高达3万人。20世纪80年代，美国卫生部宣布，氡是肺癌的第二大诱因。中国也存在严重的氡污染问题。据调查，室内氡浓度远高于室外，有的室内氡含量最高的达到国家标准的6倍。据不完全统计，中国每年因氡致肺癌的病例为5万例以上。中国疾病预防控制中心辐射防护与核安全医学所首次提出室内氡污染所造成的肺癌危险度指数为0.19，即当室内空气中氡浓度每增加100贝可/立方米时，在这种环境里居住的人患肺

**图149 氡的主要来源**（据中国地质大学辐射与环境实验室）

癌的概率就会增加19%。

### 氡浓度控制标准

目前，世界上已有20多个国家和地区制定了室内氡浓度控制标准。瑞典是一个室内氡浓度较高的国家，1979年瑞典就成立了国家氡委员会，对所有建筑进行了监测并对每所房屋建立了氡的档案。1987年氡被国际癌症研究机构列入室内重要致癌物质。1990年美国开始举办国家氡行动周，让更多的人了解氡的危害，使更多的家庭接受氡的测试，对发现高氡的建筑物采取防护措施。1996年，中国技术监督局和卫生部颁布了《住房内氡浓度控制标准》，规定新建的建筑物中每立方米空气中氡浓度的上限值为100贝可，已使用的旧建筑物中每立方米空气中氡的浓度为200贝可。随后又颁布了《地下建筑氡及其子体控制标准》和《地热水应用中的放射性防护标准》，提出了严格的控制标准。

空气和水中氡浓度的控制标准，多数国家采用室内空气氡浓度200~400贝可/立方米为行动或参考水准，超过这个水准就应采取缓解措施以降低室内的氡浓度。少数国家选用了较高或较低的行动水准。

2004年的《世界卫生组织饮用水质量准则》和欧洲委员会建议，如果公共饮用水供应中的氡超过100贝可/立方米，就应实施控制措施。美国为私人用水供应建议，150贝可/立方米为氡的最高污染水平。欧洲委员会针对公共或商业用水供应建议，如果氡水平超过1000贝可/立方米，就应采取补救行动。

### 降低室内氡含量的措施

为了保证人类身体健康与安全，各国已经对室内氡的危害引起了重视。降低室内氡含量的方法有以下几种。

第一，在建房前进行地基选择时，有条件的可先请有关部门做氡的测试，然后采取降氡措施。

第二，家居装修慎用花岗岩及能够产生氡气的放射性建材，提倡用大理石或人造花岗岩。

第三，在写字楼和家庭室内装饰中，要注意填平、密封地板和墙上的所有裂缝，地下室和一楼以及室内氡含量比较高的房间更要注意，这种做法可以有效减少氡的析出。

第四，做好室内的通风换气，这是降低室内氡浓度的有效方法。

第五，尽量减少或禁止在室内吸烟，有儿童和老人的房间更要注意。

# 4

# 应用放射性物质发生的重大核事件[1]

历史上在应用放射性物质的过程中曾经发生过多次核事件和核事故[2]，一些严重的事故不仅造成了人员伤亡和经济损失，而且促使国际社会对放射性物质的应用产生了新的争议。

## 4.1 核工厂及非动力反应堆核事件与核事故

1944年，美国橡树岭铀扩散实验厂检修时，不慎造成大量六氟化铀泄漏，六氟化铀和它的水解产物氟化铀酰和氢氟气释放到环境中，致使在场的人员受到酸性烟雾对眼睛、鼻和呼吸道黏膜的损伤，通过吸入和酸烧伤的伤口造成过量铀内污染。

1952年，加拿大乔克里弗河（Chalk River）附近的加拿大核试验反应堆（NRX）实验室发生了核事件。因一名职工的操作错误，把燃料堆芯的12根芯棒中的4根抽走，使部分铀被熔化，造成数百加仑的放射性水聚存在反应堆里。事件虽然没有人员伤亡，但反应堆堆芯在事故中遭到了破坏。

1957年9月29日，前苏联乌拉尔山中的秘密核工厂"车里雅宾斯克65号"一个装有核废料的仓库发生大爆炸，迫使前苏联当局紧急撤走当地1.1万名居民。

1957年10月7日，英国东北海岸的温斯克尔核生产联合企业的两座钚生产反应堆之一的核心部分毁于一场大火，溢出的 $7.4 \times 10^{14}$ 贝可放射性碘进入空间。事故产生的放射性物质污染了英国全境。泄漏的放射物造成39人患癌症死亡。

1957—1958年冬季，前苏联乌拉尔地区克什特姆城附近发生了一次严重事故。当时首次披露这次事故情况的一位科学家估计，这次事故会使数以百计的人因核辐射而患病死亡。

1959年，美国加利福尼亚州圣苏萨娜核反应堆的冷却系统发生阻塞，使43个释热元件中的12个被烧化，但放射性污染被及时控制。

1961年7月4日，前苏联的第一艘核动力潜艇辐射泄漏，造成艇长和7名乘员死亡。辐射泄漏的原因是潜艇的两座反应

---

[1] 龚诒芬. 人体内放射性核素污染的医学实践. 北京：军事医学科学出版社，2004.
[2] 国际核事件分级划分为0—7级。0级属于在安全上没有重要意义的偏差现象；1—3级称为"核事件"，1级为异常或故障，2级为事件，3级为严重事件；4—7级是严重程度越来越高的"核事故"，4级主要局限于场内风险，5级则有场外广泛后果的危险，6级属于大量核辐射泄漏的严重核事故，7级为特别重大核事故。只有5、6、7级事故，才影响到核电厂以外的公众，才需要对公众采取防护措施。

堆之一的控制系统中的一条管道破裂。

1963年，美国里科费米反应堆事件，一些燃料元件熔化，由于放射性泄漏引起的放射警报声音促使了对反应堆的关闭。费米反应堆释放到环境中少量的放射性物质，没有造成人员伤亡。

1965年，美国原子能委员会故意制造了一次核反应堆事故，结果在洛杉矶上空形成一块低强度的放射性云雾。

1966年1月17日，美国一架B-52轰炸机与KC-135加油机在西班牙海岸上空进行加油时，发生相撞。撞击之后，加油机彻底毁坏，B-52轰炸机惨遭解体，所携带的4枚氢弹"逃离"破裂的机身。其中两枚氢弹的"非核武器"撞地时发生爆炸，致使约合2平方千米的区域被放射性钚污染。搜寻人员在地中海发现了其中一个装置。

1966年10月5日，底特律附近的一座实验反应堆由于钠冷却系统发生故障，造成反应堆堆芯部分熔化。

1967年夏天，前苏联"车里雅宾斯克65号"用于储存核废料的卡拉恰伊湖干枯，风将许多放射性微粒子吹往各地，当局不得不撤走了附近的9000多名居民。

1968年1月21日，由于舱内起火，美国一架B-52轰炸机的机组人员被迫做出弃机决定。B-52轰炸机最后撞上格陵兰图勒空军基地附近的海冰，所携带的核武器破裂，致使放射性污染物大面积扩散。

1969年，瑞士吕桑地下试验反应堆的冷却剂没有起作用，把辐射物释放到洞穴内，后来这座洞穴被封闭。

1970年，美国内华达州加卡平地地下一万吨级当量核装置发生爆炸，实验之后，封闭表面轴的插栓失灵，导致放射性残骸泄漏到空气中。现场的6名工作人员受到核辐射。

1971年11月19日，美国明尼苏达州"北方州电力公司"的一座核反应堆的废水储存设施突然发生超库存事件，结果导致5万加仑放射性废水流入密西西比河，其中一些水甚至流入圣保罗的城市饮水系统。

1973年，中国一名工人遭到酸性介质中含有的硝酸铀酰和氧化铀引起的大面积皮肤烧伤，铀通过酸烧伤的伤口进入体内，估计血液中的铀量达到130毫克，肾脏内沉积的铀约为14毫克。

1975年，中国某材料厂内盛重铀酸铵的容器破裂，料液（pH=9，温度达70℃~80℃）向外泄漏，一名工人被烧伤，同时受到难溶性铀内污染，估计吸入天然铀700毫克。

1979年8月7日，高浓缩铀从田纳西州的一座高度机密的核燃料工厂中喷出来。大约有1000人受到了比他们在正常情况下一年里接受的辐射剂量高4倍的辐射。

1986年，美国俄克拉何马州的某燃料公司发生一起六氟化铀大量泄漏事故，酸性烟雾对在场的近百人暴露部位的皮肤和黏膜造成损伤，严重的呼吸道的酸烧伤引起一人死亡。通过受伤的皮肤、黏膜以及吸入等途径，在场人员均摄入了过量铀。

1992年11月，法国发生最严重的核事故，3名工作人员未穿防护服进入一座核粒子加速器后受到辐射。一些负责人因未采取适当安全措施而于1993年被关进监狱。

1993年4月6日，在西伯利亚托木斯克有人用硝酸清洗容器时发生核爆炸。爆炸致使托木斯克-7的回收处理设施释放出一个放射性气体云。

1995年12月8日，位于福井县敦贺市的日本首座快中子反应堆"文殊"号的冷却材料液态钠严重外泄，导致反应堆被迫关机检修。此后，"文殊"号一直处于停运状态。

1997年3月，设在日本茨城县东海村的核废料再处理工厂发生爆炸，致使数十名员工受到辐射。

1997年4月14日，设在日本福井县敦贺市的新型核燃料转换实验反应堆发生泄漏事故。

1999年9月30日，日本东京东北部东海村的JCO公司的铀转换厂发生核临界（即可引起核裂变的状态）事故。事故发生时，工人们正在混合液体铀。事故导致3名工作人员受到严重的超剂量照射，其中有一人后来死亡。另外，有34人受到放射性辐射污染。这起核事故是日本历史上最为严重的核灾难，动摇了人们对日本核电行业的信心。

2006年4月11日，正处于试运行阶段的日本首个快中子增殖核反应堆的核废料再处理工厂发生含放射性物质的水泄漏事故。

2008年7月17日，法国德龙省伊泽尔河畔罗芒一家核燃料生产厂的一根输送含铀液体的地下管道出现断裂，导致部分液体外泄。泄漏的铀数量在120~750克之间，15名工人在实施日常维护工作时遭到放射性辐射污染。但这些轻度浓缩铀的泄漏范围仅在工厂内，对环境没有造成危害。

2009年10月8日，位于日本福井县敦贺市已被废弃的"普贤"号核反应堆发生含放射性物质的重水泄漏事故，其中所含的放射性物质导致一名员工氚浓度检测指标超标。

## 4.2 核电站发生的核事件与核事故

1957年10月7日，英国塞拉菲尔德核电站发生核泄漏事故，39人因癌症死亡。40千米内800多个农场被污染。

1961年1月3日，美国爱达荷州福尔斯一个核电站的一座实验反应堆发生事故，造成3名技术人员死亡。

1969年10月17日，在法国圣洛朗，一次燃料装填的差错，导致一座气冷动力反应堆堆芯部分熔化。

1974年，在里海海边的舍甫琴科，前苏联的一座增殖反应堆电站发生爆炸。

1975年3月22日，在美国亚拉巴马州迪凯特的一座核电站里，一名工人手持燃着的蜡烛，在电缆旁边检查漏气情况，结果点燃了绝缘物，烧毁了安全控制钮，冷却水位降至危险点，最终修复工程耗费了1.5亿美元的巨资。

1979年3月28日，美国三哩岛2号核反应堆因为机械故障和人为失误，发生了美国历史上最严重的核电站事故。反应堆之一部分熔化，使冷却水和放射性颗粒外逸，泄入大气中，至少15万居民被迫撤离，但没有人员伤亡报告，此事件严重影响了美国的核电发展进程。

1981年4月25日，日本敦贺一家有问题的核电厂在进行维修的时候，约45名工人受到核辐射的伤害。

1983年1月6日，美国俄克拉何马州的戈雷核电站的核材料罐因装得过满，升温过高而破裂，造成一人丧生，百人住院。电站附近地区出现了不同程度的核辐射污染。

1983年11月，英国塞拉菲尔德核电站意外地把放射性废料排入爱尔兰海，导致环境保护主义者们要求关闭这座核电站。

1985年4月9日，美国俄亥俄州的核电站因机械故障和操纵失误，使干流冷却水及备用冷却水的水位下降。该地区的居民被迫撤离。这次事故得到了及时的处理。

1986年4月26日凌晨，前苏联切尔诺贝利核电站发生猛烈爆炸，反应堆机房的建筑遭到毁坏，同时发生了火灾，反应堆内的放射性物质大量外泄，周围环境受到严重污染，辐射泄漏到欧洲很大一部分地区，成为世界核电史上最严重的一次七级核事故。

1992年3月21日，位于俄罗斯索斯诺维博尔的列宁格勒核电站，发生三级核事故。

1992年3月24日，在俄罗斯圣彼得堡附近的索斯诺维博尔核电站，一座反应堆的通道压力丧失后，导致放射性碘和惰性气体漏出，引起国际关注。

1995年11月，在乌克兰切尔诺贝利核电站，当工作人员从一座反应堆中取出燃料时受到严重沾染，其中有一人受到的辐射剂量相当于一年的容许辐射剂量。

1999年7月12日，日本原子能电力公司所属敦贺核电站2号机组的加压水型轻水反应堆的冷却系统发生冷却水泄漏事故。调查人员随后在检查中发现，冷却系统中一段用于连接两个热交换器的L型不锈钢管出现了一条长8厘米、宽0.2毫米的裂缝。

2004年8月9日，日本关西电力公司位于东京以西约350千米处的美滨核电站3号机组涡轮室内发生蒸气泄漏事故，导致4人死亡、7人受伤。

2006年5月22日，日本福岛第一核电站6号机组发生放射性物质泄漏事故，但未对周边环境造成影响。

2007年1月14日，日本福井县大饭郡高滨核电站发生含微量放射物质的水泄漏事故，泄漏的水溅到现场的4名作业人员身上，但未对他们的健康和周围环境造成影响。

2007年9月3日，日本福井县的大饭核电站1号反应堆发生漏水事故，核电站方面随即关闭了漏水过滤器的阀门。

2008年7月7日，法国南部特里卡斯坦核中心（核电站）的含铀废水处理站被发现含铀液体泄漏，100名公司员工遭到轻微辐射。

2009年11月24日，印度卡伊格核电厂工作人员在饮用冷却器的水后发生氚中毒。在每日例行的尿检中查明，有55名工作人员身体内氚含量超标，之后这些工作人员被紧急送往医院进行治疗。[1]

2011年3月13日，日本福岛大地震伴生海啸引发核电站泄漏。福岛核电站（Fukushima Nuclear Power Plant）是目前世界上最大的核电站，由福岛一站、福岛二站组成，共10台机组（一站6台，二站4台），均为沸水堆。日本福岛第一核电站损毁极为严重，大量放射性物质泄漏到外部，第一核电站的1—6号机组将全部永久废弃，成为世界核电史上又一次最严重的七级核事故。

2011年4月22日，美国俄亥俄州东北部的佩里核电站在更换燃料停机过程中发现厂区辐射水平上升，所有员工立即疏散。

---

[1] 印度核电站泄漏事故致55人中毒 疑似人为破坏. 中国新闻网，2009-11-30.

## 4.3 医用放射源及医疗事故

1969年发生在美国威斯康星州的一例内照射引起的急性放射病，受害者是一名年龄为73岁的女患者，患有慢性红髓增生症，住院期间用静脉注射金-198做肺扫描时，注射金-198活度为7.4兆贝可，比需要量增大1000倍，使患者受到过量内照射。

1972年12月，湖北武汉市某医院的钴-60治疗机发生故障，检修人员不慎将放射源摔落机外，治疗机未经测试继续治疗患者，先后造成21名肿瘤患者的超剂量意外照射，其中两名患者受照10日后相继死亡。

1987年巴西发生的一起放射源事故——废弃放疗机氯化铯污染事故，它是由于医用的铯-137源保管不善而引发的。无知的居民将铯-137源拿回家，造成240人受到过量照射。

## 4.4 其他意外事故

20世纪60年代以来，曾发生过10余起严重的人体内污染镭-226、铯-134、铯-137和氚-170的事故，分别由吸入、伤口、口服、经皮肤吸收和静脉注射五种途径造成，其中两例是主动摄入的；一例是核医学工作者计算错误，误将比诊断用量大1000倍的胶体金经静脉注射到患者体内；一例是在意外食入的同时还经伤口和皮肤进入；其余4例是职业人员在意外事故时主要经吸入途径摄入的。

1960年10月9日，一名从事放射性工作的技术员，主动口服75兆贝可的镭-226，大于4000年摄入量限值（ALI）。

1965年一名男性工人工作时意外吸入铯-134、铯-137气溶胶，估计吸入量超过30ALI。

1985年8月10日，一次爆炸摧毁了为前苏联海军核动力舰艇服务的什科托沃舰船修理设施，即K-431核潜艇事故；在符拉迪沃斯托克补充燃料过程中，E-2级K-431核潜艇发生爆炸，放射性气体云进入空中。10名水兵在这起核事故中丧命，另有49人遭受放射性损伤。

1992年初秋，中国云南省师宗县水泥厂意外发现封存的已废弃了的放射源钴-60的铅罐丢失。经过放射仪器监测，找到放射性炉渣，随即现场封闭，人员撤离。在专家指导下，经过几个小时的工作，所有炉渣连同被污染的泥土一起全部被取走处理。

1992年11月，中国山西省忻州一位农民误拾一枚钴-60放射源，造成其本人及家人共3人死亡，141人受到不同程度照射。

据统计，截至2014年年底，中国在核技术利用领域，先后发生240余起不同类型的放射源失控事故（事件）。

# 5 放射性物质毒性的防护

## 5.1 辐射防护基本任务

核能与核技术的广泛应用存在着潜在危险，辐射确实会对人体和周围环境造成危害，因此必须重视由此而带来的辐射防护和安全问题。做好辐射防护与安全管理工作是核能、核技术应用和发展的有力保障，这就是"用"和"防"永远是辩证的统一。

辐射防护的基本任务是既要保护从事放射工作者本人和后代以及广大公众乃至全人类的安全，保护好环境，又要允许进行那些可能会产生辐射的必要实践以造福于人类。

辐射防护的目的是防止有害的确定性效应，并限制随机效应的发生概率，使它们达到被认为可以接受的水平。也就是说，要将人工辐射源对人们造成的健康危害或风险限制在社会可接受的水平之下，即在不过分限制会产生或增加辐射照射的有益的人类活动的基础上，根据辐射防护和安全最优化原则，为人们提供必要和适当的防护，充分运用随机效应与确定性效应特点，杜绝发生超过确定性效应的阈值，减少随机性效应发生率，最大限度地保证人们的辐射安全。

## 5.2 辐射防护的基本原则

辐射防护的基本原则也是基本要求，包括实践的正当性、剂量限制和潜在照射危险限制、防护与安全的最优化、剂量约束和潜在照射危险约束。

### 实践的正当性

实践的正当性就是对于一项实践，只有在考虑了社会等各种因素之后，它对受照个人或社会所带来的利益大于其可能引起的危害时，该实践才是正当的。对于不具备正当性的实践不应予以批准。

受照个人或社会所带来的利益包括对社会的总利益，不仅仅是某些团体或个人所得的利益；同样，辐射危害也是指由于引入该实践后带来的所有消极方面的总和，它不仅包括经济上的代价，而且还包括对人体健康及环境的任何损害，同时也包括在社会心理上带来的一切消极因素所付出的总代价。由于利益和代价在群体中的分布往往不一致，付出代价的一方并不一定就是直接获得利益的一方，所以，这种广泛的利益权衡只有保证每一个个体所受的危害不超过可以接受的水平这一条件下才是合理的。

### 剂量限制和潜在照射危险限制

剂量限制是对个人受到的正常照射的剂量加以限制，防止确定性效应的发生，并使随机效应的发生率控制在足够低的程度。剂量限值适用于实践所引起的照射，不适用于医疗照射，也不适用于无任何主要责任方的天然源的照射。这一剂量限值对于公众照射为每年1毫希弗。对于职业照射为每年20毫希弗。这一限值在实际应用时有更具体的规定。

为了确保在正常情况下的剂量限制得以实现，有必要对个人可能受到的潜在照射危险也加以限制，使获准实践项目的所有潜在照射所致的个人危险与剂量限值处于同一数量级水平。

### 防护与安全的最优化

防护与安全的最优化就是对于来自任一辐射源的照射，在考虑了社会等各种因素之后，个人受照射剂量的大小、受照射人数以及受照射的可能性均保持在可以合理达到的尽可能低的水平。这种最优化应该以个人所受剂量和潜在照射危险分别低于剂量约束和潜在照射危险约束为前提条件。

在考虑辐射防护时，并不是要求剂量越低越好，而是根据社会和经济因素，使辐射照射水平降低到可以合理达到的尽可能低的水平。

在实际工作中，表现在防护措施的选择、设备的设计和确定各种管理限值。

### 剂量约束和潜在照射危险约束

为了确保剂量限制和潜在照射危险限制的遵守，应该对任一特定源的剂量和潜在照射危险进行约束，使之不大于审管部门对这类源的规定和认可值。

对于医疗照射，虽然上述的剂量限制和潜在照射危险限制不适用，但为了患者的安全与防护，各国也制定了一系列的规定和要求。

## 5.3 辐射防护的基本方法

辐射对人体的照射方式有外照射和内照射两种。外照射是辐射源在人体外部释放出粒子、光子作用于人体的照射；而内照射是放射性核素进入人体内，在体内衰变释放出粒子、光子作用于机体的照射。针对这两种照射方式，防护措施和方法是不相同的。

### 外照射防护

根据外照射的特点，外照射防护的基本原则是尽量减少或避免射线从外部对人体的照射，使所受照射不超过国家标准所规定的剂量限值。

对外照射的防护主要采取以下三种

表 15-5-1　内、外照射的不同特点

| 照射方式 | 辐射源类型 | 危害方式 | 常见致电离粒子 | 照射特点 |
| --- | --- | --- | --- | --- |
| 内照射 | 多见开放源 | 电离、化学毒性 | $\alpha$、$\beta$ | 持续 |
| 外照射 | 多见密封源 | 电离 | 高能 $\beta$、电子、$\gamma$、X、中子 | 间断 |

方法：

第一，时间防护。对于相同条件下的照射，人体接受的剂量与照射的时间成正比。因此，减少接受照射的时间，就可以明显降低吸收剂量。

第二，距离防护。对于点源，如果不考虑介质的散射和吸收，它在相同方位角的周围空间所产生的直接照射剂量与距离的平方成反比。实际上，只要不是在真空中，介质的散射和吸收总是存在的，因此直接照射剂量随着与点源距离的增加而迅速减少。在非点源和存在散射照射的条件下，近距离的情况比较复杂，对于距离较远的地点，其所受的剂量也随着距离的增加而迅速减少。

第三，物质屏蔽。射线与物质发生作用，可以被吸收和散射，即物质对射线有屏蔽作用。对于不同的射线，其屏蔽方法是不同的。对于γ射线和X线，用原子序数高的物质（如铅）效果较好。对β射线则先用低原子序数的材料（如有机玻璃）阻挡β射线，再在其后面用高原子序数的物质阻挡激发的X线。对中子的屏蔽可以使用富含氢原子的材料（如水和石蜡）。对α射线的屏蔽很容易，在体外，它基本上不会对人体造成危害，但它的内照射危害特别严重。

除了以上三项措施以外，在满足需要的情况下，尽量选择活度小、能量低、容易防护的辐射源，也是十分重要的。

## 内照射防护

因工作内容及条件不同，工作人员所受照射可能仅有外照射或内照射，也可能两者皆有。同一数量的放射性物质进入人体后引起的危害，大于其在体外作为外照射源时所造成的危害。这是因为进入人体后组织将受到连续照射，直至该放射性核素衰变完成或全部排出体外为止；同时也应为α射线、低能β射线的所有能量均将耗尽在组织或器官内的缘故。

内照射防护的基本原则是制定各种规章制度，采取各种有效措施，阻断放射性物质进入人体的各种途径，在最优化原则的范围内，使摄入量减少到尽可能低的水平。

### 放射性物质进入人体的途径

第一，放射性物质随食物进入人体内。在开放性放射性工作场所，人体受到污染，特别是手部受到污染，是导致食入危害的主要原因。

第二，放射性物质随空气吸入人体内。放射性物质由于存在不同的化学形态，在空气中会挥发，或者松散的放射性物质会随空气流动悬浮于空气中，造成人体吸入放射性物质。

第三，放射性物质渗透人体皮肤。有不少可溶性、放射性同位素，包括有机溶液和酸性溶液的化合物，以及一些气态或蒸汽状态的放射性同位素，可以通过无损伤的皮肤进入人体。放射性物质的渗透与其化学形态关系很大，酸性越强的放射性物质进入渗透到人体的危险性越大。

第四，放射性物质通过受损伤的皮肤进入人体。放射性物质可以通过人体皮肤伤口直接进入人体内。

第五，主动食入、吸入和注射放射性同位素。患者以诊疗为目的，接受放射性同位素进入体内。

### 内照射防护的一般方法

进行开放型放射性工作时，仍应考虑控制操作时间、增大与辐射源距离和设置防护屏蔽，以防止射线对人体过量的外照射，还应考虑防止放射性物质进入人体所造成的内照射危害。

内照射防护的一般方法是"包容、隔离"和"净化、稀释",以及"遵守规章制度、做好个人防护"。

包容是指在操作过程中,将放射性物质密闭起来,如采用通风橱、手套箱等,均属于这一类措施。在操作高活度放射性物质时,应在密闭的热室内用机械手操作,这样使之与工作场所的空气隔绝。

隔离就是使人员和放射性物质尽可能隔开,包容就是一种隔离,而根据放射性核素毒性大小、操作量多少和操作方式等,将工作场所进行分级、分区管理,也能达到有效隔离。

在污染控制中,包容、隔离是主要的,特别是在放射性毒性高、操作量大的情况下更为重要。开放型放射工作场所空气污染是造成工作人员内照射的主要途径,必须引起足够重视。采取良好的密封隔离措施,尽量避免或减少空气被放射性物质污染。

净化就是采用吸附、过滤、除尘、凝聚沉淀、离子交换、蒸发、储存衰变、去污等方法,尽量降低空气、水中放射性物质浓度、降低物体表面放射性污染水平。

稀释就是在合理控制下利用干净的空气或水使空气或水中的放射性浓度降低到控制水平以下。

在净化与稀释时,首先要净化,将放射性物质充分浓集,然后将剩余的水平较低的含放射性物质的空气或水进行稀释,经监测符合国家标准,并经审管部门批准后,才可排放。在开放型放射操作中,"包容、隔离"和"净化、稀释"往往联合使用。

### 具体防护措施

第一,在操作放射性物质之前必须做好准备工作,在采用新的操作步骤前需做空白实验。

第二,进入放射性实验室必须正确使用外防护用品,佩戴个人剂量计。禁止在放射性工作场所内吸烟、饮水和进食。

第三,保持室内清洁,经常用吸尘器吸去地面上的灰尘,用湿拖布进行拖擦。

第四,尽量减少、杜绝因放射性物质弥散造成的污染。固体放射性废物应存放在专用的污物桶内,并定期处理。

第五,防止划破皮肤表面造成伤口污染。万一有伤口时,必须妥善包扎好后戴上手套再工作,伤口较大时则需停止放射工作。

第六,离开工作场所前应检查手及其他可能被污染的部位,若有污染则应清洗到表面污染的控制水平以下。

第七,对人类放射工作人员必须进行定期健康检查,发现有不适应者,应做妥善安排。

第八,放射工作人员必须参加就业前和就业期间的安全文化和安全技术教育、训练和考核,这是使防护工作做到预防为主、减少事故发生的一项重要措施。

# 第16卷

## 有毒无机化合物

本卷主编 史志诚 高巨星

# 卷首语

自古以来，无机化合物与人类的生产及生活息息相关，人和生物体中的无机物主要有水及一些无机离子，都是来自无机化合物。在人类进入现代社会之前，人们利用无机化合物治疗疾病、灭鼠、施肥和采矿。在科学技术进一步发展之后，无机化合物不仅成为人工合成新材料、新产品、新药品的重要原料，而且依然在人类生产及生活中占有重要地位。

绝大多数的无机化合物可以归为氧化物、酸、碱和盐四大类，它们当中具有毒性作用的无机化合物也带来了不可忽视的负面影响，引起人和动物的中毒，造成重大的经济损失，甚至付出了生命的代价。

本卷重点记述一些具有毒性的无机化合物，主要有氰化物，无机类杀鼠剂磷化锌、硫酸铊、碳酸钡，无机化合物氨及铵化合物、尿素、氯化钠、氯化钾、羰基镍，无机盐类草酸及草酸盐、氯酸盐和次氯酸盐、硝酸盐和亚硝酸盐，无机化工原料叠氮化钠、氟化氢，以及无机药物甘汞和硫酸铜。这些无机化合物的毒性影响虽然是过去历史上发生的，但对于今天来说，仍然是需要汲取的教训。

# 1

# 氰化物：毒药之王

## 1.1 氰化物的来源

氰化物（Cyanide），是含氰基一类化学物质的总称，是反应很快的潜在的致命化学毒物，可有不同的存在形式。

作为工业原料的氰化物有氰化钠（又称山奈钠，Sodium Cyanide，NaCN）、氰化钾（山奈钾，Potassium Cyanide，KCN）、氰化钙（Calcium Cyanide，Ca〔CN〕$_2$）、氰化银钾（又称银氰化钾，Potassium Silver Cyanide，KAg〔CN〕$_2$）、氰化镉（Cadium Cyanide，Cd〔CN〕$_2$）、氰化汞（又称氰化高汞，二氰化汞，Mercury Dicyanide，Hg〔CN〕$_2$）、氰化金钾（又称亚金氰化钾，Gold Potassium Cyanide，KAu〔CN〕$_2$）、氰化碘（又称碘化氰，Iodine Cyanide，ICN）、氰化氢（又称氢氰酸，Hydrocyanic Acid，HCN）等。

这些氰化物有的是无色气体，如氰化氢、氯化氰；也有的是结晶体，如氰化钠或氰化钾。

氰化物有时被描述为有苦杏仁气味，但不一定有味道，也并非每个人都能闻到这种气味。

氰化物的军事标识为 AC（用于氰化氢）与 CK（用于氯化氰）。第二次世界大战中被德国使用的氰化氢称为氢氰酸 B（Zyklon B）。

## 1.2 使用氰化物的历史

氰化物在冶金方面用于电镀和金属的清洗。黄金开采业的 90% 是使用氰化物提取的。矿工开采的含金矿石磨成粉末后，浸泡在氰化物溶液中分离出黄金。一枚价值 1000 英镑的结婚戒指（相当于 31 克的黄金）能产生 30 吨的有毒废物。

在制造业中，氰化物气体用于消灭船与建筑物中的害虫。氰化物用于制造纸张、纺织品与塑料，也用在冲洗相片的化学物质中。

氰化氢曾在第二次世界大战中被德国用作种族屠杀的毒剂。在 20 世纪 80 年代的两伊战争中，氰化氢与其他化学毒剂一起被用来杀死平民。

氰化物在间谍战中也有很广泛的应用。间谍特工经常为了保守自己的秘密而携带这种毒药，在必要的时候用它来实施自杀行为。所以，在战犯被逮捕入狱后，对其搜身也是很严格的。由于氰化物导致死亡的速度极快，而且据说中毒者也不会有太大的痛苦，所以一直备受"青睐"。

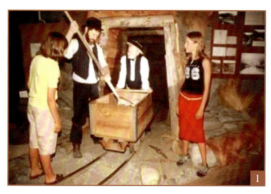 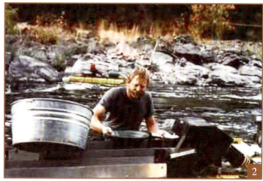

图150 开采金矿的污染（1. 落后的金矿开采工艺；2. 开采黄金过程中产生的氰化物废物，储存在废水池中）

## 1.3 氰化物的毒性效应

### 氰化物：毒药之王

氰化物对人和动物是一种剧毒药物。在一般情况下，人只要一次误服0.1克左右氰化钠或氰化钾就会中毒死亡，敏感的人仅仅吃进0.06克就可致死。这种急性中毒可以在几分钟之内猝死。因而，氰化物也被称为"谋杀者毒药"。

氰化物的中毒途径为服食、吸入、皮肤接触（通过毛孔渗透）。其毒理机制是阻止人体细胞吸收氧气，导致心脏和大脑缺氧。当这种情形发生时，细胞就会死亡。由于毒性发作很快，故毒性无解，若中毒者立刻送医仍旧可以存活，但有时会有后遗症。

氰化物引起的中毒程度，取决于接触氰化物的量、接触方式及接触的时间长短。呼吸氰化物气体导致的伤害最大，但摄入（吞咽）氰化物也会中毒。氰化物气体的密度小于空气，因此会上升。它在开阔的地方会快速挥发与消散，使之在室外的危害变小。因此氰化物气体在气体被限制住的封闭空间里最危险。

通过呼吸、皮肤吸收或食用含有氰化物的食物而接触少量氰化物时，可能会在几分钟内出现中毒症状，表现为呼吸加快、烦躁不安、头晕、虚弱、头痛、恶心与呕吐以及心动过速。因氰化物中毒而死亡的死者，其形象有很明显的特征，包括面部呈青紫色，指甲呈粉红色，口腔中会残留微弱的杏仁味。

美国有几个州设有毒气室，就是用氰化物来处死死刑犯的。

### 氰化物与环境污染

氰化钠、氰化钾用于金属电镀、矿石浮选、染料、制药、金属看色、铂金精炼等工业。环境中的氰化物主要来自工业"三废"、含氰的杀虫剂以及药剂污染。由此可见，水域一旦被氰化物污染，其后果不堪设想。

氰氢酸是一种具有苦杏仁特殊气味的无色液体。主要应用于电镀业（镀铜、镀金、镀银），采矿业（提取金银）、船舱、仓库的烟熏灭鼠等。氢氰酸也是制造丙烯腈的原料，每生产 10 吨丙烯腈排放 50~100 千克氢氰酸，会对环境造成一定影响。

## 1.4 历史上的氰化物中毒事件

### 氰化物自杀事件

在近代史上，一些最有名的自杀事件都是用氰化物致死的。如希特勒与其夫人服用氰化钾自杀。1945 年，德国空军元帅戈林（Hermann Goering）设法把氰化物药碇藏在他的监狱牢房里，为了逃脱纽伦堡法庭审判，在罪名确定后，他咬碎了一个装有氰化物的空壳里的玻璃瓶结束了自己的生命。

尼龙的发明人有机化学博士卡罗瑟斯（Wallace Carothers），于 1937 年在费城一家旅馆的房里喝了掺有氰化钾的柠檬汁自杀身亡。

1978 年，有两个恐怖分子在巴林岛受到盘讯，涉嫌一起喷气客机爆炸案，他们嚼食了藏在纸烟里的氰化物药片，刚吃下去就立刻倒下，身体僵硬。男性 4 小时后死去，女性被救活过来并遭到审判。

1985 年，在美国北加利福尼亚州谋杀 25 个人的案件中警方逮捕了一个犯罪嫌疑人，此人吃了一片携带的氰化物，4 天后死于医院。

### "人民圣殿"教集体自杀事件

1978 年，一个名为"人民圣殿"（People's Temple）的宗教团体约 913 名教友在南美洲的圭亚那集体自杀。其中大约有 800 人饮用了放在软饮料中的氰化钾而死去。

### 氰化物恐怖事件

1982 年 9 月 29 日起 48 小时之内，美国强生公司出品的综合感冒药泰莱诺尔（Tylenol）因有人蓄意加入氰化钾，从而导致芝加哥（Chicago）地区 7 名无辜的患者死亡。当时，司法部门虽然展开大规模搜捕行动，但只抓到了一名想借该案件捞一笔的敲诈者，而真正的凶手，仍逍遥法外。

### 战争中使用氰化物杀人的事件

第二次世界大战期间，德国纳粹在毒气室里利用氢氰酸毒死数百万犹太人、吉卜赛人和政治犯。纳粹在奥斯威辛集中营（Auschwitz）使用的是一种名为 Zyklon B 的商业杀虫剂，这种杀虫剂会释放出氰化氢。这是迄今历史上最残忍的使用毒物杀人事件。

### 氰化物毒杀大象案

据德新社哈拉雷报道，2013 年 9 月，津巴布韦万盖国家公园 80 多头大象死于氰化物中毒。当局逮捕了 6 名投放氰化物毒死大象的偷猎者[①]。

---

① 津数十头大象惨遭毒杀. 参考消息，2013-09-26.

## 火灾引发的次生性氰化物中毒事件

1987年11月18日，英国伦敦国王十字地铁站失火事件中大部分人死于油漆着火后释放出来的氰化物中毒。31名死者中28人死于氰化物中毒。

《环境故事百则》[1]记载了一起火灾引发的氰化物中毒事件。在萨姆塞特的一家住宅里，乔治正在收拾帐篷和旅行袋，他8岁的儿子杰恩正坐在客厅的沙发上修理打火机，妻子露西正在午睡。乔治突然闻到一股浓烈的烟味，顿时感到四肢无力，有种昏昏欲睡的感觉。

乔治意识到出事了，强迫自己冷静下来，捂住嘴巴和鼻子，想去救儿子和妻子。可是，浓烟越来越强烈，不一会儿就弥漫了整个屋子，乔治用尽全身力气打开了一扇窗户，接着他就昏倒了。

邻居格兰姆正好从门前走过，发现乔治家窗门口涌出团团烟雾，知道起火了，赶紧拨通火警电话。几分钟后，消防人员就到达了现场，立即进行扑火和抢救。乔治一家被送往了最近的一家医院急救，可是除了乔治经过一个多小时的抢救苏醒过来外，他的妻子和儿子都死了。

经过现场勘察和化学研究，专家们为乔治解开了这个死亡之谜。原来，沙发、贴面板、贴墙装饰布及各类家具都是化学制品，在燃烧或高温条件下，能产生相当数量的氰化氢，它能使人很快丧失知觉，昏迷死亡。乔治的儿子杰恩在玩打火机时不慎点燃了塑料台布，引来了"死神"氰化物，在很短的时间里就使自己和妈妈窒息而死，酿成了灾难，而乔治正是因为打开了一扇窗户而幸免于难。

## 金矿氰化物泄漏事故

氰化物泄漏污染河水的事故屡见不鲜。在南非，从金矿流出来的被氰氢酸污染的水，使饮过水的牛死亡。1984年6月19日，巴布亚新几内亚的一个金矿发生了一起1000吨氰化钠溶液流入河中的特大污染事故，所幸未造成人员伤亡。

2000年1月30日，罗马尼亚西北部边境城镇奥拉迪亚附近，巴亚马雷金矿的含氰化钠的污水溢过堤坝，流入溪流。300万立方米受污染的水流入了邻国匈牙利的蒂萨河，继而流入南斯拉夫。在蒂萨河面收集到100多吨的死鱼，还有更多的鱼葬身河底，沿河植物和鸟类也难逃一劫。所幸的是河里氰化物的浓度还不致使人丧命。

## 金矿运送氰化钠车辆翻车泄漏事故[2]

2000年9月29日，受雇于中国湖北枣阳市金牛化工厂的两名个体司机，开车将10.33吨浓度为30%的氰化钠溶液运往陕西省宝鸡市凤县四方金矿，行至312国道陕西省丹凤县铁峪铺镇化庙村上官路段，因超载及操作失误，车子翻入铁河河道，造成罐内5.2吨氰化钠泄漏，大部分渗入河床，造成特大氰化钠泄漏污染事故。由于当地防化部队监控与处理及时，幸而没有造成人员伤亡。

2000年10月24日，在中国福建省上杭县境内，因翻车导致8.06吨氰化钠泄漏，事故造成梅溪村及村民人身财产巨大损害，有102名村民因中毒住院治疗，大

---

[1] 杭炳森，沈元祺. 环境故事百则. 北京：中国环境科学出版社，1998.
[2] 周有恒. 毒物危害人类健康. 资料卡片杂志，2004（6）.

批家畜家禽死亡，饮用水水源严重污染。

2001年11月1日，中国河南省洛阳市某公司的东风大货车从偃师某化工厂往洛宁一个金矿运送氰化钠，途经河南省洛宁县华乡窑子屯村段时，发生交通事故，货车从路边翻入离涧河不远的沟壑中，车上装载的11吨氰化钠顺涧河径直流入洛河，受污染的水以每秒3000立方米的流量顺流而下，严重威胁着洛河沿岸数百万人民的生命财产安全。在当地政府和有关各方的大力协助下，经过数万干部群众和解放军、武警官兵连续近20小时的应急处置，氰化钠泄漏事件得到有效控制。

### 金矿污染中毒案

1993年7月18日早上7点30分左右，中国河北省峪耳崖金矿正在矿井下防洪抢险的木工李某和其他两人嗅到了苦杏仁味，并感到口苦、流眼泪，继而眼前灯光变虚变大，腿发软，便晕倒在矿井下。在3名木工晕倒之后，就在这个井和另一个井又有64人相继出现了不同程度的中毒症状。轻者头晕、恶心、胸闷，重者头痛加剧、呼吸困难、口唇青紫、意识不清。经该矿职工医院用氰化物解毒剂抢救，这才保住了这些宝贵的生命。

经现场采水化验，每升水中含氰根7~10毫克，超过国家规定标准的100倍。氰化物超标的原因是淘金者对采金"堆浸物"[1]处理不当造成的。[2]

1995年圭亚那阿迈（Omai）金矿尾矿坝遭受破坏，将含有25毫克/升的氰化物尾砂废水排到了阿迈河及埃塞奎博河，造成了近千人的死亡及非常严重的环境污染。

### 其他氰化物中毒事故

据报道，化学肥料氰氨化钙（Calcium Cyanamide）曾经引起过多起中毒事件。

氰盐的种类很多，如氰化钠、铁氰化物、乙腈（Acetonitrile）等，有的用在工业上制造表面硬化钢，有的用在摄影与电镀过程，还有的用来从矿石中提炼出黄金和银。因此在这些工业用途中，就有发生意外中毒的可能。

实验室里有时也使用氰化物。人们曾经用它来破坏蜂巢，以及为建筑物做内部消毒，但也曾造成几起意外中毒事件。

聚氨酯泡沫燃烧时也会释放出挥发性的氰化物，所以当人们被困在火灾现场时，可能会因为吸入浓烟而造成氰中毒。

氰化物也被当作合法药物使用，硝普钠（Sodium Nitro-Prusside）这种含有氰化物的化学物，被用来作为降血压药。这种药物会在新陈代谢过程中产生氰化物，如果患者大量服用的话，会造成氰中毒。

---

[1] "堆浸法"，是淘金者用氰化法选金的一种方法。其方法是把金矿砂堆在塑料布或稻草面上，再用0.2%的氰化钠或氰化钾溶液进行处理，然后通入空气。金粒溶解，再加锌屑于溶液中将金析出。

[2] 袁有明，孔祥山，仇成义.一起罕见的炼金氰化物集体中毒.中国城乡企业卫生，1996（2）.

## 1.5 氰化物的检测与使用限制

现在已经有几种方法可以很灵敏地测出血液中的氰化物，所以用氰化物进行谋杀或自杀，已经无法轻易逃脱被检测出来的命运。其中一种很简单的方法就是使用特制的试纸，检测到氰化物时，试纸的颜色就会改变。

据世界黄金理事会的数据，20世纪末新近富裕起来的消费者将珠宝销量推向了380亿美元的最高纪录。由于大部分发达国家含金量最多的矿石已开采完毕，黄金开采业开始将其"触手"伸向了世界上最贫穷的国家。全球每年黄金产量约2500吨，其中高达70%的黄金是在秘鲁、菲律宾等发展中国家开采出来的。遭到开采后的广阔土地不仅变得一文不值，而且成为废料垃圾站，对子孙后代的影响可想而知。因此，黄金开采是世界上最肮脏、污染最为严重的行业。

一些国家的环保主义者，尽管敦促政府、公司和消费者认识到开采黄金真正的代价，试图劝阻消费者不要购买使用氰化物过滤提取的"肮脏的黄金"，但仍然无济于事。2001年，在人们的抗议声中，世界银行暂停针对采矿业的资助项目，施加压力要求采矿业减少氰化物的使用，停止随意处理有毒废物的做法。

氰化物进入水、土壤或空气是自然过程与工业活动的结果。在空气中，氰化物主要以气态的氰化氢存在。中国卫生标准规定，空气中氰化物和氰氢酸盐的最高允许浓度为每立方米0.3毫克。

## 1.6 氰化物中毒的救治

治疗及解毒剂的主要功用就是尽快将氰化物从血液中排出，并促成正常的解毒过程。人体解除氰化物的方法就是把它和一种名为硫代硫酸盐的物质结合在一起，这种物质在饮食中都可以找到。以注射的方式把硫代硫酸钠注入中毒者体内，可以加速解毒，但这样的抢救方式也要及时而迅速，因为抢救的时间往往很有限。

由于吸入是接触氰化物的主要原因，因此，需要立即避开释放氰化物气体的区域，快速转移至有新鲜空气的区域，是减少接触氰化物气体有效的方法。如果无法避开释放氰化物气体的区域，要尽可能靠近地面。如果氰化物气体释放发生在室内，则要避开该建筑物。如果认为自己可能接触到了氰化物，就应该脱掉衣服，迅速用肥皂水冲洗全身，并尽快进行医疗护理。将冲洗后的衣服放到塑料袋内，避免接触衣服的受污染部位。

# 2 无机类杀鼠剂

## 2.1 磷化锌

### 理化性质与使用范围

磷化锌（Zinc Phosphide），别名：二磷化三锌、耗鼠尽。为暗灰色等轴晶系结晶或粉末，干燥状态下非常稳定，有大蒜气味，比重 4.72，沸点 1100℃，不溶于水及乙醇，可溶于苯及二硫化碳；微溶于碱及油；在酸的作用下，磷化锌能分解，并生成极毒的磷化氢气体。磷化氢易燃。

磷化锌为广谱性杀鼠剂，可用于室内、野外灭鼠。磷化锌还可以在仓库中作为熏蒸剂使用，防治米象、谷虫、麦蛾、拟谷盗及棉红铃虫等多种仓库害虫。

### 毒性效应

磷化锌是 19 世纪 90 年代末到 20 世纪初流行的杀鼠药的主要成分，由于有剧烈的毒性，一般都用于毒杀老鼠，但一些家庭宠物不小心误食后即可致命。磷化锌露置于空气中，会散发出磷化氢气体。此外，还有人吃老鼠药自杀，后来被禁用。

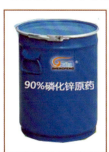

图 151　磷化锌

磷化锌经口进入动物胃中，与胃酸作用产生剧毒的磷化氢，并作用于神经系统，破坏代谢机能，动物中毒后 24 小时内即可死亡。

人如果吸入或误服磷化锌可致磷化氢中毒，表现有不同程度的胃肠症状，以及发热、畏寒、头晕、兴奋及心律失常等。严重者有气急、少尿、抽搐、休克及昏迷等。

动物常因摄入毒鼠的诱饵而发生磷化锌中毒。牛、绵羊、山羊、狗和猫的致死量为 20~40 毫克/千克，家禽的中毒量为 20~30 毫克/千克。[1]

磷化锌具有燃爆危险，遇湿易燃，与氧化剂能发生强烈反应。遇水、潮湿空气或酸分解释放出剧毒和自燃的磷化氢气体。遇浓硫酸和王水发生爆炸。遇高热分解释放出高毒烟气。燃烧产物中五氧化二磷有害，氧化锌无害。

### 历史上发生的中毒事件

1939—1940 年，由于当时最常用的杀鼠剂（红海葱[2]）供应短缺和灭鼠运动广泛开展，磷化锌中毒达到了最高峰。人们将 2.5% 或 5% 的磷化锌加入湿的香肠饼干、

---

[1] CLARKE E G L, CLARKE M. Veternary toxicology. London：Bailliere Tindall, 1978.
[2] 红海葱（Red Squill），又称海葱素（Dethdiet），是急性杀鼠剂。产品为一种配糖化合物，即海葱糖苷，由红海葱球根制成。在规定用量下使用时，只能杀鼠，对其他温血动物无害，对鸟类基本无毒。

面包团、浸泡过小麦或湿的碾碎的燕麦里，毒杀大鼠，结果造成大批家畜和家禽误食而中毒死亡，其中家禽最常受害。

### 救治措施

急救措施主要是：误食入者应饮足量温水、催吐，严重时应立即就医。皮肤接触者，可脱去被污染的衣服，用流动的清水冲洗。眼睛接触者，可提起眼睑，用流动清水或生理盐水冲洗。吸入者迅速脱离现场至空气新鲜处，保持呼吸道通畅。如呼吸困难，则需给输氧。严重时应立即就医，但禁止食用牛奶、鸡蛋、油类等脂肪类食物以免加速磷的溶解，促进其吸收，加重中毒症状。

遇爆起火，消防人员须戴好防毒面具，在安全距离以外，在上风向灭火。灭火剂可使用干粉、二氧化碳、沙土。禁止使用水和泡沫灭火。

泄漏应急处理时，应隔离泄漏污染区，限制出入，切断火源。应急处理人员应戴自给式呼吸器，穿防毒服，不能直接接触泄漏物。小量泄漏的则小心扫起，收集于密闭容器中。大量泄漏的应收集回收或运至废物处理场所处置。

## 2.2 硫酸铊

### 理化性质与使用范围

硫酸铊（Thallous Sulfate）是铊的硫酸盐，又称硫酸亚铊（$Tl_2SO_4$），为无色、无臭的致密粉末或长棱形晶体，不燃，极毒，具刺激性。

19 世纪 30 年代在美国被用作杀鼠剂。

### 毒性效应

硫酸铊急性毒性的半数致死量为每千克体重 16 毫克（大鼠经口），19 毫克（小鼠经口）。硫酸铊的粉尘对眼睛、黏膜有刺激作用。吸入、摄入或经皮肤吸收均可引起中毒。对肾、输尿管和膀胱具有毒性。中毒的特征为全身毛发脱落，但眉毛内侧 1/3 常不受影响。对环境的危害主要是对水体可造成污染。

### 历史上发生的中毒事件

硫酸铊于 19 世纪 30 年代在美国被用作杀鼠剂，杀甜食蚁的糖浆和胶冻、杀黄鼠狼和地鼠的毒饵，以前都曾用过硫酸铊，使用浓度高达 3%。[1]

1986 年，圭亚那的农民误将灭鼠药硫酸铊当作农药撒到甘蔗植株上灭虫，污染农田和农产品引起中毒，致几千人中毒，死亡 44 人。

### 急救措施

皮肤接触者，应立即脱去污染的衣服，用大量流动清水冲洗。严重时应立即就医。眼睛接触者，可提起眼睑，用流动清水或生理盐水冲洗。严重时应立即就医。吸入者迅速脱离现场至空气新鲜处，

---

[1] 小海斯. 农药毒理学各论. 陈炎磐，夏世钧，译. 北京：化学工业出版社，1990，36.

保持呼吸道通畅。如呼吸困难，则需给输氧。误食入者应饮足量温水，催吐。严重时应立即就医。

硫酸铊本身不能燃烧。但如果受高热可分解释放出有毒的气体。有害燃烧产物主要是氧化硫和铊。灭火时消防人员必须穿全身防火防毒服，在上风向灭火。灭火时尽可能将容器从火场移至空旷处。然后根据着火原因选择适当灭火剂灭火。

## 2.3 碳酸钡

### 理化性质与用途

碳酸钡（Barium Carbonate），六角形微细晶体或白色粉末，不溶于水，易溶于酸。用作杀鼠药。还可用于电子、仪表、冶金工业。配制焰火，制信号弹，陶瓷涂料，制光学玻璃的辅料。

### 毒性效应

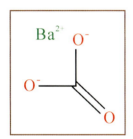

图152 碳酸钡分子结构

碳酸钡为钡盐，有很强的毒性，会蓄积在骨骼上，引起慢性中毒。碳酸钡的半数致死量为每千克体重约418毫克。对碳酸钡急性中毒的患者，通常采取洗胃、灌肠、服用催吐剂等措施使碳酸钡排出体外。同时也可以通过服用硫酸钾与碳酸钡反应，使有毒的钡变为不溶性硫酸钡沉淀，减轻毒性。之所以使用硫酸钾，是因为碳酸钡中毒可能会导致低血钾症。

碳酸钡曾用作老鼠的食饵成分，尽管大部分已被更有效的杀鼠剂所替代，但意外的摄入还会引起家畜中毒。

家禽钡中毒的症状为冠暗紫，表现为痛苦和运动失调；其他动物的症状为流涎、呕吐、排便同时有搔溺、震颤，而在严重病例中继之可出现骨骼肌麻痹。静脉注射发生钡中毒的胃肠症状不明显，其最大特点是心脏跳动缓慢。[①]

---

① CLARKE E G C, CLARKE M. Veternary toxicology. London: Bailliere Tindall, 1978.

# 3

# 无机化合物

## 3.1 氨及铵化合物

氨与铵化合物常应用于医药及工业方面，并广泛作为化肥使用。

### 应用氨与铵化物安全性争议

早期使用氨肥及铵化合物的安全性存在一些争议。1943年，诺贝尔（Knobel）认为，常规使用硫酸铵和氯化铵，对家禽无害。但1951年普里奥兹报道，用硫酸铵污染的油饼喂食牛会引起牛死亡。他分别给小母牛及母牛喂食40克和150克的硫酸铵，就能使它们死亡。1954年，麦吉尔等报道，由于在牧场上清洁撒肥料的播种机而使5头牛误食了硫酸铵而死亡。但1965年尼科莱特（Nicoletti）等的报告与普里奥兹、麦吉尔等人的报告结果不同。尼科莱特对体重112千克的牛犊，用硫酸铵200克配成药液灌服，未能引起任何症状。以治疗为目的，重复使用氯化铵75克，对牛也无害。1968年，谢培尔（Schipper）报道，每天给小牛喂食31~47克氯化铵或给绵羊喂食8克氯化铵，均无明显的中毒作用，但引起了体重下降。后来，1962年沃伦（Warren）找到了答案，原来铵盐的毒性与各种因素有关，特别是pH值，非离子氨迅速通过细胞膜，离子铵则不能通过，因此当pH值升高时毒性就会增高。

### 动物中毒的记载

用氨气作化肥时，使家畜暴露在氨气中是危险的。将小鸡暴露于0.2%氨气中两周，就足以使小鸡发生严重的以水肿性结膜炎、怕光、角膜溃疡为特征的角膜结膜炎，以及食欲缺乏。因此，受侵袭的家禽应搬到干净而通风良好的禽舍里。

1943年，诺贝尔（Knobel）报道，含有硝酸铵或可以产生硝酸铵（硫酸铵与硝酸钾的混合物）的化肥，都能引起禽类中毒。1955年，托普奇安（Topchyan）发现硝酸铵对绵羊有毒。一次口服2克/千克，给药后12小时到17天可发生死亡。0.25克/千克的剂量重复给30天或0.5克/千克给10天绵羊能耐受。

## 3.2 尿素

尿素（Urea，Diaminomethanal），别名碳酰二胺、碳酰胺、脲，是人体或其他哺乳动物中含氮物质代谢的最终主要产物，由氨与二氧化碳通过鸟氨酸循环而缩合生成，主要为随尿排出物。自古以来，人们把尿作为肥料。

### 工业尿素的发明

1773 年,伊莱尔·罗埃尔(Hilaire Rouelle)发现尿中含有尿素[1]。1828 年,德国化学家弗里德里希·维勒首次在实验室将氰酸铵($NH_4CNO$)加热制成了尿素[2]。尿素的合成,不仅揭开了人工合成有机物的序幕,而且还证明了"活力论"[3]的错误,开辟了有机化学的新领域。第一次世界大战末期,于 1919 年德国开始工厂化生产,并于 1924 年出售肥料用的固体尿素。1937 年日本开始小规模生产。之后尿素先后用于肥料、饲料、医药和合成树脂[4]。

商品尿素是通过氨与二氧化碳的反应生产的,成品尿素可以为药片状、颗粒状、片状、晶体或者溶液。目前,全世界每年工业尿素的产量约为 10 亿吨。中国年产量约 5700 万吨。90%以上的生产尿素被用作肥料,其次用于饲料和医药。

### 尿素作为肥料和蛋白饲料的历史

尿素是一种高浓度氮肥,含氮量最高可达 46.4%,属中性速效肥料。尿素在土壤中不残留任何有害物质,长期施用没有不良影响。由于尿素是有机态氮肥,经过土壤中的脲酶作用,水解成碳酸铵或碳酸氢铵后,才能被作物吸收利用。因此,尿素要在作物的需肥期前 4~8 天施用。此外,尿素在造粒过程中温度过高会产生少量缩二脲,又称双缩脲,对作物有抑制作用[5]。

在畜牧业方面,尿素可用作反刍动物的饲料。利用尿素作为蛋白饲料的研究,最初是 1879 年由克尔纳尔(Kellner)提出非蛋白态氮素化合物(醯胺)是否能在生物体内对蛋白质合成上起作用的问题而引起的,以致欧美国家的科学家开始使用尿素,对各种动物进行醯胺营养价值的研究。1897 年,威斯克(Wesker)等人也提

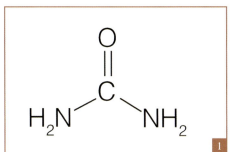 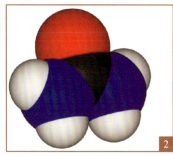 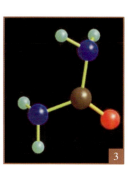

图 153 尿素的分子结构(1. 尿素分子结构式;2—3. 尿素分子模型)

---

[1] 尿的全氮素中,人尿 80%~90%,牛尿约 30%,马尿约 75%,猪尿约 27%,羊尿约 53%为尿素态氮素。
[2] 德国化学家弗里德里希·维勒使用无机物质氰酸铵($NH_4CNO$,一种无机化合物,可由氯化铵和氰酸银反应制得)与硫酸铵人工合成了尿素。本来他打算合成氰酸铵,却得到了尿素。
[3] "活力论"认为无机物与有机物有根本性差异,无机物无法变成有机物,有机化合物只能由生物的细胞在一种特殊的力量——生命力的作用下产生,人工合成是不可能的。
[4] 镰仓武富. 尿素肥料详说. 北京:农业出版社,1965:13-14.
[5] 中国规定肥料用尿素缩二脲含量应小于 0.5%。缩二脲含量超过 1%时,不能用作种肥、苗肥和叶面肥,其他施用期的尿素含量也不宜过多或过于集中。

出反刍动物能转化非蛋白质氮为菌体蛋白质的想法。后来，由于未能取得进展而暂停。第一次世界大战中及战后由于饲料短缺，以德国为中心重新研究尿素作为蛋白质的代用补给物。通过 1920—1923 年的反复研究，尿素开始被用作蛋白质饲料。1936 年欧洲约有 1 万吨尿素被用作牛和绵羊的饲料。1955 年，美国饲料用尿素量达到 9 万吨。日本从 1946 年开始研究，1950 年开始推广[①]。

特别是沃森（C. J. Watson）于 1949 年报道，给绵羊喂食含有 $^{15}N$ 标记的尿素胶囊，4 天后在绵羊血液、肝脏、肾脏中检验出含有 $^{15}N$ 的蛋白质。这证实了反刍动物可以利用非蛋白质氮。同年，卢利（J. K. Looli）以尿素当作唯一氮源喂食绵羊，发现绵羊能够正氮平衡，表明绵羊瘤胃里的微生物能利用尿素合成其生长所需的 10 种必需氨基酸。自此，尿素及尿素化合物成为反刍动物的饲料添加剂被普遍推广应用。

### 反刍动物的尿素中毒

在推行尿素蛋白饲料的过程中，当适当饲喂尿素时即呈现蛋白效果。但当饲喂方法错误时，则会引起尿素中毒（Urea Poisoning）。一是当尿素的喂量超过所需蛋白的三分之一时，会引起中毒；二是将尿素作为水溶液饲喂，由于尿素未经过菌蛋白化而引起中毒[②]；三是在动物非常饥饿时，瘤胃充满水分，导致尿素被直接吸收而中毒，尿素与含有尿素酶的饲料混食时，尿素在胃中急剧发生氨分解而引起中毒；四是尿素与大豆粉混合饲喂时特别危险，因为大豆粉中含有的尿素酶会导致氨的迅速形成。

反刍动物口服尿素，使血液中的尿素和氨的含量突然升高。1955 年，布林顿首次报道由于饲料混合不当引起 3 头奶牛发生尿素中毒。1957 年，刘易斯（Lewis）发现，在血液中当氨的含量达到 0.84~1.3 毫克时就出现明显的中毒症状。在瘤胃中的浓度约超过 80 毫克时，氨就在外周血液中出现。

2004 年 2 月 9 日，中国江苏省汤山镇汤山奶牛场养奶牛 300 多头。早上 5 点多，在给奶牛饲料里添加尿素，不到 6 点，就有 20 多头奶牛突然发病，呻吟不断，站立不稳，其中 10 头先后死亡[③]。

---

[①] 镰仓武富. 尿素肥料详说. 北京：农业出版社，1965：270-276.
[②] 因为牛和羊属于反刍动物，胃的结构是由 1、2、3、4 胃组成，尿素水溶液不在第 1 胃里停留，直接流入第 4 胃，导致尿素被直接吸收而中毒。
[③] 魏宏，等. 江苏汤山大批奶牛死亡. 南京报业网，2004-02-10.

# 3.3 氯化钠

## 理化性质与用途

氯化钠是食盐的主要成分，化学式为 NaCl，是味咸的白色或无色晶体。氯化钠的晶体形成立体对称，称为氯化钠型结构或石盐结构。海水和盐湖是氯化钠的主要来源。实验室用盐酸和氢氧化钠反应制备氯化钠。

氯化钠的用途广泛，其电解产生氯气、氢气和氢氧化钠，氯气和氢气用来制备盐酸；氯化钠和氯化钙熔融后电解用来制取金属钠；氯化钠也是氨碱法制纯碱的原料。

## 动物的毒性效应

### 动物的食盐中毒量

各种动物的食盐中毒量为（克/千克）：家禽 1.0~1.5，猪 1.0~2.0，牛、马 2.0~2.2，绵羊 6.0。致死量（克/头成年动物）：鸡 4~5，犬 30~60，猪和绵羊 125~250，马 900~1400，牛 1400~2700。

据报道，饮水中食盐的最大安全浓度：绵羊为 0.9%~1.7%，牛为 0.9%~1.1%，马为 0.5%~0.9%。因此，2%的氯化钠对羊有毒性，1.5%的氯化钠则有轻微的毒性。

### 家禽食盐中毒

氯化钠（食盐）是家禽日粮中的必需营养物质，食入适量，不但可以增加饲料的适口性和增进食欲，而且还满足了机体维持体液渗透压和调节体液容量的需要。但是，日粮中食盐搭配过多或者同时饮水也不足，则可引起食盐中毒（Sodium Chloride Poisoning），出现以消化道炎症和脑组织的水肿、变性为特征的神经症状和消化紊乱。

家禽中毒的主要原因是饲料中食盐含量过高，或是加喂咸鱼粉等含盐加工副产品，或是饥饿的雏鸡、雏鸭大量地食入食槽底沟部饲料中盐类沉积物。正常家禽需食盐占粉料的 0.25%~0.5%，每只家禽每天需食盐 0.25~0.5 克。成年家禽易感性比幼龄鸡低得多。限制饮水也是本病发生的重要原因之一。

家禽的食盐中毒症状表现为极度口渴、腹泻、神经质、惊厥和腿麻痹。1941年，里卡德森（Richardson）报告，不同年龄的 63 只洛岛红鸡吃了加有浓泡菜盐水的饲料，在 24 小时内死亡 10 只。1946年，菲尔德（Field）报道，家禽、野鸡、短脚鸭、火鸡吃了腌过猪肉之后撒在地上的盐水残渣引起严重死亡，分析盐水残留物氯化钠的含量为 60.8%。

### 猪食盐中毒

猪食盐中毒的原因主要是采食含过量食盐的饲料，尤其是在饮水不足的情况下而发生的中毒性疾病。食盐的来源往往来自面包烘房、腌菜水及罐头食品工厂的废物；把废盐，甚至是清扫下来的为融雪而撒在路上的食盐混入猪食里，结果造成猪的中毒。

限制饮水会增加猪食盐中毒的发生几率。1968 年，奥·布赖恩（O'Brien）报道，当停止饮水时，通常只含 0.8%食盐的日粮就会引起急性中毒和死亡。

猪食盐内服急性致死量约为每千克体重2.2克。肝和脑中的钠含量超过1.50毫克/克，或氯化钠含量超过2.50毫克/克和1.80毫克/克，即可认为是食盐中毒。

## 历史中毒记载

氯化钠中毒曾被恰当地命名为"失水综合征"（Water Deprivation Syndrome）。食盐中毒的死亡是由于组织中水的平衡受到严重扰乱，由于过量钠离子的作用，结果造成肾脏和肠道不能排除从血液来的过量水分。据记载，猪与家禽由于摄入大量食盐而发生多起中毒事件。除幼年动物外，如果不限制饮水，氯化钠中毒是可以避免的。

### 反刍动物的食盐中毒

反刍动物的食盐中毒通常有食盐饥饿的病史。1942年，拉特利夫（Ratliff）报道，3周干旱期间食盐变得太硬而不能被摄取，其后奶牛因过度贪食被雨淋湿的盐，18头中毒，死亡15头。专家认为，虽然食盐对牛、羊的中毒量非常高，但是饥饿的动物往往任意采食食盐可能会导致其吃得过多，很不安全。采用矿物舔剂[①]则是安全的。

### 狗的食盐中毒

狗的氯化钠致死量为3.7克/千克。狗在海水里游泳后可能发生食盐中毒，特别是在气候炎热而又没有喝水的情况下更容易发生。病状有运动失调、失明、惊厥或死亡。1952年，威尔金森（Wilkinson）报道，7周和4周龄的小狗分别吃了盐水泡过的肉或煮过的鱼头，发生食盐中毒。

### 野生动物的食盐中毒

野生动物对食盐是敏感的。1971年，斯特利克（Stehlik）报道，因饲喂含9%氯化钠的食丸使一头象发生中毒。当使用食盐代替氯化钙融化路上的雪时，野生动物因喝了路旁的雪水也会发生中毒。

## 防控措施

动物摄入食盐过多常发生于多种情况下，一是配合日粮时误加过量的食盐，或添加的食盐混合不均匀；二是某些劣质鱼粉和咸鱼粉中含盐量极高，致使日粮中含盐量大大超过正常需要量；三是富含盐分的酱油渣、食堂残羹等给饲量过多；四是腌制食品（如腌肉、腌鱼、腌菜等）后的高浓度盐水被动物大量饮入；五是长期缺盐饲养（"盐饥饿"）的动物，当补喂食盐、特别是喂用含盐饮水而未加限制时，常易过量摄入而致中毒。因此，动物的氯化钠中毒防控的措施主要是：

第一，日粮中的食盐应按规定量添加。食盐的用量，猪和家禽一般可占日粮风干物质的0.4%~0.5%，反刍动物可占0.5%~1%[②]。

第二，富含食盐的饲料（如咸鱼粉）、加工副产品（如酱油渣、咸菜）和食堂残羹等，应测定其含盐量，并在日粮配方时

---

[①] 矿物舔剂，是以食盐为基质混合有益的常量元素和微量元素，粉碎混合搅拌均匀，制成坚硬的固块，并具微溶的性质，即一份矿物舔剂需用30~100份水即唾液来溶解。因此，不担心动物食用过量。

[②] 中国颁布的饲料产品标准中，对不同动物配合饲料中食盐的允许量做出了规定：仔猪、生长肥育猪和产蛋后备鸡、产蛋鸡、肉用仔鸡配合饲料中食盐含量为0.3%~0.8%（GB/T 5915-93及GB/T 5916-93）；生长鸭、肉用仔鸭、产蛋鸭、种鸭配合饲料中食盐含量为0.2%~0.4%；后备母猪与妊娠母猪配合饲料中食盐含量为0.3%~0.8%，哺乳母猪及种公猪为0.35%~0.9%（SB/T 10075-92）。

将其食盐含量计算在内。如果这些饲料中食盐含量过高，应限制其使用量[①]。

第三，在饲喂富含盐分的饲料或日粮中食盐含量水平较高时，应保证充分供给饮水。

第四，妥善保管饲用食盐，防止与其他饲料或物品混杂而被误用，在饲养场要防止被动物偷食。

## 3.4 氯化钾

### 理化性质与用途

氯化钾（Potassium Chloride），无色细长菱形或呈立方晶体，白色结晶小颗粒粉末，外观如同食盐，无臭、味咸。易溶于水、醚、甘油及碱类，微溶于乙醇，但不溶于无水乙醇，有吸湿性，易结块，在水中的溶解度随温度的升高而迅速增加，与钠盐常起复分解作用而生成新的钾盐。

氯化钾用于无机工业，是制造各种钾盐或碱如氢氧化钾、硫酸钾、硝酸钾、氯酸钾、红矾钾等的基本原料。

医药工业用作利尿剂及防治缺钾症的药物。医学临床使用氯化钾是临床常用的电解质平衡调节药，临床疗效确切，广泛用于临床各科。用于治疗和预防各种原因（进食不足、呕吐、严重腹泻、应用排钾利尿药或长期应用糖皮质刺激素和肾上腺皮质刺激素、失钾性肾病、Bartter 综合征等）引起的低钾血症，亦可用于心、肾性水肿以及洋地黄等强心苷中毒引起的频发性、多源性早搏或快速心率失常。

氯化钾常用于低钠盐、矿物质水的添加剂。染料工业用于生产 G 盐、活性染料等。农业上作为一种钾肥。其肥效快，直接施用于农田，能使土壤下层水分上升，有抗旱的作用。但在盐碱地及对烟草、甘薯、甜菜等作物不宜施用。

此外，还用于制造枪口或炮口的消焰剂，钢铁热处理剂，以及用于照相。

### 毒性效应

口服过量氯化钾有毒，半数致死量约为 2500 毫克/千克。静脉注射的半数致死量约为 100 毫克/千克，但是氯化钾对心肌的严重副作用值得注意，高剂量会导致心脏停搏和猝死。注射死刑就是利用氯化钾过量静脉注射会导致心脏停搏的原理。

2001 年 6 月 11 日，美国俄克拉何马市中心爆炸案犯人麦维吉于当地时间早上 7 时在印第安纳州特勒荷特监狱以注射毒液方式伏法。据报道，行刑时先为麦克维注射静脉麻醉药，让他失去意识，再为他注射一种肌肉松弛剂，让肺部与横膈膜麻痹而停止呼吸，最后再注射氯化钾，停止心跳。

---

[①]《中国现行行业标准（SC 118-83）》规定，鱼粉中盐分的含量，一、二级品不得超过 4%，三级品不得超过 5%。

# 3.5 羰基镍

## 理化性质与使用范围

羰基镍（Nickel Carbonyl），别名四羰基镍（Nickel Tetracarbonyl）、四碳酰镍，为无色液体，易挥发，不易溶于水，150℃~180℃时即分解为一氧化碳和细微的镍。

羰基镍主要用于制造高纯镍粉，也用于电子工业及制造塑料的中间体，也用作催化剂。

## 毒性效应

羰基镍在镍化合物的毒理学研究中属于高毒性物质，微量食用即能引起动物死亡，而且是强致癌物质。羰基镍对小鼠、大鼠、猫和兔的半数致死量（30分钟吸入剂量）分别是0.067、0.024、1.9、0.8毫克/千克。

羰基镍中毒时，能刺激呼吸道，并有全身中毒反应，导致肺、肝、脑等损害，部分羰基镍穿过肺泡，使肺泡遭受损害。肺部病变表现为肺水肿和灶性出血；肝脏病表现为肝小叶中央瘀血、坏死，大脑皮质血管扩张、出血，尤其是白质部分最严重。此外，还可见肾上腺髓质出血、肾小管上皮细胞结构破坏、胰腺细胞和胰岛细胞变性。

动物羰基镍中毒时的生化改变为可见血清钠离子、氯离子减低，钾离子增高，尿中邻苯二酚胺开始增加、后来减少，出现急性肾上腺功能不全，血胆固醇增高，血清白蛋白及 $\alpha_1$、$\alpha_2$、$\beta$ 球蛋白都增高。动物慢性吸入羰基镍，生长速度减慢。

空气中的羰基镍主要来自采矿、镍冶炼和精炼等工业，是重要的环境污染物。如果暴露在空气中能自燃，遇明火、高热强烈分解燃烧。能与氧化剂、空气、氧、溴强烈反应，引起燃烧爆炸。中国（TJ36-79）车间空气中有害物质的最高容许浓度为0.001毫克/立方米。

泄漏应急处理措施是：疏散泄漏污染区人员至安全区，禁止无关人员进入污染区，切断火源。应急处理人员佩戴正压自给式呼吸器，穿化学防护服（完全隔离）。不要直接接触泄漏物，在确保安全的情况下堵漏。喷水雾会减少蒸发，但不能降低泄漏物在受限制空间内的易燃性。用沙土或其他不燃性吸附剂混合吸收，然后收集运至废物处理场所处置。如大量泄漏，则需利用围堤收容，然后收集、转移、回收或无害处理后废弃。

# 4

# 无机盐类

## 4.1 草酸及草酸盐

### 理化性质

草酸（HOOC—COOH），为一种最简单的二羧基，是一种结晶的白色固体，在水中的溶解度为 10%（20℃）。草酸是一种强酸，通常以两分子水化合存在，其钠盐和钾盐是可溶的，其碱土或金属盐类是不可溶的，其钙盐在天然情况下或在碱性时均不可溶，但在酸中变得可溶。草酸及其可溶性盐类具有腐蚀性和毒性。

### 毒性效应

草酸对人有毒，草酸对犬的中毒量约1克，猫约 0.2 克。单纯的草酸引起动物中毒很少见，但动物常因采食含有草酸盐的植物而引起中毒。

含草酸盐的植物主要是：盐生草（*Halogeton Glomeratus*）、苋属植物（*Amaranthus* Spp.）、滨藜（*Atriplex* Spp）、白藜（*Chenopodium Album*）、酢浆草（*Oxalis Pescaprae*）、马齿苋（*Portulaca Cleracea*）、大黄属（*Rhenm*）、酸模属（*Rumex*）、细叶钾猪毛菜（钾沙蓬）（*Salsola Kali*）、黑肉叶刺茎藜（*Sarcobatus Vermiculatus*）、斯佛狗尾草（*Setaria Sphacelata*）、似马齿苋（*Trianthema* Spp.）。

一般来说，产生草酸盐的植物有两种形式，一是植物液汁 pH 值为 2 左右的草酸盐阴离子以酸式草酸盐的形式存在（$HC_2O_4^-$），主要是酸式草酸钾，如某些酸模属和酢浆草科植物；二是植物液汁 pH 值为 6 左右，草酸以草酸盐离子的形式存在（$C_2O_4^-$），主要为可溶性草酸钠以及不溶性的草酸钙和草酸镁，如某些藜科植物。

### 动物的草酸及草酸盐中毒

家畜和家养动物的草酸及草酸盐中毒是世界上极为重要的问题。因为含草酸盐的植物具有某种适口性，有时成为大多数反刍动物的饲料，如果植物中草酸含量达到 10%（干重）以上，则会对动物构成潜在的危险。

世界上产生草酸盐的两种重要植物，主要是澳大利亚的酢浆草和美国西部的盐生草。前者是由非洲引入澳大利亚的，后者是由亚洲引入美国的。酢浆草含 5.9% 草酸盐（干重），盐生草含 34.5% 的草酸盐，340 克的盐生草能使绵羊致死。据报道，在美国牛和绵羊在盐生草牧地放牧，一次有 1200 只绵羊中毒，800 只绵羊中毒死亡。

动物盐生草中毒常因动物种类不同和植物中所含草酸盐的形式不同而异。盐生草中毒，植物液汁的 pH 值为 6，为草酸钠，因此仅呈现急性中毒。酢浆草中毒，植物液汁 pH 值为 2，为草酸钾，因此，呈现急性、亚急性和慢性中毒。绵羊酢浆草中毒用葡萄糖硼酸钙治疗有效，但盐生草中毒则无效。这两种引起的中毒症状也不相同。

绵羊盐生草中毒的特征为呼吸快而吃力、抑郁、衰弱、昏迷、死亡。少数出现痉挛，有的显示中度的强直性痉挛。盐生草中毒的动物表现为低血钙症，导致屡发性强直性痉挛。

绵羊急性酸模属植物中毒的特征是低血钙、强直性痉挛，亚急性中毒时步态和膝关节僵硬，继而躺卧，食欲仍然正常；慢性中毒主要是肾脏受损，通常表现时时叩齿颤动。

在印度，牛食用了稻秆和某些含 2% 草酸盐的牧草，导致钙的平衡失调。在澳大利亚，将马放牧在狗尾草的牧场上，就会导致其营养不良性纤维化、骨变质，这种病变与日粮中钙、磷失调有关。很明显草酸盐使马的钙代谢紊乱。

**防控措施**

预防反刍动物草酸盐中毒的根本办法是防止动物过量采食含草酸盐的植物。在以盐生草为优势的牧场应补播适当的牧草，以控制盐生草的比例，或通过植物群落间的竞争减少盐生草的繁殖。在干旱季节动物处于饥饿状态时，不能在盐生草密集地区放牧，尤其是对绵羊应特别注意。

采用化学方法（如苯氧乙酸除莠剂）和机械方法（如割草、筛除有毒植物种子、人工挑弃有毒植物等），配合牧场补播方法等综合预防措施，会收到明显效果。

绵羊对草酸盐的中毒可以用添加钙加以阻止，已经证明磷酸氢钙最为有效。在通常的盐日粮中提供 25%，或作成含磷酸氢钙 10% 的谷丸或苜蓿干草丸，每只家畜每日给 225 克。绵羊应逐渐采用草酸盐的牧草，方法是几周内给一些补充饲料如干草，或在没有草酸盐的牧场轮牧。有价值的公羊、繁殖母羊和第一次剪毛前的羔羊，绝不能暴露于草酸盐中毒危险之下，因治疗常无效，在中毒的几小时内给氯化钙可增加存活率。

## 4.2 氯酸盐和次氯酸盐

### 氯酸钠

氯酸钠（Sodium Chlorate）被广泛用作除草剂。虽然其毒性相当低，但牛中毒的病例还是常见的。中毒的发生主要是由于牛对氯酸钠的咸味感兴趣。实验表明，氯酸钠的最小致死量，牛为 1 克/千克，绵羊为 1.5~2.5 克/千克，家禽为 5 克/千克。狗的中毒量为 1.5~3.5 克/千克。

1941 年，穆尔（Moore）报道，在 4.4 万平方米地中应用氯酸钾 660 千克而引起 15 头牛中毒，其中 6 头死亡。

1944 年，斯杰尔曼（Skjervan）报道，为了消除蓟属植物，在牧场上撒用大约 0.4 千克氯酸钠之后引起两头牛死亡，其余的牛出现中毒症状。

1948 年，弗兰克（Frank）报道，氯酸钠的喷雾对绵羊的毒性似乎比其对牛的毒性低，在氯酸钠喷过的小块草地，经过 7 天的时间，对放牧绵羊未见有毒害作用。

### 次氯酸盐

动物的次氯酸盐（Hypochlorites）中毒是由于使用次氯酸钠盐消毒盛乳清的容器而污染了乳清和错误地把含氯石灰当成石灰洗涤（Limewash）来使用。这种化合物在溶液中能产生氯，对肠道有局部刺激作用。治疗可给予稀碱溶液。

## 4.3 硝酸盐和亚硝酸盐

### 理化性质与用途

硝酸盐（Nitrates），是由金属离子和硝酸根离子组成的化合物，重要的有硝酸钠、硝酸钾、硝酸铵、硝酸钙和硝酸铅等。

亚硝酸盐（Nitrites），是一类无机化合物的总称。主要指亚硝酸钠，亚硝酸钠为白色至淡黄色粉末或颗粒状，味微咸，易溶于水。外观及滋味都与食盐相似。

19世纪末，为了保持鱼及肉类熏制品的长期新鲜，使用硝酸盐作为防腐剂，后来的研究才知道硝酸盐与附着在肉上的细菌作用产生了亚硝酸盐，起到了防腐作用。由于亚硝酸盐具有防腐性，可与肉品中的肌红素结合而更稳定，所以常在食品加工业被添加在香肠和腊肉中作为保色剂，以维持良好外观。其次，亚硝酸盐可以防止肉毒梭状芽孢杆菌的产生，提高食用肉制品的安全性。

在制造乳酪时，为防止产气大肠杆菌发酵而加在乳内的硝酸盐，在24小时内有一定量的还原为亚硝酸盐。

亚硝酸盐在工业及建筑业中被广为使用，肉类制品中也允许作为发色剂限量使用。

### 人的中毒记载

食品中的亚硝酸盐一般由硝酸盐受热分解而成。硝酸盐一般无毒，其毒性主要是由于亚硝酸根会诱导DNA、蛋白质等变异，长期食用可能致癌，但符合规定地使用是允许的。

硝酸盐在人体内还原为亚硝酸盐，会使血液中的血红蛋白转化为变性血红蛋白，丧失与氧气结合的能力，致使组织缺氧。

地下水遭受污染的历史表明，水中的硝酸盐是随着肥料用量和人口的增加而增加。据报道，美国加利福尼亚州的San Joaquin-Tulare Valley地区，1950—1980年，地下水中硝酸盐含量就增加了2.5倍；同时期肥料的施用则是增加了6倍。1940—1980年，丹麦的地下水硝酸盐含量就增加了近3倍。美国地质调查发现美国农业和都会区的抽样调查，约有15%的浅层地下水硝酸盐含量超过每升10毫克。英国地质调查发现斯里兰卡的取样中有79%的井水硝酸盐含量超过标准。墨西哥的Yucatan半岛，有56%的井水取样，含量超过每升45毫克。罗马尼亚和前苏联的Moldavia地区，有35%的取样点硝酸盐含量超过每升50毫克。

当硝酸盐进入饮水的高浓度超过每升10毫克时，可能会造成所谓的"蓝婴儿症候群"（Blue-Baby Syndrome）。因为婴儿的胃酸较低，消化系统将硝酸盐转化为亚硝酸盐，这将会阻碍婴儿血液对氧的携带能力，因而造成氧气不足而窒息死亡。自1945年以来，全球约有3000个案例，其中有近一半发生在匈牙利，这是因为该国国内的私有井水的硝酸盐含量特别高。

亚硝酸盐是剧毒物质，成人摄入0.2~0.5克即可引起中毒，3克即可致死。亚硝酸盐还是一种致癌物质，据研究，食管癌与患者摄入的亚硝酸盐量呈正相关性，亚硝酸盐的致癌的机制是：在胃酸等环境下亚硝酸盐与食物中的仲胺、叔胺和酰胺等反应生成强致癌物氮-亚硝胺。亚硝胺还能够透过胎盘进入胎儿体内，对胎儿有致畸作用。六个月以内的婴儿对亚硝酸盐特别敏感，临床上患"高铁血红蛋白症"的婴儿即是食用亚硝酸盐或硝酸盐浓度高的食品引起的，症状为缺氧，出现发绀，甚至死亡，因此欧盟规定亚硝酸盐严禁用于婴儿食品。

亚硝酸盐类食物中毒又称肠原性青紫病、发绀症、乌嘴病，中毒是由于食用硝酸盐或亚硝酸盐含量较高的腌制肉制品、泡菜及变质的蔬菜。也有的中毒是由于误将工业用亚硝酸钠作为食盐食用而引起的，也可见于饮用含有硝酸盐或亚硝酸盐苦井水、蒸锅水后，亚硝酸盐能使血液中正常携氧的低铁血红蛋白氧化成高铁血红蛋白，因而失去携氧能力而引起组织缺氧。此外，亦有投毒的报道。

人亚硝酸盐中毒发病急速，一般潜伏期1~3小时，中毒的主要表现为头痛、耳鸣、血压下降、皮肤红肿、恶心引起呕吐。严重者昏迷、惊厥、大小便失禁，可因呼吸衰竭而死亡。

### 动物的毒性记载

硝酸盐的中毒量[1]取决于食入硝酸盐的速度。一次量200毫克/千克就可以致死绵羊，但是若在24小时内食入并不引起致病作用。如果4小时食入320毫克/千克可引起牛犊中毒，但是在全天食入1134毫克/千克可能不会引起症状。

牛的硝酸钠最小致死量为0.65~0.75克/千克，亚硝酸钠的最小致死量为0.15~0.17克/千克。绵羊的硝酸钾致死量为1克/千克。

### 动物硝酸盐中毒的主要来源

第一，家畜吃了大量含硝酸盐量过高的饲草或饲料，或者由于保存不当在细菌和酶的作用下致使硝酸盐还原成亚硝酸盐后引起中毒。

第二，含硝酸钠、硝酸钾或者硝酸铵的化肥，含多量硝酸盐的井水及用这种水调制的猪食，家畜吃了贮存的饲料和乳清之后引起的亚硝酸盐中毒。

第三，给家畜饲喂了生长在含硝酸盐过多土壤的某些植物性饲料，而发生中毒。1939年，布拉德利（Bradley）证实硝酸盐是燕麦草中毒的有毒成分。大麦、小麦、黑麦和许多野草在生长环境条件不利时，其干草中硝酸盐含量明显升高到危险量。

### 动物的亚硝酸盐中毒

亚硝酸盐是一种血液毒。猪亚硝酸盐中毒后，主要表现为一系列缺氧症状，如呼吸困难，心跳快速，黏膜暗紫色，鼻盘

---

[1] CLARKE E G C, CLARKE M. Veternary Toxicology. London：Bailliere Tindall，1978.

发乌，一时兴奋、流涎、呕吐、震颤抽搐以致昏迷窒息死亡。尸体皮肤呈灰紫色，剖解可见肺水肿及气肿，胃膨胀并充满气体，血液呈暗棕色，凝固不良。

牛急性亚硝酸盐中毒表现为精神沉郁、凝目呆立、头部下垂、步态蹒跚、呼吸急促、心跳加快，严重时倒地不起，肌肉震颤痉挛，最后在挣扎中死亡。牛慢性亚硝酸盐中毒，表现为流产、虚弱、分娩无力，受胎率低、产乳量减少。

### 动物的中毒事件

最早认识食品和饲料中过量硝酸盐有毒作用的记载是 1895 年，当时梅奥（Mayo）记述了三次牛致死性中毒事件。动物表现震颤、多尿、虚脱和发绀。在所有的病例中，都一直饲喂经化学分析表明含有大量硝酸钾的玉米秆（占干重的25%）。肉眼可见结晶，玉米秆有硝酸盐的特殊气味。这样高浓度的硝酸盐是由于生长玉米的土壤中肥料积累以致硝酸盐大量存在。牛以 1.3 克/千克硝酸钾的剂量经口食入出现症状，血液呈暗色。在血液、胆汁和其他组织中发现的亚硝酸盐和硝酸盐。这个研究表明，植物中的硝酸盐是引起家畜急性中毒的原因。随着高氮素肥料的应用，使某些植物硝酸盐含量大量增加，在瘤胃中使硝酸盐还原为亚硝酸盐，导致亚硝酸盐离子吸收形成正铁血红蛋白。

1940 年，布拉德利（Bradley）报道了美国科罗拉等地连续几年发生牛、羊吃了玉米和燕麦干草引起的中毒，并称为"玉米秆中毒"。

1930 年，南美发生蒺藜中毒（Tribulosis），长期以来原因不明，直到 1949 年证明是由于含有硝酸盐较多的蒺藜（Tribulus Terrestris）所致。

1962 年，安德森（Andersen）报道，在丹麦，由于猪饮了由猪舍通风抽来的冷凝水而中毒，这种水含有1%的亚硝酸盐，这是空气中的氨通过细菌作用或催化作用而产生的。

1962—1974 年，日本报道了乳牛因采食了青割玉米、意大利麦草、反枝苋（Amaranthus Retroflexus）等引起的中毒。

1955—1960 年，中国湖南、浙江、广东、福建、江西等许多地方发生一种原因不明的非传染性疾病，发病是在饲喂了焖了数小时的猪潲之后，俗称"饱潲瘟"或"青饲料中毒病"。起初被认为是氢氰酸和有机碱引起，后经反复试验研究证实是亚硝酸盐中毒。

20 世纪 50—60 年代，中国"瓜菜代"年代①，硝酸盐与亚硝酸盐中毒对养猪业危害极大。据统计，1959 年湖南省 8 个县 157 个乡的发病猪 23475 头，死亡 19765 头。1977—1981 年据统计江苏省发病猪数为 68773 头，死亡 40388 头。1970—1978 年甘肃省酒泉地区发病猪 1348 头，死亡 714 头。1976—1980 年甘肃省天水地区猪发病 491 头，死亡 299 头。1976—1978 年，据调查，福建省 149 个乡每年猪发病数在 1722~2587 头，占中毒病总数的31%~40%，死亡 1025~1510 头。据天津、辽宁、云南、河南、湖南和新疆 6 个省（市）

---

① "瓜菜代"年代，指中国在 1960 年前后，由于养猪饲料供应紧缺，也没有生产配合饲料，饲料工业尚未发展之前，猪饲料以瓜类、蔬菜和代食品为主，因此，发生硝酸盐与亚硝酸盐中毒事件较多。

440 个县统计，发病猪为 1389634 头，死亡 1163458 头，致死率 83.77%[①]。

1958 年，西蒙（Simon）曾报道美国肉牛和乳牛发生"低洼地流产"（Lowland Abortion），在 5、7 月和 11 月，牛由于吃了未改良的低洼地牧草引起无外伤的流产，有的阴道脱垂，胎衣不下。研究认为该病与牧草中含多量硝酸盐有关。

### 防控措施

第一，人中毒的防控措施。亚硝酸盐的来源主要是食物中作为发色剂和防腐剂的亚硝酸盐。从食物中添加的硝酸盐转化而来，蔬菜尤其是从不新鲜的蔬菜中转化而来。因此，预防人中毒的主要措施是：蔬菜应妥善保存，防止腐烂，不吃腐烂的蔬菜。吃剩的熟菜不可在高温下存放长时间后再食用。勿食大量刚腌制的菜，腌菜时盐应多放，至少腌制 15 天以上再食用；但现腌的菜，最好马上就吃，不能存放过久，腌菜时选用新鲜菜。不要在短时间内吃大量叶类蔬菜，或先用开水焯 5 分钟，弃汤后再烹调。肉制品中硝酸盐和亚硝酸盐用量要严格按国家卫生标准规定，不可多加。苦井水勿用于煮粥，尤其勿存放过夜。防止错把亚硝酸盐当食盐或碱面用。

第二，动物中毒的救治措施。动物中毒的治疗常用的亚硝酸盐解毒剂为亚甲蓝（又称美蓝、甲烯蓝）。亦可用甲苯胺蓝，其作用机制同亚甲蓝。

预防动物中毒，应当注意青绿饲料的调制与贮存方法。在种植青绿饲料时，施用钼肥可减少植物体内硝酸盐的累积。要注意控制氮肥施用不可过多，尤其是临近收割或放牧的时期不要施氮肥过多。对反刍动物饲喂（或放牧）硝酸盐含量高的青绿饲料时，要控制采食量，并要喂给适量的高能量饲料（如谷物等精饲料）。要遵守有关饲料中硝酸盐、亚硝酸盐允许量的规定。一般认为，饲料作物中硝酸盐含量（按硝酸根离子计）超过 0.88%，即有引起中毒的危险。中国饲料卫生标准（GB13078—91）规定，亚硝酸盐允许量（以亚硝酸钠计），鸡、猪配合饲料应小于等于 15 毫克/千克，鱼粉小于等于 60 毫克/千克。

---

[①] 农业部畜牧兽医司. 中国动物疫病志. 北京：科学出版社，1993.

# 5 无机化工原料

## 5.1 叠氮化钠

### 理化性质与用途

叠氮化钠（Sodium Azide，迭氮钠，三氮化钠），为白色六角结晶性粉末。不稳定，加热至300℃时分解成钠和氮气。水中溶解度：10℃时为40.16%，17℃时为41.7%。乙醇中溶解度：25℃时为0.3%。溶于液氨，不溶于乙醚。受热、接触明火，或受到摩擦、震动、撞击时可发生爆炸。如果与酸类剧烈反应就会产生爆炸性的叠氮酸。燃烧的分解产物为氧化氮。

叠氮化钠主要用于制造炸药及用作分析试剂，制造叠氮酸、叠氮铅、纯钠和除草剂。叠氮化钠还被广泛应用于汽车安全气囊。

### 毒性效应

叠氮化钠属于高毒类。美国车间卫生标准为0.3毫克/立方米；中国（GB4279—84）叠氮化铅工业水污染物排放标准不大于0.5毫克/升（叠氮化物，以氮计）。

叠氮化钠与氰化物相似，对细胞色素氧化酶和其他酶有抑制作用，并能使体内氧合血红蛋白形成受阻，有显著的降压作用。对眼和皮肤有刺激性。如吸入、口服或经皮肤吸收，可引起中毒死亡。在有机合成中可有叠氮酸气体逸出，吸入中毒后出现眩晕、虚弱无力、视物模糊、呼吸困难、昏厥感、血压降低、心动过缓等。

### 历史上的中毒事件

据报道，2011年一名英国人吸入汽车安全气囊释放的气体后患病死亡。调查人员确认死因关联有毒物质[①]。死者名为罗纳德·史密斯，59岁，2010年11月驾驶一辆沃克斯霍尔牌汽车与前车追尾，车后部又遭另一辆车撞击。他的车安全气囊打开，史密斯吸入气囊漏出的气体后脸色发红。之后，他开始咳嗽，喘不上气，行走困难。2011年1月5日，住院治疗，1月31日死亡。

### 防控措施

根据中国《危险化学品安全管理条例》，叠氮化钠受公安部门管制。

一旦发生泄漏事件，应急处理措施主要是：隔离泄漏污染区，限制出入；切断火源；应急处理人员佩戴自给正压式呼吸器，穿防毒服，不要直接接触泄漏物。少量泄漏时应避免扬尘，小心扫起，置于袋中转移至安全场所。大量泄漏时用塑料布、帆布覆盖，减少飞散。然后收集、回收或运至废物处理场所处置。可以使用次氯酸钠溶液对含有叠氮化物的溶液进行销毁。

---

[①] 安全气囊"毒杀"驾车人. 温州商报，2012-05-31.

## 5.2 氟化氢

### 理化性质与用途

氟化氢（HF）是氢的氟化物，有强烈的腐蚀性，剧毒。它是无色的气体，在空气中只要超过 2.67 毫克/立方米就会产生刺激的味道。氟化氢的水溶液是氢氟酸，是一种弱酸。可以透过皮肤黏膜、呼吸道及肠胃道吸收。

氢氟酸本身对硅酸盐（硅）及二氧化硅有极强的侵蚀能力。因此，用于腐蚀玻璃（主要成分是二氧化硅及硅酸盐）。

### 毒性效应

氟化氢属高毒类，接触氟化氢或氢氟酸烟雾 25 毫克/立方米浓度即使人感到刺激，在 5 毫克/立方米时产生流泪、流涕、喷嚏、鼻塞。浓度增高则引起鼻、喉、胸骨后烧灼感，嗅觉丧失，咳嗽，声嘶。严重时引起眼结膜、鼻黏膜、口腔黏膜顽固性溃疡，鼻出血，甚至鼻中隔穿孔，支气管炎或肺炎。有时有恶心、呕吐、腹痛、气急及中枢神经系统症状。吸入高浓度，甚至可引起反射性窒息、中毒性肺水肿、手足抽搐、心律失常、低血钙、低血镁、高血钾、严重者心室纤颤死亡。400~430 毫克/立方米可引起急性中毒致死。

氢氟酸对皮肤有强烈的腐蚀性，渗透性强，并对组织蛋白有脱水及溶解作用。剧烈疼痛和进行性组织坏死是氢氟酸灼伤的特点。接触低浓度（小于 40%）的氢氟酸时，刺激症状轻，可有麻木和蚁走感。皮肤接触局部最初表现为局部红斑，迅即转为绕以红晕的白色水肿或水疱，指甲部位呈灰黑色、浮动。疼痛常经接触后 2~4 小时的潜伏期始出现，以后逐渐加剧，2~3 天后能缓解。

眼部氢氟酸灼伤表现为球结膜水肿、出血，角膜可迅速形成白色假膜样混浊、基质水肿、复发性上皮糜烂、脱落，处理不及时可引起穿孔。

长期接触超浓度氟化氢和氢氟酸酸雾，可引起牙齿酸蚀症，表现为牙齿对冷、热、酸、甜刺激敏感，牙痛、牙松动症、牙齿粗糙无光泽，边缘呈锯齿状等。严重者牙冠大部分缺损，或仅留下残根，可有牙髓腔暴露和牙髓水病变。同时常伴有牙龈出血、干燥性鼻炎、鼻出血、嗅觉减退、慢性咽喉炎及支气管炎等。

此外，氢氟酸蒸气可引起皮肤瘙痒和皮炎。

### 防控措施

氢氟酸的贮存要使用塑料瓶或铅制容器。

若不慎暴露于氢氟酸，应立即用大量清水冲洗 20~30 分钟，然后以葡萄糖酸钙软膏或药水涂抹；若不小心误饮，则要立即喝下大量的高钙牛奶，然后紧急送医处理。皮肤和眼部灼伤后立即用大量流动的清水持续彻底冲洗。局部选用中和剂浸泡或湿敷，也可制成霜剂外涂包扎。常用的中和剂有 25%硫酸镁溶液；牙酸蚀病治疗，可给予含氟或防酸脱敏牙膏刷牙或含氟水漱口，必要时可用药物进行脱敏治疗。有牙体缺损患者应根据缺损程度进行修复。

# 6

# 无机药物

## 6.1 甘汞与儿童"肢端疼痛症"

### 理化性质与用途

甘汞（Mercurous Chloride），也叫氯化亚汞（Calomel），是一种不多见的卤化物矿物。它与天然汞、辰砂、方解石、褐铁矿等产在一起。颜色为白色、无色、浅灰、浅黄或棕色，具有金刚石般的光泽，比较软可用刀切，具有甜味。为片状晶体、晶簇壳、土状。

甘汞不溶于水、乙醇、乙醚和稀酸，溶于浓硝酸和硫酸，并生成汞盐，在沸腾时能溶于盐酸、氯化铵溶液和碱溶液，生成汞和氯化汞。

甘汞曾经作为杀虫剂或杀菌剂，古人曾用它作为泻药。此外，可制甘汞电池等。

### 毒性效应

甘汞有毒，半数致死量（大鼠，静脉）17毫克/千克。吸入后引起胸痛、胸部紧束感、咳嗽、呼吸困难、蛋白尿等，可致死。对眼和皮肤有刺激性。摄入可致急性胃肠炎、中枢神经系统抑制、肾损害，可致死。

慢性中毒。长期接触可在脑、肝和肾中蓄积，引起中毒后出现头痛、记忆力下降、震颤、牙齿脱落、食欲不振等。可引起皮肤损害。

### 历史上发生的中毒事件

1903—1920年，德国、英国、澳大利亚和美国的小儿科医师报告儿童"肢端疼痛症"（Acrodynia），一直到1954年前后才被证实与亚急性和慢性无机汞中毒有关。当时欧洲生产的刷牙粉含有甘汞。此后汞从药物中被排除，汞中毒的发生明显降低。

1939—1948年，英国英格兰和威尔士地区，应用甘汞作为驱虫导泻剂，造成儿童发生"肢端疼痛症"，死亡585例。1953年许多国家规定限制汞制品的应用，此类疾病迅速减少。

鉴于汞毒的危害，内服汞制剂西药现均已淘汰。传统中成药虽尚未形成汞限量的公认国际标准，但对其疗效、安全性及稳定性的要求则是国际惯例。

## 6.2 硫酸铜

### 理化性质与用途

硫酸铜（Cupric Sulfate），俗名：胆矾、石胆、胆子矾、蓝矾。为天蓝色晶体，水溶液呈弱酸性。

在医药方面，硫酸铜曾用作催吐剂。

由于毒性太大,已经很少使用。

在农业方面,硫酸铜用于杀灭真菌。与石灰水混合后生成波尔多液,作为杀菌剂,用于控制柠檬、葡萄等作物上的真菌,防止果实等腐烂。稀溶液用于水族馆中灭菌以及除去蜗牛。由于铜离子对鱼有毒,用量必须严格控制。大多数真菌只需非常低浓度的硫酸铜就可被杀灭。在牧场,用于消灭肝片吸虫的中间宿主蜗牛和治疗绵羊的蹄腐烂及寄生虫性胃炎。此外,养殖业也用作饲料添加剂微量元素铜的主要原料。

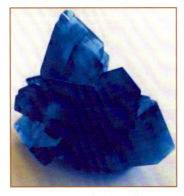

图 154 硫酸铜晶体

此外,硫酸铜是制备其他铜化合物的重要原料,是电解精炼铜时的电解液。

## 人的铜中毒记载

当误服用铜及其化合物污染的水或食物而发生铜中毒时,其临床表现为:严重胃肠道刺激症状、溶血或溶血性贫血、黄疸、心律失常。呕吐物呈蓝色,重者可出现肾衰竭及少尿症、休克,中枢神经抑制甚至死亡。

在诊断方面,依据中毒病史,蓝色呕吐物和污染物经测定含有铜,血清、尿铜异常高,有铜中毒的临床表现等。

外源性铜中毒的治疗可用牛奶洗胃、络合剂除铜、透析等。内源性中毒的治疗,除采用络合剂、透析之外,还可通过补锌的方法改善铜锌比很有效(有人认为是此病与缺锌有关)。预防中毒务必防止铜及其化合物污染水源、食品。食品添加剂的铜含量应适当,60千克体重的成年人日食入量不能超过30毫克(联合国粮农/卫生组织规定)。

## 动物的铜中毒记载

几百年前人类已知道铜盐的毒性,但直到20世纪70年代,对长期应用小量铜及其化合物的毒性作用才有所认识。

动物急性铜中毒的病例比较少见。羔羊口服硫酸铜的中毒量为25~50毫克/千克,绵羊是130毫克/千克,母牛中毒量大约是200毫克/千克。曾有报道,当误给过大的治疗量或动物偶尔摄取铜盐污染的食物时引起了中毒。1945年威斯曼(Wyssmann)报道给牛使用硫酸铜栓剂造成铜中毒的一个病例。

慢性铜中毒见于在使用过用铜喷雾果实的果园中放牧的绵羊发生中毒。因而在最后一次喷雾后至少5天内禁止绵羊入内。用硫酸铜作预防肝片吸虫的杀螺剂,在喷雾后5个月,草中仍然含铜200毫克/千克。如用喂过含铜添加剂的猪粪给草地施肥后,特别是用其制成的干草,可以引起绵羊中毒。粪便中铜浓度为700~3000毫克/千克,干草中为42毫克/千克。

母牛对大量和小量重复使用硫酸铜的毒性作用具有较大的耐受性。但猪食料中若含有250毫克/千克的铜对猪就是有毒的。用硫酸铜喂猪,含铜量超过1000毫克/千克即可致死。

# 第17卷

## 有毒有机化合物

本卷主编 史志诚

# 卷首语

人类进入现代社会,随着科学技术的创新发展,来自植物界和以石油、天然气、煤等作为原料,通过人工合成方法制得了几百万种有机化合物。目前世界上大约有800万种化学物质,其中常用的化学品就有7万多种,每年还有更多新的化学品问世。这些有机化合物成为人类生产生活离不开的必需品。

然而,在品种繁多的化学品中,有许多是有毒化学物质,在生产、使用、贮存和运输过程中有可能对人体产生危害,甚至会危及人的生命,造成巨大的灾难性事故。许多人工合成的有机化合物成为"致命的毒物",难怪有的科普作家将人工合成有机化合物的技术称为"致命的技术";将剧毒的人工合成的有机化合物称为"人工合成毒"和"科学毒"。

本卷在回顾人工合成的毒物的历史基础上,重点记述了有机化合物中的一些药品和农药,有机类杀鼠剂,除草剂,有机化学品与化工原料,以及化学致癌物等。分别介绍了它们的理化性质与用途、毒性效应和历史上发生的中毒事件。

了解和掌握有毒化学物质对人体危害的历史知识,对于加强有毒化学物质的依法管理,防止其对人体的危害和中毒事故的发生,无论对管理人员还是生产者、消费者、经营者,都是十分必要的。

# 1 人工合成的毒物

## 1.1 人工合成的毒物种类

从广义上讲，化学就是物质学。虽然在工业化以前的时期就有各种手工制造的化学产品，如药物、颜料、鞣剂、肥皂、润滑物、胶等，但是"吨位化学"使现代技术以及与此相连的能源经济一起得到了快速发展。目前世界上大约有800万种化学物质，其中常用的化学品就有7万多种。不仅如此，每年还有上千种新的化学品问世，每年生产、交易和消耗的化学物质的量则以数百万吨计。

化学工业为各种工业部门提供原料，同时也为保障环境保护所需要的新产品的要求，生产耐腐的塑料材料、用于气溶胶密封的燃气、用于清除和堆放有害物质的辅助剂和消毒剂。

在品种繁多的化学品中，有许多是有毒化学物质，在生产、使用、贮存和运输过程中有可能对人体产生危害，甚至会危及人的生命，造成巨大的灾难性事故。因此，在科普作家的思维中将那些人工合成的毒物称为"科学毒"。

### 金属和类金属

常见的金属和类金属毒物有铅、汞、锰、镍、铍、砷、磷及其化合物等。

### 刺激性气体

刺激性气体的种类很多，最常见的有氯、氨、氮氧化物、光气、氟化氢、二氧化硫、三氧化硫和硫酸二甲酯等。这些对眼和呼吸道黏膜有刺激作用的气体，是化学工业中常常会遇到的有毒气体。

### 窒息性气体

窒息性气体是能造成机体缺氧的有毒气体，可分为单纯窒息性气体、血液窒息性气体和细胞窒息性气体。如氮气、甲烷、乙烷、乙烯、一氧化碳、硝基苯的蒸气、氰化氢、硫化氢等。

### 农药

包括杀虫剂、杀菌剂、杀螨剂、除草剂等。农药的使用对保证农作物的增产起着重要作用，但若生产、运输、使用和贮存过程中未采取有效的预防措施，可引起中毒。

### 有机化合物

大多数有机化合物属有毒、有害物质，例如应用广泛的二甲苯、二硫化碳、汽油、甲醇、丙酮等，苯的氨基和硝基化合物。

### 高分子化合物

高分子化合物本身无毒或毒性很小，但在加工和使用过程中，可释放出游离单体对人体产生危害，如酚醛树脂遇热释放出的苯酚和甲醛具有刺激作用。某些高分子化合物由于受热、氧化而产生毒性更为强烈的物质，如聚四氟乙烯塑料受高热分解出四氟乙烯、六氟丙烯、八氟异丁烯，吸入后引起化学性肺炎或肺水肿。高分子化合物生产中常用的单体多数对人体有危害。

#### 食品添加剂

包括酸味剂、抗氧化剂、香精香料、营养强化剂、面粉增筋剂、甜味剂、增白剂、酶制剂、着色剂、保鲜剂、防腐剂等。所涉及的化学物质成千上万，同时市场上还在不断出现新型添加剂。

## 1.2 人工合成毒物：典型的毒药

在过去的数百年间，毒物不断扩大并进入到人类活动的所有领域，直至个人生活。19—20世纪之交发明的高效有机磷酯类杀虫剂，不仅是一项开发一类新化合物的重大成果，而且通常用作说明杀虫剂领域的毒理学研究和毒理科学的发展史。但遗憾的是，它也推动了化学战剂的发展。

人工合成毒物产生严重后果的典型事例是双对氯苯基三氯乙烷（滴滴涕，DDT）和二噁英。今天，世界上几乎所有人的体内脂肪中，都可以找到滴滴涕，在南极的企鹅体内脂肪中和在高北纬度的雪鹅体内脂肪中，同样可以找到。滴滴涕不仅是它本身具有的毒性，更为严重的是它对后代的危害很大。

除此之外，还有那些毒级很高的有机化合物。

#### 阳离子清洁剂

各种医疗、家用的清洁剂中含有阳离子清洁剂——氯化苄乙氧铵、氯苄烷铵、甲基氯化苄乙氧铵、西吡氯铵。毒性：4级。溶液状，可以由口或皮肤吸收。一般被稀释成不致命的剂量，但对老人、孩子及体弱者有害。

#### 异丙醇

化妆水中都含有，饮用含酒精的饮料过量也会发生中毒。毒性：5级。室温下呈液态，但容易挥发为气体，可以被吞食或由皮肤吸收。

#### 甲醇

工业中大量使用，它是假酒案的元凶。毒性：5级。室温下呈液态，易挥发，可口服或由皮肤吸收。

#### 萘（樟脑丸）

广泛的工业用料。毒性：4级。白色晶体。地中海血统中有的人有遗传缺陷，对萘特别敏感，容易发生萘中毒死亡。

#### 石油蒸馏物

煤油、油漆稀释剂、汽油、石油精、溶媒蒸馏物。毒性：4级。

#### 高锰酸钾

大量用于水族馆及医院中，学校实验室中也存有。毒性：5级。紫色晶体，可溶解。

#### 重度清洁剂

1,1,1-三氯乙烷（甲基氯仿），哥罗芳是手工制品原材料，发动机除油剂。毒性：5级。无色，易挥发，与阳光接触后较危险，吞食或吸入即可中毒。

#### 松节油

任何工厂都会使用，天然产品，由于吞食困难很少导致丧命。毒性：5级。易挥发，特殊味道，可吞食或吸入。

人工合成的有毒物质大约只有几百年的历史，它跟技术化学、化学产品的工业化大生产的历史一样长。许多家用物品都应归功于现代化学，同样还有报纸、地毯、涂料，甚至包括电池驱动的手提收音机以及所有用以护理花木、消灭杂草、收获水果的辅助工具。在日用化学品名单中，人们可以举出好几百种产品来。例如，业余体育运动料理家务和照料宠物，都离不开使用日用化学品；在花园保护植物需要化学药品；在厨房进行烤炸需要调味防腐；下班后喝酒、抽烟、看电视；使用安定片、避孕药，或者来自化妆品的淡淡香气，人们都无法离开这个化学品的世界。

## 1.3 人工合成毒物的危害与管理

一种人工合成的有毒物质的有害作用可能是急性的，或者是慢性中毒，也可能以继发损害表现出来。毒理学不是对人工合成的有毒物质及其产品肯定或否定的问题，而是要弄清楚如何趋利避害。正如有远见的毒理学家卡逊在她的著作《寂静的春天》一书中第一次对合成毒滴滴涕提出的疑义。国际社会在20世纪末制订了《关于持久性有机污染物的斯德哥尔摩公约》，限制和削减滴滴涕和二噁英等持久性有机污染物的生产和使用。

对绝大多数人来说，关于环境化学品实际损害作用的方式及实际程度，认识是不完全的，普遍低估了其危害的潜在性。

在欧洲的工业国家，劳动卫生状况的实际情形是，在职业病方面，化学工业居第五位。法律承认的职业病，在欧洲化学工业中，过去的十年平均只有12%~15%是中毒，皮肤病（过敏反应）的比例很高，46%~48%为噪声引起的重听。但是，在死因统计上，情况又是另外一种情况，因为噪声引起的重听不会导致死亡，而中毒在工业死亡事故中占到2%~3%。

根据国际中毒统计数据，环境毒理的总情况是：在工业国家的重度急性中毒事故中，药物引起的中毒占60%~65%，占据首位。化学技术产品，包括家庭化学品和农业化学产品，它们一共只占重度急性中毒的13%~14%。

据世界卫生组织（WHO）调查，继发损害的情况是，癌症的70%~80%归因于环境中的有害因素。WHO和其他专门委员会的调查证明，癌症以及心血循环系统损害和其他所谓的文明疾病，主要的危害因素绝大多数应在吸烟、无节制地消耗高度数的酒精饮料、滥用药物和错误饮食方面查找；其次是交通、燃煤及电厂老化引起的污染；然后就是化学技术产品的急性和慢性作用所产生的偶然中毒。

人工合成的毒物所产生的后果如此之大，所以不能再允许其以目前的速度进一步毒化我们的环境。因此，面临着化学品进入我们"个人环境"这一情况，人们需要认真思考一个重大问题，就是如何制定更加完备的法律法规，依法管理那些可能影响人类健康的有毒化学品。

# 2

# 有机化合物：药品

## 2.1 麻醉药：氯仿

### 理化性质与用途

氯仿（Trichloromethane），一般指三氯甲烷，无色透明液体，有特殊气味，味甜，高折光，不燃，质重，易挥发。纯品对光敏感，遇光照会与空气中的氧作用，逐渐分解而生成剧毒的光气（碳酰氯）和氯化氢。可加入0.6%~1%的乙醇做稳定剂。能与乙醇、苯、乙醚、石油醚、四氯化碳、二硫化碳和油类等混溶。

氯仿在医学上，常用作全身麻醉剂。作为有机合成原料，主要用来生产氟利昂、染料和药物。也可用作抗生素、香料、油脂、树脂、橡胶的溶剂和萃取剂。与四氯化碳混合可制成不冻的防火液体。还可用于烟雾剂的发射药、谷物的熏蒸剂和校准温度的标准液。

### 毒性效应

氯仿低毒，半数致死量（大鼠，经口）1194毫克/千克。有麻醉性。有致癌可能性。[①]

氯仿主要作用于中枢神经系统，具有麻醉作用，对心、肝、肾有损害。急性中毒：吸入或经皮肤吸收会引起急性中毒。初期有头痛、头晕、恶心、呕吐、兴奋、皮肤湿热和黏膜刺激症状。以后呈现精神紊乱、呼吸表浅、反射消失、昏迷等，重者发生呼吸麻痹、心室纤维性颤动。同时可伴有肝、肾损害。误服中毒时，胃有烧灼感，伴有恶心、呕吐、腹痛、腹泻。以后出现麻醉症状。液态可致皮炎、湿疹，甚至皮肤灼伤。慢性影响：主要引起肝脏损害，并有消化不良、乏力、头痛、失眠等症状，少数有肾损害及嗜氯仿癖。

在所有全身麻醉药中，不论是挥发性麻醉药还是非挥发性麻醉药，其毒性以氯仿为最大，而且它是一种组织毒。氯仿吸入时间过长，可致肝小叶中心性坏死和肝、肾、心显著

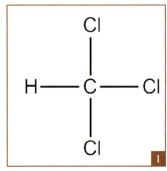 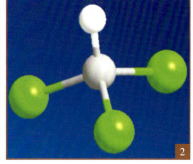

图155 三氯甲烷（1.化学结构式；2.球棍模型）

---

[①] 氯仿，根据中国《危险化学品安全管理条例》《易制毒化学品管理条例》受中国公安部门管制。

脂肪性变。麻醉氯仿中毒致死可能发生于以下几种情况：

第一，在麻醉诱导期，由于迷走神经的反射性兴奋或由于氯仿对心肌直接的毒性作用，使心脏停止跳动。

第二，由于麻醉时间延长，呼吸中枢麻痹。

第三，从麻醉后 12 小时到 4~5 天引起延迟性中毒[1]，延迟性中毒是由于各器官的变性，特别是肝脏。

## 2.2 镇痛药：阿司匹林

### 理化性质与使用范围

阿司匹林（Aspirin），亦称乙酰水杨酸，是一种历史悠久的解热镇痛药，俗名醋柳酸、巴米尔、力爽、塞宁、东青。

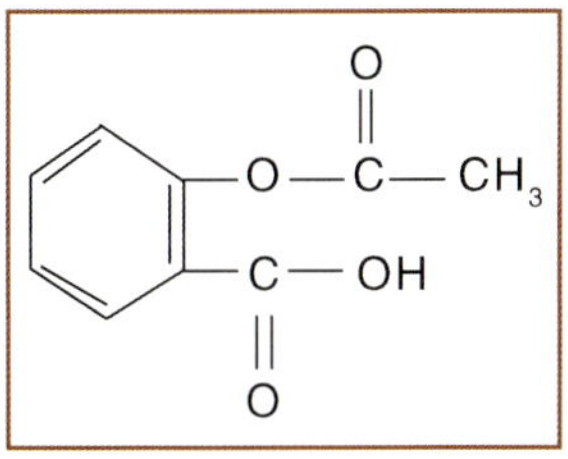

图 156 阿司匹林结构式

阿司匹林用于镇痛、解热，可缓解轻度或中度的疼痛，如头痛、牙痛、神经痛、肌肉痛及月经痛，也可用于感冒、流感等的退热；此外，有消炎、抗风湿、抗血栓作用，对血小板聚集有抑制作用，能阻止血栓形成。临床可用于预防暂时性脑缺血发作、心肌梗死、心房颤动、人工心脏瓣膜、动静脉瘘或其他手术后的血栓形成。

早在 1853 年，弗雷德里克·热拉尔（Gerhardt）就用水杨酸与醋酐合成了乙酰水杨酸，但没能引起人们的重视；1898 年德国化学家费利克斯·霍夫曼又进行了合成，并为他父亲治疗风湿性关节炎，疗效极好；1899 年由德莱塞介绍到临床，并取名为阿司匹林（Aspirin）。到目前为止，阿司匹林已应用百年，成为医药史上三大经典药物之一，是世界上应用最广泛的解热、镇痛和抗炎药，也是作为比较和评价其他药物的标准制剂。

### 毒性效应

由于退热导致肝脏损伤，特别是阿司匹林和其他非甾体消炎药（NSAIDs）产品则有可能导致胃出血。虽然这些情况只会发生在一小部分人群身上，但一旦发生就是致命的。在美国，每年都有数千万人不通过医生而自己直接购买止痛片，大多数情况下，患者按照说明书服用止痛片不会产生危险。但让专家担忧的是，使用这些药品的患者没有意识到自己的行为已经属于滥用药物，也没有意识到药物与其他物品混合时所可能产生的危险。研究证明，每年有 16500 例死亡与服用其他非甾体消炎药有关。60 岁以上的人服用非甾体消炎药导致胃出血的可能性很高。因此，美国食品药品监督管理局（FDA）发出郑重警告，在药物外包装的显著位置应标注相关提示，以此提醒患者注意。同时，购买止

---

[1] 延迟性中毒（Delayed Poisoning）的特征，是急性酸中毒，其表现为严重呕吐、丙酮尿、蛋白尿和黄疸。此种情况常以昏迷和死亡告终。剖检时见到的主要损伤是肝脏脂肪性变。

痛片应遵医嘱，以减少出现不良药物反应。

阿司匹林作为防治血栓的常用药，不可与下列药物同时服用：

第一，口服降糖药（苯乙双胍、格列本脲及氯磺丙脲等）不宜与阿司匹林合用，因为阿司匹林有降血糖作用，可缓解降血糖药的代谢和排泄，使降血糖作用增强，二者合用会引起低血糖昏迷。

第二，利尿药与阿司匹林合用会使药物蓄积体内，加重毒性反应。乙酰唑胺与阿司匹林联用，可使血中药物浓度增高，引起毒性反应。

第三，吲哚美辛、苄达明与阿司匹林合用易导致胃出血。布洛芬和阿司匹林同用可能引起胃肠道出血。

第四，抗痛风药（丙磺舒、保泰松和苯磺唑酮）的治疗作用，可能被阿司匹林拮抗，导致痛风病发作，不宜联用。

**限制或禁止服用**

阿司匹林在下列疾患情况下限制或禁止服用：

第一，对阿司匹林、布洛芬、萘普生等药物过敏者。

第二，蚕豆症患者，因为阿司匹林可导致溶血。

第三，有肾病、胃溃疡、糖尿病、痛风症等的患者，必须得到医生的许可才能服用。

第四，儿童和青少年，不宜使用阿司匹林治疗伤风感冒。因为12岁以下儿童可能引起瑞夷综合征（Reye's Syndrome）、高尿酸血症，长期使用可引起肝损害。

第五，血友病患者或其他出血倾向者不宜服用。

第六，妊娠期妇女避免使用。

## 2.3 士的宁：痉笑的毒药

**发现与应用**

士的宁（Strychnine，又名番木鳖碱），为无色有光泽的柱状结晶或白色粉末，味极苦，但无臭味。常以硝酸盐（硝酸士的宁）和盐酸盐（盐酸士的宁）应用于临床。

士的宁是从植物番木鳖（Strychnos Nux-vomica，又名马钱子）种子中提出的一种生物碱，最早于1817年由法国药剂师佩利蒂尔（Pelletier）和卡文顿（Caventou）首次完成。

**毒性效应**

士的宁最早用于毒杀鼠类及其他有害动物。1540年首次应用于医学，用来兴奋肠胃、刺激循环和中枢神经系统，以及作为缓解便秘的药物。士的宁的味道极苦，因此能强烈地促进唾液和胃液的分泌。这样可以增加食欲并且用来抵抗由于疾病引起的食欲不振，因此就给人留下了士的宁是可以使人恢复健康的药物的印象。事实上，士的宁的有害作用要比由于胃口的增加而使体质提高的作用大得多，特别是对有

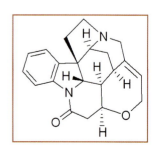

图157 士的宁化学结构式

潜在性疾病的身体的影响更大。

19世纪初，英国药剂师开始应用士的宁，作为一种毒药应用对人类和害虫有强直作用的效应。1875年出版的一本书中写道："番木鳖以灰棕色粉末的形式被出售给公众。价钱为1盎司①8便士②。在这个国家出售这种药粉是一个错误"。因为在那个时代，许多神秘而又臭名昭著的制毒者，为了私利而利用士的宁的研究成果变本加厉地进行犯罪活动。

由于士的宁具有极易中毒致死的特点，生产上也用士的宁来扑杀染上传染病的生猪，此法具有简便、快速、安全的效果。

### 人的士的宁中毒

士的宁是一种中枢神经惊厥毒物。人士的宁的中毒量为2毫克，致死量为30~100毫克。中毒症状一般出现在摄入毒物后20分钟内，但其症状是逐渐加重的。由于士的宁的作用而使肌肉收缩的主要表现是身体的扭曲和拱背。以至于出现脚跟和头顶着地。还有脸呈痉挛的咧嘴，就像人们形容的"痉笑"（Risus Sardonicus）。

在过去，由于法医学技术的局限性，士的宁中毒结论性的证据很难得到。但是，应用现代技术通过尸体剖检，士的宁很容易被检测到。

### 动物的士的宁中毒

尽管许多国家对士的宁严格控制，但动物中毒的病例特别是狗仍然很普遍。这些中毒通常发生于给狐狸或其他害兽放置毒饵，狗（偶尔见十猫）吃了曾食过毒饵的鸟或大鼠也能发生继发性中毒。

大多数动物致死量在0.2毫克/千克和0.1毫克/千克之间，但随动物的不同而异。家畜中以狗和猫最敏感，猪的敏感性几乎与狗一样，但马能耐受大量的士的宁。牛耐受口服士的宁毒性的能力比多数动物强得多，这是由于士的宁在其瘤胃中部分地被破坏所致。

## 2.4　β-兴奋剂：盐酸克仑特罗

### 理化性质与用途

盐酸克仑特罗（Clenbuterol Hydrochloride），化学名称为α-〔叔丁氨基〕甲基）-4-氨基-3,5-二氯苯甲醇盐酸盐，别名"瘦肉精"。为白色或类白色结晶粉末，无臭、味苦，熔点161℃。在水或乙醇中溶解，在氯仿或丙酮中微溶，在乙醚中不溶。

盐酸克仑特罗是$β_2$-肾上腺素受体激动剂（简称β-兴奋剂）、支气管舒张剂。医药上用于预防及治疗支气管哮喘、慢性支气管炎和伴肺气肿的支气管炎所致的支气管痉挛。

盐酸克仑特罗属于中度蓄积性药物，在动物组织内的蓄积与其剂量和给药持续时间有关，其残留量随停药期的延长逐渐

---

① 盎司，重量单位。1盎司约等于28.35克。
② 便士，英国货币辅币单位。1便士约合0.1元人民币。

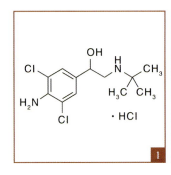 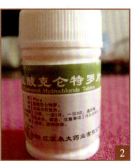 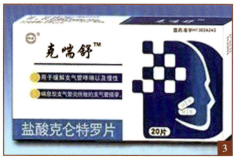

图 158 盐酸克仑特罗（1.盐酸克仑特罗结构式；2.盐酸克仑特罗；3.盐酸克仑特罗片——克喘舒）

下降。试验证明盐酸克仑特罗在动物体内的残留主要集中在眼睛、毛发、肺、肝、肾及肌肉和脂肪组织。在肺、肝脏中的残留普遍高于肾脏，且残留时间较长。

### 作为"瘦肉精"[①]的研发历史

盐酸克仑特罗是一种平喘药，既不是兽药，也不是饲料添加剂，而是肾上腺类神经兴奋剂。

20世纪80年代初，美国一家公司意外发现给动物饲喂盐酸克仑特罗后在代谢过程中促进蛋白质合成，加速脂肪的转化和分解，提高了猪肉的瘦肉率，因此称为"瘦肉精""肉多素"。于是将其用于动物养殖，并逐渐推广到其他国家。后来发现其毒副作用较大，20世纪80年代末，美国、欧盟等国家和地区先后禁止使用。随后，美国制药企业研制出毒性小、代谢快的替代品莱克多巴胺。美国、加拿大等20多个国家先后批准将莱克多巴胺用于生猪养殖。

20世纪90年代，"瘦肉精"传入中国，由于一些不法分子把它卖给了非医疗部门、流通商和饲料厂，被用作饲料添加剂。使用"瘦肉精"饲养的动物体内肝脏、肺脏等内脏产生药物残留，人食用了带有药物残留的畜禽内脏，等于无病用药，就会引起人的心血管系统和神经系统的疾病，导致中毒，危害人的健康。1998年，中国广东省高明市发生首例食用含盐酸克仑特罗的猪肺中毒事件。

研究显示，1微克/克的克仑特罗添加于猪饲料中用于促生长，人食用猪肝或猪肺便足够引起中毒。世界没有任何正规机构批准克仑特罗作为饲料添加剂用于动物促生长。

由于西方国家一般不消费动物内脏（内脏特别是肝脏会残留瘦肉精），因而，在美国、加拿大、新西兰等国，瘦肉精这类物质的使用是合法的。在中国，通常所说的"瘦肉精"是指盐酸克仑特罗。它曾经作为药物用于治疗支气管哮喘，后由于其副作用太大而遭禁用。

2002年9月10日，中国农业部、卫生部、国家药品监督管理局发布《禁止在饲料和动物饮用水中使用的药物品种目录》，盐酸克仑特罗和莱克多巴胺等七种"瘦肉精"列为禁用药品。2011年9月29

---

[①] "瘦肉精"，是β-肾上腺受体激动剂类化合物的俗称，包括盐酸克仑特罗、莱克多巴胺和沙丁胺醇等十几种物质。β-肾上腺受体激动剂类化合物大多是医学临床上普遍使用的平喘类药物。

日,中国国家食品药品监督管理局发布通知,根据《药品管理法》相关规定,决定停止盐酸克仑特罗片剂(俗称"瘦肉精")在中国的生产、销售和使用,撤销批准证明文件;已生产的药品由当地食品药品监督管理部门监督销毁。

## 毒性效应

盐酸克仑特罗能激动 $\beta_2$-肾上腺受体,对心脏有兴奋作用,对支气管平滑肌有较强而持久的扩张作用。口服后较易经胃肠道吸收。急性中毒有心悸,面颈、四肢肌肉颤动,手抖甚至不能站立,头晕,乏力症状。原有心律失常的患者更容易发生反应,心动过速,室性早搏,心电图显示 ST 段压低与 T 波倒置。原有交感神经功能亢进的患者,如有高血压、冠心病、甲状腺功能亢进者上述症状更易发生。

人类食用含"瘦肉精"的猪肝 0.25 千克以上者,常见有恶心、头晕、四肢无力、手颤等中毒症状。含"瘦肉精"的食品对心脏病、高血压患者、老年人的危害更大。

盐酸克仑特罗的化学结构稳定,在体内不会破坏分解,以原形排出体外。污染的肉食品如猪肝食用要经过煮熟,但研究显示克仑特罗完全耐受 100℃高温。要经过 126℃油煎 5 分钟才会破坏减半。因此,常规烹调对肉食品克仑特罗残留不起破坏作用。

预防方法主要是:控制源头,加强法规的宣传,禁止在饲料中掺入瘦肉精;加强对上市猪肉的检验;消费者购买猪肉时要拣带些肥膘(1~2厘米)的肉,颜色不要太鲜红,猪内脏因瘦肉精残留量多不宜食用。

## 历史上的中毒事件

盐酸克仑特罗残留引起中毒事件最早发生在西班牙,1989 年 10 月至 1990 年 7 月间因食用牛肝引起 135 人中毒,这次中毒事件发生于食用牛肝后的 30 分钟至 6 小时,最长持续至 40 小时,共有 43 个家庭中 91%成员受到影响,在食用的牛肝中发现盐酸克仑特罗含量达 160~291 微克/千克。

1992 年 1—4 月,西班牙北部地区暴发 232 例中毒病例,从屠宰场获得的牛肝样品中盐酸克仑特罗含量在 19~5395 微克/千克。患者的尿液中盐酸克仑特罗含量在 11~486 微克/升。

1990 年秋季,在法国共有八个家庭 22 人发生盐酸克仑特罗中毒,中毒症状表现在食用牛肝后的 1~3 小时,发病 1~3 天后全部恢复,食用的牛肝中盐酸克仑特罗含量达 375~500 微克/千克。在这些中毒事件中大多数患者中毒症状都表现为心悸、肌肉震颤、肌肉疼痛、神经症状、头晕头痛、兴奋、恶心呕吐、发热伴寒战等中毒症状。

2001 年 11 月 7 日,中国广东省河源市暴发大规模的"瘦肉精"猪肉中毒事件。确诊中毒需要留院观察治疗的患者有 484 人。经调查,中毒事件是养猪户非法使用含瘦肉精(盐酸克仑特罗)的饲料喂猪而引发的。河源市农业局和河源市人民医院抽样猪肉、猪肝,委托农业部广州饲料质量监督检验测试中心检验,结果证实是由于猪肉中含有盐酸克仑特罗而引起的中毒。

# 3

# 有机化合物：农药

## 3.1 剧毒农药

农药按其用途可以分为杀动物剂、杀菌剂、除草剂、生长调节剂、诱杀剂、驱虫剂等六类。其中剧毒农药，即毒性剧烈的农药，在动物试验中经口服及皮肤涂抹的半数致死量都在 50 毫克/千克以下。其中对硫磷（1605）对人畜的毒性很强，大鼠口服半数致死量为 6.5 毫克/千克。其他如甲胺磷、久效磷、内吸磷、甲拌磷等都属于剧毒农药。剧毒农药不仅容易造成人畜急性中毒，而且对环境的危害也很大，直接或间接地影响生态平衡。

在中国，从 2007 年 1 月 1 日起，甲胺磷（Methamidophos，多灭磷）、对硫磷（Parathion，1605）、甲基对硫磷（Parathion-Methyl，甲基 1605）、久效磷（Monocrotophos，纽瓦克、铃杀）四种农药禁止使用。限制使用的农药有甲拌磷（Phorate，3911）、氧化乐果（Omethoate 氧乐果）、磷化铝（Aluminium Phosphide）、克百威（Carbofuran 呋喃丹、大扶农）等。

## 3.2 有机磷杀虫剂

### 理化性质与用途

有机磷杀虫剂（Organophosphorus Insecticides），是 20 世纪 30 年代作为一种化学战争武器开始发展起来的，后来成为使用最多而且最重要的一类杀虫剂，广泛用于农作物与森林病虫害的防治。

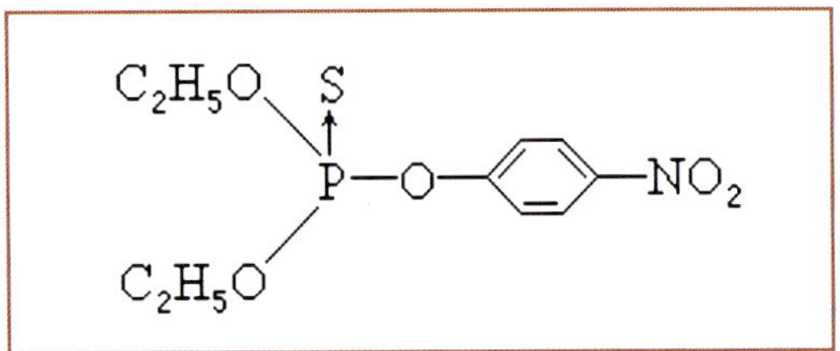

有机磷化合物由于早期的制剂极为有毒，所以促进了这方面的研究，以找出对哺乳动物毒性低的化合物。目前使用的主要有敌敌畏（DDV）、对硫磷（1605）、甲拌磷（3911）、内吸磷（1059）、乐果、美曲磷酯、马拉硫磷（4049）等。

### 毒性效应

急性有机磷农药中毒（AOPP）是有机磷农药短时大量进入人体后造成的以神经系统损害为主的一系列伤害，临床上急性中毒患者表现为胆碱能兴奋或危象，其后表现为中间综合征（IMS）以及迟发性周围

**图 159　对硫磷的化学结构式**

神经病（OPIDPN）。每年全世界有数百万人发生急性有机磷农药中毒，其中约有30万人死亡，且大多数发生在发展中国家。

有机磷杀虫剂进入人体的主要途径有三种：经口进入——误服或主动口服（见于轻生者）；经皮肤及黏膜进入——多见于热天喷洒农药时有机磷落到皮肤上，由于皮肤出汗及毛孔扩张，加之有机磷农药多为脂溶性，故容易通过皮肤及黏膜吸收进入体内；经呼吸道进入——空气中的有机磷随呼吸进入体内。口服毒物后多在10分钟至2小时内发病。经皮肤吸收发生的中毒，一般在接触有机磷杀虫剂后数小时至6天内发病。

有机磷杀虫剂进入体内后迅速与体内的胆碱酯酶结合，生成磷酰化胆碱酯酶，使胆碱酯酶丧失了水解乙酰胆碱的功能，导致胆碱能神经递质大量积聚，作用于胆碱受体，产生严重的神经功能紊乱，特别是呼吸功能障碍，从而影响生命活动。

人有机磷杀虫剂轻度中毒，有头晕、头痛、恶心、呕吐、多汗、胸闷、视物模糊、无力、瞳孔缩小症状。胆碱酯酶活力一般在50%~70%；中度中毒，除上述症状外，还有肌纤维颤动、瞳孔明显缩小、轻度呼吸困难、流涎、腹痛、步态蹒跚症状，但意识清楚。胆碱酯酶活力一般在30%~50%，重度中毒，除上述症状外，出现昏迷、肺水肿、呼吸麻痹、脑水肿。胆碱酯酶活力一般在30%以下。

此外，敌敌畏、美曲磷酯、对硫磷、内吸磷等接触皮肤后可引起过敏性皮炎，并可出现水疱和脱皮，严重者可出现皮肤化学性烧伤，影响预后。有机磷农药滴入眼部可引起结膜充血和瞳孔缩小。

### 历史上的中毒事件与生态影响

在中国，据1960—1989年江苏、辽宁等九个省部分地县统计，家畜有机磷杀虫剂中毒死亡20多万头（匹），家禽中毒死亡290万只。[1]

1976年，巴基斯坦应用马拉硫磷灭螺控制疟疾，发生中毒事件，中毒2800人，死亡5人。

有机磷杀虫剂自问世以来已有70多年的历史。因为它对于防治农业病虫草害具有经济、高效、方便等特点，一直在农药中占有很重要的位置，对世界农业的发展起了很重要的作用。但随着它的持续使用，有机磷杀虫剂也暴露出明显的缺点，那就是它的高残留和高毒性，引起了人们的高度重视。特别是由于甲胺磷毒性强，1998年，中国上海市就已全面停止供应和使用甲胺磷农药；2008年，中国公告停止生产及使用；日本等国家也已禁用。

---

[1] 史志诚. 毒物毒物学. 北京：中国农业出版社，2001，61.

## 3.3 有机氯杀虫剂

### 理化性质与用途

有机氯类杀虫剂（Organochlorine Insecticides），具有生产成本低廉和优良的杀虫效果，在第二次世界大战后很快就成为最常用的主要杀虫剂。

1874年，德国化学家蔡德勒（O. Zeidler）首先合成滴滴涕。1939年，瑞士化学家米勒（Paul Hermann Müller）发现滴滴涕的杀虫活性。当时1千克滴滴涕足以保护1万平方米作物，从而改变害虫防治面貌。

滴滴涕（Dichlorodiphenyltrichloroethane, DDT）杀虫剂，合成简易、价廉、持久，杀虫范围广，对于控制害虫非常有效。因此，20世纪40—50年代被大量应用。其后，环戊二烯类的有机氯杀虫剂氯丹（Chlordane，1945）、艾氏剂（Aldrin，1949）、狄氏剂（Dieldrin，1949）、七氯（Heptachlor，1951）、异狄氏剂（Endrin，1951）、异艾氏剂（Isodrin，1953）、灭蚁灵（Mirex，1954）、硫丹（Endosulfan，1956）、开蓬（Chlordecone，1958）和碳氯灵（Isobenzan，1962）先后开发问世，用作农用杀虫剂。但它们的性质稳定，不易分解，属高残留农药，可生物浓缩（富集），危害生态环境。因此，成为世界上最常见的环境污染物之一。

六六六（六氯环己烷，Hexachlorocyclohexane，HCH），于1825年由法拉第首先制成。第一次世界大战期间，曾被用作烟雾弹。1912年发现六六六的四种立体异构体，1942年发现其γ-异构体具有杀虫效果。1946年英国帝国化学公司进一步研究其杀虫效力后正式投入工业生产，用于防治蝗虫、稻螟虫、小麦吸浆虫和蚊、

**图160 滴滴涕的化学结构式**

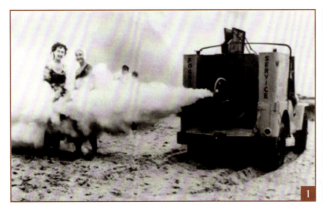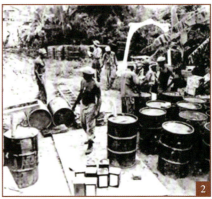

图161 世界上曾经广泛使用滴滴涕的情景

蝇、臭虫等。

### 毒性效应

在有机氯类杀虫剂中氯烃类中的滴滴涕、滴滴滴（TDE）、硝滴涕（Dilan）、甲氧滴滴涕（Methoxychlor）和乙滴滴（Perthane）对哺乳动物的毒性不大，其余有相当大的毒性。这些化合物可引起急性中毒症状，又因为它们在体脂内持久存留，也能引起慢性中毒。慢性中毒的危险显然取决于杀虫剂由脂肪组织排除的速率，因此，滴滴涕和γ-六六六这类物质危险性大。

有机氯类杀虫剂不溶于水而易溶于脂肪与有机溶剂，因此能迅速地从油溶液中吸收，特别是植物油溶液。当以油溶液或以乳剂形式应用时，都能穿透完整的皮肤。狄氏剂的干粉也能吸收，这些杀虫剂以粉剂的形式通过昆虫表皮吸收的情况，与哺乳类动物的皮肤和肠道黏膜做对比，就能说明对昆虫的毒性远比对哺乳类动物的毒性大的主要原因。

滴滴涕排泄的一个主要途径是随乳汁排出。六六六、氯丹和狄氏剂由乳汁排泄少量，毒杀酚在乳汁中的量甚微，甲氧滴滴涕几乎不从乳汁排出。

口服滴滴涕的植物油溶液，对大多数动物一次致死量为200毫克。幼龄动物对六六六的毒性较成年动物敏感。使用含0.05%的γ-异构体的六六六喷雾剂曾引起过中毒，甚至使用含0.03%γ-异构体的灭虱粉也导致了牛犊死亡。家禽食入中毒量或致死量（250或500毫克/千克）的六六六粉，可引起肠黏膜、实质器官和其他组织出血。

### 中毒事件

1976—1977年，印度发生六六六污染粮食中毒事件，大米、小麦被六六六污染，中毒268人，死亡4人。

# 4 有机类杀鼠剂

## 4.1 有机氟杀鼠药：氟乙酰胺

### 理化性质与用途

氟乙酰胺为有机氟杀鼠药①，又名敌蚜胺、氟素儿，呈白色针状结晶，易溶于丙酮等，无味、无臭。原粉含氟乙酰胺90%以上，溶液含10%、50%，喷雾液或毒饵含0.2%。民间自行配制的毒鼠药：如一步倒、一扫光、王中王、邱氏鼠药，均含有氟乙酰胺。

### 毒性效应

氟乙酰胺属高毒农药，具有内吸和触杀作用。人类口服半数致死量为2~10毫克/千克。氟乙酰胺进入人体后脱胺形成氟乙酸，干扰正常的三羧酸循环，导致三磷酸腺苷合成障碍及氟柠檬酸直接刺激中枢神经系统，引起神经及精神症状。

中毒症状分为神经型、心脏型。潜伏期30分钟至15小时，严重者能即刻发病。轻度中毒表现头痛、头晕、瞳孔扩大、视物模糊、对光反射迟钝、疲乏无力、四肢麻木、肢体小抽动、恶心、呕吐、口渴、上额部烧灼感、腹痛、窦性心动过速、体温下降等。中度中毒除上述症状外，尚有分泌增多、呼吸困难、烦躁不安、肢体间歇性痉挛性抽搐、血压下降、心电图出现低电压、Q-T间期延长、ST低平、出现U波及心肌损伤表现。重度中毒出现昏迷、惊厥、强直、瞳孔缩小、肠麻痹、大小便失禁、发绀、呼衰、心衰、休克、心律失常等。

## 4.2 含氮杂环类杀鼠剂：毒鼠强②

### 理化性质与用途

毒鼠强，又名没鼠命、一扫光、三步倒、闻到死，化学名称为"四亚甲基二砜四胺"，它是一种有机氮化合物，1933年在欧洲问世。当时被用作生产沙发靠垫及

---

① 有机氟杀鼠药有氟乙酰胺、氟乙酸钠、甘氟等。均为有机氟类高毒、速效杀鼠，具有毒素强、适口性好、有一定潜伏期和不易产生耐药性的特点，具合成线路简单，成本低廉，不法商贩可从中牟取暴利，目前已禁止生产和使用。

② 毒鼠强在中国已禁止使用，但由于其毒性强、适口性好、作用速度快且价格低廉，加之无色无味易于投放、隐蔽性强，常有人违规使用。

室内装潢纤维织品的浸泡剂、强化剂和抗霉菌剂。此后，德国一些家具制造厂的工人中屡次发生中毒事故，从而引起了人们的重视。经调查研究发现，系一种毒性极强的化合物所致，其结构式很快被人们所了解，这就是后来被称为毒鼠强的物质。

毒鼠强纯品为白色粉末，无味。难溶于乙醇，可溶于氯仿、丙酮、苯和醋酸乙酯等。毒鼠强化学性质稳定，在生物体中不易代谢和排泄，在自然界也难以降解，因此极易引起二次中毒。

### 毒性效应

毒鼠强不能经皮肤吸收，但经消化道吸收很快，进入血液后很快在体内较均匀地分布，可较长时间存在体内。毒鼠强的毒性极大，远远高于其他杀鼠药的毒性。毒鼠强的大鼠经口的半数致死量（$LD_{50}$）为0.1~0.3毫克/千克。

毒鼠强为中枢系统兴奋剂，中毒症状常突然发生。典型症状为强直性、阵发性抽搐、口吐白沫、神志不清等，类似癫痫大发作。部分患者发作之前有头痛、头晕、恶心、呕吐等症状。每次抽搐持续时间从几分钟至十几分钟不等。重度中毒者间隔时间短，轻度中毒者间隔时间长。由于毒鼠强在机体内难以代谢和排泄，经治疗病情缓解者，相隔一段时间还会复发。毒鼠强中毒尚无特效的解毒药，临床上一般采用洗胃、催吐、导泻等抢救措施。

### 中国发生的中毒事件

1998年8月24日至1999年3月3日，中国广东省兴宁市罗岗镇溪庄管理区陈姓家族，6户家庭中陆续发生28人共71人次中毒，其中一名四岁儿童不治身亡。经调查证实，这是一宗人为投毒引起的"毒鼠强"中毒事件。

2001年8月7日，中国湖南省宁乡县城楚沩路几家饭店发生了食物中毒事件，85名在该饭店用早餐的市民在吃过面条后相继中毒。经省防疫站鉴定，确认引起食物中毒的毒药是毒鼠强。

2001年12月20日，中国广州白云区一服装厂发生集体中毒事件，200多名员工在食堂吃了含有"毒鼠强"的晚饭后中毒，中毒者近170人，其中两人生命垂危。

鉴于毒鼠强的巨大危害性，一些国家早已限制其使用。中国也于1991年确定毒鼠强属禁用品。然而，由于各种原因，禁用的杀鼠剂屡禁不止。据不完全统计，1998年中国发生毒鼠强中毒近千人，死亡近百人。农村中，毒鼠强占灭鼠药的22%，更是中毒人群和中毒事件的高发区。

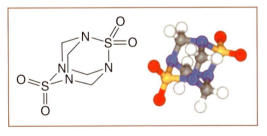

图162 毒鼠强（四亚甲基二砜四胺，TETS，DSTA）

# 5

# 除草剂

## 5.1 除草剂及其危害

除草剂（Herbicide），又称除莠剂，是一类可使杂草彻底地或选择性地发生枯死的有机化合物，可广泛用于防治农田、果园、花卉苗圃、草原及非耕地、铁路线、河道、水库、仓库等地的杂草、杂灌、杂树等有害植物。

### 研发历史

农田化学除草的开端可以上溯到 19 世纪末期，在防治欧洲葡萄霜霉病时，偶尔发现波尔多液能伤害一些十字花科杂草而不伤害禾谷类作物；法国、德国、美国同时发现硫酸和硫酸铜等的除草作用，并用于小麦等地除草。有机化学除草剂的使用始于 1932 年选择性除草剂二硝酚的发现。20 世纪 40 年代 2,4-D 的出现，大大促进了有机除草剂工业的迅速发展。1971 年合成的草甘膦，具有杀草谱广、对环境无污染的特点，是有机磷除草剂的重大突破。加之多种新剂型和新使用技术的出现，使除草效果大为提高。1980 年世界除草剂已占农药总销售额的 41%，超过杀虫剂而跃居第一位。

### 除草剂的类型

除草剂可按作用方式和施药部位分为以下两种。

第一，选择性除草剂：除草剂对不同种类的苗木，抗性程度也不同，此药剂可以杀死杂草，而对苗木无害。如盖草能、氟乐灵、扑草净、西玛津、果尔除草剂等。

第二，灭生性除草剂：除草剂对所有植物都有毒性，只要接触绿色部分，不分苗木和杂草，都会受害或被杀死。主要在播种前、播种后出苗前、苗圃主辅道上使用，如草甘膦等。

按照除草剂在植物体内的移动情况分为以下三种。

第一，触杀型除草剂，如除草醚、百草枯等。

第二，内吸传导型除草剂，如草甘膦、扑草净等。

第三，内吸传导、触杀综合型除草剂，如杀草胺等。

### 除草剂的毒性效应

除草剂可引起人的急性中毒。据世界卫生组织和联合国环境署报告，全世界每年有 100 多万人发生除草剂中毒，其中 10 万人死亡。在发展中国家情况更为严重。中国每年除草剂中毒事故达近百万人次，死亡约 2 万人。1995 年 9 月 24 日中央电视台报道，广西宾阳县一所学校的学生因食用喷洒过剧毒除草剂的白菜，造成 540 人集体农药中毒。

化学除草剂在人体内不断积累，短时间内虽不会引起人体出现明显急性中毒症状，但可产生慢性危害，破坏神经系统的正常功能，干扰人体内激素的平衡，影响男性生育能力，出现免疫缺陷症。

此外，国际癌症研究机构根据动物实验确认，广泛使用的除草剂具有明显的致癌性。据估计，美国与化学除草剂有关的癌症患者数约占全国癌症患者总数的20%。

### 除草剂对生物的危害

除草剂在使用过程中，必然杀伤大量非靶标生物，致使害虫天敌及其他有益动物死亡。环境中大量的除草剂还可使生物产生急性中毒，造成生物群体迅速死亡。不仅如此，化学除草剂进入植物体可经过食物链逐级传递并不断蓄积，对人和动物构成潜在威胁，并影响生态系统。

此外，除草剂还会造成非靶植物的药害。药害症状表现快，无病原物出现，并具有多变性和多样性。因此，必须与某些微生物病害症状相区别，在生产上应加强对除草剂药害的识别，正确诊断，加以防控。

## 5.2 百草枯：限制使用的毒剂

### 理化性质与用途

百草枯（Gramoxone, Paraquat），别名：巴拉刈、克芜踪、对草快、野火、百朵。化学名称是1-1-二甲基-4-4-联吡啶阳离子盐，白色粉末，易溶于水。是一种快速灭生性除草剂，具有触杀作用和一定内吸作用，能迅速被植物绿色组织吸收，使其枯死。

百草枯于1882年首度合成。1955年被英国ICI公司（先正达的前身）发现其具有除草的特性。1962年，由ICI公司注册并开始生产百草枯除草剂。主要用于农业和园艺除草以及棉花、大豆等的催枯。

### 毒性效应

百草枯对人和动物毒性极大，且无特效解毒药，口服中毒死亡率可达90%以上。人摄入3毫升即可死亡，中毒死亡率通常在45%~90%，其中口服中毒死亡率高达90%~100%。如果在中毒早期使用活性炭可以在一定程度上起到解毒的作用。

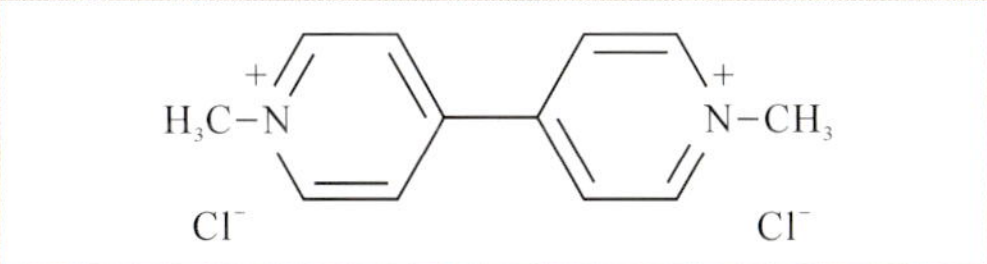

百草枯主要的毒作用是富积于肺泡的Ⅰ型细胞、Ⅱ型细胞和肾脏，影响其氧化还原反应的进程，产生大量对组织有害的氧自由基，可破坏细胞的防御机制，导致肺损伤（急性或亚急性）和肾小管坏死。目前尚无特效方法逆转这种损害。

### 历史上发生的中毒事件

百草枯除了被人拿来自杀，也曾出现于谋杀案中。英国苏珊·巴伯毒杀亲夫案就是其中的一个典型案例。

巴伯夫妇住在英国艾塞克斯郡（Essex）的威斯特克利夫镇（Westcliff），1981年时，两人已经结婚10年。苏珊婚后发生出轨行为，有个住在离他们家只有几米远的固定情夫。

1981年6月4日，星期四，丈夫麦可

图163 百草枯的化学结构式

觉得身体很不舒服，先是头痛，接着胃痛和恶心。星期六，他请医师到家中诊治，开了抗生素。星期一，他呼吸困难，被紧急送进当地医院。之后，他的情况持续恶化，被转送到哈默史密斯医院（Hammersmith Hospital）时已经出现严重的肾功能失调。第23天麦可过世。此后，苏珊与情夫公开住在了一起。

病理学家伊凡斯教授进行验尸工作，他怀疑麦可是百草枯中毒。经过英国国家毒物局和百草枯制造商 ICI 公司的分析，终于确定检体中确实含有百草枯。

警方接到通知后，马上逮捕了苏珊·巴伯和她的情夫。她承认，她在花园里找到除草剂百草枯，并在替她丈夫准备晚餐时，加了一点这种除草剂到他的牛排和牛腰派中。第一次下毒后，似乎没有效果，于是她又下了两次毒。1981年11月1日，苏珊杀人罪名确定，最终被绳之以法。

### 环保组织的行动

鉴于除草剂对环境和人体健康有害，中美洲地区的环保组织曾经行动起来，反对使用除草剂百草枯。中美洲地区平均每年因农药导致的中毒事件达40万例，百草枯被列在所谓的"恶劣的一打"农用化学品之首。

约有39种含有百草枯或其衍生物的产品在该地区流通。百草枯用于许多作物上，包括棉花、咖啡、非洲水稻、甘蔗、可可和香蕉，其对环境的影响，特别是对土壤和人类健康的影响常常被忽视。长期通过摄取、吸入或皮肤接触百草枯会引起肾、肝和心脏的疾病，还会导致肺出现斑点和食管变窄。更为严重的是没有解毒剂能解除百草枯造成的人体中毒，因此，使用或接触百草枯的人必须佩戴专门的面具和工作服，喷雾器必须没有任何泄漏。然而，并不是所有的中小农场主都配备有专用设备，因此，即便完全按照使用说明操作，也难免不发生意外。

根据中美洲农药及其替代品行动网（RAPAC）的资料表明，在萨尔瓦多，平均每年的百草枯中毒案达到2万起。

### 防控措施

目前，尽管120多个国家还在使用，但已有20多个国家规定对其禁止使用或者严格限制使用[1]。瑞典早在1983年就禁用百草枯，随后奥地利、丹麦、芬兰、匈牙利和斯洛文尼亚也停用百草枯。2002年马来西亚也加入到禁用百草枯的行列中。

中国的国标《百草枯水剂（GB 19308—2003）》规定百草枯原药和制剂中必须加入规定量的催吐剂，蓝绿色警戒色和异味剂，以防止误服。国标《食品中百草枯等54种农药最大残留限量（GB 26130—2010）》规定的食品中百草枯在食品中的农药残留限量。中国自2014年7月1日起，撤销百草枯水剂登记和生产许可、停止生产；但保留母药生产企业水剂出口境外使用登记、允许专供出口生产，2016年7月1日将停止水剂在国内销售和使用。在美国，使用百草枯需要申请执照。

---

[1] 禁用的国家和地区有：瑞典（1983）、奥地利、丹麦、欧盟（2007）、挪威、芬兰、匈牙利、斯洛文尼亚、德国、马来西亚（2002）等。

# 6

# 有机化学品与化工原料

## 6.1 苯：芳香杀手

### 理化性质与用途

苯是一种无色、具有特殊芳香气味的液体，能与醇、醚、丙酮和四氯化碳互溶，微溶于水。苯具有易挥发、易燃的特点，其蒸气有爆炸性。

苯发现于 1825 年。19 世纪，欧洲各国已普遍使用煤气照明。当时人们主要是把煤气压缩在钢瓶内贮存、运输和使用。后来人们发现用久了的煤气钢瓶底部和瓶壁上粘有许多油状物。这种油状物使人讨厌，人们都把它作为废物清除掉了。但英国科学家法拉第（Michael Faraday，1791—1867）却对这种油状物表现出强烈的兴趣。1825 年，他把这种脏东西收集起来，用蒸馏法从这种油状物中分离出一种清亮的液体物质，经分析得知这种物质是一种碳氢化合物，碳氢原子个数比为 1:1，其蒸气对氢气的相对密度是 39。由于这种物质来源于煤气当中，而煤气又是来源于矿井和坑道，所以法拉第称这种物质为"矿坑气"。

1834 年德国化学家米希尔里希（E. E. Mitscherlich，1794—1863）将安息香酸（苯甲酸）和石灰混合进行蒸馏，也得到了法拉第蒸馏所得到的这种液体物质。米希尔里希测定了它的蒸气密度和组成，其结果与法拉第测定的结果基本相同。米希尔里希称它为"苯"，意即来源于"安息香"。

1865 年，苯成为一种工业有机溶剂，用于建筑装饰业，如涂料、木器漆、胶黏剂的溶剂。

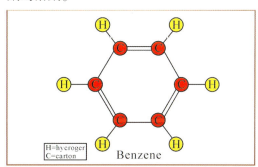

图 164 苯分子结构（苯分子中每个碳碳键的键长和键能是相等的，形成平面的正六边形结构）

### 毒性效应

在涂料的成膜和固化过程中，其中所含有的甲醛、苯类等可挥发成分会从涂料中释放，造成污染。国际卫生组织已经把苯定为强烈致癌物质，长期吸入会破坏人体的循环系统和造血功能，导致白血病。此外，妇女对苯的吸入反应格外敏感，妊娠期妇女长期吸入苯会导致胎儿发育畸形和流产。因此，专家们称之为"芳香杀手"。

1897 年，讷诺伊（Nenoir）与克劳德（Claude）报道了第一例苯作业工人白血病。此后，有关苯的毒性、致癌性及诊断、治疗、预防等问题受到全世界的广泛注意并开展了大量调查研究。

苯是现代数万种工业化学品中受到广

泛、持久和深入研究的少数化学物之一，曾经举行过多次关于苯的毒性与危害的国际专题会议。1996 年《美国工业医学杂志》主编兰德里甘（Landrigan）曾发表专文《苯与血液研究 100 年》。

在中国，苯在油漆、喷漆、农药、制药等行业已有较多的应用。20 世纪 50 年代初期就有苯中毒的研究报告。调查报告表明：经常接触苯，皮肤可因脱脂而变干燥、脱屑，有的会出现过敏性湿疹，长期吸入苯能导致再生障碍性贫血。当苯接触浓度高时，中毒发生率也高，少数工厂高达 30%~40%。为了解决苯中毒的诊断和治疗等实际问题，制定了苯中毒诊断标准和苯在车间空气中的最高容许浓度（MAC）。1956 年，中国国家建委、卫生部发布的《工业企业设计暂行卫生标准》中，苯的 MAC 为 80 毫克/立方米，1962 年《工业企业设计卫生标准》将苯的 MAC 修改为 50 毫克/立方米，1979 年再次修改为 40 毫克/立方米，并且规定苯在地面水中 MAC 为 2.5 毫克/立方米，在居民区大气中 MAC 为 0.8 毫克/立方米。1965 年卫生部首次发布《苯中毒的诊断、治疗和处理方法（草案）》，1974 年正式发布《苯中毒的诊断标准及处理原则》。1978 年，卫生部组织全国开展苯、铅、汞等五种职业中毒的普查。全国接触苯与含苯溶剂的工人约 50 万人，苯中毒患病率为 0.5%。同时发现苯中毒再生障碍性贫血 24 例、白血病 9 例。1987 年，苯白血病被列为八种职业肿瘤之一。①

苯对中枢神经系统产生麻痹作用，引起急性中毒。重者会出现头痛、恶心、呕吐、神志模糊、知觉丧失、昏迷、抽搐等，严重者会因为中枢系统麻痹而死亡。少量苯也能使人产生睡意、头昏、心率加快、头痛、颤抖、意识混乱、神志不清等现象。

长期接触苯会对血液造成极大伤害，引起慢性中毒，引起神经衰弱综合征。苯可以损害骨髓，使红细胞、白细胞、血小板数量减少，并使染色体畸变，从而导致白血病，甚至出现再生障碍性贫血。苯可以导致大量出血，从而抑制免疫系统的功用，使疾病有机可乘。

避免苯和苯系物污染，需注意在装修中尽量采用符合国家标准和污染少的装修材料；进行室内装饰调漆和作业时，要佩戴防护口罩和防护眼镜；在涂料未干透之前，不要在室内长期停留；装修后的居室不宜立即迁入，应使房屋保持良好的通风环境，待苯及有机化合物释放一段时间后再居住。

### 历史上发生的中毒事件

1921 年 9 月 21 日，德国巴登苯胺烧碱厂爆炸，有毒气体溢出，造成 11000 人中毒，死亡 561 人。②

1978 年，中国卫生部组织全国开展苯、铅、汞等五种职业中毒的普查。基于对 19969 个工厂的空气中苯浓度测定数据统计分析，苯浓度几何均值为 18.1 毫克/立方米，超过卫生标准（40 毫克/立方米）的样本占 39.4%。随后在 12 个城市开展的苯作业工人回顾性队列调查证明苯白血病显著增多，苯作业组白血病 30 例，对照组白血病 4 例，标准死亡比（SMR）为 5.74。苯

---

① 尹松年，李桂兰. 我国苯中毒研究半个世纪的回顾与展望. 中国毒理学通讯，1999；3（1）：3-4.
② 麦克特. 吉尼斯世界纪录大全（1955—1987）. 王映桥，等译. 成都：四川科技出版社，1988.

组白血病患者接触苯浓度范围在 10~1000 毫克/立方米。1987 年根据这些调查结果，苯白血病在中国首次被确定为八种职业肿瘤之一。①

2002 年年初，在中国河北省高碑店市白沟镇箱包生产加工企业打工的几名外地务工者，陆续出现了中毒症状，并有 6 人相继死亡，后经卫生部门调查确定为苯中毒。

## 6.2 苯酚

### 理化性质与用途

苯酚（Phenol），又名石炭酸、羟基苯，是最简单的酚类有机物，一种弱酸。常温下为无色晶体，有腐蚀性，微溶于水，易溶于有机溶液；当温度高于 65℃ 时，能跟水以任意比例互溶，其溶液沾到皮肤上时用酒精洗涤。暴露在空气中呈粉红色。可混溶于醚、氯仿、甘油、二硫化碳、凡士林、挥发油、强碱水溶液。室温时稍溶于水，与大约 8% 的水混合可液化，65℃ 以上能与水混溶，几乎不溶于石油醚。

苯酚是重要的有机化工原料，用它可制取酚醛树脂、己内酰胺、双酚 A、水杨酸、苦味酸、五氯酚、己二酸等化工产品及中间体，在化工原料、烷基酚、合成纤维、塑料、合成橡胶、医药、农药、香料、染料、涂料和炼油等工业中有着重要用途。此外，苯酚还可用作溶剂、实验试剂和消毒剂，苯酚的水溶液可以使植物细胞内染色体上蛋白质与 DNA 分离，便于对 DNA 进行染色。

### 研发历史

1834 年，德国化学家龙格（Runge F.）在煤焦油中发现苯酚，故又称石炭酸。第一次世界大战前，苯酚的唯一来源是从煤焦油中提取。绝大部分是通过合成方法得到，有磺化法、氯苯法、异丙苯法等方法。苯酚用于消毒外科器械和排泄物的处理，也用于皮肤杀菌、止痒及中耳炎。

1874 年，爱丁堡医院的外科医生里斯特发现他的患者手术后多数死于伤口化脓感染。此时，巴斯德发表了有机液体腐败和发酵的研究成果，证明这是由微生物所引起的。这给里斯特极大的启发。他发现阳光照耀下病房飘浮很多灰尘，灰尘里存在的细菌会污染绷带、棉花、手术刀，以及医生的手，于是他找到了化脓的原因。他就想方设法找到一种消毒的方法。经过多次试验，他发现提炼煤焦油时产生的一种副产品——石炭酸具有消毒防腐作用，于是就用石炭酸的稀溶液来喷洒手术的器械以及医生的双手，结果患者的感染情况显著减少，死亡率大大下降。

第二次世界大战中，由于苯酚廉价，纳粹在集中营给囚犯注射 30% 的苯酚溶液进行"特别处理"，快速处决集中营中的囚犯。注射剂致死量为 10~12 毫升，20 多分钟后就会死亡。集中营当局认为这种杀人

---

① 尹松年，李桂兰. 我国苯中毒研究半个世纪的回顾与展望. 中华劳动卫生职业病杂志，1999，17（4）.

的方法速度仍然较慢，后来改用超长针头直接刺入心脏部位进行苯酚注射，可在1分钟之内快速致死。

### 毒害作用

苯酚可燃，高毒，具强腐蚀性，可致人体灼伤。对皮肤、黏膜有强烈的腐蚀作用，可抑制中枢神经或损害肝、肾功能。急性中毒半数致死量为530毫克/千克，吸入高浓度蒸气可致头痛、头晕、乏力、视物模糊、肺水肿等。误服会引起消化道灼伤、出现烧灼痛，呼出气带酚味，呕吐物或大便可带血液，有胃肠穿孔的可能，可出现休克、肺水肿、肝或肾损害，出现急性肾衰竭，可死于呼吸衰竭。眼接触可致灼伤。可经灼伤皮肤吸收经一定潜伏期后引起急性肾衰竭。慢性中毒可引起头痛、头晕、咳嗽、食欲减退、恶心、呕吐，严重者引起蛋白尿。

苯酚对环境有严重危害，对水体和大气可造成污染。

### 防治要点

皮肤接触后，应立即脱去被污染的衣着，用甘油、聚乙烯乙二醇或聚乙烯乙二醇和酒精混合液（7∶3）抹洗，然后用水彻底清洗。或用大量流动清水冲洗至少15分钟。眼睛接触后，立即提起眼睑，用大量流动清水或生理盐水彻底冲洗至少15分钟。吸入后，迅速脱离现场至空气新鲜处。保持呼吸道通畅。如呼吸困难，给输氧。食入后立即给饮植物油15~30毫升、催吐，立即就医。

## 6.3　双酚A

### 理化性质与用途

双酚A（Bisphenol A，BPA），亦称酚甲烷，一种化工原料，是已知的内分泌干扰素（环境激素）。

双酚A于1891年由俄罗斯化学家戴宁（A. P. Dianin）首次合成[1]。19世纪80年代在全世界的产量超过了100万吨，2009年超过220万吨。每年全世界生产2700万吨含有双酚A的塑料。

双酚A是苯酚和丙酮的重要衍生物，具有两个酚官能团，是一种重要的有机化工原料，主要用于生产聚碳酸酯、环氧树脂、聚砜树脂、聚苯醚树脂、不饱和聚酯树脂等多种高分子材料。也用于生产增塑剂、阻燃剂、抗氧剂、热稳定剂、橡胶防老剂、农药、涂料等精细化工产品。从矿泉水瓶、医疗器械到食品包装的内里，都有它的身影。特别是双酚A被广泛用于食品盒和儿童用品中。如食品饮料包装盒、婴儿奶瓶、玩具、拉伸膜、热水瓶、聚氯乙烯、纸张、硬板纸、医疗设备以及大多数金属食品罐头和饮料罐内壁的环氧树脂膜涂层[2]。

---

[1] 合成双酚A时，是采用丙酮与两当量的苯酚缩合，因丙酮的英文单词为Acetone，首字母为A，也就是"双酚A"名字中"A"的来源。

[2] 生物监测数据揭示双酚A暴露普遍存在，译自EHP118：A353（2010）.

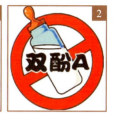

图 165 双酚 A (1.化学结构；2.禁用标识)

### 毒性效益

19 世纪 30 年代中期双酚 A 被发现可以发挥雌激素作用，因此在各个领域的应用引起了争论，同时也引起了毒理学研究人员和执法机构的高度关注。研究认为双酚 A 可能导致内分泌失调，威胁胎儿和儿童健康，癌症和新陈代谢紊乱导致的肥胖也被认为与此有关。

2008 年，一些政府开始对它在消费领域的安全性提出正式的质疑，并陆续采取措施让相关产品下架。2010 年，美国食品药品监督管理局依据在胎儿、婴儿和幼儿中收集到的数据资料提出进一步的担忧。2010 年 9 月，加拿大成为第一个宣布双酚 A 为一种有毒物质的国家。2011 年在欧盟和加拿大，双酚 A 被禁止用于生产婴儿奶瓶。2011 年 5 月 30 日，中国卫生部等 6 部门对外发布公告，鉴于婴幼儿属于敏感人群，为防范食品安全风险，保护婴幼儿健康，自 2011 年 6 月 1 日起禁止双酚 A 用于婴幼儿奶瓶，同时要求企业或进口商在 9 月 1 日前召回相关产品。

目前，世界各国的消费的塑料产品上都有无双酚 A 的标识，以示安全。

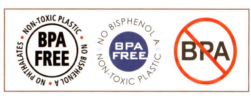

图 166 无双酚 A 的标识

## 6.4 多氯联苯

### 理化性质与用途

多氯联苯（Polychlorinated Biphenyls，PCBs），是由两个苯环结合成联苯，再与氯气结合而成的有机化合物，呈现和水一样无色透明，逐渐氯化后，就会呈现糖浆状。其化学性能稳定，在环境中降解缓慢。

多氯联苯最早于 1881 年由德国人施密特（Schmidt）和舒尔茨（Schultz）合成，1929 年在美国首先开始工业生产。因为当时不知道有何用途，所以没有大量制造。20 世纪 30 年代，发现多氯联苯耐酸、耐碱、耐高温，不易氧化及水解，是工业上非常好的安定剂与抗燃剂，广泛用于油漆、塑胶、农药、机油、油墨、非碳复写纸、感热纸等，被视为"梦幻的工业用品"。

### 毒性效应

20 世纪 60 年代末期，科学家才逐渐发现多氯联苯具有毒性。1970 年，彼特曼（Bitman）和塞西尔（Cecil）就报道了多氯联苯同系物具有类雌激素活性。随后发现多氯联苯的羟化代谢产物可竞争性地结合雌激素受体，造成雌激素功能的紊乱，表现出雌激素受体激动剂活性。

此后，各国相继颁布了有关法令法规，针对多氯联苯做出了严格的规定。美国、加拿大和欧洲的一些国家自1971年起限制开放性使用多氯联苯。1975年，美国多氯联苯的产量比1970年下降了50%。1987年，美国联邦法规禁止多氯联苯和其他11种有害废弃物采用填埋法处理，规定含量在50毫克/千克以上的多氯联苯废弃物投弃前进行焚烧处理。

虽然从20世纪70年代开始在全球范围内停止多氯联苯的生产和使用，但它们通过各种途径残留在环境中，是全球重要的有机污染物，是持久性有机污染物中的一种。人们发现多氯联苯的污染最初是在赤道至中纬度地区，然而后来在北极和其他遥远地区都发现了多氯联苯。据世界卫生组织统计报道，自20世纪20年代开始生产以来，至20世纪80年代末，全世界生产的工业多氯联苯约$2\times10^7$吨，其中约31%已排放到环境中。由于多氯联苯在环境中难以降解，以及其中某些异构体和同族体高度的生物富集性和毒性，多氯联苯已造成全球性污染。

1992年，英国针对环境中的多氯联苯的含量、分布、归趋等环境行为做了系统的调查研究，结果显示残留于环境中的多氯联苯，其中93.1%存在于土壤，海水占3.5%，底泥占2.1%，淡水、牧草、排污水以及人体占1.4%。沉积物可看作是多氯联苯的储存库，随着原发污染源的消失，在今后几十年甚至更长时间内，它可能作为第二污染源再次将多氯联苯释放到环境中。

2001年5月22日，在瑞典召开的联合国环境大会上，150多个国家联合签署了《关于持久性有机污染物的斯德哥尔摩公约》，公约规定禁止使用12种高毒化学品，其中多氯联苯等7种化合物在2025年前将在全世界范围内完全禁止生产和使用。

### 历史上发生的中毒事件

1968年，在日本福冈县发生的米糠油事件，就是多氯联苯中毒事件。由于食用了受到多氯联苯污染的米糠油之后，造成1057人中毒。

## 6.5 三丁基锡：鲸鱼搁浅的祸根

### 理化性质与用途

三丁基锡（TBT），是一种具有多种工业用途的有毒化学品，用于造纸厂煤泥控制、工业循环冷却水消毒、防污剂、木材防腐剂。此外，TBT还被大量用作船舶防污涂料。

### 毒性效应

1970年以来的研究表明，TBT对大多数水生生物有毒。TBT能破坏线粒体的功能，具有最高的毒性，造成了许多海洋物种生长、发育和繁殖的损害。鱼的幼体对TBT非常敏感，0.05纳克/升就会产生影响。

三丁基锡作为防污涂料与全球性沿海

地区海洋软体动物衰退有密切关系，因而TBT引起了研究者广泛的兴趣。20世纪70年代初，在英国出现的狗岩螺性畸变现象就与TBT有直接关系，使正常雌性狗岩螺出现雄性特征。20世纪80年代中期以来，许多国家禁止TBT在小型船只上使用。1982年，法国首先禁止在长度小于25米的船上使用含有机锡的防污涂料。1988年后，相似条例在北美洲、大洋洲、亚洲个别地区和大多数欧洲国家生效。国际海事组织呼吁建立一个全球性条约，从2003年1月1日起限制使用含TBT的涂料，并于2008年1月1日全面禁止。《欧盟水框架指令》是危险物质控制和排放的主要评估指标，规定了11种优先有害物质，其中就包括TBT，限制其排放入水体，并禁止在船舶上使用有机锡化合物。美国于1988年颁布了有机锡防污涂料防治法。[①]

### 历史上发生的中毒事件

据报道，2006年10月，在澳大利亚塔斯马尼亚岛的海滩上曾有近140头巨头鲸先后在澳大利亚塔斯马尼亚岛海滩集体搁浅。先是60头巨头鲸冲向沙滩，几小时后，又有80头巨头鲸在同一地点搁浅死亡。由于鲸鱼搁浅地点很难抵达，救援人员只能将几头鲸鱼送回大海。

塔斯马尼亚岛素以风景优美和气候宜人闻名于世，但几乎每年这里都会发生大批鲸鱼搁浅死亡的事件。据统计，过去80年间，共发生过300余起鲸鱼"集体自杀"的悲剧。但科学家尚不能确定鲸鱼选择"集体自杀"的原因。然而，日本学者岩田久人在搁浅致死的动物尸体中检测到了高浓度的三丁基锡、三苯基锡等有机锡毒物。这些毒物来自航海公司每年在船底涂刷的涂料。他认为，鲸鱼或海豚喜欢沿着船舶航线游戏追闹，它们的神经系统和内脏首当其冲受到溶于水中的有机锡涂料的毒害，辨别方向的功能遭摧毁，最终搁浅身亡。

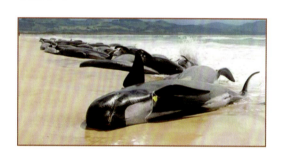

图167 澳大利亚塔斯马尼亚岛的海滩上搁浅的巨头鲸

## 6.6 氯化萘与角化过度症

### 理化性质与用途

氯化萘（Chlorinated Naphthalene），又称氯代萘，是油状物质。不溶于水，可溶于有机溶剂。氯取代萘的苯环上氢原子所形成的各种化合物的总称为多氯化萘（Polychlorinated Naphthalene）。氯原子数为1，2（n=1~2）时，为氯萘、二氯化萘。

---

[①] 王家林，葛斌，刘丽丽. 海洋环境中的三丁基锡污染. 环境监测管理与技术，2009，21（6）.

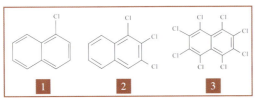

图 168 氯代萘的化学结构式（1. 1-氯代萘；2. 三氯化萘；3. 八氯化萘）

氯化萘主要用于木材防腐、润滑油、地板光洁、清漆和陶器黏合剂，也用作电的绝缘体和接触杀虫剂的溶媒。

### 毒性效应

氯化萘急性中毒症状为肝和皮肤障碍（氯痤疮）。氯原子愈多，引起的障碍愈强。美国指定氯化萘为有毒污染物，并要求作为 21 种主要工业排放对它制定或确定限制和预处理标准的对象（在水排放与废弃物方面的分级和最高限值）。

### 氯化萘与牛"角化过度症"

1941 年在美国报道了牛的一种新的特殊疾病，因为病因不明故称这种病为"X-病"。当时认为这种病是由病毒感染引起的。1947 年，根据症状、损伤和病理组织学检查，确定为"角化过度症"（Hyperkeratosis）。"角化过度症"给美国带来重大经济损失，据估计，到 1953 年损失超过 2000 万美元（Link，1953）。

为了查明病因，美国成立研究协调机构，发现几乎所有病例都是由氯化萘衍生物引起的。1953 年，研究协调机构最初认为与有毒曲霉菌感染有关。局部应用石蜡油也能引起皮肤损伤，但与"X-病"不一致（Toekstra，等，1955）。后来，用 3-氯化萘、5-氯化萘、6-氯化萘和 8-氯化萘进行动物实验，结果引起了"角化过度症"，而且氯化程度越高的化合物，引起"角化过度症"的作用越强。

1954 年，拜尔（Bell）发现给小牛用含氯化萘 3% 的植物油或滑润油合剂，一次按 11~12 毫克/千克，3 日内出现症状，8 周内死亡。绵羊、猪和幼禽比牛的敏感性小。1958 年，林凯（Link）发现用 5-氯化萘和 6-氯化萘合剂喂 20 只幼龄火鸡，日粮中的浓度达 20 毫克/千克时，火鸡的死亡率为 50%。研究发现氯化萘的作用是干扰了胡萝卜素向维生素 A 的转化。患角化过度症的牛血浆中维生素 A 的含量迅速降低。

牛中毒症状为不安、抑制、食欲异常、流泪、流涎，鼻孔流出稀的分泌物，间歇性腹泻，口腔和鼻腔有红肿区，多尿，体重减轻。孕畜发生流产。口腔的损伤容易和口蹄疫混淆。特征性损伤为皮肤变厚和皮肤形成皱褶，这是硬的角质慢慢积聚形成的。深的裂缝没有弹性，也很坚硬，达到用手都拉不展的程度。角化过度症受损皮肤上的毛脱落或不脱落。损伤常局限于颈部和耆甲部，但在极端严重的情况下，几乎影响到身体的整个皮肤，甚至腿上的皮肤。

美国许多地方暴发"角化过度症"的原因是机器加工饲料时含有氯化萘的润滑油污染了食物和饲料所致。粮食作物在收获过程中机器各部件使用的润滑油污染了饲料，也可引起暴发此病。研究还证明，不通气的房舍内含八氯萘木材保存剂的蒸汽浓度过高，可引起牛的中毒。

在英国，报道了牛接触木材防腐剂导致的角化过度症（Loo-Smore，1953；Arthur，1954）。在德国、摩洛哥、新西兰，木材防腐剂也是引起角化过度症的主要原因。澳大利亚仅报道过一例，是"沉积池油"引起的。用含有氯化萘的木材防腐剂处理过的储藏在楼顶上的干草，在非常热的夏季也引起了牛的"角化过度症"（Knoeke，1961）。

此外，引起角化过度症的氯化萘由乳牛牛奶中排出，因此对人是有毒的。

## 6.7 异氰酸甲酯：博帕尔的悲剧

### 理化性质与用途

异氰酸甲酯（Methyl Isocyanate）是一种无色有刺鼻臭味、催泪瓦斯味的易燃、易爆且具挥发性的剧毒性液体，燃烧时会产生氰化氢与氮氧化物等刺激性与毒性气体。

异氰酸甲酯常作为有机合成原料，用作农药西维因的中间体。

### 毒性效应

异氰酸甲酯的立即危害浓度（IDLH）为 3 毫克/升，动物半致死剂量为 51.5 毫克/千克（大鼠、吞食），动物半致死浓度为 6.1 毫克/升（6 小时，大鼠、吸入）。

异氰酸甲酯可经由呼吸、皮肤或误食而使人体中毒，与之接触可使皮肤及眼睛灼伤。大量吸入、食入或由皮肤进入都可致命。

吸入异氰酸甲酯低浓度时可造成流泪及鼻腔、咽喉部的刺激；高浓度时可造成咳嗽、呼吸困难、胸痛、分泌物增加等，甚至肺水肿并有生命危险。接触性中毒对皮肤有刺激性，可能引起过敏，造成气喘发作。眼睛接触浓度 4 毫克/升时感到刺激并引起流泪，继续暴露可能对眼睛造成永久性伤害。如果食入，可产生恶心、呕吐、腹部绞痛等肠胃道症状，严重者还会出现躁动不安、混乱、抽搐的神经症状。

### 历史上发生的中毒事件

1984 年发生在印度博帕尔的毒气泄漏事故，毒气成分即为异氰酸甲酯。1984 年 12 月 3 日，美国联合碳化物公司在博帕尔开办的一家农药厂发生一起严重的毒气（异氰酸甲酯）泄漏事故，给当地造成巨大灾难。据印度报业托拉斯报道，这起事故共造成 1.5 万多人死亡。印度政府估计，博帕尔地区有近 100 万居民受到不同程度的影响。事后，美国联合碳化物公司向印度政府支付了 4.7 亿美元的赔偿费。

## 6.8 磷酸三甲苯酯

### 理化性质与使用范围

磷酸三甲苯酯（TCP）是一种有机磷化合物，有邻位、间位和对位三种异构体混合物，为无色油状液体，略有芳香味。不溶于水，通常能与有机溶剂和稀释剂、蓖麻油、桐油、亚麻子油混溶。遇高热、明火可燃。加热分解及燃烧可生成磷氧化物，能与氧化物发生反应。

磷酸三邻甲苯酯（TOCP），用作工业

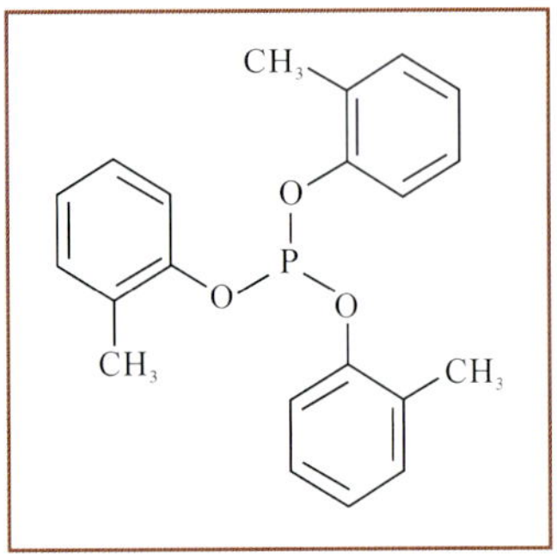

图 169 磷酸三邻甲苯酯化学结构式

溶剂，也是飞机发动机机油的添加剂。主要用作增塑剂或溶剂、消毒剂、润滑剂、着火阻滞剂，汽油中铅的净化剂。

### 毒性效应

磷酸三邻甲苯酯可经消化道和皮肤吸收。加热至沸点时产生蒸气可经呼吸道吸收。邻位异构体具有迟发性神经毒作用，间位和对位异构体实际无毒，不引起神经脱髓鞘病变。习惯上，商品磷酸三甲苯酯的毒性以 TOCP 的浓度为依据。TOCP 被吸收后分布于全身，TOCP 及其代谢产物主要经尿及粪排出，少量经呼气排出。

急性 TOCP 口服中毒常先出现胃肠道症状，有恶心、呕吐、腹痛、腹泻等，约经 1~2 天消退。一般经 7~28 天后发生迟发性神经病，以运动型为主，常先有腓肠肌剧烈的痉挛性疼痛，可伴有下肢轻度感觉异常，后有下肢无力，并迅速进展为明显的弛缓性瘫痪，重症者也可出现锥体束症。

口服后患者清醒，立即进行催吐和洗胃，皮肤污染时立即用清水冲洗。接触者应立即脱离现场至空气新鲜处。发生迟发性神经病者可给复合维生素 B 和糖皮质激素，对症处理，无特效解毒剂。如出现胆碱能症状时可用阿托品和氯磷定或解磷定。

### 历史上发生的中毒事件

1995 年，中国陕西省西安市北郊农村一磨坊在小型磨面机上使用含有 TOCP 的滑润油，发生齿轮等部位漏油，致使 25 户农民加工的面粉受到 TOCP 污染，74 人在开始食用后的 19~70 天中陆续出现始由下肢，继而延及上肢的四肢麻痹。中毒者的首发症状为腓肠肌（俗称腿肚子）疼痛，接着出现肢体麻痹，经半年左右，大部分人获不同程度恢复，25 人有较严重的后遗症，如肌萎缩、行走困难、站立不稳，被定为 II~IV 级四肢残疾。[①]

2003 年，中国广东某食堂用餐者有 10 人先后出现双下肢腓肠肌疼痛，继之四肢无力，以远端为著，伴步行困难，不能爬楼梯，下蹲后不能起立，5 例出现肌萎缩，经半年治疗，有 9 例基本恢复。后来查明，此次事故的原因为食用油中含 TOCP。[②]

---

① 杨家琳，等. 中华劳动卫生职业病杂志，2001，19（3）.
② 王秀琴，等. 中国职业医学，2003，30（3）：68-69.

# 6.9 二甘醇

### 理化性质与用途

二甘醇（Diethylene Glycol，DEG），又称乙二醇醚，二乙二醇醚，是一种有毒的有机化合物。为无色、无臭、有吸湿性的黏稠液体。无腐蚀性，能降低水的冰点。与水、乙醇、丙酮和乙醚等混溶。不与苯、四氯化碳混溶。可燃。

二甘醇主要用作各种用途的溶剂、天然气脱水干燥剂、芳烃分离萃取剂、纺织品润滑剂、软化剂、整理剂，以及硝酸纤维素、树脂、油脂和印刷油墨等溶剂，也用作刹车液、压缩机润滑油中的防冻剂组分，还可用于配制清洗剂，并在油墨等其他日用化学品中作分散性溶剂。此外，用作湿润剂，用于烟草、木栓、印刷油墨及黏合剂。

### 毒性效应

二甘醇对人类及动物均具毒性，如摄取过量，可损害肝脏和肾脏，严重者可引致死亡。中毒初期可出现呕吐、腹泻及腹痛，情况严重者在其后数天可出现急性肾衰竭及其他症状。人体的二甘醇致死剂量约为每千克体重1毫升，不过有报告指儿童口服5毫升、成人口服20毫升已可致命。它的毒性来自人体摄入后，会代谢为肾毒性极强的草酸，导致急性肾衰竭。

### 历史上发生的中毒事件

二甘醇曾经引致一些大规模中毒事件。最著名的事例是1937年在美国发生的磺胺酏剂事故。有107人在服用以二甘醇做溶剂的磺胺酏剂后死亡。该事件催生了美国1938年《联邦食品、药品和化妆品法》的出台。因药品掺杂二甘醇而引致死亡的事故在南非、印度、尼日利亚、阿根廷、孟加拉国、海地、中国及巴拿马也曾发生，共造成数以千计的人死亡。由于二甘醇的售价较外观近似的药用辅料丙二醇及甘油便宜，因此有人以二甘醇冒充丙二醇或甘油出售，许多中毒事故由此而起。

1985年，奥地利有少数酿酒商被揭发在酒中加入二甘醇，令那些酒更甜及口感更佳。虽然二甘醇的分量不足以产生即时中毒（一个人每日需饮约28樽，连饮两星期才会中毒），不过此事件引致奥地利酒类出口大跌。此后，奥地利向酿酒商实施更严格的监管。此次"防冻剂丑闻"现在被认为帮助了奥地利的酿酒业。

1990年，孟加拉国有339个儿童在服用受二甘醇污染的对乙酰氨基酚糖浆后出现肾衰竭，其中大部分人死亡。

1996年，海地有85个儿童因服用含有二甘醇的对乙酰氨基酚糖浆死亡。该糖浆由海地一家公司生产，使用了受二甘醇污染的甘油。

2006年5月，中国黑龙江省齐齐哈尔第二制药有限公司（齐二药）生产的亮菌甲素注射液被发现含有高浓度的二甘醇。有11人因注射该注射液死亡。事后，齐二药被国家食品药品监督管理局吊销了"药品生产许可证"。

# 7

# 化学致癌物

## 7.1 致癌物与化学致癌物

随着社会经济与科学技术的不断发展和人民生活水平的逐步提高，人们接触的各种各样的环境有毒有害因素特别是化学物质越来越多。工业污染造成城市中聚集大量煤烟和煤焦油，长期接触的男性很容易患阴囊癌；孕妇接触有害因素可引起胎儿畸形；甲醛可以破坏 DNA 的碱基，造成基因突变。这些由于环境有毒有害因素引发的致突变、致畸、致癌作用，称为"三致作用"（Mutagenesis, Teratogenesis, Carcinogenesis），是现代毒理学研究的热点之一。

能引起人和动物发生恶性肿瘤的物质称之为致癌物（Carcinogen）。能够增加肿瘤发病率和死亡率的作用称之为致癌作用。世界上存在的致癌物质有三类，第一类是致癌毒素，如黄曲霉毒素 $B_1$、放线菌素 D 等；第二类是有机化合物，即工业毒，如多氯联苯（PCB）、三氯乙烯、苯和甲苯、氯乙烯单体、卤化碳（氟隆、聚四氟乙烯）、邻苯二甲酸酯、合成洗涤剂等；第三类是气体毒，如亚硫酸气体、氯气等。

肿瘤的发生既包括上皮的恶性变（癌），也包括间质的恶性变（肉瘤）及良性肿瘤。化学致癌物（Chemical Carcinogen）是一类化学性启动因子。绝大多数化学致癌物在足量时，可单独致癌，既有启动作用，又有促癌作用，故称之为完全致癌物（Complete Carcinogen）。但在剂量小到一定范围时，只有启动作用而无促癌之力。由化学物质所诱发和促进新生物的生长或由化学物质作为启动剂所发生的致癌过程，称之为化学致癌作用（Chemical Carcinogenesis）。

## 7.2 化学致癌的研究历史

### 化学致癌的早期报道

1700 年，拉梅希兹尼（Ramaxzzini）描述了第一例职业肿瘤。他注意到修女中乳腺癌高发并将其归因于独身生活。1775 年，英国矫形外科大夫波特（Pott）报道了清扫烟囱的工人患阴囊癌与接触职业致癌物质——煤烟有关。1892 年，巴特林（Butlin）报道了欧洲大陆其他国家的扫烟囱工患有阴囊癌。1978 年米勒（Miller）描述了在某些接触煤焦油的德国工人中皮肤癌高发，而煤烟中主要成分也是煤焦油。

### 化学致癌的原因认知

癌症是一类以失控细胞迅速生长为特征的疾病。1850年以前，人类对癌症产生的原因认识不一。盖伦认为黑胆汁在组织内的积聚是癌变的根源。德卡迪斯（Decartes）认为癌症是淋巴系统的病变。之后，又出现了体液学说。当显微镜发明之后，随着细胞学和病理学的诞生和发展，肿瘤形成的原因从体液学说转为细胞学说。科学家查明遗传因素、病毒和化学因素与肿瘤的发生相关。

19世纪，科学家提出化学物质与人类癌症有关。临床发现长期职业接触煤烟、煤焦油、沥青、页岩和石油的人，皮肤癌、肺癌和其他癌症的发病率显著增加。直到20世纪初，才弄清上述原因，有机物中主要的致癌成分是多环芳烃类，直接涂抹这些致癌物可诱发啮齿类动物的皮肤癌。典型的例子是1895年，德国医生瑞恩（Lud-wig Rehn）报道了苯胺染料工厂中工人发生的膀胱癌。流行病学研究认定某些芳香胺（萘胺和联苯胺）为肿瘤的激动剂，1938年证明芳香胺类可诱发狗的膀胱肿瘤。从此，2-苯胺被禁用，其他多种芳香胺的使用也受法律规范。

20世纪50年代以来，科学家寻求癌症发生的病毒因素，开展了基因与抑癌基因的研究。同时，细胞周期、信号转导和细胞凋亡理论在癌症研究中广泛运用。

20世纪80年代以来，环境化学污染和某些物理有害因素致使肿瘤发病率不断提高，发病年龄向低龄化发展，化学致癌的研究进入一个新阶段。科学家发现人类癌症风险最重要的化学致癌物是香烟中的许多致癌成分。其他的化学致癌物主要是燃烧和有机合成产物、某些食物成分、微生物污染产物和食品制备过程产生的物质。

21世纪来临之时，科学家认识到肿瘤干细胞才是癌症的根源。于是，肿瘤干细胞的研究开始进入了新时代。

历史上化学致癌研究的重要历史事件见表17-7-1。

表17-7-1　化学致癌研究的重要历史事件

| 时间 | 研究者 | 事件 |
| --- | --- | --- |
| 1761 | J. Hill | 提出使用鼻烟可能会诱发鼻咽癌 |
| 1775 | P. Pott | 提出扫烟囱男童阴囊癌的发生与煤烟过度暴露有关 |
| 1888 | J. Hutchinson | 报道长期服用亚砷酸钾可引起皮肤癌 |
| 1895 | Ludwig Rehn | 首次报道从事苯胺染料生产的工人会发生膀胱癌 |
| 1936 | R. Kinosita | 发现偶氮染料4-二甲基偶氮苯有致肝癌作用 |
| 1950—1959 | — | 大量流行病学研究表明：人类肺癌与吸烟之间的相关关系 |
| 1960—1965 | — | 发现人类不常见的恶性肿瘤间皮瘤的发生与暴露于石棉有关 |
| 1961 | — | 发现黄曲霉毒素，致家禽肝癌 |
| 1965—1968 | E. Hecker 等 | 分别从巴豆油中分离鉴定出佛波酯类促癌物 |
| 1970—1971 | — | 首次报道怀孕时期服用过己烯雌酚的母亲，其女儿成年后易患阴道透明细胞腺癌 |

（摘自夏世钧，吴中亮主编《分子毒理学基础》）

# 7.3 对人类的致癌性证据程度充分的致癌物

1971年，国际癌症研究中心（IARC）编辑出版《关于化学物质致人癌危险性的评价专题论文集》，论文集的1~20卷中化学物质或工业生产过程对人类的致癌性证据程度。按照世界卫生组织分类，共54种，并对它们的致癌物的证据进行了描述性评价[1]。以下是对人的致癌性证据程度充分的18种有机化合物。

**4-氨基联苯（4-Aminobiphenyl）**

对人的致癌性证据程度充分。4-氨基联苯经口投给后对小鼠、大鼠、兔以及狗具有致癌性，主要是引起膀胱癌。对一组职业性暴露于商业4-氨基联苯的工人进行的流行病学研究表明，膀胱癌的发病率很高[1]。

**砷和某些砷化合物（Arsenic and Certain Arsenic Compounds）**

对人的致癌性证据程度充分。人类的皮肤癌与暴露于药物、饮水以及职业环境中的无机砷化物有病因相关联系。在某些吸入高浓度三氧化二砷的熔炼工人中，肺癌的罹患危险性增高4~12倍。但是，在这些研究中，不能排除工作环境中其他成分的影响。病例报告表明，暴露于砷化物与血液疾病及肝肿瘤之间有一种相关联系。

**石棉（Asbestos）**

对人的致癌性证据程度充分。所有经过试验的各种类型的商业石棉纤维对小鼠、大鼠、田鼠和兔均具有致癌作用，经吸入后和经胸膜内、气管内及腹膜内投给后引起间皮瘤和肺癌。

2011年，海恩斯（Rebecca Clay Haynes）在《环境与健康展望》杂志上报道，1920—1970年全球89个国家石棉累计使用量达6500多万吨，这89个国家中有56个国家报告了间皮瘤发病情况。1994—2008年间的发病数为174000例，其中死亡92000例。据此，她建议所有的国家都应全面禁止使用石棉。

**金胺制造过程（Manufacture of Auramine）**

对人的致癌性证据程度充分。研究证实：金胺制造过程与膀胱癌的增加有病因相关关系。

**苯（Benzene）**

对人的致癌性证据程度充分。有几个病例报告以及一个流行病学病例对照研究均提示苯暴露与白血病之间有相关性。有两个队列研究表明，在暴露于苯的工人中急性非淋巴细胞性白血病的发病率升高。另外有一个报告指出，在一组暴露于苯的工人中出现了大量的白血病病例。

**联苯胺（Benzidine）**

对人的致癌性证据程度充分。联苯胺经口投给和皮下投给后对实验动物具有致癌作用，可在大鼠和田鼠引起肝肿瘤，在狗引起膀胱癌。病例报告和对有关工人的追踪研究提供了充分的证据证明，职业性暴露于联苯胺与膀胱癌罹患危险性的升高有病因相关关系。表明联苯胺工人在减少

---

[1] 奥尔特豪斯，等. 化学物质与人类癌症. 王汝宽，译. 北京：人民卫生出版社，1983：31-64.

工业性暴露后膀胱癌发病率下降的资料进一步证实了这种因果相关联系。

### N,N-双(2-氯乙基)-2-萘胺(氯萘吖嗪)〔N,N-Bis(2-Chloroethyl)-2-Naphthylamine(Dhornaphazine)〕

对人的致癌性证据程度充分。经腹腔注射后可引起小鼠肺肿瘤，经皮下投给后可在大鼠引起局部肉瘤。

### 双氯甲醚和工业品级氯甲甲醚〔Bis(Chloromethyl) Ether and Technical Grade Chloromethyl Methyl Ether〕

对人的致癌性证据程度充分。双氯甲醚（BCME）经吸入、皮肤涂抹或皮下注射投给后可在小鼠投给部位引起肿瘤，经吸入和皮下投给后可在大鼠投给部位引起肿瘤。工业品级氯甲甲醚（GMME）（几乎总是污染有双氯甲醚）经皮下投给后引起小鼠局部肉瘤，并且也是皮肤肿瘤的诱导物。

对暴露于双氯甲醚和工业品级氯甲甲醚的工人进行的两项研究表明，这些工人发生肺癌主要是燕麦细胞肺癌的危险性增加。研究证实，在双氯甲醚或氯甲甲醚暴露工人中肺癌的发生率明显升高，升高程度直接与暴露强度和暴露时间有关。肺癌的组织学类型以燕麦细胞癌为主。呼吸道癌症死亡率的升高在55岁以下的工人中十分明显。

### 铬和某些铬化合物（Chromium and Certain Chromium Compounds）

对人的致癌性证据程度充分。铬酸钙通过几种途径包括支气管内植入法投给后对大鼠具有致癌作用。铬酸铬、铬酸锶和铬酸锌可在大鼠于使用部位引起局部肉瘤。在铬酸盐生产工业的工人中可见肺癌的发病率升高，在镀铬工人和铬合金工人中也很可能如此。

### 己烯雌酚(Diethylstilbestrol)

对人的致癌性证据程度充分。己烯雌酚对小鼠、大鼠、田鼠、蛙和鼠猴具有致癌作用，主要在雌激素反应性组织引起肿瘤。己烯雌酚可在曾于子宫内暴露于己烯雌酚的女性中引起阴道透明细胞癌。

### 地下赤铁矿采矿过程（Underground Haematite Mining）

对人的致癌性证据程度充分。地下赤铁矿采矿工人肺癌发病率高，而地表赤铁矿采矿工人却不然。现在还不知道患癌危险性的增加是否可能是由赤铁矿、氡（一种已知的肺部致癌物）、吸入三氧化二铁或二氧化硅引起的，还是由于这些因子或其他因子联合作用的结果。对暴露于三氧化二铁粉尘的金属工人进行的某些研究表明，肺癌的发病率升高，而其他的研究却没有表明这一点。在工作场所中除三氧化二铁以外，其他因素的影响不能排除。

### 异丙醇制造过程（强酸法）〔The Manufacture of Isopropyl Alcohol (Strong Acid Process)〕

对人的致癌性证据程度充分。业已发现，在用强酸法制造异丙醇的工厂中（在制造过程中异丙基油作为副产品而形成），工人的副鼻窦癌发病率升高。

### 米尔法兰(Melphalan，左旋苯丙氨酸氮芥)

对人的致癌性证据程度充分。米尔法兰经腹腔内注射后对小鼠和大鼠具有致癌作用，在小鼠可引起淋巴肉瘤、肺肿瘤（发生率升高与剂量相关），在大鼠可引起腹膜肉瘤。一些关于接受米尔法兰治疗的患者发生第二种原发性恶性肿瘤（主要为急性白血病）的病例报告。流行病学研究表明，因多发性骨髓瘤和卵巢癌接受米尔法兰治疗的患者白血病的发病率明显升高。

在这些患者中,有一些也接受了其他烷化剂和电离辐射的治疗,但是单纯接受米尔法兰治疗的患者的数目已足以说明它就是致病因素。此外,自引用米尔法兰治疗以来,多发性骨髓瘤患者的急性白血病发病率增加了。

### 芥子气(Mustard Gas)

对人的致癌性证据程度充分。芥子气对小鼠(是唯一一种试验过的动物)具有致癌性。经吸入或静脉注射后可引起肺肿瘤,经皮下注射后可引起局部肉瘤。

有几项研究表明,在暴露于芥子气的个体中,呼吸道癌症的死亡率升高。长期职业性暴露的人群呼吸道癌症的死亡率高于偶尔暴露的人群。

### 2-萘胺(2-Naphthylamine)

对人的致癌性证据程度充分。2-萘胺具有致癌性,经口投给后可在田鼠、狗和非人灵长类引起膀胱癌,在小鼠引起肝肿瘤。

流行病学研究证明,职业性暴露于2-萘胺,不管是暴露于单纯的2-萘胺,还是暴露于以其他化合物的混杂物形式存在的2-萘胺,均与膀胱癌有病因相关关系。

### 镍的精炼过程(Nickel Refining)

对人的致癌性证据程度充分。碱式硫化镍对大鼠具有致癌作用,经吸入后可引起肺癌。镍化合物(镍粉、碱式硫化镍、氧化镍、碳酸镍)经肌内投给后可在小鼠、大鼠和田鼠引起局部肉瘤。

流行病学研究证明,在镍精炼厂的工人中鼻腔癌、肺癌以及喉癌的发病率升高。但是还不能肯定地指出,哪一种或哪些种具体的镍化合物对人具有致癌作用。

### 烟炱[1]、焦油和矿物油类(Soots, Tars and Mineral Oils)

对人的致癌性证据程度充分。烟炱、煤焦油、杂酚油、页岩油和切削油经皮肤涂抹或皮下注射后对实验动物具有致癌作用。职业性接触烟炱、煤焦油和沥青、煤焦油烟雾以及某些不纯的矿物油可引起几个部位的癌症,包括皮肤癌、肺癌、膀胱癌和胃肠道癌。流行病学研究资料支持这些结论。致癌作用可能是由于在这些材料中存在多环芳香族碳氢化合物而引起的。

### 氯乙烯(Vinyl Chloride)

对人的致癌性证据程度充分。氯乙烯经口投给或通过吸入投给后对小鼠、大鼠和田鼠具有致癌性,可引起几个部位的肿瘤,包括肝血管肉瘤。氯乙烯可在人体引起肝血管肉瘤和脑肿瘤、肺肿瘤以及造血淋巴系统肿瘤。

---

[1] 烟炱(音 yān tái),指由烟凝积成的黑灰。

# 第18卷

## 成瘾与致幻之毒

本卷主编 史志诚 王斌

# 卷首语

　　毒瘾、烟瘾、酒瘾和药瘾，同属一类社会病。某些药物在为人类解除病痛的同时，又使人对药物产生依赖性。人类发明的一些化学药品在应用中又发现它们具有成瘾性，从药品发展为毒品是科学家事前没有料到的。烟草中的有害物质虽然很多，但使吸烟者成瘾的物质只是尼古丁。那些嗜酒成瘾的人又成为酒精依赖或酒精滥用的人，不仅伤害了自己的健康，而且还危及社会。致幻蘑菇自古以来就是人类文化历史记录的一部分。那些容易上瘾的物品往往是一些地方人们的生活追求。由此可见，成瘾与致幻的毒物足以成为毒理学、法医学和社会学研究的一大难题。

　　本卷在介绍成瘾之毒物与社会病研究历史的同时，重点记述了依赖性药物、违法滥用的毒品（鸦片、吗啡、海洛因、可卡因、大麻和冰毒）、酒精依赖及其危害、烟草及其成瘾性、上瘾物品（咖啡、可可、槟榔、樟脑、服石、卡特和依赖性溶剂）以及植物源性致幻毒物的简要历史。

# 1

# 成瘾毒物与社会病

## 1.1 成瘾性与成瘾医学

### 成瘾性与药物依赖性

20世纪60年代,一般将成瘾性单指生理依赖性,而将心理依赖性称为习惯性。1964年,世界卫生组织专家委员会用"药物依赖性"(Drug Dependence,药物成瘾性)或药瘾(Drug Addiction)[①]这一术语取代了"成瘾性"和"习惯性",并于1969年对药物依赖性的含义做了如下描述:药物依赖性是由药物与机体相互作用造成的一种精神状态,有时也包括具体状态,表现出一种强迫性地要连续或定期用该药的行为和其他反应,目的是要感受它的精神效应,有时也是为了避免停药引起的不适,可以发生或不发生耐受。总之,不是为了医疗需要,而是由本人主动连续地或周期性地使用药物,造成轻重不等的慢性或周期性的中毒状态,称为药物依赖。

### 产生依赖性的药物

世界卫生组织将药物依赖性分为两类,一类是精神依赖性(又称心理依赖性)。凡能引起令人愉快意识状态的任何药物即可引起精神依赖性,精神依赖者为得到欣快感而不得不定期或连续使用某些药物。另一类是身体依赖性(也称生理依赖性)。用药者反复地应用某种药物造成一种适应状态,一旦停药,就会产生"戒断症状"[②],使人非常痛苦,甚至危及生命。

医药学和毒理学将成瘾毒物分为四类,第一类是阿片类及大麻;第二类是酒精和镇静催眠药物;第三类是苯丙胺、可卡因;第四类是致幻剂、尼古丁[③](烟草)等。

### 阿片类依赖性药物

阿片类药(Opiates),也称为麻醉性镇痛药(Narcotic Analgesics,或Narcotics),作用于中枢神经系统能解除或减轻疼痛并改变对疼痛的情绪反应,剂量过大时则可产生昏睡。

阿片类药的经典代表是吗啡,它是鸦片(Opium)的天然生物碱,阿片类药按药物的来源分为三类,即:

---

[①] 药物依赖和药物滥用(Drug Abuse),常被理解为同一个意思,但这两个概念不完全一样。药物滥用是指使用或不恰当地使用医学上不必要的药物(有害使用,Harmful Use)。而药物依赖是一个科学和医学上的概念。
[②] 戒断症状,轻者全身不适,重者出现心血管衰竭、癫痫样发作、虚脱等,可危及生命。
[③] 尼古丁(Nicotine)的名称,来自烟草这种植物的学名 *Nicotiana Tabacum*,而烟草的学名是以驻葡萄牙的法国人尼古特(Jean Nicot de Villemain)而命名的,他于1560年将烟草的种子由巴西寄回巴黎,并将之推广于医疗用途。

第一，天然的阿片生物碱，如吗啡、可待因。

第二，半合成的衍生物，如二乙酰吗啡（即海洛因）、双氢可待因。

第三，合成的麻醉性镇痛药，又分为苯基哌啶类（Phenylpiperidine Derivatives），如哌替啶、苯哌利定、芬太尼族；吗啡喃类（Morphinans），如羟甲左吗喃（Levorphan）；苯并吗啡烷类（Benzmorphans），如喷他佐辛（Pentazocine）；二苯甲烷类（Diphenylmethanes），如美沙酮（Methadone）。

### 非阿片类中枢性镇痛药

人工合成的新型镇痛药曲马多和氟吡汀属于非阿片类中枢性镇痛药。前者的镇痛作用机制与阿片类药不完全相同，后者则完全不同。

### 成瘾现象与成瘾医学的形成

成瘾（Addiction）是与人类文明共生的一种现象，它的发生至少有5000年的历史，现已发展成为影响人类身心健康的全球性灾难。目前世界精神病学界已经普遍认为成瘾性疾病尤其是毒品成瘾是一种慢性复发性脑疾病。更是一种心理疾病。因此，从道德角度来看待成瘾性问题转为从医学和心理学角度看待患者，这一转换推动了成瘾医学的形成。

成瘾医学是专门研究各种物质（药物）成瘾及行为成瘾的病因、发病机制、临床特点、发展规律、危害，以及如何预防、治疗与控制为目的的一门新兴学科。成瘾医学涉及范围广泛，包括精神病学、心理学、药理学、内科学、神经生物学、社会学、教育学及犯罪学等多门学科，因此，也是一门新型的交叉学科。

成瘾医学的研究对象是各种成瘾行为，包括物质成瘾和精神行为成瘾。如处方药滥用成瘾（如止咳药水、曲马多、复方甘草片、复方地芬诺酯）、阿片类药物成瘾（如吗啡、哌替啶、美沙酮、丁丙诺菲等）、新型毒品成瘾（如K粉、摇头丸、冰毒、麻古、五仔等）、传统毒品成瘾（如海洛因、黄皮、大麻）、安眠药成瘾（如安定、舒乐安定、三唑仑、阿普唑仑等）、酒瘾、烟瘾、电子游戏成瘾、网络成瘾等行为。

目前，成瘾性疾病的治疗仍然是一个世界性难题。过去主要局限于药物治疗，实践证明单纯的药物治疗复发率很高。因此，现在则倾向于药物治疗和心理治疗及家庭治疗相结合进行综合性治疗。中国成瘾医学专家何日辉[1]提出一种集药物治疗、心理治疗、行为矫正、感恩教育和社会支持"五位一体"的综合性成瘾性心理疾病的治疗模式，取得了一定的效果。

---

[1] 何日辉（1973— ），山东青岛人，副主任医师。1998年同济医科大学毕业，2004年复旦大学上海医学院硕士毕业。现任中国毒理学会药物依赖毒理专业委员会委员，中国药物滥用防治协会常务理事，中国心理干预协会理事，广东省社会医学研究会心理咨询委员会委员，广东省社会学会理事。

## 1.2 毒品的非法滥用

### 毒品概念的双重属性

毒品和毒物是两个概念，它们的区别在于：毒品能使人形成瘾癖，而农药、氰化钾等毒物只能使人中毒致死，却不能使人成瘾。

毒品概念具有法律与医学双重属性，毒品是指法律明文管制的致依赖性药品。世界卫生组织（WHO）把毒品分成8大类，即阿片类、可卡因类、大麻类、中枢神经兴奋药、酒及镇静催眠药、致幻剂、挥发性有机溶剂和烟草。

各国法律所管制的毒品，分为非法毒品与合法毒品。对非法毒品法律严令禁止生产、销售、贩卖和吸毒。对合法毒品——烟草、酒精、咖啡因则实行专卖或实行严格限量供应。

美国精神药理学家将对精神起显著作用的毒品分为7级（表18-1-1）。

根据中国《刑法》第357条的规定：

表 18-1-1 美国对毒品的潜在依赖性分级表

| 级别 | 毒品名称 |
| --- | --- |
| 很高 | 海洛因、快克可卡因 |
| 高 | 吗啡、鸦片（被吸的） |
| 中高 | 粉状可卡因、烟草、PCP（被吸的） |
| 中等 | 苯二氮䓬类（地西泮）、酒精、苯丙胺（口服） |
| 中低 | 咖啡因、MDMA（"着迷"）、大麻 |
| 低 | 氯胺酮（K粉） |
| 很低 | LSD、麦斯卡灵、裸头草碱 |

注：PCP：苯环己哌啶；MDMA：摇头丸；LSD：麦角酸二乙基酰胺

毒品是指鸦片、海洛因、甲基苯丙胺（冰毒）、吗啡、大麻、可卡因，以及国家规定管制的其他能够使人形成瘾癖的麻醉药品和精神药品。

### 新型化学合成毒品

1919年，日本化学家首次合成了甲基苯丙胺（冰毒）。在第二次世界大战期间，甲基苯丙胺作为抗疲劳剂在士兵中广为使用。第二次世界大战后，日本将其军队中库存的苯丙胺类药物投放市场，造成20世纪50年代的首次滥用大流行。20世纪60年代一些欧美国家中，主要在夜总会、酒吧、迪厅、舞厅中滥用这类毒品。20世纪90年代后，以冰毒、摇头丸为代表的"舞会药"在全球范围形成流行性滥用趋势，滥用群体从早期的摇滚乐队、流行歌手和一些亚文化群体蔓延至以青少年群体为主的社会各阶层。这些区别于传统毒品鸦片、海洛因等的毒品被人们称为新型毒品。

### 毒品的非法滥用及其危害

全球毒品滥用者人群庞大。2003年，联合国禁毒和犯罪预防署（UNODC）年度报告中对4类主要毒品的全球滥用人数做出估计。大麻的全球滥用人数达到1.628亿人,占全球15岁以上人口的39%;兴奋剂(包括"摇头丸"在内)是近年滥用人数剧增的毒品,从20世纪90年代的后半期起,跃居三类"硬性毒品"中的首位,达到4200万人,占全球15岁以上人口的1%。

毒品的非法滥用,危害极大,"毁灭自己、祸及家庭、危害社会"。

第一,损害吸毒者本人的健康。医学科学的大量研究表明,药物成瘾性(即精神依赖性)是一种脑病,这是因为调节、形成和控制人们的认识(认知)、情绪以及社会行为的脑部机制遭到长期滥用毒品的损害而导致一种独特的行为不端障碍。除毒品精神依赖性的危害外,毒品的身体依赖性对健康也产生损害。以海洛因为例,其急性戒断症状在自主神经系统方面的表现有流泪、流鼻涕、大汗淋漓、流涎、汗毛竖立、恶心、呕吐、腹痛、腹泻、嗜睡、血压上升、脉搏增加、性兴奋,在精神神经系统方面的表现有激动、焦虑、不安、惊恐、失眠、手颤抖、呼吸加快、强烈渴求用药,肌肉、骨关节、背部等发生广泛性疼痛。反复发作的戒断症状必将摧残吸毒者的身心健康。

第二,带来严重的公共卫生问题。注射毒品的滥用方式带来种种并发感染。例如,艾滋病、乙型和丙型肝炎、心内膜炎、结核病、性传播疾病、局部感染等。其中艾滋病已成为严重的公共卫生问题。

第三,破坏社会安定。毒品问题带来社会犯罪率上升、社会治安恶化、官场腐败,社会原有的正常结构和秩序遭到严重破坏。特别是由贩毒、吸毒诱发的盗窃、抢劫、诈骗、卖淫和各种恶性暴力犯罪严重危害着许多国家和地区的治安秩序。

第四,损害国民经济。滥用毒品严重损害个人健康,滥用者(大多数为青、壮年)部分或完全丧失劳动能力,势必导致社会的生产力降低,直接损害国民经济。国家不得不耗费大量人力、财力、物力来应付非法种毒、制毒、贩毒和吸毒等问题。据1992—2000年统计,毒品问题给美国带来的经济损失平均每年1305.2亿美元,其中生产力降低899.5亿美元,占总数的68.9%;卫生开支121.9亿美元,占总数的9.3%;治安开支283.8亿美元,占总数的21.7%。也就是说为了应对本国毒品问题每年需用的款项数以千亿美元计。贩毒集团利用所攫取到的巨额毒资严重破坏和干扰国民经济的正常调控管理与可持续发展。

此外,毒品非法利润会对国民经济产生负面影响。主要是妨碍国家宏观经济管理政策的实施,加剧通货膨胀;造成汇率比例过高,减缩正常出口;非法利润通过不公平竞争排挤正当的商业企业;挥霍消费,进口高价商品,打破贸易平衡,提高总利率,减少投资;非法利润投资于非生产性部门,目标为短期效益或"洗钱",对生产无帮助;使分配的不平等现象更加恶化。

日趋严重的毒品问题已成为全球性的灾难,世界上没有哪一个国家或地区能够摆脱毒品之害。毒品是人类的公害,毒品问题更与恐怖主义、洗钱和贩卖人口等跨国有组织犯罪相互交织。因此,遏制毒品生产、打击毒品走私是国际社会的共同任务。

## 1.3 致幻剂：诱发梦幻的毒物

致幻剂（致幻药 Hallucinogenic，Drug 或 Agents），亦称幻想药（Psychedelic）、心理变异药、拟精神病药。

人类对致幻植物（又称迷幻植物）的认识，远溯千年。原始社会的巫医常用致幻药祈神、占卜和治病。一些原始的部族，在宗教仪式中集体食用致幻植物，共同引起幻觉和特殊的心理变异。今天若干有名的致幻植物，是由原始部族和巫师们代代秘传，沿用至今。

中国《神农本草经》中准确地记载了大麻和莨菪的致幻效应："麻蕡①一名麻勃（大麻花），味辛平……多服令人见鬼狂走，久服通神明轻身""莨菪籽，味苦寒……使人健行见鬼，多食令人狂走，久服轻身，走及奔马。"

墨西哥的古代玛雅文明中有致幻蘑菇的记载。危地马拉的玛雅遗迹中发掘到崇拜蘑菇的石雕。原来，早在 3000 多年前，生活在南美丛林里的玛雅人就对这种具有特殊致幻作用的蘑菇产生了充满神秘感的崇敬心情，认为它是能将人的灵魂引向天堂、具有无边法力的"圣物"，恭恭敬敬地尊称它为"神之肉"。美洲的印第安人，尤其是他们的巫师和酋长，有时要吸食大麻、仙人掌、蘑菇之类制成的迷幻药，使自己进入一种与神同在的极度兴奋迷狂的状态。古代秘鲁、印度、几内亚、西伯利亚和欧洲等地有些少数民族在进行宗教仪式时，往往利用致幻蘑菇的"魅力"为宗教盛典增添神秘气氛。

在中世纪，致幻植物成为女巫手中的一大法宝。在 17 世纪前，巫术盛行一时，成了当时人们的精神领袖，他们相信女巫的心灵是与天神相通的。

人类对迷幻植物的认识源远流长，但是对致幻剂的研究仅仅 60 多年的历史。1947 年精神科医生斯托尔（Stoll）对麦角酸二乙胺进行了研究，发现致幻剂对中枢神经系统有强烈作用。致幻剂阻断神经传导，使服用者对周围世界的感觉发生改变。

具有致幻作用的化合物可以分为含氮和不含氮两类化合物。含氮的化合物又可分为异噁唑衍生物（Isoxazole）、色胺或 β-吲哚基乙胺类（Tryptamines）、β-咔啉衍生物（Beta-Carbolines）、麦角生物碱类（Ergoline）、苯乙胺衍生物（Phenylethylamine）、异喹啉衍生物（Isoquinolines）、伊波-吲哚类（Iboga-Indoles）和托烷衍生物（Tropanes）。此外，大麻、冰毒、阿托品、东莨菪碱也有一定的致幻作用。

致幻剂包括麦角酸二乙胺（Lysergic Acid Diethylamide，LSD②）、裸盖菇素（Psilocybin）、毒蕈碱（Muscarine）、二甲氧甲基苯丙胺（DOMSTP）、亚甲二氧基甲基苯丙胺（MDMA）以及其他苯丙胺代用品。致幻剂带来的利益很少，但祸害不浅。一些致幻剂后来成为流行的麻醉毒品。

---

① 麻蕡（蕡音 fén），即连壳的大麻子。
② LSD 是德文 Lysergids 的缩写。

据统计，全世界已发现的致幻植物有150种，其中有130种分布在西半球。致幻植物能使人产生幻觉主要是因为其中含有某些特殊的生物碱。然而，随着人类的进步和科学的发展，人们逐渐弄清了致幻植物的有效化学成分和致幻机制，现在它已成为药用植物宝库中的重要组成部分。不仅如此，科学家在研究致幻植物的同时，还以致幻植物的作用设计制造出实验性精神病模型，从中探索精神病等神经中枢疾病的病因及发病机制，寻找和研制治疗老年痴呆、精神分裂症以及忧郁症等精神病疾患的新药物，进而寻找反致幻作用的植物，研制具有对付致幻作用的缓释剂和解毒剂。

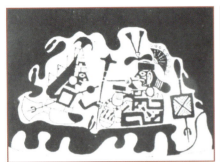 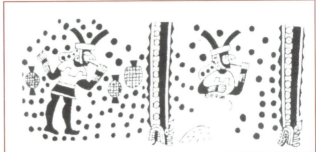

图170 印第安先民吸食迷幻药（秘鲁彩陶装饰）

## 1.4 成瘾之毒与社会病

在自然科学家研究成瘾之毒对人体危害的同时，社会学家将毒瘾、酒瘾和药瘾归属为一类社会问题或社会病加以研究。

毒瘾、烟瘾、酒瘾和药瘾，属同一类社会病。药物在为人类解除病痛的同时，又使人对药物产生依赖性，上瘾者中多数属于中、上社会阶层，他们受过较高的教育，生活条件较好，也有一定的社会地位，染上瘾又不愿声张，他们实际上和染上毒瘾和酒瘾者相差无几，离开服药就难以正常生活。在瑞典斯德哥尔摩市的居民中，至少有20%的成年人床头柜里都备有安眠镇静药物，完全依赖服用镇静药物生活的人估计超过3万人，其中2/3是妇女，人们称这类人为药瘾者。据瑞典药店统计，1983年瑞典全国镇静药物销售量平均每千人65日剂量，平均每100位女人每年开53次药方。据瑞典医学界统计，在2000名被送往医院抢救的药瘾者中，死亡率竟高达50%。要避免药物依赖，首先应了解哪些药物是可以成瘾造成依赖的，在最初就要控制；其次是产生药物依赖后最好去专科医院就诊，及时就医，遵医嘱用药和治疗，不要自行乱用药物。

总之，防控成瘾毒物是今天和未来毒理学家、法医学家和社会学家研究的一大课题，也是社会管理者、立法与执法机构必须面对的一大艰巨任务。

# 2 依赖性药物

## 2.1 哌替啶和苯哌利定

哌替啶（Pethidine）和苯哌利定（Phenoperidine）都是苯基哌啶（Phenylpiperidine）的衍生物。哌替啶的商品名为杜冷丁（Dolantin）。苯哌利定又名菲诺哌啶。

### 药理作用与成瘾性

哌替啶和苯哌利定的作用都与吗啡相似。哌替啶的镇痛强度约为吗啡的1/10。肌内注射哌替啶50毫克，可使痛阈提高50%；肌内注射125毫克，使痛阈提高75%，相当于吗啡15毫克的效应。其作用持续时间为吗啡的1/2~3/4。苯哌利定的镇痛强度为哌替啶的50~100倍。静脉注射后作用持续30~60分钟，但其残存的镇痛作用可持续4~6小时。

哌替啶和苯哌利定的镇静作用较吗啡稍弱，也可产生轻度欣快感。反复使用易产生依赖性。这种依赖性以心理为主，生理为辅，但两者都比吗啡的依赖性弱。一旦停药后则会产生相似于吗啡戒断后的戒断综合征。

哌替啶滥用就会成瘾，成为毒品，严重危害人体健康和生命安全。1987年11月28日，中国国务院发布《麻醉药品管理办法》，将哌替啶列入其中进行严格管理。

### 不良反应

特大剂量哌替啶常先引起中枢神经系统兴奋现象，表现为谵妄、瞳孔散大、抽搐等。

接受单胺氧化酶抑制药（如异丙烟肼等）的患者再用哌替啶可产生严重反应，表现为严重的高血压、抽搐、呼吸抑制、大汗和长时间昏迷，甚或致死。

## 2.2 芬太尼

芬太尼（Fentanyl），商品名Sublimaze，合成于1960年，为合成的苯基哌啶类药物，是临床麻醉中常用的麻醉性镇痛药，作为复合全麻的组成部分。

### 药理作用与成瘾性

芬太尼的镇痛强度约为吗啡的75~125倍，作用时间约30分钟。芬太尼也会产生依赖性，但较吗啡和哌替啶轻。

芬太尼对呼吸有抑制作用，主要表现为频率减慢。静脉注射后5~10分钟呼吸频率减慢至最大程度，抑制程度与等效剂量的哌替啶相似，持续约10分钟后逐渐恢复。剂量较大时潮气量也减少，甚至停止呼吸。

### 不良反应

个别病例可能出现恶心和呕吐,约 1 小时后自行缓解,还可引起视物模糊、发痒和欣快感。芬太尼反复注射或大剂量注射后,可在用药后 3~4 小时出现延迟性呼吸抑制,临床上应引起警惕。快速静脉注射芬太尼可引起胸壁和腹壁肌肉僵硬而致影响通气,可用肌松药处理。

## 2.3 瑞芬太尼

瑞芬太尼(Remifentanil),是有酯键的芬太尼衍生物,由于其独特的性能被誉为 21 世纪的阿片类药。

瑞芬太尼注射后起效迅速,药效消失快,是短效阿片类药。

### 药理作用与成瘾性

瑞芬太尼的镇痛作用及其副作用呈剂量依赖性,与催眠药、吸入性麻醉药和苯二氮䓬类药物合用有协同作用。瑞芬太尼也可引起呼吸抑制、骨骼肌(如胸壁肌)强直、恶心呕吐、低血压和心动过缓等,在一定剂量范围内,随剂量增加而作用加强。

### 不良反应

瑞芬太尼具有 μ 阿片受体类药物的典型不良反应,即恶心、呕吐、呼吸抑制、心动过缓、低血压和肌肉强直等不良反应,但停药或降低输注速度后几分钟内即可消失。

瑞芬太尼是国家特殊管理的麻醉药品,务必严格遵守国家对麻醉药品的管理条例,医院和病室贮药处均应双人双锁,处方颜色应与其他处方区别开。负责保管人员均应遵守交接班制度,不可稍有疏忽。

## 2.4 二氢埃托啡

二氢埃托啡(Dihydroetorphine),为东罂粟碱的衍生物,是 20 世纪 70 年代末合成的强效镇痛药,1991 年批准上市,列入麻醉药品管制。

二氢埃托啡为白色片状结晶,无臭,味甜,是阿片受体的纯激动剂,也是迄今为止作用最强的镇痛药。

### 药理作用与成瘾性

二氢埃托啡对呼吸也有抑制作用;也有缩瞳、减慢心率等作用,但无明显催吐作用。临床应用表明,二氢埃托啡容易产生依赖性。用于晚期癌症的疼痛可收到显著效果,但长期应用也可产生耐受性和依赖性。临床用于平滑肌痉挛引起的绞痛,但反复用药可产生耐药性和依赖性。曾用于各种急慢性疼痛的镇痛,因依赖性强,目前临床上已基本停用。

### 不良反应

二氢埃托啡引起的不良反应有头晕、恶心、呕吐、乏力、出汗、呼吸减慢、心悸、排尿困难、语言错乱和荨麻疹等。过量致中毒时应及时进行人工呼吸，必要时可肌内注射或静脉注射盐酸纳洛酮或氢溴酸烯丙吗啡解救。

## 2.5 纳布啡

纳布啡（Nalbuphine），又名环丁羟氢吗啡、环甲羟氢吗啡、纳丁啡。主要用于中度至重度疼痛如创伤、术后、癌症、肾或胆绞痛的止痛；心肌梗死和心绞痛患者的止痛。

纳布啡的镇痛强度与吗啡相似。其呼吸抑制作用与等效剂量的吗啡相似，但有封顶效应（Ceiling Effect），即超过一定剂量，呼吸抑制作用不再加重。

纳布啡可产生耐受性和依赖性。偶有幻觉及其他拟精神反应。常见的不良反应有嗜睡、出汗、头痛、恶心、呕吐、眩晕、口干等。

## 2.6 曲马多

曲马多（Tramadol），是20世纪70年代末由一家德国药品公司开发的，商品名Tramal。为非阿片类中枢性镇痛药，主要用作镇痛药，治疗中等至严重的疼痛。同时，用于急性或慢性疼痛，以及各种术后止痛、癌痛、分娩痛等的治疗。由于不产生呼吸抑制作用，尤其适用于老年人、心肺功能差的患者以及日间手术患者。

### 药理作用与成瘾性

曲马多主要作用于中枢神经系统，用药过量会产生依赖。据有关资料显示，正常人若每天服用曲马多200毫克，大约半年后会产生药物依赖，而每天若服用300~400毫克，甚至更多，可在短期内上瘾。长期大剂量服用可致中枢神经兴奋、呼吸抑制，并可产生耐受性和成瘾性及其他不良反应。

曲马多成瘾后的临床表现为记忆力下降、反应迟钝，食欲下降、体重减轻，便秘、尿潴留，性功能下降。另外，癫痫发作是曲马多成瘾后的一个非常重要的并发症，因此对于无癫痫病家族史的青少年出现癫痫发作，首先要查明孩子是否滥用曲马多。曲马多成瘾后还会导致心理异常和人格改变，如撒谎、骗钱、脾气暴躁、不愿意与人沟通、自卑、自闭、自虐、自杀等，严重破坏家庭关系和社会功能，曲马多成瘾后不治疗或治疗不当，易走上违法犯罪的道路。

### 盐酸曲马多的成瘾性

盐酸曲马多成瘾的现象，在世界范围内都有发现，世界卫生组织因此将该药列入了世界第五大被滥用的药品，2008年1月1日中国将盐酸曲马多作为精神药品进行管制。这是世界上第一个采取这样的管制措施的国家。

# 3 违法滥用的毒品

## 3.1 鸦片

### 鸦片的性状

鸦片（Opium），又称为阿片，俗称大烟，是从罂粟属（Papaver）罂粟[①]未成熟蒴果经割伤果皮后，渗出之白色乳汁干燥凝固而得，含多种鸦片生物碱。

鸦片分为生鸦片和熟鸦片。生鸦片呈褐色，有些品种则呈黑色；可制成圆块状、饼状或砖状；一般表面干燥而脆，里面则保持柔软和有黏性，有刺激性气味——陈旧的尿味，味很苦。生鸦片中除了 15%~30%的矿物质、树脂和水分外，还含有 10%~20%的多种特殊的生物碱。

熟鸦片就是生鸦片经过烧煮和发酵后，制成条状、板片状或块状；其表面光滑柔软，有油腻感，呈棕色或金黄色，通常包装在薄布或塑料纸中。熟鸦片吸毒者吸食时其可发出强烈的香甜气味。

鸦片含有多种生物碱，可分为 3 类：第一类是吗啡类生物碱，其中包括 3 种成分，吗啡含量 10%~14%，可待因含量 1%~3%，蒂巴因含量约 0.2%；第二类为罂粟碱类生物碱，含量 0.5%~1%；第三类是盐酸那可汀类生物碱，含量 3%~8%。鸦片所含生物碱经人工合成，可制成的阿片类毒麻药品有海洛因、哌替啶、美沙酮等。

### 鸦片的历史

鸦片是罂粟的初级产品，而罂粟主要生长在北半球几乎整个温带和亚热带地区。在瑞士发掘的公元前 4000 年新石器时代屋村遗址中，考古学家便发现了"鸦片罂粟"的种子和果实的遗迹，并且属于人工杂交种植的品种。公元前 3400 年，

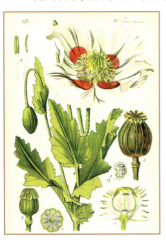

图 171 罂粟（植株标本图）

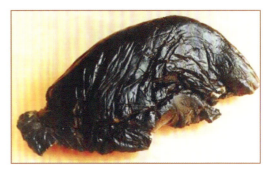

图 172 鸦片（黑色圆块状鸦片）

---

[①] 罂粟（Papaver Somniferum），为一年生或两年生草木，果实为蒴果，种子不含吗啡。茎干及叶含少量生物碱，成熟枯干后切成烟草状可吸食；未割裂蒴果成熟后乳汁自行凝固于果壳成为鸦片的原体。

在地处今天伊拉克的两河流域，人们就已经大面积种植，而且给它以"快乐植物"（Joy Plant）的美名。约公元前2160年，鸦片已经成为兽医和妇科药品。已经发掘的公元前1500年古埃及墓葬中，"底比斯鸦片"已经属于高级品牌。公元前300年，古希腊已经把鸦片作为普遍的饮料。在《圣经》与荷马的《奥德赛》里，鸦片被描述成为"忘忧药"。约公元前2世纪的古希腊名医加伦，就记录了鸦片可以治疗的疾病：头痛、目眩、耳聋、癫痫、中风、弱视、支气管炎、气喘、咳嗽、咯血、腹痛、黄疸、脾硬化、肾结石、泌尿疾病、发热、水肿、麻风病、月经不调、忧郁症、抗毒以及毒虫叮咬等疾病。公元前139年张骞出使西域时，鸦片被传到了中国。三国时名医华佗就使用大麻和鸦片作为麻醉剂；在唐乾封二年（667），就有鸦片进口的记录，唐代阿拉伯鸦片被称为"阿芙蓉"；公元973年北宋印行的《开宝本草》中，鸦片定名为罂粟粟（后一个"粟"即指蒴果）。当成吉思汗的铁骑踏遍欧亚大陆以后，鸦片也成为社会商品的一个重要种类，但那时鸦片只是入药佳品。

大约1600年，荷兰人通过把北美印第安人的烟斗连同烟叶传入中国，中国开始有吸烟者。其广泛程度令中国的统治者恐慌，崇祯皇帝下令禁烟。因为曾经有人把鸦片混入烟草吸食，始料不及的是，烟草被禁却导致了吸食纯鸦片的泛滥。

在中国清政府无法禁止鸦片亦无法限制鸦片使用的情况下，西方国家大力向中国倾销鸦片，以求逆转西方世界对华贸易

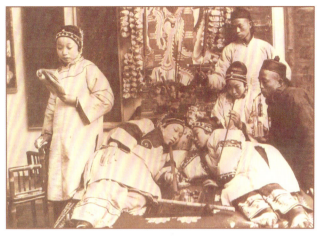

图173 中国清代人在吸食鸦片（据《亚洲周刊》1987年2月8日）

逆差，这些鸦片让当时许多中国人沉溺其中而难以自拔。

## 鸦片的滥用与危害

鸦片最初是作为药用，目前在药物中仍有应用，如阿片粉、阿片片、复方桔梗散、托氏散、阿桔片等，主要用于镇咳、止泻等。但长期或过量使用，则会造成药物依赖性。鸦片在给人们带来欢愉、使人忘忧的同时，它也像一把架在人们头上的利斧，给人类带来了痛苦与灾难。

吸食鸦片后，可以初致欣快感、无法集中精神、产生梦幻现象，导致高度心理及生理依赖性。长期使用会出现面色蜡黄、神情呆滞、骨瘦如柴，甚至丧失劳动能力。如果长期使用后一旦停止则会发生渴求药物、不安、流泪、流汗、流鼻水、易怒、发抖、寒战、厌食、便秘、腹泻、身体蜷曲、抽筋等戒断症，即出现各种俗称"犯毒瘾"的症状。

如果过量使用会造成急性中毒，出现昏迷、低血压、针尖样瞳孔等症状，最后导致呼吸抑制而死亡。

## 3.2 吗啡

### 吗啡的性状

吗啡（Morphine），别名盐酸吗啡、美施康定（吗啡控释片）、美菲康，为白色有丝光的针状结晶或结晶性粉末，味苦有毒，无臭，遇光易变质，易溶于水，微溶于乙醇。由于其遇光易变质和易溶于水，故一般用赛璐珞或聚乙烯纸包装。

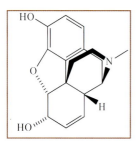

图174 吗啡的分子结构式

吗啡是镇痛药，阿片受体激动剂，具有镇痛、催眠、止咳、止泻等作用，吸食后会产生欣快感，比鸦片容易成瘾。长期使用会引起精神失常、谵妄和幻想，过量使用会导致呼吸衰竭而死亡。

### 吗啡的历史

吗啡是1806年由德国化学家泽尔蒂纳[1]首次从鸦片中分离获得的生物碱，含量为10%~15%。他用分离得到的白色粉末在狗和自己身上进行实验，结果狗吃下去后很快昏昏睡去，用强刺激法也无法使其兴奋苏醒；他本人吞下这些粉末后也长眠不醒。据此他用希腊神话中的睡眠之神吗啡斯（Morphus）的名字将这些物质命名为"吗啡"。

19世纪初，当吗啡从鸦片中提炼出来后，曾一度轰动整个欧洲医学界。在那个战火纷飞的年代，医生们靠着吗啡，从死神手中抢救了无数士兵的生命；美国南北战争时吗啡作为镇痛剂，也在美军中广泛使用；第一次世界大战的战火，更使吗啡风靡全世界。

吗啡应用在医学上，有强大的镇痛作用，对一切疼痛均有效，对持续性钝痛比间断性锐痛及内脏绞痛效果强。一次给药，镇痛作用持续4~8小时，故仅用于创伤、手术、烧伤、心肌梗死等引起的剧痛。其在镇痛的同时有明显镇静作用，有时会产生欣快感，可改善疼痛患者的紧张情绪。19世纪20年代，吗啡仍是"所有止痛药中最有效的药"，在防治咳嗽上，无药可比。

但是，医学家们很快发现，吗啡不仅对循环、呼吸、肠胃系统有副作用，而且具有比鸦片更大的成瘾性。当一些人用吗啡戒除了鸦片的毒瘾后，又染上了吗啡瘾，而且吗啡瘾的戒除更难、毒瘾传播率更高。为了解决这个问题，人们又开始研究新药。终于在19世纪末期，英国和德国的科学家从吗啡中提炼出了海洛因。海洛因的镇痛能力，可达到吗啡的4~8倍。但提炼海洛因的科学家并没料到，海洛因竟是只要注射一两次就会上瘾的更具成瘾性的东西，而且一旦上瘾，就难以戒除，使用过量还会因呼吸受到抑制而死亡。

吗啡是一种烈性毒品。吗啡过量可致

---

[1] 泽尔蒂纳（Friedrich W. Sertürner, 1783—1841），药剂师、化学家。

急性中毒，成人中毒量为60毫克，致死量为250毫克，尸体中的吗啡可长久不变。

19世纪晚期，吗啡在不受控制的美国药品市场造成危害之大，促使医学界内外的改革者采取行动。当时，因吗啡制剂在专利药品中的普遍采用，在治疗中所处的中心地位，与缓解症状结合而不是与治疗药物结合，以及引起上瘾带来的风险，成为人们关注的目标。

从此，吗啡作为药物受到了严格使用范围的控制监督，吸食吗啡的行为将受到严惩。作为麻醉药品的吗啡由于其药用与易成瘾的利弊受到了严格管理。

### 吗啡的滥用

滥用吗啡主要是通过口服、鼻吸、肌肉或静脉注射等方式，舒适和欣快感是吗啡药物的典型药理学特性，是产生滥用和依赖性的万恶之源。

1804年发现阿片中主要有效成分吗啡，具有很高的依赖潜力，即成瘾性。1853年发明了注射器之后，吗啡成瘾遂开始流行。一般情况下，连续使用吗啡麻醉品后，使用的用量合适便会逐渐产生耐受性，因而需要增加用量。与此同时，也牢固地形成了心理性依赖，即强制性地连续觅求同一药物来满足使用药物后所产生的特殊快感与相应的一些心理体验。依赖形成之后，一旦中断用药便会产生一系列戒断症状，使该人难以忍受。最终想方设法寻求药物，重蹈覆辙，使瘾癖不得矫正。

常见的戒断症状有流鼻涕、流眼泪、打哈欠、出汗以及一种极度渴求用药的内心感觉。与此同时，伴随着内在不安和情绪易激惹，入睡困难。稍过一些时候，感觉周身发凉，起鸡皮疙瘩、厌食、恶心、呕吐。严重者可有痉挛性腹痛乃至腹泻，肌肉痛或肌痉挛。此外，可见瞳孔扩大，心动过速，血压增高，面部赤红与周身不自主动作。最重者可出现白细胞增多，体液丢失与体内电解质失调，进而危及生命。

## 3.3 海洛因

### 海洛因的性状

海洛因（Heroin），又名乙酰基吗啡，俗称"白粉"[①]"白面"。根据用途和纯度不同又分出"2号""3号""4号"海洛因。[②] 海洛因进入人体后，首先被水解成为单乙酰吗啡，然后再进一步水解成吗啡而起作用。因为海洛因的水溶性、脂溶性都比吗啡大，所以它在人体内吸收更快，易透过血脑屏障进入中枢神经系统，具有

---

[①] 海洛因，是半合成的阿片类毒品，极纯的海洛因主要来自"金三角"（缅甸、泰国、柬埔寨三国接壤地带），有的则来自黎巴嫩、叙利亚，更多的是来自巴基斯坦。产品的颜色、精度和纯度取决于产地。白色的来自泰国，既纯又白的来自黎巴嫩，褐色的或淡褐色的来自叙利亚、巴基斯坦或伊朗。

[②] "2号海洛因"，又称为次海洛因，化学名称为二乙酰吗啡，状如砖块，呈淡灰褐色，只出现在亚洲。"3号海洛因"是一种棕色或灰色颗粒状物质，又名棕色糖块。含海洛因30%~50%，用于吸食。"4号海洛因"是从吗啡精炼出来的，经过乙酰化、盐酸化，然后提纯、增白，成为又轻又细的白色粉末，纯度高达90%。

比吗啡更强的抑制作用，其镇痛作用也为吗啡的4~8倍。最初的海洛因曾被用作戒除吗啡毒瘾的药物，后来发现它产生药物依赖性的作用比吗啡更强，常用剂量连续使用两周甚至更短即可成瘾，由此产生严重的药物依赖。海洛因的致死量为50~70毫克，被称为世界毒品之王。

### 海洛因的历史

1874年，英国伦敦一家医院的药剂师阿尔德·怀特（C. R. Alder Wright）在一个坩埚中放入吗啡和无水醋酸共同加热几小时，发现了一种新的晶体。他把这种晶体送到曼彻斯特的欧文大学进行检测，学校的分析报告指出：在给狗和兔子进行皮下注射后，它们出现恐惧、严重虚脱、嗜睡甚至抑制呼吸、瞳孔收缩等严重症状（这些都是吸毒成瘾的部分表现）。鉴于这份分析报告，这位英国人及时终止了实验。

23年之后的1897年，德国拜尔公司的实验室药剂师费利克斯·霍夫曼（Felix Hoffman）偶然合成了叫作二乙酰吗啡的物质，并且发现这种合成物对咳嗽、气喘以及肺结核都有显著疗效，当证实用于实验的鱼、海马和猫吞下这些药物依然能够活命之后，公司要求员工的家属甚至包括孩子也开始试着服用，无明显副作用，也没有人上瘾。于是在合成后不到一年的时间后，公司认为它可以替代能让人上瘾的止痛药吗啡。于是，在没有进行彻底的临床试验的情况下，公司便将它上市销售。

这种叫二乙酰吗啡的白色晶体后来被称为"海洛因"。"海洛因"在德文中意为"英雄"，拜尔公司认为发明这一物质是英雄般的壮举，因此取了这个名字。接下来就出现了医药史中最荒谬的一页。

1906年，美国批准海洛因可在美国广泛使用，并建议用海洛因来替代吗啡，以缓解各种难以忍受的疼痛。由于医师毫无控制地使用和药店无限制地销售海洛因，造成了当时严重的滥用问题。面对日趋恶化的海洛因成瘾现象，人们终于认识到，海洛因对个人和社会的危害比起医疗价值大得多。于是，1912年，在荷兰海牙召开的鸦片问题国际会议上，与会代表一致赞成对鸦片、吗啡和海洛因的贩运实行管制。随后美国参众两院于1924年一致通过立法，禁止生产、进口和销售海洛因。在中国，海洛因是监控、查禁的最重要的毒品之一。

然而，由于贩卖海洛因的高额利润和走私方便，以及其效价高、用量少等特点，使得海洛因的黑市交易和滥用成为当今世界性的头号问题。无论是在发达国家、发展中国家还是不发达国家，海洛因对社会的安定和经济发展都造成了极大的危害。

### 海洛因的滥用

海洛因依赖并不是一个单一的行为，而是多种原因综合在一起所导致的结果，海洛因依赖者的心理学特征主要是即刻满足和尚未学会延缓满足；情绪容易冲动，不考虑后果便行动；经受不住失败与挫折，持破罐破摔的生活态度；缺乏自信心与决策能力；自卑感强烈而隐蔽，内心孤独害羞，不会交知心朋友；冷酷仇恨，缺乏爱心；没有责任心。

海洛因依赖的行为特征主要是用药胜过一切。用药比进食、睡眠、性等基本需要还重要。为了用药可以牺牲一切，甚至对法律也可以置之不顾；生活一反常态，晚上不睡，白天不起，每天仅吃一餐，有的甚至以水果、饮料作为一天的饮食；谎话挂在嘴边，为了得到毒资，他们说谎，欺骗家人、朋友，甚至不择手段。

海洛因依赖的情绪特征是舒适和欣快感，这是产生滥用和依赖的万恶之源。患者一旦停用海洛因后可出现焦虑不安、烦躁和易发脾气等情绪障碍。

海洛因依赖的思维特征表现为妄想。妄想的内容多荒谬、离奇、恐怖，常出现自伤、自杀和伤人等危险行为，女性多出现抑郁、自卑。

由上可见，海洛因的滥用危害极大，一旦沾染上毒品，除了需要生理脱毒外，还必须进行系统而长期的心理康复过程，让海洛因依赖者从小事做起，树立正确的人生价值观，教会其一定的生存技能，提高社会适应能力，帮助海洛因依赖者摆脱毒品，在戒毒心理康复方面取得效果。

## 3.4 可卡因

### 可卡因的性状

可卡因（Cocaine），俗称"可可精"，学名苯甲酰甲醛芽子碱，是从古柯科古柯属（*Erythroxylum*）植物古柯灌木的叶中分离出来的一种莨菪烷型生物碱，属于中枢神经兴奋剂，一般为无色、无臭的单斜形晶体，味先苦而后麻。几乎不溶于水，可溶于乙醇、乙醚等有机溶剂，但其盐酸盐易溶于水。

### 可卡因的历史

可卡因的历史可以追溯到公元前2500年前，居住在南美的印加族人喜欢嚼食古柯叶，古柯树叶嚼起来是苦的，为当地的咀嚼者所喜爱。他们认为古柯可以使他们增加力量、驱除饥饿、减轻痛苦。当地人称古柯叶为"圣草"或"绿色的金子"。同一时期，秘鲁约有90%的成年男子习惯于咀嚼古柯叶，以减轻饥饿感和疲劳感。

16世纪，西班牙人征服印加帝国，并禁止印加人嚼食古柯叶。征服者认为，印加人在宗教仪式上使用古柯叶是一种他们与魔鬼立协定的方式。之后，当征服者了解到嚼食古柯叶的印加人工作时更卖力时，他们便取消了禁令。

1855—1860年间，德国科学家菲烈德克·贾德克（Friedrich Gaedake）和阿尔伯特·尼曼（Albert Niemann）从古柯树叶中分离出来一种生物碱，尼曼将其命名为古柯碱[①]。

之后的40年间，古柯碱的用量急速增加，它出现在成药、含酒精饮料和不含酒精饮料之中。任何一家药局都买得到高纯度、白色粉末状的古柯碱。含酒精饮料中以维·马里亚尼（Vin Mariani）最受欢迎。这种酒在1863年推出，之后迅速获得当时知名人物赞赏。可口可乐在1886年推出时以提神剂方式添加古柯碱，一直到1903年之后市售的可口可乐才剔除了

---

① 另有记载，早在1859年哥廷根化学家阿尔伯特·尼曼就从秘鲁古柯树树叶上分离出可卡因碱。他在博士论文中写到，尝过这种东西后，舌部会感觉麻木。

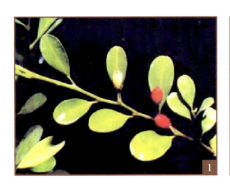 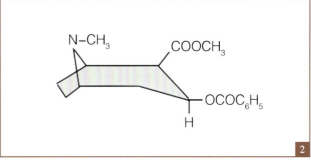

图175 可卡因（1.古柯树植株与果实；2.可卡因的分子结构式）

古柯碱成分。

1844年，法国眼科医生科勒（Karl Koller）将可卡因滴入患者眼中，获得角膜和结膜完善的局部麻醉，从而揭开了局部麻醉的新篇章。奥地利精神病医生弗洛伊德[①]在作为年轻医师时曾发表一篇文章名为《论古柯树》（On Coca），文中大力提倡以古柯碱医治气喘、吗啡毒瘾等多种疾病。

然而，由于可卡因的毒性过剧，注射应用很不安全。于是，在1902年用毒性较小的普鲁卡因取代了可卡因，局部浸润和神经阻滞的局部麻醉方法才真正展现其实用价值。

当可卡因越来越流行时，它所带来的问题也越来越为大众注意了。许多人将犯罪率升高、社会失序归咎于可卡因，每当媒体出现因使用可卡因而导致犯罪行为的报道时，警察就开始大力扫荡可卡因及其使用者。

1901年，英国下议院曾热烈讨论几个可卡因致死的例子，但都不了了之。1914年，美国政府率先将可卡因列为禁药。1916年英国出现起诉贩卖可卡因的例子，被起诉的对象是一名妓女，罪名为战时贩卖麻醉药物给军队。

尽管自1916年起可卡因已成为禁药，得到它的合法方式是经由医师处方，但这并未遏止可卡因的风行。在第一次世界大战中，可卡因一枝独秀于英国用药文化之中，从普通工人至上流社会皆可使用，其中伦敦一地用药者尤其多。

自20世纪30年代起，很多使用者开始思考使用可卡因的风险。1930—1960年的30年间可卡因使用量跌入谷底。20世纪70年代中期，大多数国家将可卡因列入非法制造、输入的对象，但使用者仍有增加的趋势。

### 可卡因的依赖性

可卡因兴奋作用强，也是一种局部麻醉剂，它对人体有两种作用。

其一，能阻断神经传导，产生局部麻醉作用，对眼、鼻、喉等黏膜神经的效果尤其明显。因此，在早期曾被作为麻醉剂广泛用于眼、鼻、喉等五官的外科手术中。

其二，可卡因通过加强人体内化学物

---

① 西格蒙德·弗洛伊德（Sigmund Freud，1856—1939），犹太人，奥地利精神病医生及精神分析学家，精神分析学派的创始人。著有《性学三论》《梦的释义》《图腾与禁忌》《日常生活精神病理学》《精神分析引论》《精神分析引论新编》等。

质的活性刺激大脑皮层兴奋中枢神经，并继而兴奋延髓和脊髓，表现为情绪高涨、思维活跃、好动、健谈，能较长时间地从事紧张的体力和脑力劳动，甚至能胜任繁重的、平时不能承担的工作。尤其危险的是服用可卡因使人具有一定的攻击性。

可卡因急性中毒表现出愉快感、陶醉感、好斗、夸大、多疑，有被害人妄想及幻想，脱离现实感，判断障碍而容易导致危险行为的出现。身体上的症状有脉搏跳动快速、瞳孔放大、血压上升、腹痛、恶心、呕吐及呼吸困难等。服用量大时会产生谵妄，甚至造成延脑麻痹及呼吸衰竭而导致死亡。长期服用会成瘾，而导致人格异常或妄想性精神病症状，若突然停用，可能发生严重的忧郁及昏昏欲睡现象。

## 3.5 大麻

### 大麻的性状

大麻（Cannabis），又称麻、大麻草，是大麻科大麻属（Cannabis）[1]草本植物，主要品种有大麻（*C. Sativa*）、寻常大麻（*C. Sativa* var. *Indica*）和印度大麻（*C. Indica*）。主要生长在亚洲中部以及非洲南部。大麻的英语是 Marihuana，特指雌性麻类植物经干燥的花和毛状体。在这些叶子和花顶部的树脂中含有四氢大麻酚。当这种树脂以烟抽、鼻吸或口服等方式服用之后，就会产生兴奋反应。吸食大麻的人自己会有一种幸福感。大剂量的大麻成为一种能够产生幻觉的麻醉药。

大多数大麻都没有任何有毒成分，通常所说的可制造毒品的大麻，是指印度大麻中一种较矮多分枝的变种。大麻草可单独吸食，将其卷成香烟，被称为"爆竹"；或将它捣碎，混入烟叶中，做成烟卷卖给吸毒者，这就是大麻烟。这种毒品在当今世界吸食最多，范围最广，因其价格便宜，在西方国家被称为"穷人的毒品"。

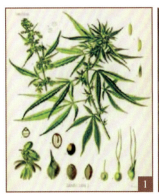 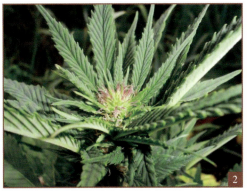 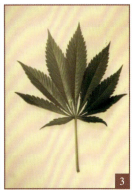

图 176 大麻（1.大麻植株标本；2.大麻植株；3.印度野生大麻的叶片）

[1] 有的植物分类学将大麻（*C. Sativa* var. *Indica*）列入桑科。

1964年，位于以色列雷霍沃特的魏茨曼科学研究所①的3名研究人员从大麻的树脂中提取分离出了四氢大麻酚，它是一种经典大麻素受体激动剂，通过中枢型大麻素受体1和末梢型大麻素受体2对神经系统发挥作用。四氢大麻酚的含量越多、烈性成分越强，毒品的劲头就越大。

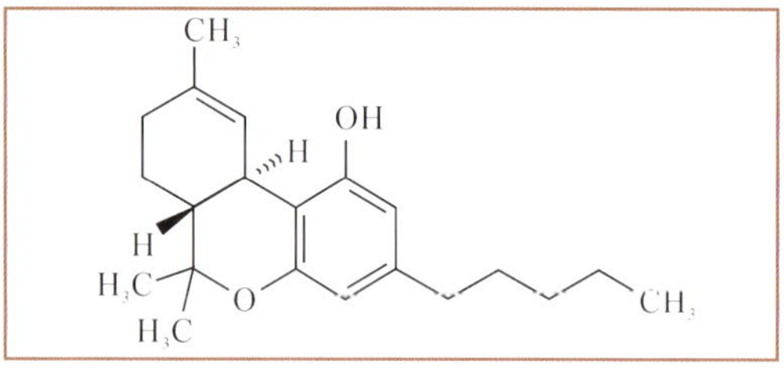

图177 四氢大麻酚的化学结构式

**大麻的历史**

大麻的使用已有几千年的历史了，开始它是作为一种药物使用获得兴奋的感觉。公元前500年左右，印度大麻在斯堪特人②中作为麻醉品大受欢迎。在封闭的房子里，他们把大麻籽及小块脂散到灼热的石头上，吸着它们产生的烟雾。11世纪分布在巴勒斯坦和叙利亚的大麻瘾者（吃大麻者）部落，臭名昭著。他们的目的是杀死宗教的和政治的敌人。吸食大麻可以使部落成员变成顺从的杀人者。

古代世界的斯基泰人和色雷斯人同样知道大麻。色雷斯人的巫师（Kapnobatai，意为"云上行者"）通过燃烧大麻的花来达到灵魂出窍状态，人们猜测源于色雷斯的狄俄倪索斯狂欢仪式中吸食大麻的部分。

中东人吸食大麻，种植大麻，早已成为了一种传统。吸入大剂量大麻，会产生大麻中毒性精神病，出现幻觉、妄想和类偏执状态，伴有思维紊乱，自我意识障碍，出现双重人格。长期吸食大麻者，表现为呆滞、淡漠、注意力不集中、记忆力差、判断力损害，偶有无故攻击性行为。随着吸毒时间迁延，会出现个人卫生不顾、饮食不佳、人格扭曲，对任何事物兴趣缺乏，呈精神衰退状态。

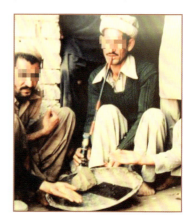

图178 中东人吸食大麻

1271年，马可·波罗得之于中亚，带入欧洲，到近代，人称之为印度大麻。吸食大麻树脂、花、苞片和叶，可得欣快感。吸食后，外界事物的彩色和形状显得分外鲜明，思维沉入梦状，往事重现，自我控制力减弱，不再有自责感，轻松愉快，语言增多。过量吸食则明显出现精神失常，可狂笑或猜疑。滥用则出现精神涣散、人格衰败、沉沦犯罪。

20世纪初，拥有、使用和买卖大麻制

---

① 魏茨曼科学研究所，1934年建于雷霍沃特。其前身是西埃弗研究所，1949年对该所进行扩建并以以色列首任总统、著名化学家哈伊姆·魏茨曼博士的名字命名。今天，它已成为一个公认的供大学毕业生在物理、化学、数学和生命科学领域深造的研究中心。

② 斯堪特人（Skyten），是古代生活在黑海以北、俄罗斯以南草原上的一个游牧民族，属印欧语系，公元前1世纪在黑海地区定居下来，并与当地的希腊文化有所接触。

品在全球很多地方成为非法行为。其后有些国家对其继续加强监管，有些国家（如荷兰等民风较开放的国家）则放松了管制，造成实际合法。至今，尽管大麻在世界大多数地方属于非法制品，但它仍是世界各地分布最广的亲精神植物。联合国麻醉品委员会的专家们估计，吸食大麻成了世界上2亿~3亿人的习惯。

20世纪60年代，大麻的流行滥用逐年增多。大麻是美国最常被滥用的毒品，20世纪70年代美国12~17岁的青少年人群中60%曾吸过大麻，20世纪90年代调查发现，约6700万美国人一生中使用过大麻，约1700万美国人在过去的一年中使用过大麻。在英国，青少年中10%的人用过大麻。

当今世界上虽然在印度、荷兰和巴基斯坦这三个国家使用大麻是合法的，但也必须遵守政府定下的条例或规定。

在某些印度仪式期间可以使用大麻，但使用者必须遵守政府定下的条例。印度政府监控大麻的使用并在圣城瓦腊纳西出售大麻（Bhang）。

荷兰政府认为大麻不会致瘾且不比酒精有害，所以，在1976年荷兰政府允许大麻在有限的形式下合法化售卖。允许购买和拥有5克大麻或麻汁。拥有超额分量是非法的。特别被允许的"咖啡店"可以每天卖给每人不超过5克的大麻，购买者需18岁以上。

巴基斯坦允许大麻的使用，传统上烟客在宾馆里和集会中吸抽大麻烟。

### 大麻的滥用

现代研究认为，虽然吸食大麻通常不会使吸食者产生生理上对其的依赖，但有证据表明它能让吸食者对其产生精神上的依赖。大麻能够减弱记忆力、语言能力和学习能力；还会使肺部接触大量的焦油和150多种化学物质。其中很多的化学物质会刺激肺的内壁，某些情况下会引起肺部发炎和支气管炎。大麻还能够减少人体内的雄性激素和雌性激素，从而可能导致某些人的不育。特别是那些持续使用大麻的人很有可能会进一步滥用其他药性更强的毒品。对于一个在各种活动中需要灵活反应和清醒头脑的人来说，使用大麻是很危险的。2006年12月10日，英国慈善团体Young Minds发表的研究报告显示：经常吸食大麻的年轻人罹患精神病的概率是不抽大麻的年轻人的两倍。这对于长期使用大麻影响健康是一个有决定性的科学证据。

第一，大麻的成瘾效应。抽吸大麻后1~2分钟内可出现短暂的焦虑期，即莫名其妙而又模糊不清的焦虑和烦躁，数分钟后进入爽朗期，感到特别安定、惬意、轻松愉快，感觉一切都很美好，充满幸福感，待人接物爽朗热情，侃侃健谈，很想找人做体贴的倾诉，以分享他的愉快。此后，即慢慢地转入陶醉期，恬静自得，不再想与人谈话，愿意独自沉浸在销魂状态。

第二，大麻中毒性精神病状态。中毒性谵妄发生在一次大量使用时。患者意识不清，同时伴发错觉、幻觉与思维障碍。有一部分患者伴随恐惧和冲动行为，也有报道出现凶杀死亡的案例。急性焦虑发作发生在吸食过量之时。有些患者在焦虑的同时产生偏执意念，对他人产生敌对意识，或感到被别人监视。急性抑郁反应可产生一过性的抑郁状态，悲观厌世，有自杀意念。

# 3.6 甲基苯丙胺（冰毒）

### 甲基苯丙胺的形状

甲基苯丙胺（Methamphetamine，MA），亦称去氧麻黄碱。因其原料外观为纯白透明的结晶体，晶莹剔透，形状如冰，极易溶于水，故被吸毒、贩毒者称为"冰"。由于它的毒性剧烈，人们便称之为"冰毒"。

### 甲基苯丙胺的历史

甲基苯丙胺是一种兴奋剂，1887年首次在德国被合成发现。20世纪30年代以前的相当长的一段时间里，一直是用于癫痫、精神分裂症、酒精中毒、阿片依赖、偏头痛、辐射病等疾病的临床治疗。1927年，发现它拥有扩张鼻部呼吸血管和刺激中枢神经的作用。1932年，在临床使用上被主要定位成感冒、哮喘等疾病的治疗性吸入剂，1935年又发现它在治疗条件性突发嗜睡症方面有显著的临床效果。第二次世界大战中，德军在炎热的北非沙漠曾用甲基苯丙胺作为兴奋剂以增加其持久作战的能力。1937年，有内科医生发现在给多动症儿童患者服用适当剂量时，患者的多动症状竟然会明显消失，注意力集中的水平显著提高，被临床医学领域定位为儿童多动症的典型处方药物。至此，儿童多动症临床治疗没有特效药的历史就宣告结束了。

甲基苯丙胺能够取悦大众的原因，是因为它能够产生类似可卡因的那种欣快感，虽然不如可卡因那么强烈，但是药效却比可卡因要持久。更重要的是，它的价格非常低廉，在美国当时因为是合法的，所以很容易得到。

20世纪60年代甲基苯丙胺和苯丙胺的静脉滥用已经成了美国公共社会的严重问题。1965年，美国修正了《食品药品安全法》，甲基苯丙胺和可卡因被列为非法违禁药物。从此以后，苯丙胺类物质加工逐渐转入了家庭作坊的形式，使用苯丙胺类物质的人群直线下降，但是这却造成了可卡因滥用的第二次浪潮。

1970年，甲基苯丙胺的注射制剂被德国《药品管制法》严格限制。所以在1971年，德国15家制药公司的31项有关甲基苯丙胺生产的投资项目全部化为泡影。这就意味着德国当年120亿甲基苯丙胺的片剂生产项目被强制终止了。

20世纪80世纪后期，甲基苯丙胺的滥用出现上升趋势，滥用人群主要是部分青年学生、运动员、演员，多为短期用药，以保持精神兴奋、精力充沛、提高效率，但随之出现疲乏及精神抑郁状态。

值得指出的是，另一种更容易生产合成的冰毒衍生物于1919年在日本被首次合成。这种结晶状的东西很容易溶解于水，因此很自然地就以针剂的形式出现了。在美国曾经在相当长的一段时间里，是以Desoxyn的名字作为商品合法售卖的。在第二次世界大战期间，冰毒类物质作为士兵的兴奋剂广泛应用于包括日本在内的各国战场上。在之后的战争中，这种滥用情况比第二次世界大战时期更有过之而无不及。第二次世界大战以后，日本政府军队囤积下来的大量冰毒衍生物以注射的滥用方式悄悄地流向了民间。

### 甲基苯丙胺的滥用与危害

服用冰毒对人体构成危害。它能强烈兴奋中枢神经系统，其主要表现是激动、焦虑不安、抽搐、肌肉反复强烈收缩、颈部肌肉不断扭动、头颅不停地左右摇摆。它会使精神活动明显改变，其主要表现是服用后，短期内会出现警觉性增高、自我感觉意识特别清晰、疲劳消失、精神饱满、信心十足、注意力集中、情绪高昂、话语增多、反应机敏。但药性过后会出现反应迟钝、疲劳乏力、头痛头昏、心悸气急、全身难受、心境恶劣、焦躁激动现象，有的甚至会出现胡言乱语、谵妄症状。它能使收缩压和舒张压都升高，但脑部供血并不增加，对身体健康极为不利。它能让人染上多种疾病。长期服用冰毒会导致全身衰竭，体重减轻，体质明显下降，营养不良，免疫力降低，皮肤破损后难以愈合，很容易发生多种脓肿和指甲脆化、睡眠不良、夜间磨牙等疾病。

除此之外，还能出现多种脏器感染和多种传染性疾病，如肝炎、细菌性心内膜炎、败血病和艾滋病。它能使人出现幻觉妄想和极度恐慌，有的还会出现自杀和杀人现象。

过量使用可导致急性中毒。高剂量或重复使用冰毒可产生中毒性精神病，表现为有被害妄想，幻觉，多为幻视，也可能出现听幻觉和触幻觉，现代医学称之为苯丙胺精神病。

# 4

# 新型化学合成毒品

## 4.1 三唑仑

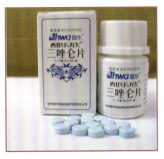

图179 三唑仑

三唑仑又称海乐神、酣乐欣，是一种淡蓝色片剂。其催眠作用强，半衰期短，是一种快速吸收的安定类催眠药物，有显著的镇静、催眠作用，是常用的有效催眠药之一，也可用于焦虑及神经紧张。

三唑仑没有任何味道，可溶于水及各种饮料中，也可伴随酒精类共同服用。其口服后可以迅速使人昏迷晕倒，见效迅速，5~10分钟即可见效，药效比普通安定药物强45~100倍，用药两片致眠效果可达到6小时以上，昏睡期间对外界无任何知觉，属于一种强烈的麻醉药品，故俗称迷药、蒙汗药、迷魂药。

由于三唑仑的催眠、麻醉效果远远高于安定片等其他精神药品，长期服用极易导致药物依赖，服用后还会使人出现狂躁、好斗甚至人性改变等情况。因此，不法分子常利用其实施抢劫、强奸等不法活动。美国一位57岁的妇女，服三唑仑两小时后，居然开枪打死了她的母亲。

超剂量服用三唑仑，人体会出现严重的毒副反应。表现为中枢神经系统抑制，患者醒来后精神恍惚、头晕目眩、站立不稳、神志不清、记忆力下降等。精神失常是三唑仑的主要不良反应，表现为兴奋、跳动、胡言乱语、定向力消失、烦躁、神志恍惚、全身不适、入眠困难，也有表现为脱光衣服、表情欣快、夸夸其谈、自造词语、欲跳楼自杀等失常行为。

三唑仑的毒副作用在有些情况下还可加重，如饮酒、服用其他药物、吃柚子等。它们都能让三唑仑的安全治疗剂量变成中毒剂量。

三唑仑最严重的问题是药物依赖。产生对三唑仑依赖的患者最初多因学习、工作紧张，其次是经商失败、更年期综合征，此外还有悲伤、戒毒等原因引起失眠，滥用该药而导致依赖，也有不少依赖患者本身原是吸毒症，因找不到毒品而用三唑仑替代，以缓解毒瘾发作时产生的戒断症状。

三唑仑主要是产生精神依赖性，表现为每次用药后就感觉"舒服"，若停用就感觉全身不适，心绪不宁，因此渴望获取该药。机体对三唑仑能产生快速耐受性，因此依赖者用药量不断上升，用药频数不断增加，最大用量达200片，甚至更多。

三唑仑的戒断症状最初表现为失眠、焦虑、烦躁不安、敏感易怒、幻听、幻视等。随着病情发展，还可能出现肠痉挛、肌痉挛、体位性低血压、恶心呕吐、食欲不振、头晕眼花、神志错乱、癫痫，甚至死亡。

为了从一定程度上消除戒断症状，患者应该在医生指导下逐渐减少用药量，以便给神经系统足够的恢复时间，摆脱对三唑仑的依赖。

三唑仑的不良反应以药物依赖和精神症状多见，容易导致滥用，中国国家食品药品监督管理局已将该药作为一类精神药品加以控制和管理，因此应严格按《精神药品管理办法》执行，严禁滥开处方，不按处方售药等违规行为。最大限度地控制三唑仑不良反应的发生。

## 4.2 氟硝安定

氟硝安定（Flunitrazepam），又名氟硝西泮、氟硝二氮，商品名Rohypnol。属苯二氮䓬类镇静催眠药，俗称"十字架"。氟硝安定呈白色或带黄色的结晶性粉末；几乎不溶于水，微溶于乙醇和乙醚，可溶于丙酮；避光保存。

自从由罗氏公司（Hoffmann-La Roche）开发的地西泮在1963年被获准使用后，由于它的药效是较早面世的同类药物氯氮的大约5倍，地西泮的销量迅即超越氯氮。其他药厂看到地西泮的成功，便开发其他新的苯二氮䓬类药物，氟硝安定就是其中的一个，它的作用与地西泮基本相似，只是效力更强。其具有镇静、催眠作用，诱导睡眠迅速，可持续睡眠5~7小时。除催眠作用外，也有解痉、肌松和抗惊厥作用。

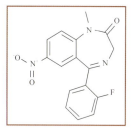

图180 氟硝安定的化学结构式

氟硝安定虽然毒性较小，但仍有较多不良反应，常见为嗜睡、头晕、乏力，大剂量可有共济失调、震颤、皮疹、白细胞减少罕见，兴奋、多语、睡眠障碍、幻觉等。诱导麻醉时大多数患者有轻度呼吸抑制，与芬太尼、氯胺酮等有明显的协同作用，合用时应注意减量；与酒精和其他镇静催眠药合用后甚至可导致中毒死亡。

如果药物过量还可出现持续的精神错乱、严重嗜睡、抖动、语言不清、蹒跚、心跳异常减慢、呼吸短促或困难、严重乏力等。超量或中毒宜及早对症处理，包括催吐或洗胃以及呼吸循环方面的支持疗法，苯二氮受体拮抗剂氟马西尼（Flumazenil）可用于该类药物过量中毒的解救和诊断。

## 4.3 γ-羟丁酸

γ-羟丁酸（Gamma-Hydroxybutyrate，GHB），又称"液体迷魂药"或"G"毒，在香港又叫作"Fing霸""迷奸水"，是一种无色、无味、无臭的液体。

历史上，γ-羟丁酸曾被用作常用镇静剂，用于治疗失眠、抑郁症、发作性嗜睡病患者的日间嗜睡症状和酗酒，也被用于提高运动员成绩。还曾被用作麻醉剂，在许多国家被认定为毒品,在许多地区被禁用。

γ-羟丁酸是由亚历山大·米哈伊洛维奇·扎伊采夫[①]于1874年首次合成的。γ-羟丁酸作为一种中枢神经抑制剂,一旦服用,即被肠胃道快速吸收,并且通过脑血管屏障,到达大脑中枢,就会有镇静及麻醉的作用出现。因为它的副作用小,持续时间短,在法国、意大利和其他欧洲国家,γ-羟丁酸几十年来一直被作为一个安眠药和分娩时的麻醉剂大量使用,并且在意大利,γ-羟丁酸以Alcove的商品名(ATC代码N07BB)出售,被用于治疗酒精依赖,包括迅速戒酒和短期到长期戒毒。在非洲正规医疗上,也有使用γ-羟丁酸当作麻醉药及治疗鸦片或酒精的戒断症候。

20世纪90年代人们才开始使用γ-羟丁酸作为娱乐之用,γ-羟丁酸有白色粉末、药片和胶囊等剂型,使用前溶于水或饮料中服用,常与摇头丸、安非他命、酒、海洛因等合并使用,可以加强快感及减少不舒服的副作用。

由于使用后有欣快的感觉,也会有减少脂肪及增加肌肉量类似类固醇的作用,因此经常被药物滥用者、健身房、减肥中心及健康食品中心非法地以邮寄或网络方式贩卖。另外,由于吸食者服用后可出现性欲增强并会使人快速昏睡及暂时丧失记忆力,出现短暂性记忆缺失,即苏醒后对昏迷期间发生的任何事件无记忆,常被犯罪分子利用来实施强奸。

除此之外,使用γ-羟丁酸还会引发肠胃道、中枢神经系统症状及呼吸抑制、身体无法控制的移动等严重的副作用,表现为心跳缓慢、恶心、呕吐、腹泻、头晕、嗜睡、短暂记忆丧失、肌肉无张力、意识丧失、不自主的活动、抽搐、幻觉、意识混乱、躁动不安及无法控制的全身抖动,甚至呼吸抑制或停止呼吸,特别是当与苯丙胺类中枢神经兴奋剂合用时,危险性增加。与酒精等其他中枢神经抑制剂合用可出现恶心和呼吸困难,甚至死亡。且依所使用之剂量不同,产生昏睡、眩晕、恶心、暂时记忆性丧失。γ-羟丁酸只要10毫克/千克剂量,即可引起短暂记忆力丧失及肌无力的情形,20~30毫克/千克剂量,即可引起快速睡眠,50毫克/千克剂量,即可引起立即性的意识丧失与昏迷。

由此可见,滥用γ-羟丁酸对人的危害之大,不良反应以精神症状多见,是目前美国最流行的滥用药物之一,在1990年被美国列为非法药物。

---

[①] 亚历山大·米哈伊洛维奇·扎伊采夫(Alexander Mikhaylovich Zaytsev,1841—1910),也译为查伊采夫,是俄国化学家,生于喀山。他致力于有机化合物的研究,并提出了预测有机消除反应产物的"扎伊采夫规则"。

# 5
# 酒精依赖及其危害

## 5.1 酒精与酒精依赖

### 酒精的性状与用途

酒精（Alcohol），化学名为乙醇（Ethanol），是带有一个羟基的饱和一元醇。在常温、常压下是一种易燃、易挥发的无色透明液体，它的水溶液具有酒香的气味和刺激的辛辣滋味，微甘。

酒精用于制造醋酸、饮料、香精、染料、燃料等。医疗上也常用70%~75%的乙醇作消毒剂等，在国防工业、医疗卫生、有机合成、食品工业、工农业生产中都有广泛的用途。

饮料酒中都含有酒精，白酒是56度的酒。日常饮用酒中的乙醇不是把乙醇加进去的，而是发酵出来的乙醇，当然根据使用的发酵酶不同还含有乙酸或糖等物质。

酒精属于低毒，具有成瘾性及致癌性，但乙醇并不是直接导致癌症的物质，而是致癌物质普遍溶于乙醇。

### 酒精依赖

酒精依赖，又称慢性酒精中毒、酒瘾、酒癖。酒精依赖指长期饮酒者对酒产生了一种精神上和躯体上的依赖。躯体依赖指大脑和身体长期喝酒所产生的适应状态，这时候身体必须在足量酒精的维持下，才能保持正常状态，一旦断酒，生理功能就会紊乱，出现一系列严重反应，称为戒断症状。如心烦、失眠、出汗、震颤、休克等。精神依赖指的是酒精作用于大脑所产生的特殊精神效应（往往是愉悦、欣快等），使酗酒者处在一种追求酒精的强烈欲望下，就是所说的渴求心理，这种欲念强迫酗酒者不顾一切地去喝酒以满足自己的欲望。这两方面因素使酗

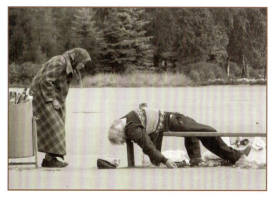 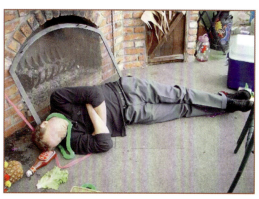

图 181 慢性酒精中毒的表现

酒①者身不由己、不能自拔。

酒精依赖也属于"药物依赖",是目前药物依赖的主要类型。这类患者最明显的表现是"睁眼酒"②,这是因为在一夜或一觉醒来后由于身体代谢,体内的酒精浓度下降,造成身体的不适感,所以就要给予补充来缓解身体的不适。

### 酒精依赖症的分类

第一,轻度依赖。每日饮酒量白酒小于250毫升,啤酒少于4瓶。饮酒史在5年以内,加重史在1年之内。每日饮酒的次数日益增多,酒量增大。酒后情绪激动、易怒、行为失控、打架、寻衅滋事、摔东西等。

第二,中度依赖。每日饮酒量在250~500毫升之间。饮酒史在5~10年,加重史在1~2年。酒量减小,但是每天必喝。每日必饮成为生活当中最重要的事情。有偷酒藏酒行为。一旦不饮,即感到身体不适、心慌、心悸、出汗、坐卧不宁等症状,饮酒后症状缓解。体型偏瘦,有肠胃不适等反应。主要表现为手抖、出现幻觉(包括幻听、幻视)。

第三,重度依赖。每日饮酒量白酒大于500毫升。饮酒史在10年之上,加重在2年以上。每日早晨起来空腹饮酒。每日必饮,每饮必醉,酒后不饮食,身体虚弱。有手抖出虚汗,失眠,走路呈斜线或S形。已住院治疗多次或者强制戒酒均无效。因饮酒出现胃出血、小脑萎缩、脂肪肝、酒精肝、肝硬化、骨股头坏死等并发症,甚至出现人格改变,多疑,脾气改变,对家庭无责任感,对家人(妻子和孩子)漠不关心;对所有的事情失去兴趣,不愿与他人交往;记忆力减退、耳鸣、高血压。有幻视、幻听、幻觉等精神障碍;平时不饮,一旦饮酒就连续几天大剂量饮酒,直到身体承受不住为止,间隔半月、一月或更长时间再饮。由于长期大量饮酒,常出现抑郁症、焦虑症、狂躁症等精神障碍。

## 5.2 酒精依赖之成因

### 形成酒精依赖的人群

容易形成酒精依赖或酒精滥用的人群主要是那些嗜酒成瘾的人。按照世界卫生组织的定义,有下列情况之一即是嗜酒者:他们对酒精依赖的程度,达到了对身心健康的明显干扰;或在人际关系中及社会和经济职责中发生冲突;慢性饮酒而致病者,患有精神官能症、精神病、谵妄等;以及作为脑萎缩后果的永久性神经衰弱者。

### 酒精依赖的成因

据调查,酒精依赖的成因主要有遗

---

① 酗酒,就是酒后闹事,或者用赊欠、欺骗等手段去获取含酒饮料,或者当酒供应匮乏时,饮用自制酒或非饮用酒。

② "睁眼酒",就是睡醒后一睁开眼睛就要饮酒的行为。

传、生化以及心理社会因素三个方面。

遗传方面。家系研究发现，嗜酒者子女的酒精中毒发生率较不嗜酒者的子女高4~5倍。家系嗜酒史阳性的其他成员酗酒行为特征为：一是酒精中毒发生年龄早，为20岁；二是酒精中毒表现严重，常需医学处理；三是酒精中毒的发生率高，而其他精神障碍发生率并不高。双生子研究发现酒精中毒的同病率，单卵双生明显高于双卵双生，并且酒精中毒越严重这一差别也越大；寄养子研究发现后代嗜酒与血缘父母嗜酒关系密切，而与寄养父母嗜酒关系不密切。此外，100多年来的观察发现，同一家族内连续发生酒精中毒的现象较为多见。

生化方面。酒精依赖的发生率由于社会文化背景不同而不同，男性明显多于女性，白种人多于黄种人。中国、日本、越南、印度尼西亚等东方人，因缺少乙醛脱氢酶，饮酒易引起乙醛在体内积聚，释放出胺类物质，产生血管扩张、脸红、头痛、头晕、嗜睡、呕吐和心动过速等不良反应。

心理因素方面。嗜酒者病前人格特征常为被动、依赖、自我中心、易生闷气、缺乏自尊心、对人疏远，有反社会倾向。而嗜酒者中反社会人格可高达50%。人类饮酒的目的之一是借酒浇愁，饮酒可缓解现实困难和心理矛盾所引起的焦虑。此外，洽谈生意的人，由于长期陪客谈生意，慢慢就养成嗜酒的习惯。

## 5.3 酒精依赖的危害

酒精依赖不仅严重损伤了人体的功能，引发许多病患，而且还造成了家庭的不和谐和社会的不安全因素。

### 酒精中毒性精神病

医学界将酗酒定义为：一次喝5瓶或5瓶以上啤酒，或者血液中的酒精含量达到或高于0.08克/升。由于大量酒精会杀死大脑神经细胞，长此以往，会导致记忆力减退。还可能引起脂肪肝、肝硬化等肝脏疾病，情况严重者必须进行肝脏移植才能保全性命。

联合国世界卫生组织在一份报告中指出：酒精中毒是当今世界范围内的第一公害，其毒性作用可累及全身主要脏器，对肝脏的影响极大。在西方国家酒精中毒是80%肝硬化的原因，对病毒性肝炎、肝癌等的发生和预后有着不可忽视的影响。在疾病统计中，酒精中毒在心血循环疾病和肿瘤之后，已列为第三位。

### 酒精中毒性幻觉症

酒精中毒性幻觉症（Alcoholic Hallucinosis），是一种因长期饮酒而引起的幻觉状态。患者在突然减少或停止饮酒后1~2天内出现大量丰富鲜明的幻觉，以幻视为主。常见原始性幻视以及评论性和命令性幻听。在幻觉基础上，亦可出现片断妄想以及相应的紧张恐惧或情绪低落。发病期间，患者的意识状态清晰，亦无明显精神运动性兴奋和自主神经功能亢进症状。酒中毒性幻觉症持续时间不定，少则几小时，最长一般不超过6个月。

### 酒精中毒性偏执状态

慢性酒精中毒的临床标志是：饮酒量逐步增多；较长时间不饮酒就会产生渴望饮酒的心理；没有及时喝到酒就会产生缺失感、烦躁感，甚至抽风、震颤、脱瘾性癫痫等精神神经症状。如果及时饮酒，则有舒畅感、满足感。此外，患者可能对其配偶产生猜疑，常表现为嫉妒妄想，也可见被害妄想。

### 胎儿醇中毒综合征

胎儿醇中毒综合征是 1973 年确定的一个专业术语，从此人们增强了对这一问题的认识。怀孕期间酗酒可能导致自然流产或被称为胎儿酒精谱系障碍的一系列残疾，其中以胎儿醇中毒综合征最为严重。患有这些疾病的儿童天生具有特征明显的身体和精神缺陷，包括身材矮小和小头畸形。南非西开普省首府开普敦的研究员和人类学家韦尔津（Denis Viljoen）指出，据估计，南非至少有 100 万人患有胎儿醇中毒综合征，约 500 万人患有部分胎儿醇中毒综合征和胎儿酒精谱系障碍，成为一个完全可以预防的公共卫生问题。

### 酒精依赖对社会构成危害

酗酒对社会具有极大危害，因为酗酒是一种病态和异常行为，可构成严重的社会问题。酗酒者通常把酗酒行为作为一种因内心冲突、心理矛盾造成的强烈心理势能发泄出来的重要方式和途径。酗酒者常通过酗酒以期来消除烦恼，减轻空虚、胆怯、内疚、失败等心理感受。如果全社会对酗酒现象都熟视无睹，如果不采取有效措施加以规劝，酗酒者就可能会危害社会治安。

据报道，在俄罗斯，无节制地饮酒带来了大量的社会问题，俄罗斯男子平均寿命排在全球第 136 位，酗酒是继自杀和交通事故之后的第三大元凶。据俄罗斯卫生部的统计，俄罗斯 1/3 的成年男子和 1/7 的成年女子喝酒上瘾。全国平均每天有 100 多人死于酒精中毒事件，每年 30 万起交通事故中 70% 死于酒后驾车。

# 6 烟草及其成瘾性

## 6.1 烟草与吸烟的历史

### 烟草的起源

烟草（*Nicotiana Tabacum*），是茄科烟草属一年生草本植物，有60多种。其中被栽培利用作为制造卷烟和烟丝原料的仅有两种，即红花烟草（普通烟草 *N. Tabacum*）和黄花烟草（*N. Rustica*）。

烟草起源于美洲、大洋洲和南太平洋的一些岛屿。最早栽培并吸食烟草的是美洲的印第安人。在墨西哥恰帕斯州的倍伦克，从公元432年修建的玛雅文化的古典神庙中的一块浮雕上，可以看到古代玛雅人举行祭祀典礼时以管吹烟和吸烟且喷出烟雾的情景，头部还用烟叶裹着，祈望得到丰收和美满生活。这一公元前5世纪的历史遗存提供了人类最早使用烟草的证据，更表明了烟草从最初开始就与文化活动相互联系。考古学家还在美国亚利桑那州北部的帕布罗城发现公元650年前后印第安人居住过的洞穴遗址，洞中遗留有烟草和烟斗中吸剩的烟灰。在墨西哥马德雷山上海拔1200米处的一个山洞中，发现一个塞有烟草的空心草管，经放射性同位素测定，确定为公元700年前后的遗物。

尽管普遍认为烟草起源于美洲，但美国学者却有不同的观点。1662年，美国人海曼（Helmann）所著的《烟草与美洲人》一书中，全面论述了烟草原产于中南美洲的观点，并记述在公元5世纪的墨西哥、智利等国出土文物中，吸烟的工具多种多样，有的烟斗上刻有美丽的花纹，有的则刻有人的身体形状等式样。而美国语言学家魏纳尔在《美洲与美洲的发现》一书中指出，烟草与很多其他食用植物一样，是由非洲黑人在很久以前从非洲横渡大西洋时带到美洲去的。非洲吸烟与使用烟斗的历史要比哥伦布到达美洲早千年之久。这种说法由于主要是从语言学来加以证实而缺乏可靠的考古材料支

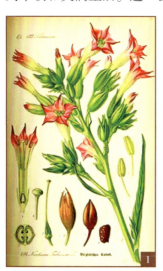
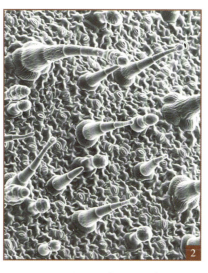

**图 182 红花烟草**（1.植物全株；2.电子显微镜下烟草叶子的表面，可以看到气孔）

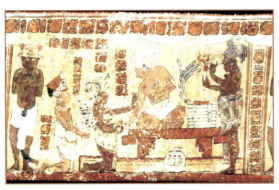
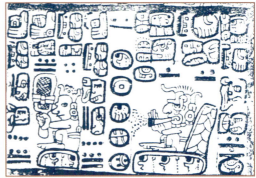

图183 墨西哥玛雅人祭祀吸烟（右为局部）

持，长期以来也就未得到人们的支持。另一位美国学者沃尔费在《香料烟》中指出，最早吸烟的应是东亚大陆的中国人和蒙古人[①]。

### 吸烟习俗的传播

1492年哥伦布发现新大陆时，10月12日两名船员第一次见到当地土著人点燃干烟并吸其冒出的烟，10月25日哥伦布又接受了印第安人赠送的礼物，其中就有烟草。哥伦布到达西印度群岛海滨时，看到当地印第安人将干燥的烟叶卷成筒状点燃吸食，冒出烟雾并散发出一股刺激性味道；也看到有人将烟叶碾碎做成鼻烟、嚼烟或类似现在的烟斗吸用。哥伦布记载说："村子里，每人手里拿着一根烧着的木棒和草叶子，吸取他们喜欢的青烟……据说这样他们便不觉得疲劳了。"当时有的欧洲人轻蔑地称之为"邪恶的习惯"。但由于吸烟有兴奋作用，跟随哥伦布的西班牙人很快受到熏陶，因此西班牙人和葡萄牙人将这种新的消遣方式带回了欧洲。由此可见烟草和吸烟的习俗是由美洲开始，然后走向欧洲乃至世界，人类吸烟距今大约有500年的历史。

1500年，抽烟已经成为玛雅人宗教仪式上的一个重要部分。在美洲土著的各种仪式中，烟草都占有非常重要的地位。凡预卜战争、狩猎、和谈或祭祀，都要用到烟草，以求在烟雾缭绕中达到天人合一的境界，这是丝毫马虎不得的。当时在美洲不同地区，烟草的名称是不同的，但植物种类却是同一种。如红花烟草，西印度群岛称"约里"，巴西称"碧冬木"，墨西哥称"叶特尔"，古巴则称"和依瓦"。由于哥伦布及其助手当时所关心的是吸烟这一奇怪的过程，而留下印象最深的是印第安人所说的"Tabaco"。其实这是指他们手中吸入烟气的"V"型植物空管的名称。这就是西班牙文中"Tabaco"的由来。后来英文写作"Tobacco"，此后竟成了欧洲对烟草的通称。

1518年，西班牙探险家发现阿兹特克人和玛雅人用空芦苇吸烟草，西班牙人也

---

[①] 关于烟草的起源，虽然普遍认为烟草原产于美洲，但仍然存有争论。如古埃及起源说、蒙古族起源说、中国滇南起源说等。2008年中国湖北省郧县东汉墓出土的实物中发现一个精致铜烟斗。这个铜烟斗的发现，对中国烟草传入的说法提出质疑。如果进一步被现代科技手段所证实，则表明中国人在1900多年前，比欧洲许多国家的人更早开始吸烟。

学着吸起来，第一支卷烟就这样产生了。

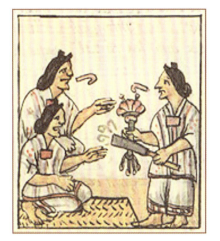

图184 阿兹特克妇女在宴会前准备鲜花和吸烟管（选自《佛罗伦萨法典》，1500）

1558年，烟草种子首先由水手带到葡萄牙，并种植于里斯本。1559年，烟草种子又传入西班牙。1560年，法国驻葡大使让·尼古特①将烟草从葡萄牙带到法国巴黎，并向法国太后凯瑟琳介绍了烟草的药用功能，称它为"治百病的良药"，深受太后赏识，太后便开始闻起了鼻烟，对烟草产生了好感。从此，法国的公卿大臣们都跟着太后闻鼻烟，这种高雅、时髦的嗜好，曾在法国上层社会盛行一时，烟草也因太后的喜爱而身价百倍，被称为"太后草""帝王之草"。那时认为烟草可治疗溃疡和呼吸道疾患，称为"吸药"，并以尼古特的名字称为"尼古丁安那"。后来烟草的拉丁名"Nicotiana"也由此而来。1565年，乔·哈肯斯将烟草种子带入英国种植。

当吸烟在欧洲流行起来之时，欧洲的海员和商人也将烟草和吸烟习俗传入了亚洲。亚洲地区的烟草业主要是英国、葡萄牙、西班牙人大力推广的结果。菲律宾、印度等是亚洲种植烟草的重要地区。

1573—1620年，即中国明朝万历年间，烟草传入中国②，最早译音为"淡巴帖"，明朝末年改用烟草名称。据史学家研究，烟草是通过三条路线传入中国的，一条是从菲律宾传到台湾、福建，再传到北方各地；另一条是从南洋传入广东；第三条是从日本经朝鲜传入辽东。一般认为最早传入中国是从菲律宾传到中国台湾、福建两省。到明朝崇祯末年（1644），吸烟盛行。到清朝，此风更盛。从此，客人来先敬烟，后敬茶，已成世俗。

17世纪初，烟草已传入德国、俄国、土耳其、菲律宾、日本等地。烟草也传到了中东，在那里与当地的水烟袋习俗融合在一起，成为社会文化不可缺少的元素。来到这里的异乡客总会在返乡后向亲朋好友提到那奇妙的水烟。

---

① 让·尼古特（Jean Nicot，1530—1600），是一位法国外交官和学者。1560年，当时烟草还不流行，身为法国驻葡萄牙大使的让·尼古特把烟草作为治疗许多疾病的药物寄回国。鼻烟治好了法国太后凯瑟琳的头痛，他成为欧洲皇室俱乐部中的鼻烟代言人，对18世纪鼻烟文化巅峰到来，功不可没。

② 据吴晗考证，烟草传入中国约在明万历后期，大约是17世纪初叶。

## 6.2 成瘾物质：尼古丁

### 尼古丁：烟草中的生物碱

烟草中有害物质虽然很多，但使吸烟者上瘾的物质只是尼古丁[①]。尼古丁是一种生物碱，具有神经毒性，尤其对昆虫是致命的，但可以刺激人类的神经兴奋，长期使用耐受量会增加，但会使人上瘾，产生依赖性，成为最难戒除的毒瘾之一。

### 发现历史

1809 年，路易·尼古拉·沃克兰[②]以不太纯的形式，作为"烟草精"分离出了导致对烟产生依赖性的作用物质。1828 年，德国化学家波塞特（Posselt）和莱曼（Reimann）从烟草中提取出的一种生物碱尼古丁（烟碱），并因此受到巴登州大公路德维希（Ludwig）的嘉奖。1843 年，梅尔森斯[③]建立了尼古丁的分子式。1893 年，皮奈尔（Adolf Pinner）建立了结构式，为一个吡啶环，在与氮连接的位置上有一个 N-甲基比咯烷环。1904 年皮克特（A. Pictet）和克里普希（Crepieux）成功利用合成的方式得到了尼古丁。

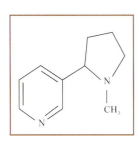

图 185 尼古丁的化学结构式

### 尼古丁的毒性

烟叶中尼古丁含量为 8%，有的高达 16%，商业通用的烟草制品的尼古丁含量为 1%~3%。

尼古丁是一种难闻、味苦、无色透明的油质液体，挥发性强，在空气中极易氧化成暗灰色，能迅速溶于水及酒精中，通过口鼻支气管黏膜很容易被机体吸收。粘在皮肤表面的尼古丁亦可被吸收渗入体内。

尼古丁毒性强烈，人的致死量为50~70毫克，服 2~3 滴能致人死亡。烟草不但对高等动物有害，而且对低等动物极毒，因此它被用来制造农业杀虫剂。一支香烟所含的尼古丁可毒死一只小白鼠，20 支香烟中的尼古丁可毒死一头牛。所谓"毒蛇不咬烟鬼"的道理就是因为毒蛇闻到吸烟所挥发出来的苦臭味，就避而远之。同样道理，被动吸烟者对烟臭味也有不适的感觉。

### 尼古丁成瘾环的形成过程

烟草成瘾性与尼古丁有关。尼古丁成瘾环的形成过程，首先是尼古丁在大脑内造成一种化学物质多巴胺的释放增加，多巴胺对脑部的刺激产生吸烟时带来的愉悦

---

[①] 尼古丁是俗名，化学名为烟碱（Nicotine），是一种存在于茄科植物（茄属）中的生物碱，也是烟草的重要成分。

[②] 路易·尼古拉·沃克兰（Louis Nicolas Vauquelin, 1763—1829），是一位法国药剂师和化学家。

[③] 路易斯·梅尔森斯（Louise Melsens, 1814—1886），是比利时化学家和物理学家。出生在比利时的鲁汶。1846 年他在库里海姆的兽医学校任化学教授。1886 年在布鲁塞尔去世，享年 72 岁。

和平静感。随着尼古丁浓度下降，多巴胺分泌减少，导致吸烟者渴望补充尼古丁来恢复愉悦和平静感，如果无法适时补充尼古丁，便会导致戒断症状的发生，表现出易怒和紧张，迫使吸烟者不得不再次吸烟。而吸烟是为了释放更多的多巴胺，以得到愉悦和平静（图186）。

此外，一个有趣的现象是，人们往往在紧张或劳累时便不自觉地想吸烟，以期得到休息或放松。但实际上吸烟会使血压上升，呼吸兴奋，心率加快，这与人休息时的情况恰恰相反，但每个吸烟者的主观感觉确实是舒适与放松。其原因是尼古丁刺激了体内肾上腺素的分泌，而肾上腺素能明显增加人体的应激能力，从而使人适应外界刺激的能力提高，导致主观上的轻松感。在这种情况下，烟草中的尼古丁，使许多吸烟者无意识地沾染上了无法戒掉的烟瘾。

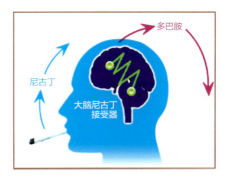

图186 尼古丁的成瘾环

## 6.3 戒除烟瘾的良方

尼古丁能产生一种嗜毒癖，即烟瘾。在依赖性上，烟瘾与典型的毒瘾相当接近。吸烟者一旦成瘾，每30~40分钟就需要吸一支烟，以维持大脑中尼古丁的稳定水平，当达不到这一水平时吸烟者就会感到烦躁、不适、恶心、头痛并渴望补充尼古丁，感觉似乎与鸦片毒品无异。因此，要使烟瘾大的人戒烟，大多收效甚微。尽管如此，戒除烟瘾仍然是吸烟者的愿望。

戒除烟瘾的一般方法主要是：

第一，吸烟后，要饮用大量的白开水，促使尼古丁排出体外。之后，应当告诫自己，为了健康生活不要再吸烟。

第二，服用维生素C和维生素E可以有效抑制尼古丁依赖者的吸烟欲望，甚至可以帮助吸烟成瘾的人们逐渐戒除烟瘾。

第三，烟瘾犯时，要立即做深呼吸活动，或咀嚼无糖分的口香糖，避免用零食代替香烟，否则会引起血糖升高，导致身体过胖。

戒除时间，一般情况下，人如果三个月不接触尼古丁就能达到身体的戒断，但要做到心理戒断或许时间还要更长。

# 7

# 上瘾的物品

## 7.1 咖啡

茜草科咖啡属的咖啡（Coffea Arabica），又叫咖啡树、阿拉伯咖啡，为小乔木或大灌木。咖啡及其人工栽培品种的产物，有着毁誉参半的丰富历史。咖啡树生长着像樱桃似的红色果实，有两个核，叫咖啡豆。通过在 200℃~250℃温度下焙炒，咖啡豆才能得到其特有的香味。

### 饮用咖啡的历史

饮用咖啡已经有 600 多年的历史。15 世纪，咖啡从埃塞俄比亚传入阿拉伯地区。16 世纪中叶，通过麦加朝圣者将咖啡带到外地，渐渐流传到埃及、叙利亚、伊朗和土耳其等国。

1615 年咖啡从阿拉伯地区传到欧洲。1644 年咖啡出现在马赛（Marseille）。1652 年，英国第一家咖啡屋在伦敦圣迈克尔巷开业。1657 年随环球旅行家来到巴黎。在巴黎，通过使节于 1669 年进入路德维希十四的宫廷。1670 年，由两个亚美尼亚人在 Saint-Germain 的博览会上开了一个咖啡馆，成为巴黎第一家公共咖啡馆。德国北部的第一家咖啡馆于 1670 年在汉堡出现。17 世纪的最后 25 年，在欧洲，咖啡馆的数量迅速增加。1700 年前后，荷兰人开始在爪哇岛种植咖啡，不久便在欧洲的咖啡贸易中起着主要作用。后来，通过阿姆斯特丹和巴黎的种植园，法国的步兵军官德·克利在一只帆船上把第一批咖啡树带到拉丁美洲的马提尼克岛。

### 咖啡豆中的咖啡因

咖啡含有丰富的蛋白质、脂肪、蔗糖以及淀粉、咖啡因等物质。1819 年德国化学家弗里德里希·费迪南·龙格[①]第一次分离得到纯的咖啡因。1895 年，德国有机化

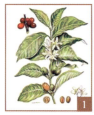 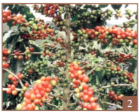 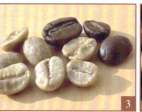 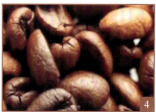

图 187 咖啡（1.咖啡植物标本；2.植株；3.生咖啡豆；4.炒咖啡豆）

---

① 弗里德里希·费迪南·龙格（Friedrich Ferdinand Runge，1795—1867），德国分析化学家。

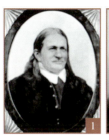 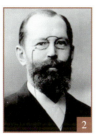 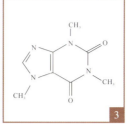

图188 研究咖啡因的科学家（1.弗里德里希·费迪南·龙格；2.埃米尔·费歇尔；3.咖啡因的化学结构式）

学家埃米尔·费歇尔[①]对茶叶、咖啡和可可等饮料的组分进行研究，分离并分析了茶碱、咖啡因和可可碱等，进一步化学合成了咖啡因。

### 咖啡因滥用上瘾

全世界最有名的嗜好品浸提物就是咖啡，而咖啡最重要的内含物是咖啡因。在咖啡豆中，咖啡因的含量约为1.5%。微小的量就能对心脏、代谢和呼吸起到刺激作用，人体表现为血压、体温和血液循环速度升高，大脑血管扩张，结果因血流提高而使机体受到刺激，疲倦被驱走，工作效率暂时得到提高。

但是，心血管系统不稳定、癫痫、肾病、痛风、高血压或有动脉硬化倾向的人一定要当心，不要常喝咖啡。长期喝咖啡会加剧高血压，诱发骨质疏松。对健康人来说，饮用纯咖啡因达500毫克时，就会出现手抖、中枢神经明显兴奋、失眠等症状，而且有可能出现心绞痛。

滥用咖啡因有吸食和注射两种形式。在短时间内过多的咖啡因可以导致上瘾和一系列的身体与心理的不良反应。在长期摄取的情况下，大剂量的咖啡因是一种毒品，能引起过度兴奋、焦虑症、睡眠失调及其他的精神紊乱。严重者会导致"咖啡因中毒"，表现为神经过敏、易怒、焦虑、震颤、肌肉抽搐（反射亢进）、失眠和心悸。

### 咖啡：毁誉参半的历史

在过去的几百年中，人们对咖啡的评价变化无常。有一段时间，许多身体缺陷的责任都被推给了咖啡，认为男人阳痿和女人胸脯干瘪应由咖啡负责。《维也纳杂志》在1896年第一期上登了一篇名为《论茶以外最无害的毒性嗜好品》的文章，里面写道："毋庸置疑，经常性地有规律地饮用咖啡，对身体强健的人的健康也会产生损害；这种损害最初表现为一般性神经错乱、头痛、眩晕、耳鸣和剧烈心跳。这些症状持续一段时间又会消失，这时开始有咖啡消化不良症。中毒继续发展，会使血液循环受到损害。症状是失眠，或睡眠极度不安并伴有可怕的梦魇、突发惊慌及抑制不住的恐惧感并使毛孔出汗，在这个过程中会出现特别明显的四肢抽搐，以及嘴唇和舌头抽搐，甚至扩大到整个面部肌肉；这些症状又很快减退，身体和精神越来越接近完全崩溃的边缘；结果是精神迟钝及精神错乱。在有些病例中，心脏活动完全瘫痪（中风）。"

尽管咖啡作为"魔鬼饮料"反复受到禁止，对喝咖啡的行为也以严惩来威胁。

---

[①] 埃米尔·费歇尔（Emil Fischer，1852—1919），1852年10月9日生，1881年他被埃尔朗根—纽伦堡大学任命为教授。他是剑桥大学、曼彻斯特大学和布鲁塞尔自由大学的荣誉博士。1902年因化学合成咖啡因和对糖、嘌呤的合成被授予诺贝尔化学奖。但生活是悲惨的，他的一个儿子在第一次世界大战中阵亡，另一个儿子在25岁时因忍受不了征兵的严厉训练而自杀。费歇尔也因此陷入抑郁之中，并患上了癌症于1919年7月15日去世。

但是，饮用咖啡有时也受到官方的许可，这或许是为了降低烧酒的消费量，或许是用咖啡关税和赋税充填国库。今天，咖啡税仍是"国家口袋"的可观的财政来源。目前，每年咖啡因的国际销量已达到12万吨。在北美洲，90%的成年人每天都会消耗一定量的咖啡因。

咖啡在欧洲艺术家、政治家、作家眼中，已不仅仅是生活方式的消遣或享受，更多的则是他们的精神家园。多少重要的历史性事件都是在咖啡馆里发生的，也有很多著名的作家、艺术家从咖啡馆里走出来，又有多少传世的艺术作品在咖啡馆里诞生。可以说，一部欧洲咖啡馆的历史简直就是一部欧洲文化史。

文学史上最依赖咖啡的作家无疑是巴尔扎克。他不仅在文学史上是饮咖啡最多的纪录者，而且他的写作速度也是极快的。从1829年起的20年内，巴尔扎克出版了97部作品，平均每年巴尔扎克要写4~5部作品。巴尔扎克的一生嗜咖啡如命，每天要喝上50杯的咖啡，而巴尔扎克的生命仅有51年。巴尔扎克在喝咖啡的时候既不加牛奶也不放砂糖。他曾给自己留下了很得意的预言：我将死于3万杯咖啡。此话竟不幸被巴尔扎克言中。后来，巴尔扎克患上了慢性咖啡中毒。咖啡最终成为结束巴尔扎克生命的杀手之一。

法国的科普作家奋德耐是一个爱喝咖啡的寿星。晚年的奋德耐屡遭医生的警告，医生说咖啡是慢性毒药，但奋德耐却不听从，且以100岁的高龄为咖啡恢复了名誉。

现代的研究认为，咖啡因适度地使用有祛除疲劳、兴奋神经的作用，临床上用于治疗神经衰弱和昏迷复苏。但是，大剂量或长期使用也会对人体造成损害，特别是它也有成瘾性，一旦停用会出现精神委顿、浑身困乏疲软等各种戒断症状，虽然其成瘾性较弱，戒断症状也不十分严重，但由于药物的耐受性而导致用药量不断增加时，咖啡因就不仅作用于大脑皮层，还能直接兴奋延髓，引起阵发性惊厥和骨骼震颤，损害肝、胃、肾等重要内脏器官，诱发呼吸道炎症、妇女乳腺瘤等疾病，甚至会导致吸食者下一代智力低下、肢体畸形。因此也被列入受国家管制的精神药品范围。

## 7.2 槟榔

槟榔（*Areca Catechu*），为棕榈科植物，多年生乔木，其种子称之为槟榔子。槟榔含有生物碱——槟榔碱（Arecoline），有兴奋作用。中国传统医学用作治疗虫积、食滞、脘腹胀痛、水肿、脚气等病症。其果皮叫作"大腹皮"，能行气、利水、消肿。槟榔果实可以食用，树叶也可食用。嚼食槟榔能提神、祛睡意、产生"幸福感"，但容易得口腔癌。

早在公元前504年的印度史籍中就有嚼食槟榔的记载。巴基斯坦、孟加拉国、斯里兰卡、南非、乌干达等国，人们都有嚼食槟榔的习惯，而中国人嚼食槟榔主要以南方为多。

在中国的台湾、海南等地，嚼槟榔已成了重要的习俗。台湾嚼槟榔的习俗兴起

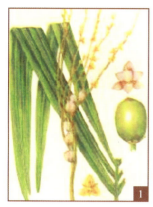
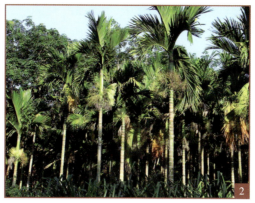
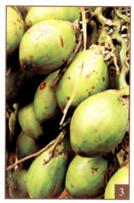

图189 槟榔（1.槟榔全株；2.槟榔树；3.槟榔）

于明清时期。明代琼州诗人王佐《咏槟榔》诗云："绿玉嚼来风味别，红潮登颊日华匀。心含湛露滋寒齿，色转胭脂已上唇。"清代槟榔习俗传入台湾，由于它既是人们礼尚往来的信物，也是解决民间纠纷的中介物，甚至是女性美容的附属物，致使当地嚼食槟榔成风，渐成时尚。台湾热带、亚热带的气候适应槟榔的种植，自清代以来槟榔就成为台湾农家的一道风景线。乡村民众嚼食槟榔的普遍性，致使槟榔园遍及台湾各地。后来，槟榔逐渐发展成为台湾历史上独特的槟榔文化，在乡村社会中有着不可替代的地位。台湾种植槟榔的农户非常多。"红唇族"（嗜嚼槟榔的人）每年花钱买"台湾口香糖"（槟榔）的钱，超过千亿台币，是非常庞大的收益。

中国海南黎族妇女嚼食槟榔，甚于男子嗜好烟酒。槟榔有生吃、干吃两种。生吃，即把新鲜的绿色槟榔果切成小片，果肉和果核同时嚼食。干吃，即把果子煮熟晾干，保存起来供长期食用。吃槟榔更有趣的是，不单食它的瓤肉，而与"扶留叶"（俗称蒌叶）、灰浆（用蚌灰或石灰调制而成）等佐料一起嚼食，即所谓"一口槟榔一口灰"。先将槟榔果切成小片，取灰浆少许放在"扶留叶"上，裹住槟榔片放入口里慢慢咀嚼。此时口沫变成红色，再把口沫吐掉而细啖其汁，愈嚼愈香，津津有味，直至脸热潮红，谓之"醉槟榔"。

一般来说，天然的槟榔成瘾性很低，而且危害性不是很大。但是，槟榔在加工过程中会被加入能够增加槟榔劲道的配料，如加劲油和劲粉，这些劲油与劲粉的主要成分就是生石灰和麻黄、细辛、薄荷。如果不法商贩加进去的麻黄草是煮制出来的，实际上就是添加了麻黄碱。麻黄碱是严厉打击的生产冰毒的前体，对心脏病、肾病患者都有很大的危害。

嚼食槟榔的危害，轻者会引起牙齿咬合磨损、牙周病、牙齿动摇、口腔黏膜下纤维化（嘴巴张不开）、白斑性黏膜溃疡；重者可发生口腔癌、食管癌。世界卫生组

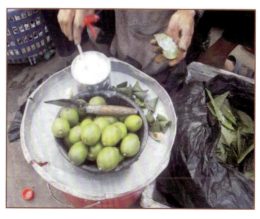

图190 用石灰制作嚼食槟榔

织癌症研究中心指出,加入烟草的槟榔可以导致口腔癌、咽癌和食管癌,而不加入烟草的槟榔也会导致口腔癌。据报道,全球每年发生39万例口腔癌和咽癌,其中22.8万例发生在南亚和东南亚地区,占全球的58%,而这些地区居民大都有咀嚼槟榔或槟榔子的习惯。如果嚼槟榔、吸烟又喝酒,则更有致癌的危险。

在中国台湾,嚼食槟榔也时有批评指责之声。因此,在槟榔商品的纸盒子上注明"吃嚼槟榔会引起咀嚼功能障碍及口腔癌"的字句。《台北市槟榔管理自制条例》规定未满18岁者不得咀嚼槟榔,业者更不得向未满18岁者贩卖槟榔,否则即为违法。

戒食槟榔成功者的秘诀是放松心情、规律生活、提升形象、远离诱惑、寻求替代、增加意愿。

## 7.3 樟脑

樟脑,是单萜(Monoterpene)类的一种酮(Keton)。用水蒸气蒸馏法,可从南亚樟脑树(*Cinnamomum Camphora*)的刨片中获得樟脑。在其他植物如鼠尾草(Salbei)、缬草(Valerian)、胡椒薄荷(Peppermint)的香精油中,也有微量的樟脑。所以,在几百年前,樟脑瘾已经位于许多毒瘾之列。

很早以前,樟脑就是一种受人喜爱的商品,往往作为战争贡品向战败者索要。在递交国书及类似情况时,樟脑用作贵重的礼物。1345年,中国皇帝把一盒樟脑送给罗马教皇本尼迪克特七世(Benedikt Ⅶ)。12世纪,德国宾根(Bingen)的女修道院院长Hildegrad劝告修女服樟脑,以便在做礼拜时注意力集中。长期以来,人们相信樟脑不仅能使人精神兴奋,而且能祛除霍乱。

樟脑瘾首先在法国、斯洛伐克传播,后来在美国的来自中欧的移民中蔓延。对此没有特殊的理由来解释,可能是和其他上瘾物品相比,樟脑价格较低。以牛奶、酒精,或以丸剂形式摄入的剂量,通常为0.5~3克。19世纪,路易斯·莱温把樟脑说

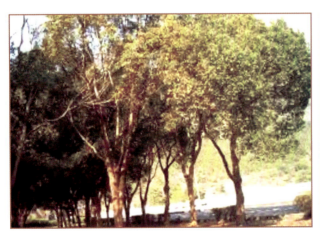

图191 樟树

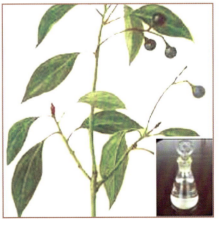

图192 樟树枝叶、果实与提取的樟脑油

成是一种智力刺激，能使皮肤产生一种令人愉快的温暖感，大约持续一个半小时。较大量使用，会产生明显的运动欲和思想"飓风"，使人无法做任何脑力劳动的工作，暂时出现记忆障碍，并失去辨别方位的能力。在医学上，樟脑用作心脏兴奋剂，也用来做软膏。含樟脑的油作为天然药物，用来治疗呼吸道疾病。

## 7.4 卡特

### 卡特的种植与消费

卡特（Khat），是一种终年常绿的多年生灌木或乔木植物，呈冬青状。生长环境多为丘陵和高原地带，株高大多培育在1米左右以便于人们采摘其嫩叶。卡特树的枝头和嫩叶具有麻醉作用。人们咀嚼的卡特是卡特树上的嫩叶。卡特能刺激人的大脑，具有提神、兴奋神经的作用。

卡特树原产于埃塞俄比亚的山区，13世纪传入也门后受到上至政府高官、部落首领，下至平民百姓的欢迎。目前在吉布提、埃塞俄比亚、肯尼亚、索马里、苏丹、坦桑尼亚、乌干达和莫桑比克等国也均有卡特的种植与消费。

卡特消费主要是消费其树叶，生长期短，管理简便，种植的第一年即可有收获，投入较少而利润回报丰厚，所以，也门卡特树的种植面积增长迅速。据也门中央统计局统计数据：也门卡特种植面积从1995年的约890平方千米增加到2000年的约1030平方千米；产量从1995年的约8.5万吨上升到2000年的约11万吨；2000年产卡特总价值约642亿里亚尔，约占全部农作物产值的三分之一，占国内生产总值的4.2%。也门从事卡特种植的人员超过100万人，也门政府每年至少可从中获得50亿里亚尔的税收。

### 嚼卡特：也门的习俗之一

嚼卡特是也门人生活的一个部分。在也门上至军政要员，下至平民百姓都嚼卡特，大多数人都有咀嚼卡特的习惯，其中很多人嚼卡特已经成瘾。

平时，人们一边咀嚼卡特，一边工作或闲谈，消磨时光，这已成为也门男子的普遍生活方式。漫步也门街头，随处可见嚼卡特的人，或是在悠闲地与人聊天时，或是在驾车等过交通灯时，抑或在街头席地而坐时。卡特也是也门人进行社交活动的主要方式之一，每日下午1点后有卡特聚会，富裕人家还要特别留出一间装饰考究的卡特室，专门用来招待亲戚朋友。约有80%的成年男子和50%的成年女子经常咀嚼卡特。每天午饭后和晚饭后是人们聚在一起嚼卡特的固定时间，短则四五个小时，长则六七个小时，有些人甚至要嚼到

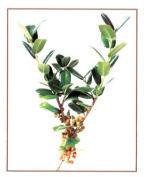
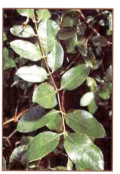

**图 193　卡特树**

半夜才感到满足。①

新鲜的卡特叶放在口中反复咀嚼，其汁液会由苦涩转为甘甜，现代医学发现汁液中含有一种名为卡西酮的生物碱，能刺激大脑令人感到兴奋，精神十足，有欣快感，长期大量咀嚼卡特会成瘾。在摘下叶片后，这种生物碱会随着时间流逝逐渐减少，因此卡特叶无法长时间储存，必须尽快咀嚼。

### 嚼卡特的负面影响

嚼卡特不仅浪费大量的时间，其费用也十分惊人。据统计，也门家庭用于购买卡特的费用几乎占家庭平均总收入的50%甚至更多。

也门萨那大学医学院曾做过调查研究，长期大量咀嚼卡特可以造成睡眠障碍，导致白天身体困乏，影响工作效率；由于咀嚼卡特可以降低食欲，又可导致身体虚弱，抵抗力下降，容易患上口腔类和肠胃类疾病。研究显示，咀嚼卡特是导致也门口腔癌和肠胃癌发病率高的原因之一。

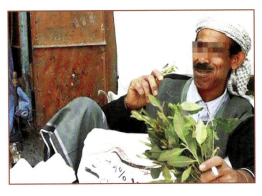

图194 咀嚼卡特叶的也门人

卡特种植也冲击了也门的粮食安全。据也门农业与灌溉部的一项研究，2012年也门国内的卡特产值比小麦产值高出8倍。相同面积的卡特产值是香蕉、苹果等产值的5倍。种植卡特树在第二年即可摘取树叶贩卖，一年内可以多次摘取树叶，获利周期远远短于其他作物。也门农民不惜弃种享誉世界几百年的摩卡咖啡，也要不断扩大卡特树的种植面积。因此，严重冲击了也门咖啡和其他粮食作物生产，给也门经济的发展带来了严重消极影响。

此外，由于种植卡特需要大量使用一些国际上早就禁用的农药如甲胺磷等，致使嚼食卡特发生农药中毒甚至死亡的事件也时有发生。

### 卡特叶的管理

古代的阿拉伯人曾用卡特叶作为酒类的代用品，所以卡特又被称为阿拉伯茶。但由于卡特叶片中含有的独特化学成分有使人上瘾的风险，许多国家，包括沙特阿拉伯王国、阿拉伯联合酋长国、埃及等国家，都将卡特视为低毒兴奋剂。在沙特阿拉伯王国和阿拉伯联合酋长国，食用或者贩卖卡特将被判处多年刑期。

面对卡特带来的种种弊端，也门政府通过提高种植卡特税收和增加种植其他作物的补贴等措施，来减少卡特种植面积，试图阻止卡特现象的进一步发展，但均因遇到强大的社会阻力而不了了之，以致卡特现象愈演愈烈。卡特现象已成为也门社会的严重弊病。

---

① 刘万利，商英侠.揭秘也门"珍馐"卡特叶：中东穷国咀嚼掉发展资源.新华网，2014-04-11.

## 7.5 依赖性溶剂

### 嗅醚和饮醚

嗅醚和饮醚也有一定的知名度。19世纪中叶,特别是在爱尔兰,还有立陶宛克莱佩达地区、加利西亚(欧洲中部一个地区)、挪威和俄罗斯部分地区,均有嗅醚者和饮醚者。据说,爱尔兰农民每天饮入的醚达400克。这种瘾几乎无法治疗,因为治疗中会出现严重的禁戒症状(类似于吗啡瘾)。法国作家莫泊桑(Guy de Maupassant,1850—1893)在试用了好几种麻醉品后,沉迷于醚。在一封信中,他描述了慢性吸收的结果为谵妄、幻觉、恐惧和无法忍受的偏头痛。

### 挥发性有机溶剂(VOS)

当今工业用有机溶剂的种类已达3万余种,其中醇、醛、酯、胺、苯、醚等挥发性有机溶剂(Volatile Organic Solvents,VOS),分子量不大,常温下多呈液态,沸点低,在常温、常压下易挥发,经呼吸道吸入对中枢神经有抑制作用,并有酩酊的药理效应。初用者可能有吸了几次溶剂后就很快体验到一种与饮酒所产生的酩酊感类似的效应,其特点为欣快、兴奋、抑制和漂浮感,年轻人可变得好争论且攻击性强,其症状包括头晕、构音障碍、头痛、共济失调、恶心、呕吐、耳鸣、脸红或苍白、痉挛等。初用时幻觉少见,长期滥用会出现幻觉。急性过量吸入可导致谵妄或过度镇静、困倦以及昏迷、意识丧失,可因心律失常而突然死亡。慢性中毒可导致动机丧失综合征:无力、厌学、旷职、对生活丧失兴趣,由于控制力缺乏,会出现冲动行为。

VOS的滥用开始发生在工业发达的国家和地区,如美国、西欧和日本。早在20世纪50年代初,西方国家青年人发现多数VOS有怡人的芳香味,吸入后能迅速改变心境,产生所希望的主观效应,使人精神振奋,有陶醉、朦胧的欣快感觉,产生与酒精类似的"酩酊状态"。20世纪60年代以来,对于有机溶剂依赖的报道逐步增多,以致VOS成为世界范围内被广泛滥用的八大类物质之一,波及美、亚、欧、非、大洋各洲。20世纪60年代中期,滥用VOS的人数增多,这些人被称为"放荡族",滥用物质最常见的是香蕉水,他们称之为"香蕉水游戏",这种"游戏"扩大了VOS的滥用。

根据世界卫生组织(WHO)提供的资料,中、小学生在学校、家庭或公共场所经常触及家用胶水、修正液、家用干洗剂、机动车燃料、油漆稀释剂、去涂料剂、香蕉水、松节油、胶水、汽油、煤油、其他石油制品、打火机和清洁用液体以及各种气溶胶剂,这些物质都含有VOS,它们的有效成分包括甲苯、丙酮、苯、四氯化碳、氯仿、乙醚以及各种酒精和乙酸盐,学生们通常在无意中嗅到这类物质气味,继而由无意识到有意识喜好嗅之,直至有意识地追求并对其产生依赖,成为VOS滥用的高危人群之一。

值得指出的是,VOS不像麻醉药品和精神药品那样易于被人们认识,一旦成瘾则难以矫正。

# 8

# 诱发致幻之毒

## 8.1 诱发致幻的毒蘑菇

真菌家族的毒蕈中有一些神秘的毒蘑菇，它们具有诱发致幻的作用。致幻蘑菇是人类文化历史记录的一部分，古代被发现于北非阿尔及利亚塔里西洞穴的致幻蘑菇的绘画作品可以追溯到公元前 5000 年。美国中部和南部都有为蘑菇神和雕刻的"蘑菇石"建造庙宇的文化。这些刻着伞形蘑菇的石头可以追溯到公元前 1000—前 500 年。然而，这些蘑菇雕塑的目的并不明确，或许是一种宗教信仰。

在 16 世纪中期，西班牙神父贝纳迪诺在他的佛罗伦萨法典中写到阿兹特克人使用致幻蘑菇。第一次在宴会上吃这种被称为 Nanacatl 的黑色的小蘑菇，会导致产生醉酒、幻觉状态，甚至会发生淫荡的行为；他们将这些蘑菇与蜂蜜一起食用，吃了这些东西后他们开始跳舞、唱歌、哭泣。当这种醉态过去之后，他们开始跟别人诉说他们看见的幻境。

在 20 世纪早期，学者们曾经对致幻蘑菇是否存在有过争议，从而促进了对致幻蘑菇的鉴定和研究工作。

20 世纪 60 年代，蘑菇及其有效成分被用于娱乐和治疗，成为一种新的精神传统文化的一部分。1968 年，美国宣布拥有墨西哥致幻菌素和二甲四羟色胺是非法的。1970 年又被列入到新的《1970 药物滥用预防和控制法案》（俗称《受控法案》），该法案于 1971 年正式生效。尽管

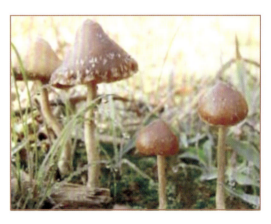

**图 195 令人神迷的裸盖菇**

如此，致幻蘑菇的药用和治疗研究使用一直持续到 1977 年。

根据目前的研究，世界上 16000 多种蘑菇中，能够产生致幻作用的有 24 种，其中只有蛤蟆菌（*Amanita Muscaria*）等几种在全球有广泛的分布，特别是中美洲和南美

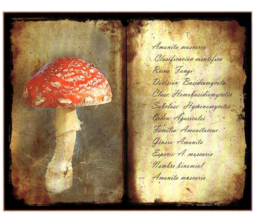

**图 196 蛤蟆菌**（藏于马德里的古玛雅抄本，在蛤蟆菌的插图边加上"西迷"〔死亡〕的标记，强调其危险性）

洲不仅盛产蛤蟆菌，而且有致幻作用更加强烈的裸盖菇属（*Psilocybe*）的墨西哥裸盖菇（*P. Mexicana*）、阿兹特克裸盖菇（*P. Aztecorum*）和红褶菇属的古巴红褶菇（*Stropharia Cubensis*）等，被墨西哥印第安人统称为"神之肉"，在宗教仪式中集体食用，共同引起幻觉和特殊精神体验。

此外，毒蝇蕈（*Amanita Muscaria* var. *Muscaria*）也是极有名的致幻蕈。早在1762年，西伯利亚的通古斯人、雅库特人以及其他部族人就在宗教仪式中使用了它。由女人将干蕈嚼成糜状裹入腊肠，供男人食用，其时甚感愉悦，如醉如痴。

## 8.2 诱发致幻的植物

### 仙人掌

墨西哥仙人掌（*Lophophora Williamsii*）和仙人掌（*Trichocereus Pachanoi*），是极著名的致幻植物。印第安人用之于宗教仪式，以产生鲜明的视幻觉与销魂似的狂笑。

墨西哥是致幻植物之乡。产于墨西哥北部荒漠上的仙人掌类植物中有一些是被当地人称为"魔球"的迷幻植物，如佩奥特仙人球就是其中典型的一种。这种球形植物的茎为扁球形，在灰绿色球茎顶部的小芽苞上生有鸟羽状的软毛，故又名"鸟羽玉"。每当生机盎然的夏季来临，从茎的中央开出薄如蝉翼的白色或粉红色小花。鸟羽玉有着神奇的致幻作用，人们若吃了它的嫩茎或嫩芽苞，随即就会出现种种幻觉：有的看到自己在水上浮着，不会沉下去，周围的鱼全都是奇形怪状的；有的看到自己周围全是奇珍异宝；有的则躺在万紫千红的花朵中；也有的进入了色彩斑斓的蝴蝶世界。

1896年，科学家从仙人球中分离提取出了墨斯卡林生物碱（仙人掌毒碱，Mescaline），才揭开了这种致幻植物的神秘面纱。它抑制中脑缝际含5-羟色胺的细胞群，从而影响脑内邻苯二酚的代谢。只要口服少量，就能使人恶心、颤抖、出汗，1~2小时后便进入幻梦状态，往往做出许多令人捧腹的动作或荒诞无稽的事情。

### 茄科致幻植物

茄科曼陀罗属（*Datura*）植物遍布世界，是全球共知的古老迷幻植物。其迷幻成分是东莨菪碱（Scopolamine）。在美洲的土著居民自古以来就将曼陀罗属植物用作致幻剂和麻醉药。

在古代的中国及亚洲地区的其他民族中，人们就已经知道在酒中加入曼陀罗籽以增强酒的作用的办法。1770年，

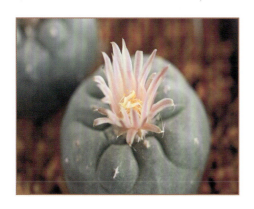

**图 197 佩奥特仙人球**

格梅林[①]对他的一次俄国之行做了报道，里边提到，哈萨克人把曼陀罗籽放到啤酒中，以增强它醉人的效果。

茄科颠茄属（*Atropa*）的颠茄（*A. Belladonna*）闻名于欧洲，古时称之为魔鬼之药、巫师之草，含东莨菪碱。在日常生活中，首先受到危害的是孩子，他们受到引诱，喜欢吃亮晶晶的颠茄浆果，两三颗颠茄果就有可能毒死小孩。

茄科天仙子属（*Hyoscyamus*）的天仙子（*H. Niger*）即莨菪。其叶子和种子作为致幻剂，可以引起安眠、止痛。主要成分为天仙子胺（Hyoscyamine）和东莨菪碱，但天仙子胺无致幻作用。

早在14世纪，梅吉伯格[②]在他的《自然之书》（*The Book of Nature*）中写道："不应给人吃天仙子的种子，因为它能使人死亡，使人出现长久不愈的遗忘症，只想睡觉，忘掉很多东西。"1664年，雅各布·西奥多[③]在巴塞尔出版的《草药典》一书中告诫人们："掺有天仙子籽的啤酒谁都不能喝，因为那些喝了这种啤酒的人就这样丧失了生命；天仙子籽会引起脑狂厥，无理智，偶尔还导致突然死亡。"

1507年，德国拜恩州的弗兰肯地区的艾希施泰特警察局就发布命令，酿酒者不允许在啤酒中掺入天仙子籽，否则罚款5古尔登[④]。

现代研究发现，颠茄和天仙子的作用成分是硫-天仙子碱（S-Hyoscyamine），少量的阿托品（Atropine）和东莨菪碱，及托品烷生物碱（Tropane Alkaloids）。

茄科茄参属（*Mandragora*）的曼德拉草，别名：毒参茄、向阳花或毒苹果。一年或多年生草本植物，原产欧洲南部和中部、地中海周围地区，以及科西嘉岛。由于曼德拉草的根须具有人形，为它的药学用途增加了神秘色彩。在中世纪之前，术士和巫师们就已经广泛使用它了。

曼德拉草含有多种有毒性的致幻剂，其中3种生物碱的效用最强。从古代起，曼德拉草的各个部分便被巫师和祭司们用作通灵药物的成分。但它作为催情药使用得更为广泛，有时也被用于麻醉和止痛。

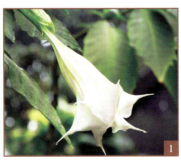 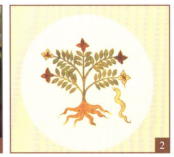 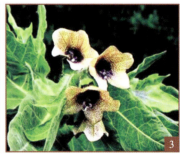

图 198 茄科致幻植物（1.曼陀罗；2.颠茄；3.天仙子）

---

① 塞缪尔·戈特利布·格梅林（Samuel Gottlieb Gmelin，1744—1774），是德国医生，植物学家和探险家。
② 康拉德·冯·梅吉伯格（Konrad von Megenberg），是一位学者和作家。
③ 雅各布·西奥多（Jakob Theodor，1522—1590），是一位植物学家、医生和教授。
④ 古尔登，银币，是早期德意志地区货币之一。1 古尔登（Gulden）约合 1.18 欧元。1853 年一个工人年薪为 200~300 古尔登。

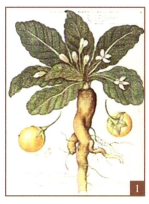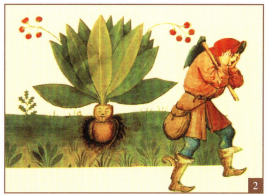

图 199 曼德拉草（1.植株标本；2.这株曼德拉草被夸张地描绘成体形庞大之物，它的根部与人如此之像，以至于吓得一个农夫仓皇逃离）

### 肉豆蔻

肉豆蔻（*Myristica Fragans*），原产摩罗加群岛，15—17世纪传入欧洲。肉豆蔻内含有毒的肉豆蔻醚。食少量种仁即可产生幻觉，曲解时间与空间，并有超越实际的欣快感。肉豆蔻醚的毒性副作用很大，尤其是头痛、口干、全身病感。

15世纪初，非洲奴隶过着牛马不如的生活，他们当中的许多人随身带有肉豆蔻果核，每当痛苦不堪时，就吃下肉豆蔻果核，每次食之，便看见光明的幻景，顷刻间忘掉了自己的悲惨身世和不幸的遭遇，减轻离乡别亲的乡愁。非洲的土人也爱随身携带一些肉豆蔻的果实，每当身体患病或精神痛苦时，便服食少许，能很快进入美妙幻境，如看见天使的微笑、久别的亲人，而暂时忘却了自身的痛苦与不幸，故称之为"暂忘痛苦肉豆蔻""麻醉果"。

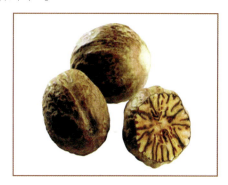

图 200 肉豆蔻

## 8.3 含致幻植物的制剂

### 致幻魔膏

1954年，费克尔（Siegbert Fercker）非常生动地描述了他用一种所谓的魔膏在自己身上做的非常危险的试验。他这样写道："过了不到5分钟，我的心脏开始飞快地跳动，我感到一阵强烈眩晕的感觉……我的面部完全变形，瞳孔几乎和整个眼睛一样大，嘴唇发紫变厚，整个脸苍白，墙壁和房顶开始呈波形运动并大声啪啪相撞……黑暗中有面孔向我冲来……慢慢地，我的周围完全黑了下来，我快速向前飘动。周围又重新亮了起来，透过一层粉红色纱布似的东西，我模模糊糊发觉自己在城市上空飘动。在房间里使我感到压抑的形状，伴我飞过云端……"

费克尔的描述，大致与13—18世纪巫婆审判的审讯记录中的情况相似。在古文化鼎盛时期（古希腊和罗马），想必人们已经知道这些魔膏，这些可以从古典时期的诗人和哲学家的著作中得到证明。例如，卢西安（Lucian）在他的《卢修斯与魔术驴》中写到一个女巫师："……她打开一只相当大的箱子，里边有许多小盒子。她从中取出一个盒子，里边到底放着什么，我说不上来，看样子觉得像是油。她用这东西在全身涂抹，从脚指甲开始涂到椎骨。突然，她全身长出了羽毛，鼻子变成一只弯弯的鸟嘴。她得到了属于鸟的一切，而这一切把这只鸟与其他动物区分开来。一句话，她不再是原来的她，变成了一只乌鸦……"

在药物学和毒理学文献中有这样的见解：这样的表象出现，是由于几种"魔膏"含有欧乌头（Aconitum Napellus）添加物，因此含有生物碱——乌头碱。这种乌头碱首先刺激皮肤的敏感神经末端，然后使之瘫痪。这样（尤其是在麻醉状态下）就会产生身上长出羽毛或长皮毛的感觉。

中世纪的魔膏是最穷人群的麻醉品和享受品。他们用飞行幻觉、人变动物、丰盛的宴席、跳舞及性爱，作为实际经历来试图逃避绝望的生活。

### 致幻迷魂酒

茄科植物是最早配制迷魂酒（催欲药）时使用的配料。在东方，主要用的是曼德拉草，它的希伯来语名字"Dûdaim"就表示出这一点，因为"Dûd"就是爱的意思。这类药物也进入了古典文学作品中，例如，莎士比亚在《奥塞罗》第一幕（第三场）中写道，戴斯德蒙娜的父亲知道奥塞罗与他女儿结婚后，指责奥塞罗用迷魂酒引诱了他女儿。

迷魂酒的内含物都是些毒物，它们或参与了中枢神经系统的作用过程，或通过血管扩张对性器官产生作用。1697年，莱比锡大学告诫人们：用迷魂酒和其他"魔幻药"可迫使做爱。但是在古代，学者和诗人就已对这样一些作用产生怀疑，认为"那个最后求助于魔法的人是自己欺骗自己"。

查士丁尼一世（Justinian Ⅰ，483—565）①把迷魂酒视同巫术，按照《科妮莉亚法》（Lex Cornelia）进行惩处：对下层人或钉在十字架上，或扔给野兽；对上层人要么绞死，要么毒死。在18世纪的普鲁士，《普鲁士通法》对给人吃迷魂酒规定了惩罚：使用迷魂酒致人死亡，处10~15年监禁。

---

① 查士丁尼一世，是古罗马拜占庭皇帝。518年，身为禁卫军首领的叔父查士丁即皇帝位，他被指定为继位人。527年被授予奥古斯都尊号，与叔父共同执政。同年8月，查士丁去世，他成为唯一的君主，直到565年去世。

## 8.4 麦角酸二乙基酰胺

### 理化性质

麦角酸二乙基酰胺（Lysergic Acid Diethylamide，Lysergids，LSD），又名麦角二乙酰胺，这种分离出来的化合物，是当时 27 种同族化合物中的第 25 位，因此得名麦角酸二乙基酰胺 25 号。它由麦角酸和仲酰胺（又名二乙基酰胺）合成而得，刚制成时无色无味，呈液体状态，一定时间后变成微白色的结晶体。

### 发现简史

麦角酸二乙基酰胺是瑞士山德士（Sandoz）公司的艾伯特·霍夫曼博士[①]利用黑麦麦角中所含的麦角胺、麦角新碱，首次于 1938 年在山德士实验室合成的，是一种无色无臭无味的液体，属于半合成的生物碱类物质。1943 年艾伯特·霍夫曼博士在自己的身上试验发现其致幻效果。当时，他无意间尝了自己所合成的这种化学品。3 天后，他有意服食了 250 微克麦角酸二乙基酰胺，随后与助手骑自行车回家，骑车途中药性发作，因为霍夫曼服用的剂量过大，他的思维完全紊乱，话也说不完整，感到天旋地转仿佛被一面面哈哈镜包围着，周围的景物完全变了形。他还以为自己一直停留在原地，无法动弹，可是在一起的助手却回忆说当时他骑得飞快，回到家中后症状越发厉害，房间里所有的物体都变成了可怕的怪物，博士觉得

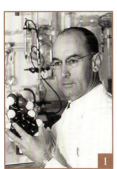 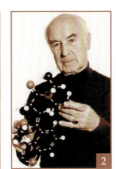 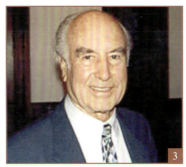 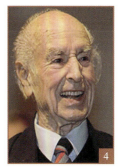

图 201　艾伯特·霍夫曼（1—2. 拿着迷幻剂的模型；3. "迷幻药之父"艾伯特·霍夫曼；4. 102 岁的艾伯特·霍夫曼）

---

① 艾伯特·霍夫曼（Albert Hoffmann，1906—2008），是著名的瑞士化学家。1906 年 1 月 11 日出生于瑞士北部城镇巴登。在苏黎世大学攻读化学专业，1929 年研究动物及植物化学成分及其结构，在蟹壳质的研究上获得重大成果而得到博士学位。后加入制药研究部门，在巴塞尔山德士（Sandoz）实验室（现为 Novartis，诺华公司）工作，从事真菌、麦角等生物成分的研究。1972 年，66 岁的霍夫曼从山德士制药公司退休。他著有描述自己发现 LSD 经历的书《LSD，我的问题儿童》（LSD, My Problem Child）。2008 年 4 月 29 日辞世。尽管他的发明一直备受争议，但这位天才化学家对人类科学研究的贡献是毋庸置疑的。

自己快疯了，仿佛看到自己的灵魂离开了肉体悬浮在空中，甚至产生了强烈的恐惧感，害怕自己永远变成了一个疯子，幸好第二天一早醒来却发现一切正常，麦角酸二乙基酰胺没有留下什么副作用。他一生中大约服用过 20 次麦角酸二乙基酰胺，最后一次服用是在 1972 年。因此，被称为"迷幻剂之父"。

### 致幻效应

麦角酸二乙基酰胺是致幻剂的代表，口服 30 毫克即可出现明显症状。口服后大约半小时出现效应，1~4 小时效应最强烈，8~16 小时后作用逐渐消除。

值得指出的是，吸食麦角酸二乙基酰胺的人，多数是同时使用大麻或海洛因，或其他毒品的人，他们在使用其他毒品不能产生上述效果时，吸食者才使用此毒品，他们也了解这种毒品的危险后果：发疯、自尽或伤残。所以，20 世纪 60 年代后，又把注意力转向比麦角酸二乙基酰胺毒性大上千倍的其他烈性药物。

## 8.5 摇头丸

摇头丸（Ecstasy，MDMA），是一种具有致幻和苯丙胺样作用的合成药物，是一种混合制剂。

摇头丸于 1912 年由德国制药业巨头默克公司首次合成，并在 1914 年获得专利。

20 世纪 60 年代发现摇头丸有滥用现象。1977 年，英国便宣布摇头丸为非法药物。1984 年，英国 21 岁的青年伊恩·拉库姆一次吞服 18 粒摇头丸而死亡。1985 年美国民主党参议员提议美国缉毒署取缔摇头丸，同年 7 月，美国禁毒署（DEA）将其列入《管制药品法》（CSA）表 I 管制。1988 年，美国禁毒署宣布取缔摇头丸，并声明在全世界范围内予以查禁。

第19卷

有毒气体与生化战剂

本卷主编
海春旭
刘瑞

# 卷首语

　　天然产生的和工业生产中形成的有毒气体都是危害人的健康和动物生存的大敌。日常生活中人们吸入有毒气体会受到伤害，造成人员中毒。工矿企业发生的有毒气体泄漏会形成一种灾难，造成重大经济损失和人员伤亡。

　　利用生物、化学武器来实现军事目的的生化战争，是人类所唾弃的罪恶。德国科学家诺贝尔化学奖获得者弗里茨·哈伯发明了合成氨，但又研制了化学毒剂，指挥化学战。整个第一次世界大战中，有 130 万人受到化学战的伤害，其中有 9 万人死亡，幸存者中约有 60% 的人因伤残离开军队。面对接踵而来的唾骂声，哈伯说："我是罪人，无权申辩什么，我能做的就是尽力弥补我的罪行。"

　　本卷在回顾历史上出现的有毒气体和生化战剂基础上，记述了以一氧化碳、二氧化硫、硫化氢、氨气为代表的无机化学气体，以甲醛、乙烯、四氟乙烯为代表的有机化学气体，用于战争的生物毒剂炭疽毒素、肉毒毒素、葡萄球菌肠毒素 B、产气荚膜梭菌毒素、T-2 毒素、蓖麻毒素、石房蛤毒素；神经性毒剂维埃克斯、沙林、梭曼、塔崩，糜烂性毒剂芥子气，窒息性毒剂光气、双光气、氯气，氰类毒剂氰化氢，以及失能剂、刺激剂和植物杀伤剂等非致死性化学战剂的理化性质、研发历史、毒害作用和防治要点。

　　生化战争的发生也必然带来了针对生化战所采取的措施，同时也出现了生化武器的恶性竞争。国际社会应当遵守联合国《禁止生物武器公约》和《禁止化学武器公约》，为维护世界和平做出新的贡献。

# 1 有毒气体与生化战剂

## 1.1 有毒气体及其种类

**有毒气体的来源**

有毒气体是对人和动物产生危害，能够导致人和动物中毒的气体。有毒气体在常温常压下为气态或极易挥发为气体。

工业上常用的有毒气体有氯气、氨气、二氧化硫、苯、硫化氢、一氧化碳（俗称煤气）、天然气①和甲醛等。来源于工业污染的有毒气体，包括氨、臭氧、二氧化氮、二氧化硫、一氧化碳、二氧化碳、硫化氢及光化学烟雾等。柴油机工作时产生的废气，其主要成分为氮氧化物、一氧化碳和醛类。

矿井中的瓦斯②，金属矿山空气中对人体能造成中毒性伤害的有一氧化碳、二氧化碳以及放射性气体——氡气等有毒气体。炸药在井下爆炸产生的有毒气体，大部分是一氧化碳和氮氧化物。生物材料腐败分解产生沼气③、硫化氢。此外，还有日常生活中使用的液化石油气④等。

有毒气体直接刺激皮肤黏膜或通过呼吸进入人和动物体内，危害健康。有毒气体对植物也能产生伤害。《国际海运危险货物规则》将有毒气体列为第2.3类危险货物，此类气体泄漏时，对人畜有强烈的毒害、窒息、灼伤和刺激作用，其中有些有毒气体具有易燃和助燃的性质，如氯气、氨气、硫化氢等。工业生产造成的人员中毒事故，是由吸入氯气、氨气、二氧化硫等刺激性有害气体引起的。日常生活中人们吸入有毒气体也会受到伤害。例如，冬天家庭使用煤炉采暖，空气不够流通；不能正确使用管道煤气和液化气罐；居室装修时使用劣质装修材料等，都会产生有毒有害气体，造成人员中毒。工矿企业发生的瓦斯爆炸是一种由有害气体蓄积而引起的灾害。光化学烟雾是烃类、氮氧化物等大气污染物在日光作用下经光化学反应所形成的浅蓝色烟雾，也是一种灾害。

---

① 天然气，是指天然蕴藏于地层中的烃类和非烃类气体的混合物，主要存在于油田气、气田气、煤层气、泥火山气和生物生成气中。

② 瓦斯，是煤层在漫长的煤化过程中生成的一种附存于煤层中的有毒混合气体，也叫煤层气，主要含有甲烷和一氧化碳两种气体，常产生在矿井之中，如遇明火，即可燃烧，发生"瓦斯爆炸"。

③ 沼气，由50%~80%甲烷、20%~40%二氧化碳、0~5%氮气、小于1%的氢气、小于0.4%的氧气与0.1%~3%硫化氢等气体组成。由于沼气含有少量硫化氢，所以略带臭味。

④ 液化石油气（简称液化气），是石油在提炼汽油、煤油、柴油、重油等油品过程中剩下的一种石油尾气，通过一定程序加以回收，并采取加压的措施，使其变成液体，装在受压容器内，液化气的名称即由此而来。它的主要成分有乙烯、乙烷、丙烯、丙烷和丁烷等，在气瓶内呈液态状，一旦流出会汽化成比原体积大约250倍的可燃气体，并极易扩散，遇到明火就会燃烧或爆炸。

**有毒气体的种类**

按有毒气体的作用部位、化学结构、中毒损伤途径和症状等可分为不同种类。

第一，刺激性气体。最常见的刺激性气体有氯气、氨气、氮氧化物、光气、氟化氢、二氧化硫、三氧化硫和硫酸二甲酯等，主要对眼和呼吸道黏膜有刺激作用，在化学工业中常发生这类有毒气体中毒事件。

第二，窒息性气体。窒息性气体可分为单纯窒息性气体、血液窒息性气体和细胞窒息性气体。常见的如氮气、甲烷、乙烷、乙烯、一氧化碳、硝基苯的蒸气、氰化氢、硫化氢等，能造成机体缺氧。

第三，神经性毒剂。神经性毒剂分为神经系统麻痹毒气、呼吸系统麻痹毒气、肌肉麻痹毒气三类，以具有无臭、无色、稳定性能好、毒性强和容易合成等特点。如有机磷酸酯类化合物：塔崩、沙林和梭曼等。

第四，氰类毒剂。氰类毒剂毒性强，作用快，为速杀性毒剂，但其杀伤作用持续时间短，故又称暂时性毒剂。如氢氰酸和氯化氰。此类毒剂施放后呈蒸气态，经呼吸道吸入，作用于细胞呼吸链末端细胞色素氧化酶，使细胞能量代谢受阻，功能失调，迅速导致机体功能障碍。

第五，糜烂性毒剂。糜烂性毒剂主要损伤皮肤，出现红斑、水疱和溃疡性坏死，对眼、呼吸道也有强烈的刺激作用，引起眼结膜红肿、失明和肺部黏膜性或伪膜性炎症，严重者出现肺水肿甚至死亡。

第六，有机化合物。这类物质大多数属于有毒有害物质，例如应用广泛的二甲苯、二硫化碳、汽油、甲醇、丙酮等。此外，还有苯的氨基和硝基化合物，如苯胺、硝基苯等。

第七，高分子化合物的游离气体。高分子化合物本身毒性很小，但在加工过程或加热时，由于受热、氧化而产生毒性更为强烈的物质，如聚四氟乙烯塑料受高热分解出四氟乙烯、六氟丙烯、八氟异丁烯，吸入后引起化学性肺损伤。某些酚醛树脂遇热释放出甲醛或苯酚，对呼吸道等有刺激作用。这些醛类物质缓慢释放时还有潜在的遗传毒性。

## 1.2 战争中使用的有毒气体

在第一、第二次世界大战中，有毒气体曾作为化学战剂被广泛用于战场上，成为重要的"大规模杀伤武器"。现代战争中，在局部地区冲突中，美军、前苏联都曾使用过化学战剂，尤其是"两伊战争"中更是多次使用了化学战剂。

历史上大规模使用毒气武器是在1914年的第一次世界大战中。法国首先使用榴弹炮发射毒气炮弹，当时使用的是催泪瓦斯乙基溴，后来因为材料稀少改为氯丙酮。1915年1月31日，德国在Bolimov战役中首次大量使用了催泪毒气弹，数千枚毒气弹被发射到俄军阵地，但由于当地的天气原因，并未产生预期效果。1915年4月22日，德军在比利时战场上使用数百钢瓶的氯气，施放和攻击下风向的协约国士兵，产生大规模的杀伤效果。之后，英军在实战中使用了光气与氯气的混合物作为化学武器。1917年芥子气被引入协约国和同盟国的冲突中。

第二次世界大战全面爆发前，仅在1936年的1—4月间，意大利侵略阿比西尼亚时首次由空军使用芥子气和光气，协约国军队中毒伤亡即达到1.5万人，占作战伤亡人数的三分之一。

第二次世界大战发生后，日本违反海牙国际公约，大规模使用生化武器。据不完全统计，日军先后在中国7个省、市，77个县、区，使用化学武器1731次。中国现存的不完整记录中，记载了日军使用化学武器攻击中国军队，伤害中国军队36968人（其中2086人死亡）。日军所动用的毒气造成中国军队的死亡率平均每年为8.5%，最高年份达到28.6%（1937）。日军进行毒气战的次数是1937年9次，1938年105次，1939年455次，1940年259次，1941年231次，1942年76次，1943年137次，1944年38次，1945年2次，总计1312次（1945年的数据为不完全统计）。上述资料不包括日军对中国解放区军民使用的化学武器。

自第二次世界大战结束以来，世界上局部战争和大规模武装冲突不断发生，其中被指控使用化学武器并被证实的有美国侵朝战争、美侵越战争、前苏联入侵阿富汗以及20世纪80年代初开始的两伊战争。

1993年1月13日，国际社会缔结了《关于禁止发展、生产、储存和使用化学武器及销毁此种武器的公约》，简称《禁止化学武器公约》（Convention on the Banning of Chemical Weapons，CBWC），它是全面禁止、彻底销毁一整类大规模杀伤性武器并具有严格核查机制的国际军控条约，为维护世界和平做出了重大贡献。

## 1.3 生物战剂与生物战

**生物战剂的种类**

生物战剂以前只是致病性细菌，称细菌武器，后来已包括多种致病性微生物细菌、病毒、立克次氏体及其毒素。施放生物战剂的装置有炸弹、炮弹、气溶胶发生器以及布洒器。

按照微生物学的分类法，生物战剂可分为病毒类战剂、立克次氏体类战剂、衣原体类生物战剂、细菌类战剂和真菌类战剂。

按照军事上生物杀伤因素的考虑，生物战剂可分为以下几种：

第一，致死性与失能性战剂。致死性战剂是病死率较高的战剂，如黄热病毒、鼠疫杆菌、炭疽杆菌等。失能性战剂是病死率很低的战剂，如委内瑞拉马脑炎病毒、Q热立克次氏体、葡萄球菌肠毒素等。失能性战剂虽不能造成大量人员死亡，但在一定时间内却能使污染区内大部分人员暂时丧失劳动能力和战斗力。

第二，传染性与非传染性战剂。传染性战剂是指生物战剂进入机体后，不但能大量繁殖引起疾病，而且还不断向体外排出，使周围人群感染，如肺鼠疫患者从呼吸道排菌，霍乱患者从粪便中排菌。非传染性生物战剂能使被袭击者发病，从而使其暂时丧失劳动能力和战斗力，但病原体不能从患者体内排出，故对周围人群不构成威胁，如布氏杆菌、土拉杆菌、Q 热立克次氏体、黄热病毒等。

第三，长潜伏期战剂与短潜伏期战剂。有些生物战剂进入机体要经过较长的时间才能发病，如布氏杆菌的潜伏期为 1~3 周，甚至有长达数月之久的；Q 热立克次氏体的潜伏期为 2~4 周。这些长期潜伏期生物战剂主要用于攻击战略后方，可以使被袭击者忽视袭击行动与发病的关系，从而达到秘密袭击的目的。有些生物战剂的潜伏期只有 1~3 天，如流感病毒、霍乱弧菌等，有些仅数小时，如葡萄球菌肠毒素 A、肉毒毒素等。短潜伏期生物战剂可用来袭击不久即将对之发起攻击的敌人。

## 生物战简史

由生物战剂及其释放装置所组成的一种大规模杀伤性特种武器称之为生物武器。利用生物武器来征服敌人完成军事目的思想和行动，称之为生物战。

现代生物武器的研发历史分为两个阶段：

第一阶段为初始阶段，主要研制者是当时最富有侵略性，而且细菌学和工业水平发展较高的德国。主要战剂仅限于少数几种致病细菌，如炭疽杆菌、马鼻疽杆菌等，施放方式主要有特工人员人工投放，污染范围很小。

第二阶段自 20 世纪 30 年代开始至 70 年代末。主要研制者先是德国和日本，后来是英国和美国。战剂仍然主要是细菌，但种类增多，后期美国开始研究病毒战剂。施放方法以施放带生物战剂的媒介昆虫为主，后期开始应用气溶液撒布。运载工具主要是飞机，污染面积显著增大，并且在战争中得到应用。

未来生物武器的发展趋势将是新的生物战剂将不断增多，生物武器的运载系统和布洒系统将进一步改善。特别是由于中长期天气预报精度的提高，对于生物武器的应用及其效应的提高将产生重大的影响。

## 防御生物攻击的方法

利用生物武器来完成军事目的的生物战，也带来了针对生物战所采取的反生物战措施。防御生物攻击的方法主要有疫苗、抗生素、防毒面具和防护衣等。

在战争中，一旦发现敌方使用生物武器，应采取防疫措施。对污染区进行封锁和检疫。在疫区内，对患者要进行隔离。对生物战剂污染的地区、人员、装备与物品进行洗消。

未来针对生物战和生物恐怖主义的最有效保护措施是提高防控能力。首先，必须加强情报工作和对病原体的监管。其次，应重视辨识和控制已发生的疾病。第三，建立世界各地的地方病数据库、实现不正常疾病暴发的快速报告，以及提供遏制疾病的相应措施。这样，可以更有效地辨别出疾病的源头。第四，国际社会应当遵守 1972 年 4 月 10 日分别在华盛顿、伦敦和莫斯科签署的《禁止细菌（生物）和毒素武器的发展生产、储存以及销毁这类武器的公约》（简称《禁止生物武器公约》）。

# 2 无机化学气体

## 2.1 一氧化碳

### 理化性质

一氧化碳（Carbon Monoxide，CO），为无色、无臭、无刺激性的气体。一氧化碳进入人体后会与血液中的血红蛋白结合，进而阻止血红蛋白与氧气结合，从而引起机体组织出现缺氧，导致人体窒息死亡。常见于家庭居室通风差的情况下，煤炉产生的煤气、液化气管道漏气、工业生产煤气以及矿井中的一氧化碳吸入而致中毒。

一氧化碳分子量为28.01，标准状况下气体密度为1.25克/升，和空气密度（标准状况下1.293克/升）相差很小，这也是容易发生煤气中毒的因素之一。一氧化碳在水中的溶解度甚低，但易溶于氨水。

一氧化碳具有可燃性、还原性和毒性。一氧化碳在空气中或氧气中燃烧，生成二氧化碳，燃烧时发出蓝色的火焰，放出大量的热，可以作为气体燃料。一氧化碳作为还原剂，高温或加热时能将许多金属氧化物还原成金属单质，因此常用于金属的冶炼。一氧化碳在加热和加压条件下，能和一些金属单质发生反应，组成分子化合物。如四羰基镍（Ni[CO]$_4$）、五羰基铁（Fe[CO]$_5$）等，这些物质都不稳定，加热时立即分解成相应的金属和一氧化碳，这是提纯金属和制得纯一氧化碳的方法之一。但这些物质都有剧毒，且中毒后极难治疗。一氧化碳是一种易燃易爆气体，与空气混合能形成爆炸性混合物，遇明火、高热能引起燃烧爆炸；与空气混合物爆炸极限是12%~75%。

### 毒性研究历史

人类到底从什么时候开始受到一氧化碳的侵害，难以考察。但可以肯定，人类自使用火以来，就开始吸入一氧化碳。若吸入量达到一定程度时，就有中毒的可能，尤其是人类最早在洞穴中生火时，就曾发生过一氧化碳中毒。

1794年，人们逐渐认识到一氧化碳中毒的危害性，并提出一些预防措施。这一年普鲁士联邦法律中制定了预防一氧化碳中毒的有关规定，其中第731款中规定："在密闭室内因燃煤不慎而产生对敏感者的有害气体，即使未造成任何伤害，也须罚款10塞拉（Thaler）①，或自愿接受监禁。"可见，当时德国十分重视预防一氧化碳中毒，并以法律形式来保证预防措施得以落实。

1857年，法国伯纳德（Claude Be-

---

① 塞拉（Thaler），是当时的货币单位，是一种银币，曾经在欧洲使用了400年，Thaler相当于Dollar（元），也称Taler或Tolar。

mard）首先指出，一氧化碳的毒性作用是由于它从红细胞的血红蛋白里将氧气不可收回地置换了，因而血红蛋白失去携氧作用，不能将氧气输送到身体的组织中去。也就是说一氧化碳与血红蛋白的可逆性结合而形成了碳氧血红蛋白，从而导致缺氧。

1895年，霍尔丹（Haldane）通过实验研究指出，一氧化碳的毒性作用完全在于其具有与血红细胞中的血红蛋白相结合的能力，从而使血红蛋白丧失其携带氧能力。

1942年，恩德（End）和朗（Long）通过实验研究了高压氧对一氧化碳中毒的疗效，为后来使用高压氧急救一氧化碳中毒奠定了基础。1960年，苏格兰的史密斯（Smith）和夏普（Sharp）首先利用高压氧成功地治疗了一氧化碳中毒患者，引起了医学界的高度关注。

今天，科学家阐明了一氧化碳中毒与解毒机制。一氧化碳中毒主要是碳氧血红蛋白（HbCO）增加，而使氧合血红蛋白（$HbO_2$）减少所造成的低氧血症，以致细胞呼吸功能障碍，进而导致全身各组织器官和中枢神经系统的严重缺氧。

高压氧治疗一氧化碳中毒的解毒原理是高压氧能加速碳氧血红蛋白的解离，促进一氧化碳的消除，使血红蛋白（Hb）恢复携氧功能。氧分压愈高，碳氧血红蛋白的解离和一氧化碳的清除就愈明显。一氧化碳的清除时间随氧分压的增高而缩短。

历史上有关一氧化碳与一氧化碳中毒具有里程碑意义的典型事例见第359页表19-2-1。

### 毒害作用

一氧化碳是中毒致死人数最多的毒物，是一种对血液与神经系统毒性很强的污染物。空气中的一氧化碳，通过呼吸系统进入人体血液内，与血液中的血红蛋白（Hb）、肌肉中的肌红蛋白以及含二价铁的呼吸酶结合，形成可逆性的结合物。

一氧化碳中毒以头痛、乏力，口唇呈樱桃红，甚者出现昏迷为特征。轻度中毒时出现头痛、头晕、失眠、视物模糊、耳鸣、恶心、呕吐、全身乏力、心动过速、短暂昏厥，血中碳氧血红蛋白含量达10%~20%。中度中毒除上述症状加重外，口唇、指甲、皮肤黏膜出现樱桃红色，多汗，血压先升高后降低、心率加速、心律失常、烦躁、一时性感觉和运动分离（即尚有思维，但不能行动）。症状继续加重，可出现嗜睡、昏迷，血中碳氧血红蛋白在30%~40%。经及时抢救，可较快清醒，一般无并发症和后遗症。重度中毒患者迅速进入昏迷状态。初期四肢肌张力增加，或有阵发性强直性痉挛；晚期肌张力显著降低，患者面色苍白或青紫，血压下降，瞳孔散大，最后因呼吸麻痹而死亡。经抢救存活者可有严重并发症及后遗症。

### 防治要点

中国车间空气中一氧化碳的最高容许浓度为30毫克/立方米，在有一氧化碳存在的生产场所中，应加强自然通风后方可进入工作。进入一氧化碳浓度较高的环境内，必须佩戴供氧式防毒面具进行操作。冬季取暖季节，应宣传普及预防知识，防止生活性一氧化碳中毒事故的发生。

当空气中浓度超标时，佩戴自吸过滤式防毒面具（半面罩）。紧急事态抢救或撤离时，需佩戴空气呼吸器、一氧化碳过滤式自救器。眼睛一般不需特殊防护，高浓度接触时可戴安全防护眼镜。穿防静电工作服，戴一般作业防护手套，工作现场严禁吸烟，实行就业前和定期的体检，避

表 19-2-1　历史上有关一氧化碳与一氧化碳中毒具有里程碑意义的典型事例

| 报道者、时间与地点 | 事　例 |
| --- | --- |
| Aristole(前 3 世纪) | 煤气引起严重头痛和死亡 |
| Cicero(前 106—前 43),罗马 | 煤气用于自杀和死刑 |
| Paracelsus(1493—1541) | 第一篇关于矿工疾病的论文问世 |
| Von Helmont (1577—1644) | 用一盆木炭产生的"木气"做自身试验,几乎死亡 |
| Rammazzini(1633—1714) | 著《矿工病》一书,指出燃煤产生气体有危险性 |
| Clayton(1688) | 从煤中蒸馏出煤气 |
| Priestley(1772) | 描述了一种燃烧产生的浅蓝色火苗,即易燃气体一氧化碳 |
| Harmant(1775),法国 | 首次描述了煤气中毒的临床症状 |
| Murdock(1792),英国 | 建议使用煤气照明 |
| 普鲁士联邦法律(1794),德国 | 首次制定了预防煤气中毒的第一套规则 |
| Cruickshank(1800) | 指出一氧化碳是一氧化物,与氧气作用产生二氧化碳 |
| Leblanc(1842) | 指出一氧化碳是煤气中的有毒物质 |
| Chenot(1854) | 首次阐述了一氧化碳的作用方式 |
| Claude Bernard(1857),法国 | 指出一氧化碳与血红蛋白的可逆性结合而导致缺氧 |
| Hoppe(1857),德国 | 指出一氧化碳可使血液变成鲜红色 |
| Linas 和 Limousin(1868) | 首次尝试以氧气治疗一氧化碳中毒 |
| Haldane(1895) | 鼠一氧化碳中毒后置于两个大气压氧下而存活 |
| Saint Martin 和 Nicloux(1898) | 首次证实内源性一氧化碳 |
| Mosso(1901) | 建议用高压氧治疗一氧化碳中毒 |
| Warburg(1926) | 指出一氧化碳可抑制呼吸链酶类 |
| End 和 Long(1942) | 用高压氧治疗实验动物一氧化碳中毒 |
| Migeote(1949) | 从大气中检测到一氧化碳 |
| Smith 和 Sharp(1960),苏格兰 | 首次应用高压氧在临床上治疗一氧化碳中毒病例成功 |

免高浓度吸入。进入密闭、限制性空间或其他高浓度区作业,必须有人监护。若吸入必须迅速脱离现场至空气新鲜处,保持呼吸道通畅。如呼吸困难,应给予输氧。呼吸、心跳停止时,应立即就医,进行人工呼吸和胸外心脏按压术。

## 2.2　氮氧化物

### 理化性质

氮氧化物（Nitrogen Oxides），包括多种化合物,如一氧化二氮（$N_2O$）、一氧化氮（$NO$）、二氧化氮（$NO_2$）、三氧化二氮（$N_2O_3$）、四氧化二氮（$N_2O_4$）和五氧化二氮（$N_2O_5$）等。除二氧化氮以外，其他氮氧化物均极不稳定，遇光、湿或热变成二氧化氮及一氧化氮，一氧化氮又变为二氧化氮。因此，职业环境中接触的是几种气体混合物常称为硝烟（气），主要为一氧化氮和二氧化氮，并以二氧化氮为主。

氮氧化物都具有不同程度的毒性。主要用于制造硝酸、人造丝漂白剂、丙烯及二甲醚的稳定剂。

### 研发历史

诺贝尔在一百多年前制造安全炸药时，曾把硝酸甘油作为主要原料之一。当时他患有严重的心绞痛，医生让他服用含硝酸甘油的药，却遭到他的激烈反对。在弥留之际，他曾这样说："医生给我开的药竟是硝酸甘油，这难道不是对我一生巨大的讽刺吗？"

其实这并非讽刺。科学家在后来的研究中发现，硝酸甘油能舒张血管平滑肌，从而扩张血管。他们推断，肯定存在"内皮细胞舒张因子"这种物质，如果找到它，就能打开人体奥秘的一片新天地，从而找到更有效的方式治疗心肌梗死等疾病。

1986 年，这个困扰了人类一百多年的谜团终于被伊格纳罗（Louis J. Ignarro）博士和其他两位药理学家破译，它不是猜测已久的蛋白质类大分子，而是简简单单的一氧化氮。顿时，一氧化氮摇身变成了"明星分子"。伊格纳罗博士和其他两位研究者因发现有关一氧化氮在心血管系统中具有独特信号分子作用而于 1998 年获得诺贝尔生理学或医学奖。

伊格纳罗经过三年的研究，发现硝酸甘油本身并不是一种药物，可是当人体摄入之后，它就转变、代谢为一氧化氮。一氧化氮具有的健康益处远远超出最初的推断：它具有降低血压、预防中风和心脏病的功效。

尽管发现在一般情况下一氧化氮无毒，但特殊条件下它还是存在对人体的毒害作用；在环境中也存在许多途径能够生成其他氮氧化物，它们的吸入性毒广泛存在。所以，对于氮氧化物的毒性不容轻视。

### 毒害作用

氮氧化物具有不同程度的毒性。急性毒性半数致死浓度（$LC_{50}$）：1068 毫克/立方米，4 小时（大鼠吸入）。具有中等刺激性，致敏性较高，有轻微的致突变性与致畸性。较高浓度的氮氧化物主要损害呼吸道。吸入初期仅有轻微的眼及呼吸道刺激症状，如咽部不适、干咳等。常经数小时至十几小时或更长时间潜伏期后发生迟发性肺水肿、成人呼吸窘迫综合征，出现胸闷、呼吸窘迫、咳嗽、咳泡沫痰、发绀等。可并发气胸及纵隔气肿。肺水肿消退后两周左右可出现特发性阻塞性细支气管炎。高浓度的一氧化氮可致高铁血红蛋白血症。慢性影响主要表现为神经衰弱综合征及慢性呼吸道炎症。个别病例出现肺纤维化，引起牙齿酸蚀症。

一氧化氮是宇航员晕厥发作的元凶。当宇航员返回地球时或长期久卧在床的患者马上要起来时，体内会产生过多的血管扩张剂——一氧化氮，从而导致血压降低，流往头部的血液减少，出现晕厥。加利福尼亚大学的研究人员在对大鼠的试验中发现，低重力环境下，大鼠产生一氧化氮的两种酶增多，当给予大鼠药物抑制其中一种酶时，它们的血压升高，研究人员由此得到启示：抑制一氧化氮对宇航员和长期卧床患者的晕厥是一种有效的治疗方式。

大气底层的氮氧化物吸收可见光和紫外光，会与某些碳氢化合物发生光化学反应，产生臭氧、过氧基、烷基、醛以及硝基化合物，这些二次污染物在高温度、强阳光、低湿度的天气条件下，会与一次污染物混合，形成光化学烟雾。而且，氮氧化物与空气中的水结合，会生成硝酸和亚硝酸，并形成酸雨危害生态环境。

### 防护措施

大气中的氮氧化物来源大致可分为自然生成和人为排放两大类。自然生成的氮氧化物数量虽然庞大，因其原本处在相对稳定的生物循环中，不会引起严重的环境污染，但却对人类活动中毒危害存在明显差异。人为排放主要指化学能源燃烧产生的氮氧化物，比如汽车尾气排放，火力发电厂及其他工业生产中煤炭和油气化石燃料的燃烧。由此可见，人类活动排放的氮氧化物数量远不及自然来源量，但它破坏了自然界中氮元素的循环，造成了严重的环境污染，需采取措施加以防控。

## 2.3 硫化氢

### 理化性质

硫化氢（Hydrogen Sulfide，$H_2S$）是一种神经毒剂，亦为窒息性和刺激性气体。根据硫化氢的成因机制，将自然界中的硫化氢分为生物降解、微生物硫酸盐还原、热化学分解、硫酸盐热化学还原和岩浆成因 5 种类型。

硫化氢在常温下是一种无色、有臭鸡蛋气味的剧毒气体（低于一定浓度、无气味），溶于水、乙醇，不稳定，在 300℃左右分解，在空气中点燃生成二氧化硫和水。

### 研究简史

1663 年化学家波义耳（Boyle）发现硫化氢能使银器变黑。1772 年化学家舍勒（Scheele）研究证明硫在氢气中燃烧可以生成硫化氢。1796 年化学家贝托雷（Berthollet）进一步证明，硫化氢不是含氧酸。

硫化氢在分析化学的发展中发挥过非常重要的作用。18 世纪化学家在分析矿石的成分时发现，硫化氢与铅盐、钴盐和镍盐的溶液作用后，都产生黑色沉淀；与锑盐溶液作用，则产生黄色沉淀，这一发现成为新的分析方法的重要依据。硫化氢在分析化学中成为重要的基本试剂。

### 毒害作用

据报道，美国 1984—1994 的 11 年中，报告给美国职业安全卫生研究所（OSHA）数据库的职业性死亡为 18559 例，其中 80 例为硫化氢中毒死亡，占 0.34%。死者主要是违反安全操作规程而造成的，其中 19 例是在因有限空间试图去营救同伴而中毒死亡的。[1]

硫化氢中毒作用的主要靶器是中枢神

---

[1] 王樟龄. 美国 1984—1994 年硫化氢中毒死亡分析. 安全·环境和健康，2001，1（2）：14.

经系统和呼吸系统，亦可伴有心脏等多器官损害，对毒作用最敏感的组织是脑和黏膜接触部位。

人吸入 70~150 毫克/立方米硫化氢 1~2 小时，出现呼吸道及眼刺激症状；吸入 2~5 分钟后嗅觉疲劳，不再闻到臭气。吸入 300 毫克/立方米硫化氢 1 小时，6~8 分钟出现眼急性刺激症状，稍长时间接触引起肺水肿。吸入 760 毫克/立方米硫化氢 15~60 分钟，发生肺水肿、支气管炎及肺炎、头痛、头昏、步态不稳、恶心、呕吐。吸入 1000 毫克/立方米硫化氢数秒钟，很快出现急性中毒，呼吸加快后因呼吸麻痹而死亡。

接触较高浓度硫化氢后可出现头痛、头晕、乏力、共济失调，可发生轻度意识障碍。常先出现眼和上呼吸道刺激症状。眼底检查可见个别病例有视神经乳头水肿。可出现化学性支气管炎、肺炎、肺水肿、急性呼吸窘迫综合征等。少数中毒病例以肺水肿的临床表现为主。脑病症状较呼吸道症状的出现为早，可能因发生黏膜刺激作用需要一定时间。在中毒病程中，部分病例可发生心悸、气急、胸闷或心绞痛样症状；少数病例在昏迷恢复、中毒症状好转一周后发生心肌梗死样表现。

接触极高浓度硫化氢后可发生电击样死亡，即在接触后数秒或数分钟内呼吸骤停，数分钟后可发生心跳停止；也可立即或数分钟内昏迷，并导致呼吸骤停而死亡。死亡可在无警觉的情况下发生，当察觉到硫化氢气味时可立即丧失嗅觉，少数病例在昏迷前瞬间可嗅到令人作呕的气味。死亡前一般无先兆症状，先出现呼吸深而快，随之呼吸骤停。

### 防治要点

空气中硫化氢浓度超标时，佩戴过滤式防毒面具（半面罩）。紧急事态抢救或撤离时，需佩戴氧气呼吸器或空气呼吸器。

皮肤接触则脱去污染的衣服，用流水冲洗。眼睛接触应立即提起眼睑，用大量流水或生理盐水彻底冲洗至少 15 分钟。吸入中毒者应迅速脱离现场至空气新鲜处，保持呼吸道通畅。如呼吸困难，应立即就医。

## 2.4 二氧化硫

### 理化性质

二氧化硫（Sulfur Dioxide，$SO_2$），是最常见的硫氧化物，为无色有刺激性气味的有毒气体。

火山爆发时会喷出二氧化硫气体，在许多工业过程中也会产生二氧化硫。硫黄、硫化氢可以燃烧生成二氧化硫；加热硫铁矿、闪锌矿、硫化汞，也可以生成二氧化硫。二氧化硫可以使品红溶液加热后颜色还原褪色。由于煤和石油通常都含有硫化合物，因此燃烧时会生成二氧化硫。当二氧化硫溶于水中，会形成亚硫酸（酸雨的主要成分）。若把二氧化硫进一步氧化，通常在催化剂如二氧化氮的存在下，便会生成硫酸。这就是担心使用这些燃料作为能源的原因之一。在大气中，二氧化硫会氧化而成硫酸雾或硫酸盐气溶胶，是环境酸化的重要前驱物。

二氧化硫主要用于生产硫以及作为杀虫剂、杀菌剂、漂白剂和还原剂。二氧化硫对食品有漂白和防腐作用，使用二氧化硫能够达到使产品外观光亮、洁白的效果，是食品加工中常用的漂白剂和防腐剂。

### 毒害作用

二氧化硫轻度中毒时，发生流泪、畏光、咳嗽、咽、喉灼痛等；严重中毒可在数小时内发生肺水肿；极高浓度吸入可引起反射性声门痉挛而窒息。皮肤或眼接触发生炎症或灼伤。长期低浓度接触，可有头痛、头昏、乏力等全身症状以及慢性鼻炎、咽喉炎、支气管炎、嗅觉及味觉减退等。

大气中二氧化硫浓度在 1.43 毫克/立方米以上对人体已有潜在影响；在 2.86~8.58 毫克/立方米时多数人开始感到刺激；二氧化硫浓度为 28.6~42.9 毫克/立方米时，呼吸道纤毛运动和黏膜的分泌功能均能受到抑制。浓度达 57.2 毫克/立方米时，会引起咳嗽并刺激眼睛。若每天以 8 小时计吸入浓度为 286 毫克/立方米，支气管和肺部则出现明显的刺激症状，使肺组织受损。浓度达 1144 毫克/立方米时可使人产生呼吸困难。二氧化硫与飘尘一起被吸入，飘尘气溶胶微粒可把二氧化硫带到肺部使毒性增加 3~4 倍。若飘尘表面吸附金属微粒，在其催化作用下，使二氧化硫氧化为硫酸雾，其刺激作用比二氧化硫增强约一倍。长期生活在大气污染的环境中，由于二氧化硫和飘尘的联合作用，可促使肺泡纤维增生。如果增生范围波及广泛，则会形成纤维性病变，发展下去可使纤维断裂形成肺气肿。伦敦烟雾事件、马斯河谷事件和多诺拉等烟雾事件，都是这种协同作用造成的危害。

二氧化硫可以加强致癌物苯并（a）芘的致癌作用。据动物试验，在二氧化硫和苯并（a）芘的联合作用下，动物肺癌的发病率高于单个因子的发病率，在短期内即可诱发肺部扁平细胞癌。

### 防治要点

空气中浓度超标时，需佩戴自吸过滤式防毒面具（全面罩）。紧急事态抢救或撤离时，应佩戴正压自给式呼吸器。穿聚乙烯防毒服，戴橡胶手套，工作现场禁止吸烟、进食和饮水。工作完毕，淋浴更衣。保持良好的卫生习惯。

皮肤接触后应立即脱去被污染的衣着，用大量流动清水冲洗。眼睛接触后应提起眼睑，用流动清水或生理盐水冲洗。若吸入，应迅速脱离现场至空气新鲜处，保持呼吸道通畅。如呼吸困难，需给输氧。如呼吸停止，应立即进行人工呼吸。若食入，用水漱口，饮牛奶或生蛋清。

## 2.5 氨气

### 理化性质

氨气（Ammonia，$NH_3$），在常温下为无色有刺激性恶臭的气体，极易溶于水。氨溶于水时，跟水通过氢键结合成一水合氨（$NH_3 \cdot H_2O$），一水合氨能小部分电离成铵离子和氢氧根离子，所以氨水呈弱碱性。氨与酸作用可得到铵盐。

氨气主要用作制冷剂及制取铵盐和氮肥。

### 研发历史

19世纪以前，农业生产所需氮肥的来源，主要是有机物的副产物和动植物的废物、粪便、种子饼粕、腐鱼、屠宰废料、腐烂动植物等。随着农业的发展和军工生产的需要，人们设想把空气中大量的氮气固定下来，并开始设计以氮和氢为原料的合成氨流程。1900年法国化学家勒夏特利（Henri Le Chatelier）最先研究氢气和氮气在高压下直接合成氨的反应。很可惜，由于他所用的氢气和氮气的混合物中混进了空气，在实验过程中发生了爆炸。他在没有查明发生事故原因的情况下，就放弃了这项实验。

德国物理学家、化工专家哈伯（Fritz Haber）和他的学生成功地建立了每小时能产生80克氨的装置，开创了合成氨的历史，哈伯也因此获得了1918年的诺贝尔化学奖。1910年，巴登公司的经理布隆克和专家们一致认为这种合成氨的方法具有很高的经济价值，于是建立了世界上第一座苯胺纯碱合成氨试验工厂。1913年建立了大型工业规模的合成氨工厂，为德国提供当时极其缺少的氮化合物，以生产肥料。之后，在全世界范围内合成氨的工厂普遍建立起来。

### 毒害作用

氨的溶解度极高，对动物或人体的上呼吸道有刺激和腐蚀作用，常被吸附在皮肤黏膜和眼结膜上，从而产生刺激和炎症。

短期内吸入大量氨气后可出现流泪、咽痛、声音嘶哑、咳嗽、痰带血丝、胸闷、呼吸困难，可伴有头晕、头痛、恶心、呕吐、乏力等，严重者可发生肺水肿、呼吸窘迫综合征。如果血液中氨浓度过高，可引起心脏的停搏和呼吸停止，危及生命。

室内空气中的氨气主要来自建筑施工中使用的混凝土添加剂。添加剂中含有大量氨类物质，在墙体中随着温度、湿度等环境因素的变化而还原成氨气释放出来。长期接触氨气，部分人可能会出现皮肤色素沉积或手指溃疡等症状。

### 防治要点

吸入氨气者应迅速脱离现场，至空气新鲜处、维持呼吸功能、卧床静息，并给予对症、支持治疗。防治肺水肿、喉痉挛、水肿或支气管黏膜脱落造成的窒息，合理氧疗；保持呼吸道通畅，应用支气管舒缓剂；早期、适量、短程应用糖皮质激素，待病情好转后减量或停用。误服者给饮牛奶，有腐蚀症状时忌洗胃，并对症处理。眼污染后应立即用流动清水或凉开水冲洗至少10分钟。皮肤污染时应立即脱去被污染的衣物，用流动清水冲洗至少30分钟。

## 2.6 硫酸二甲酯

### 理化性质

硫酸二甲酯（Dimethyl Sulfate, DMS），为无色或微黄色、略有葱头气味的油状可燃性液体。溶于乙醇和乙醚，在水中的溶解度 2.8 克/100 毫升。在 50℃或者碱水中易迅速水解成硫酸和甲醇。在冷水中分解缓慢。遇热、明火或氧化剂可燃。燃烧（分解）产物主要为一氧化碳、二氧化碳和二氧化硫。主要经呼吸道吸入，也可经皮肤吸入。

硫酸二甲酯主要用于制造染料及作为胺类和醇类的甲基化试剂①、分析试剂、有机合成试剂。用作测定煤焦油类的试剂，在有机合成中用作甲基取代剂。

硫酸二甲酯溶剂的蒸气毒性强，也曾用作战争毒气。

### 研发历史

19 世纪早期，首次制得了不纯的硫酸二甲酯，之后克里森（P. Claesson）广泛研究了其制备方法，典型方法是甲醇用硫酸酯化。

硫酸二甲酯在美国的工业生产开始于 20 世纪 20 年代，常利用二甲醚与三氧化硫的连续反应进行生产。

### 毒害作用

硫酸二甲酯属高毒类，作用与芥子气相似，急性毒性类似光气，比氯气大 15 倍。

急性硫酸二甲酯中毒常经过 6~8 小时的潜伏期后迅速发病，潜伏期越短症状越重，人接触 500 毫克/立方米 10 分钟即致死。刺激反应表现为有一过性的眼结膜及上呼吸道刺激症状，肺部无阳性体征。轻度中毒表现为明显的眼结膜及呼吸道刺激症状。中度中毒表现为明显咳嗽、咳痰、气急、伴有胸闷及轻度发绀，两肺有干性啰音或哮喘音可伴散在湿性啰音，胸部 X 线可见到支气管肺炎、间质性肺炎或局限性肺泡性肺水肿等征象。重度中毒表现为咳嗽、咳大量白色或粉红色泡沫痰，明显呼吸困难、发绀、两肺广泛湿啰音，胸部 X 线符合弥漫性肺泡性肺水肿，严重者可导致呼吸窘迫综合征，或窒息，或出现较严重的纵隔气肿、气胸、皮下气肿。

### 防治要点

首先迅速将中毒患者移至空气新鲜处，脱去污染衣物，彻底清洗皮肤，对刺激反应者至少观察 24~48 小时，及时吸氧，给予镇静、祛痰及解痉药物等对症治疗。眼部受污染时应立即用生理盐水或清水彻底冲洗，再用 5%~10%碳酸氢钠溶液冲洗，之后用可的松与抗生素眼药水交替滴眼，皮肤灼伤采用抗感染及暴露或脱敏疗法。要时刻警惕迟发性中毒效应的发

---

① 硫酸二甲酯可使 DNA 甲基化，经甲基化后，DNA 可在甲基化位置被降解。

生。中毒患者应卧床休息，保持安静，严密观察病情，急救治疗包括合理吸氧，给予支气管舒缓剂和止咳祛痰剂。肾上腺糖皮质激素的应用要早期、适量、短程；早期给予抗生素，必要时可给予镇静剂。

泄漏应急处理：应迅速撤离泄漏污染区人员至安全区，并立即隔离 150 米，严格限制出入。切断火源。建议应急处理人员戴自给正压式呼吸器，穿防毒服。不要直接接触泄漏物。尽可能切断泄漏源，防止其进入下水道、排洪沟等限制性空间。小量泄漏时用砂土、蛭石或其他惰性材料吸收。大量泄漏时需构筑围堤或挖坑收容；用泡沫覆盖，降低蒸气灾害。用泵转移至槽车或专用收集器中，回收或运至废物处理场所处置。

## 2.7 氟化氢

### 理化性质与用途

氟化氢（Hydrogen Fluoride，HF），是一种极强的腐蚀剂，为无色剧毒气体，在空气中，只要超过 2.67 毫克/立方米就会产生刺激的味道。无水氟化氢具有极强的酸性。其水溶液为氢氟酸，氟化氢主要用作氟化剂，以制取氟利昂、四氟乙烯。

1768 年，德国化学家马格拉夫（Marggraf）发现了氟化氢，后来在工业上和实验室里都用浓硫酸与萤石作用，制备无水氟化氢。由于氢氟酸溶解氧化物的能力，它在铝和铀的提纯中起着重要作用。氢氟酸也用来蚀刻玻璃，半导体工业使用它来除去硅表面的氧化物，在炼油厂中它可以用作异丁烷和丁烷的烷基化反应的催化剂。氢氟酸也用于聚四氟乙烯和氟利昂制冷剂等多种含氟有机物的合成。

### 毒害作用

氟化氢具有强腐蚀性、强氧化性、剧毒。氟化氢对眼和呼吸系统有强烈的刺激作用，对牙也有破坏作用，吸入大量氟化氢会引起致命的肺水肿。

中毒症状主要有刺激感、皮肤灼伤、骨质软弱及变化（骨质疏松症）。刺激鼻、咽、眼睛及呼吸道，引起慢性炎症，严重者可有鼻中隔穿孔。高浓度蒸气会严重灼伤唇、口、咽及肺，可能造成液体蓄积于肺中而死亡。骨骼损害可引起氟骨病。

氟化氢气体或液体会造成疼痛难忍的深度皮肤灼伤，能穿透皮肤向深层渗透，形成坏死和溃疡，且不易治愈。

### 防护要点

应避免吸入蒸气，避免接触眼睛、皮肤及衣物，并应穿戴含防氟化氢滤罐的防毒面罩、安全防酸手套、全面型自携式或供气式呼吸防护具。

# 3 有机化学气体

## 3.1 甲醛

### 理化性质与用途

甲醛（Formaldehyde），又称蚁醛，为无色水溶液或气体。有特殊的刺激性气味，对人眼、鼻等有刺激作用。能与水、乙醇、丙酮等有机溶剂按任意比例混溶。水溶液的浓度最高可达55%，通常是40%，称作甲醛水，俗称福尔马林（Formalin）。液体在较冷时久贮易混浊，在低温时则形成三聚甲醛沉淀。蒸发时有一部分甲醛逸出，其中大部分变成三聚甲醛。甲醛为强还原剂，在微量碱性时还原性更强。在空气中能缓慢氧化成甲酸。此外，甲醛能燃烧，蒸气与空气形成爆炸性混合物，爆炸极限为7%~73%（体积）。着火温度约300℃。

甲醛用作农药和消毒剂，制酚醛树脂、脲醛树脂、维纶、乌洛托品、季戊四醇和染料等的原料。工业品甲醛溶液一般含37%甲醛和15%甲醇，用作阻聚剂。

### 毒性效应

20世纪80年代以来甲醛成为室内装修中头号化学性污染物，多数新装修家庭和办公室都存在着甲醛污染，而且可以持续数年之久。甲醛可以高达0.1~4毫克/立方米，这样的浓度水平不但远远高于其他单个污染物的水平，有时甚至高于其他挥发性有机化合物的总量，成为高毒性化合物。根据世界卫生组织文件，空气甲醛环境阈值仅为0.1毫克/立方米。

甲醛毒理学系统研究之前，巴特勒罗夫（A. M. Butlerov）于1859年第一次描述了他所发现的甲醛。1868年，霍夫曼（A. W. Hofmann）从甲醇中提炼出了甲醛，并将它定义为同源醛类化合物的第一个成员。1957年英国进行了甲醛对人体健康影响的全球第一个控制暴露人体实验。1972—1974年美国国立职业安全及健康（NIOSH）组织进行的职业危害普查，调查了5000个分散的工作场所，发现至少396种工种中使用了甲醛。

空气中甲醛的毒理学的研究经历了三个阶段：

1975—1983年为早期高潮阶段。1975年左右，脲醛泡膜隔热材料在西方的应用；美国化学工业毒理学研究所（Chemical Industry Institute of Toxicology，CIIT）报道了有关甲醛引起刺激和头痛的症状；1978年6月在CIIT的资助下，开展了一项长达两年的致癌性毒理学研究，在剂量为20.1毫克/立方米的组中，发现F-334

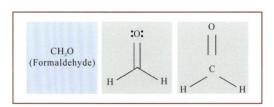

图202　甲醛的分子结构

大鼠鼻腔鳞状细胞癌；自此次研究开始，一些国家迅速开展了一系列的毒理学研究和现场流行病学调查。研究成果集中发表在 1980 年美国国立科学院主编的《甲醛——对健康的影响评价》中，报告了甲醛的急性毒性作用；1983 年詹姆斯（James E. Gibson）主编的《甲醛的毒性》，报告了甲醛的慢性毒性作用。

1983—2000 年为传统毒理学研究阶段。这一阶段把甲醛作为外源性毒物，重点研究甲醛的两大毒性，一是遗传毒性和致癌作用；二是气道刺激作用和呼吸功能，少数研究涉及甲醛的免疫毒性（哮喘、过敏性鼻炎）和生殖毒性。

2000 年以来为现代分子毒理学研究阶段。这一阶段既把甲醛看成为外源性毒物，同时又看重内源性甲醛的生物活性分子作用，并认为后者是解开前者毒作用发生机制的关键；采用以分子毒理学的方法为主，对毒作用进行研究。北京大学公共卫生学院开展了流行病学和毒理学研究，并依据研究和实验的结果，提出了中国居室内空气甲醛的最高允许浓度卫生标准（0.08 毫克/立方米）。中国疾病控制中心指出：当空气中甲醛浓度达到 230 毫克/立方米时可危及生命。

### 甲醛污染的来源与防控

室内空气甲醛污染的来源，一是购买的新家具中甲醛含量不合格；二是单件家具甲醛释放量合格，而集中使用可能超标；三是家装时使用了甲醛释放量超标的胶黏剂、人造板、涂料、家具等产品，往往是造成室内空气中甲醛含量超标的主要原因。

直接接触甲醛，或暴露于甲醛的人更容易造成甲醛中毒。急性甲醛中毒为接触高浓度甲醛蒸气引起的以眼、呼吸系统损害为主的全身性疾病。

室内空气甲醛污染被称为"居家毒素"[1]，提倡丢掉有害家具，使用触媒（如光触媒分解法[2]、紫外线照射等）净化空气，提高室内通风效率，种植净化空气的植物，选择绿色建材、标准建材及产品。

## 3.2 乙烯

### 理化性质与用途

乙烯（Ethylene），是一种无色气体，略具烃类特有的臭味。少量乙烯具有淡淡的甜味。水溶液呈中性，不溶于水，微溶于乙醇、酮、苯，溶于醚，溶于四氯化碳等有机溶剂。

乙烯是合成纤维、合成橡胶、合成塑料（聚乙烯及聚氯乙烯）、合成乙醇（酒精）的基本化工原料，也用于制造氯乙烯、苯乙烯、环氧乙烷、醋酸、乙醛、乙醇和炸药等，尚可用作水果和蔬菜的催熟

---

[1] 江守山. 别让房子夺去你的健康. 南宁：广西科学技术出版社，2009.
[2] 光触媒中的催化剂在光的刺激下，与空气中的氧气与水分生成负离子和氢氧自由基，能氧化并分解各种有机污染物和无机污染物，并最终降解为二氧化碳、水和相应的酸等无害物质，从而达到分解污染物、净化空气的作用。

剂，是一种已证实的植物激素。

乙烯是世界上产量最大的化学产品之一，乙烯工业是石油化工产业的核心，乙烯产品占石化产品的70%以上，在国民经济中占有重要的地位。世界上已将乙烯产量作为衡量一个国家石油化工发展水平的重要标志之一。

### 毒害作用

乙烯具有较强的麻醉作用。吸入高浓度乙烯可引起意识丧失，但吸入新鲜空气后，可很快苏醒。对眼及呼吸道黏膜有轻微刺激性。液态乙烯可致皮肤冻伤。长期接触，可引起头昏、全身不适、乏力、思维不集中。个别人有胃肠道功能紊乱。

乙烯对环境有危害，特别是对地表水、土壤、大气和饮用水的污染。对水产养殖有所影响。

### 防治要点

吸入时迅速脱离现场至空气新鲜处。保持呼吸道通畅。若呼吸困难，则需给输氧。皮肤接触：发生冻伤不要涂擦，不要使用热水。使用清洁、干燥的敷料包扎，尽快就医治疗。眼睛接触时应立即提起眼睑，用大量流动清水或生理盐水彻底冲洗至少15分钟。食入中毒则应饮足量温水催吐，立即就医。

## 3.3 四氟乙烯

### 理化性质

四氟乙烯（Tetrafluoroethylene），常温下为无色无臭气体。比空气重，相对密度为1.519。不溶于水，溶于丙酮、乙醇。易燃，引燃温度只有180℃。有氧存在时，易形成不稳定易爆炸的过氧化物。

四氟乙烯主要由氯仿制得，也可由四氟二氯乙烷在三氟化铝存在下催化脱氯而制得。四氟乙烯主要用于生产使用温度范围广、化学稳定性高的聚四氟乙烯；与乙烯或六氟丙烯共聚制备含氟绝缘材料，或与偏氟乙烯共聚生产含氟纤维；也可用作制造新型的热塑料、工程塑料、耐油耐低温橡胶、新型灭火剂和抑雾剂的原料。

### 毒害作用

四氟乙烯急性中毒，轻者有咳嗽、胸闷、头晕、乏力、恶心等，较重者出现化学性肺炎或间质型肺水肿，严重者出现肺水肿及心肌损害。吸入有机氟聚合物热解物后，可引起氟聚合物烟尘热。慢性中毒常见有头痛、头晕、乏力、睡眠障碍等神经衰弱综合征和（或）腰背酸痛症状。可致骨骼损害。

### 防治要点

工程中应严加密闭，提供充分的局部排风和全面通风。当空气中浓度超标时，应佩戴自吸过滤式防毒面具（半面罩），戴化学安全防护眼镜保护眼睛。穿防静电工作服，戴一般作业防护手套。工作现场严禁吸烟。进入罐、限制性空间或其他高浓度区作业，必须有人监护。

吸入后迅速脱离现场至空气新鲜处。保持呼吸道通畅。如呼吸困难，必须给输氧。如呼吸停止，应立即就医。

# 4

# 用于战争的生物毒剂

## 4.1 古近代生物战剂

### 最早的生物武器战

利用人工使用生物武器造成传染病，能极大地削弱一个国家的军事及经济力量，达到不战而胜的目的，早在600多年前已为人所认识。但是，生物武器的特有性能和它的致病效应是难以预料和控制的，既能伤害敌方人员，也可能伤害自身。

据文献记载，历史上最早的一次生物战发生在1346年的卡法（Caffa）城之战。当时鞑靼人围攻黑海附近热那亚地区的一座重要港口贸易城市——卡法城（现费奥多西亚）。由于热那亚人在卡法城修筑了坚固的城防设施，鞑靼人围攻3年之久也无法攻克，长期的战事使鞑靼士兵军心涣散。恰在此时，鼠疫在亚洲发生，通过商业贸易的交往，鼠疫也被携带至克里米亚，致使围攻卡法城的鞑靼军队中流行鼠疫。于是，有人提出了一个可怕的建议，将自己军队中死于鼠疫的人的尸体投到卡法城中。这个建议被采纳之后，鞑靼人将鼠疫患者的尸体放在机械投掷装置上，抛入卡法城内。守城者莫名其妙地观察尸体，猜测着鞑靼人在玩什么鬼花招。不久，鼠疫开始在卡法城守卫者中迅速蔓延，守卫者大量死亡，鞑靼人如愿以偿地夺取了城池[1]。

幸存的热那亚人慌忙从水路逃离。当时从水路逃离的热那亚人乘坐渔船，途经西西里岛、撒丁岛、科西嘉岛，最终到达位于意大利西北部的热那亚港，他们使其他乘船者也感染了鼠疫，不断有人发病死亡，到终点时幸存者甚至不足出发时人数的1%。更为严重的是鼠疫也随着这些幸存者在欧洲登陆，先从意大利蔓延，后传遍了欧洲，导致约2000万人死亡，约占当时欧洲人口的1/3。历史上将这次事件称为"黑色死亡"。

### 英国殖民军对美洲印第安人发动的生物战

1763年3月，英国驻北美总司令杰佛里·阿默赫斯特（Jeffersy Amherst）爵士，写信给当时在俄亥俄—宾夕法尼亚地区进攻印第安部落的亨利·博克特上校，他建议："能不能设法把天花病菌引入那些反抗的印第安部落中去？在这时候，我们必须用各种计策去征服他们。"于是博克特命令自己的部下，从医院里拿来了天花患者用过的毯子和手帕，那上面沾染了天花患者皮肤黏膜排出的病毒。一天，正在同英军作战的两位印第安部落首领，突然收

---

[1] 威廉·H. 麦克尼尔. 瘟疫与人. 台北：天下文化出版公司，1998：193-195.

到了英军表示"和解""友好"的"礼物"——毯子和手帕。没有见过这类"西洋"织物的善良的印第安人，出于良好的愿望收下了这些"礼物"。可是几个月后，在印第安人世代居住的地区，一种从未见过的奇怪疾病迅速流传于印第安部落。英国人用这种奇怪的"礼物"，打了一场"没有枪声"的战争，使印第安人无条件投降，达到了不战而胜的目的。

## 4.2 现代生物战剂

现代生物战争毒剂涉及的毒素约有400种，包括细菌毒素、真菌毒素、植物毒素、动物毒素、海洋生物毒素等。由于用于战剂的生物毒剂既要有较高毒性，又要易于大批量生产，而且还要在大气环境中能保持活性，因此，目前列为战剂的生物毒素仅有20余种。其中炭疽杆菌、鼠疫杆菌、天花病毒、出血热病毒、兔热病杆菌、肉毒杆菌毒素、蓖麻毒素、石房蛤毒素、白喉毒素和葡萄球菌肠毒素等，都是列装或进入武器化发展阶段的毒素，是战争防护的重点。

## 4.3 炭疽毒素

炭疽是由炭疽杆菌引起的一种急性传染病，可以感染人及一些食草动物，死亡率可达50%以上。人吸入炭疽杆菌后便迅速繁殖，并产生致命的炭疽毒素，然后经血管扩散到全身。致命剂量为十亿分之一克。炭疽杆菌在不利的生长环境下可形成芽孢，具备极强的抵抗力和生存力。第一次世界大战期间，德国就曾使用炭疽和马鼻疽病菌攻击敌方军民和骡马。英国政府在20世纪90年代整理第二次世界大战德国间谍器材时，发现了47年前德国间谍携带的装有炭疽芽孢的玻璃管，其中的炭疽芽孢依然存活。这种几乎不死的特性使炭疽成为生物武器制剂的首选。

1997年，前苏联斯维尔德洛夫斯克地区军事单位，曾发生炭疽菌芽孢气雾外泄意外，导致68人死亡。

"9·11"事件后，美国出现了以邮递方式进行的多起炭疽袭击事件。所谓"白色粉末"就是炭疽杆菌芽孢。如果收信人或邮务人员在不知情状况下，开启含有炭疽菌芽孢的信函或信封，打开后炭疽菌芽孢成气溶胶（Aerosol）飞扬散布于空气中，不知不觉地由呼吸或接触而进入人体。这些事件如杯弓蛇影，引起社会普遍恐慌。

## 4.4 肉毒毒素

肉毒毒素（Botulinum Toxin），是最致命的毒物之一，也是当代生物武器制造者最青睐的高效杀人武器之一，代号AX。

肉毒毒素是由厌氧性肉毒梭状芽孢杆菌产生的一种神经毒素，从1964年由肉毒杆菌中分离出毒素结晶至今已获得七种（A、B、C、D、E、F和G）类型的毒素，能引起人员中毒的主要是A、B和E型毒素，其中以A型军用意义最大。

A型结晶毒素是由19种氨基酸组成的单一蛋白质，纯品是一种白色晶体粉末，易溶于水，但稳定性较差。会因受热、机械力和氧的作用而降解。半数致死量为0.14微克/千克。

肉毒毒素通常是以神经毒素和血凝素组成的复合形式存在。肉毒毒素主要抑制神经末梢释放乙酰胆碱，引起肌肉松弛麻痹，特别是呼吸肌麻痹是致死的主要原因。粉末状的肉毒毒素可长期贮存而不失活性，被肉毒毒素染毒的食物和水源，一般其毒性可保持数天乃至一周。肉毒毒素不被胃肠液所破坏，易经消化道中毒。自然条件下的肉毒杆菌一般存在于动物肠道中，排出后形成芽孢可以在土壤中长期存活。可以通过食物、伤口感染等途径传播给人类。肉毒杆菌进入人体后，即开始繁殖，迅速扩散至全身，并在极短时间内释放出肉毒毒素，致人瘫痪与心力衰竭。致命剂量为十亿分之一克，一般死亡率超过50%。

肉毒毒素中毒尚无特效治疗药物，一般采用对症治疗。肉毒毒素的侦检主要依赖于免疫学方法。目前研制了多种生物传感器，可于数分钟之内检测出该毒素。

## 4.5 葡萄球菌肠毒素B

葡萄球菌肠毒素B（Staphylococcus Enterotoxin B），是金黄色葡萄球菌产生的一种外毒素，它可通过气溶胶形式进入呼吸道，感染1~6小时后出现中毒症状。通过结构与功能关系研究，证明葡萄球菌肠毒素B诱导的介质产生由一组选择性的蛋白激酶及几种蛋白激酶的抑制因子所控制。

美军对葡萄球菌肠毒素B的微胶囊疫苗进行了研究，证实毒素蛋白体疫苗可以有效保护猴子免受葡萄球菌肠毒素B气溶胶攻击。通过点突变的方法改变葡萄球菌肠毒素B基因编码组氨酸的密码子，研究该毒素突变蛋白是否可用作鼻内疫苗。以非人灵长类动物为研究对象进行了二价重组疫苗免疫原性研究，渴望研制出人的葡萄球菌肠毒素疫苗。

葡萄球菌肠毒素B中毒，无特效疗法，一般采用支持疗法。

## 4.6 产气荚膜梭菌毒素

产气荚膜梭菌（又称魏氏梭菌），是引起平战时创伤性气性坏疽、各种动物坏死性肠炎、肠毒血症及人类食物中毒的主要病原菌。其致病因子是菌体产生的α毒素，它具有磷脂酶C和鞘磷脂酶活性，可水解组成细胞的主要成分膜磷脂，所以有细胞毒性、溶血活性、致死性、皮肤坏死性、增加血管渗透性等特性。

美国已研制出A型产气荚膜梭菌气溶胶。α毒素可利用酶联免疫吸附测定法（ELISA）和聚合酶链式反应（PCR）技术进行检测，其中PCR作为一种特异敏感的检测方法，应用于产气荚膜梭菌的鉴定和分型。

## 4.7 T-2毒素

T-2毒素是由多种真菌，主要是三线镰刀菌产生的单端孢霉烯族化合物（Trichothecenes, TS）之一。T-2毒素为白色针状结晶，在室温条件下相当稳定，放置6~7年或加热至100℃~120℃时1小时毒性不减。

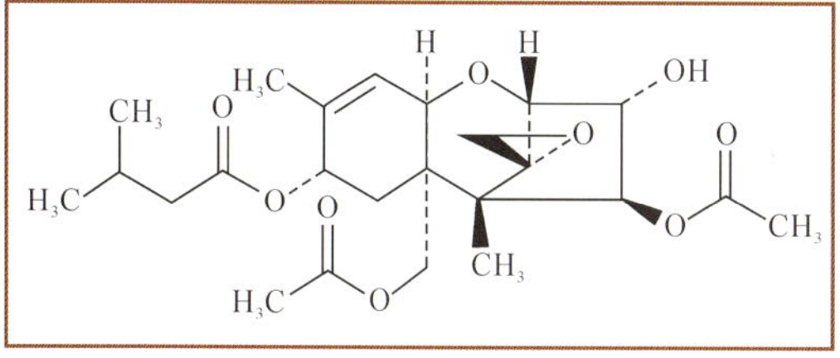

T-2毒素广泛分布于自然界，是常见的污染田间作物和库存谷物的主要毒素，对人、畜危害较大。1973年联合国粮农组织和世界卫生组织在日内瓦召开的联席会议上，把这类毒素同黄曲霉素一样作为自然存在的最危险的食品污染源。尤其是美国指责前苏联在东南亚使用"黄雨（Yellow Rain）"毒素（其中含有T-2毒素）以后，有关T-2毒素对人类健康的危害引起了各国科学家的广泛关注，并开始进行毒理学研究。

**图203　T-2毒素的化学结构**

## 4.8 蓖麻毒素

蓖麻毒素（Ricin），是存在于蓖麻茎叶和种子中的一种强细胞毒性糖蛋白，代号WA。蓖麻毒素由A、B两条多肽链组成，B链上有半乳糖结合位点，它可与细胞膜上含末端半乳糖残基结合，而后A链透过细胞膜，通过使60S核糖体亚基失活来抑制蛋白质合成，导致细胞死亡。由于几乎所有真核细胞表面均有半乳糖残基，因此蓖麻毒素对生物体细胞有严重的非特异性杀伤作用。它能使血液凝集、血细胞溶解，并使内脏组织细胞原生质凝固，还作用于中枢神经，使呼吸和血管运动中枢麻痹，是潜在的军用战争毒剂和抗癌剂。已证明主动免疫和被动免疫对动物蓖麻毒素中毒非常有效。美国研制了冷冻干燥的脱糖基化A链蓖麻毒素疫苗，具有化学稳定性，且能在18个月内保持活性。

蓖麻毒素毒性强烈，中毒诊断、治疗困难。早在第一次世界大战期间，美军就将其作为候选化学战剂进行了广泛研究，并曾生产了1700千克的蓖麻毒素粗品。

蓖麻中毒是非皮肤性中毒，可通过血清ELISA或免疫组织化学分析技术进行特异性检测。蓖麻毒素中毒尚无可作为治疗的抗毒素，治疗一般为维持性疗法。

## 4.9 石房蛤毒素

石房蛤毒素（Saxitoxin，STX），亦称贝类毒素，纯品为白色固体，易溶于水，不被人的消化酶破坏，遇热稳定，在酸性溶液中很稳定，它可以保存在稀盐酸中数年而不失活性。只有在高浓度酸溶液中，100℃时才发生氨甲酰酯的水解。然而在碱性条件下极不稳定，可发生氧化反应，毒性消失。

石房蛤毒素最初是从麻痹性贝类石房蛤胃内的链膝沟藻中发现的，石房蛤毒素的化学研究是用链膝沟藻培养藻体得到的标准品进行的。链膝沟藻是甲藻的一种，"赤潮"期间甲藻的毒素释放到海水中，石房蛤等贝类食入甲藻后无中毒现象，但毒素可在体内浓缩集聚。

石房蛤毒素中毒后常产生麻痹性中毒效应，故称为"麻痹性贝毒"。它是海洋生物中毒性最强烈的麻痹性毒素之一。作为潜在的生物战剂，长期以来为国外军事研究单位所高度重视，是主要的研究对象之一。

石房蛤毒素是神经节阻断剂，能高选择性地阻断钠离子透过膜，主要影响呼吸系统和心血管系统，人中毒后出现典型的神经症状。因无特效解毒药，常采用对症治疗。

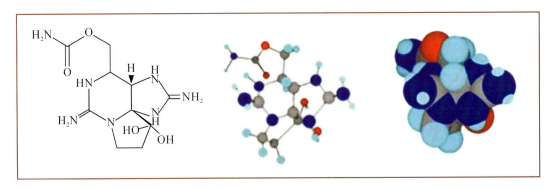

图204　石房蛤毒素的化学结构

# 5

# 神经性毒剂

## 5.1 维埃克斯

维埃克斯（VX），是一种比沙林毒性更大的神经性毒剂，是最致命的化学武器之一。

### 理化性质

VX 是一种无色无味的油状液体，一旦接触到氧气，就会变成气体。工业品呈微黄、黄或棕色，贮存时会分解出少量的硫醇，因而带有臭味，主要是以液体造成地面、物体染毒，可以通过空气或水源传播，几乎无法察觉。

### 毒害作用

VX 是典型的持久性毒剂，杀伤作用持续时间为几小时至几昼夜。VX 比其他神经性毒剂的毒害时间要长，毒性要强，致命剂量为 10 毫克。人体皮肤与之接触或吸入就会导致中毒，症状特点是头痛、恶心。一小滴 VX 液滴落到皮肤上，如不及时消毒和救治，就可引起中枢神经系统紊乱、呼吸停止，最终导致死亡。

VX 化学弹药主要是用于迟滞性化学袭击，妨碍对方机动、阻止与限制对方利用有利地形和装备，以及削弱其作战能力。

### 研发与应用

1968 年 3 月，美国陆军在犹他州达格韦试验场用神经性毒剂进行了一系列的试验。3 月 13 日下午 6 时许，一架 F4 鬼怪式喷气机在基地上空轰鸣，悬挂在飞机下面的罐子向一片没有标记的地面洒下 VX 液体。大多数毒液已在预定高度布洒出去，但其中一个罐子出了故障，残留了大约 9.07 千克的毒剂。当这架喷气式飞机飞出它的航线时，VX 毒剂从罐子中泄漏出来。当时飞机还在较高的上空，风速达 56 千米/小时。神经性毒气悬浮在空中，最后飘落到颅骨谷地的地面。此地位于试验场大约 32 千米处。几小时后在谷地吃草的大批羊群中毒死亡。当地摄影师和电视工作者闻讯纷纷赶到现场，亲眼目睹 6000 只死羊被扔进仓促挖成的壕沟里。这次事件重创了美国的生物化学战计划。

1969 年夏，在日本冲绳岛美军基地，VX 神经性毒剂从一个容器里渗出，使 23 名军人中毒。这起事件使人们对化学武器基地的安全措施更加担心。

伊拉克曾经在战争中使用过 VX。VX 主要装填在炮弹、炸弹等弹体内，以爆炸分散法使用，也可用飞机布洒。VX 毒剂以其液滴使地面和物体表面染毒；以其蒸气和气溶胶使空气染毒。美军现装备的 VX 毒剂近 3000 吨，弹药有 10 多种，主要有 E21 型 VX 毒剂导弹弹头，毒剂重 190 千克；M55 型 155 毫米 VX 毒剂火箭弹，毒剂重 45 千克；还有 M121、M122 型 VX 毒剂炮弹等。

### 防治要点

对VX毒剂的防护应采取全身防护器材，即防毒面具、防毒衣、防毒手套、防毒靴套等，对中毒者急救可采用阿托品等药物，对其消毒可用次氯酸盐、二氯三聚异氰酸钠等消毒剂。

## 5.2 沙林

沙林（Sarin），化学名称为甲氟磷酸异丙酯，是一种能使自主神经系统的交感神经与副交感神经立即失去平衡的毒气。它是常用的军用毒剂，美国军用代号GB，按伤害作用分类属于神经性毒剂，可以麻痹人的中枢神经。

### 理化性质

沙林在常温状态下，纯品为无色水样液体，工业品呈淡黄或黄棕色。纯品无味，含杂质的沙林有苹果香味。可与水及多种有机溶剂互溶。水解作用慢，生成氟化氢和无毒残留物，加碱和煮沸能加快水解。战争使用状态为蒸气态或气液滴态。易挥发，靠自然蒸发就可以达到战斗浓度。150℃以上会明显分解。

### 毒害作用

沙林属于剧毒神经性毒剂，分液态和气态两种形式，可以通过呼吸道、皮肤黏膜和眼结膜侵入人体，杀伤力极强，一滴针眼大小的沙林液体就能导致一名成人几分钟内很快死亡；一旦散发出来，杀伤范围可达到1.2千米。

沙林毒气对机体的作用主要有三个方面：一是选择性抑制胆碱酯酶活性，使乙酰胆碱（Ach）在体内蓄积，引起胆碱能神经系统功能紊乱；二是毒剂作用于胆碱能受体；三是毒剂对非胆碱能神经系统的作用。

沙林可经由皮肤、眼睛接触、呼吸道的吸入或由口食入等途径危害身体，它在极小浓度就可以发挥极大毒性，60千克的成年人只要吸入0.6毫克即可致命。即使非致死剂量的沙林侵入人体，也会造成瞳孔缩小、在暗处视力困难、胸部紧塞、头痛、恶心以及呕吐等症状。而且这些毒性会在体内累积，如果更大浓度时会使人晕眩、焦虑、心智损伤、肌肉痉挛、呼吸困难，最后导致死亡。

沙林对神经肌肉的影响，表现为痉挛、虚弱、瘫痪、呼吸困难。沙林对自律神经系统的影响，表现为视力减退、瞳孔缩小、流口水、出汗、腹泻、恶心、腹痛、呕吐。沙林对中枢神经系统的影响，表现为头痛、抽搐、昏迷、呼吸停止、意识不清、说话不清楚、抑郁、呼吸缓慢减少。

### 研发与应用

1938年，德国施拉德（Schrader）等首次研制成功。当时，沙林仅是生产杀虫剂的副产品。

第二次世界大战期间，用作杀虫剂的有机磷化合物为研究人员提供了线索，科学家发现了"酰基酶"（Acyl Enzyme）的化学结构。人体内的一些水解酶（Hydrolase）可将酯类水解成酸与醇，以提供体内所需生化反应的物质，例如脂肪水解成脂肪酸与甘油，乙酰胆碱（Acetylcholine，Ach）水解成胆碱；而水解反应过程中会在酶酵素的活化中心，形成酰基酶的中间产物。反应方程式中水解上丝胺酸的羟基与酯反应形成酰基酶，再催化水解作用。德国人很快发现这种毒气的军事价值，并投入生产，但是第二次世界大战期间并未使用，战后这种毒剂才开始在世界范围内生产和部署。

据国际禁化武器核查机构报道，美军存有的沙林化学武器约为7200吨，毒剂弹药27种，包括MZ12型沙林毒剂导弹弹头，内装毒剂195千克；SM121A1型和M426型沙林炮弹，分别内装毒剂95千克和72千克；MC-1型和MK-94型沙林毒剂炸弹，分别内装毒剂220千克和11千克。

20世纪80年代的两伊战争中，伊拉克军队使用了沙林毒气，造成伊朗军队伤亡2700多人，其中1700多人死亡。

1988年3月，伊拉克空军向伊拉克境内哈拉布贾小镇施放包括沙林在内的毒气，导致5000多人死亡，大量的人失明、患上呼吸道疾病或癌症。

1995年3月20日清晨，日本奥姆真理教的头目麻原彰晃，指使其信徒在东京3条地铁电车内施放神经性毒气"沙林"，造成12人死亡、5500多人中毒。奥姆真理教教主麻原彰晃及执行任务的5名教徒先后被判死刑，最后一名疑犯高桥克也于2012年6月15日在东京都大田区被捕。

### 防治要点

防护是阻止毒剂通过各种途径与人员接触的措施。集体防护应组织人员迅速进入有三防设施的人防工事，以便有效地防护各种状态的所有毒剂。个人防护即用防毒面具保护人的呼吸道和眼睛，用防毒衣保护人的身体。

与此同时进行消毒。当毒剂液滴落到人员身上时，应立即脱去染毒衣服，用棉花或干净土块吸去皮肤上的毒剂液滴，然后用棉球蘸专门的消毒药液擦拭消毒，用小苏打水、肥皂水或大量清洁水冲洗。对染毒服装的消毒应在远离居住区的下风方向，用热碱水煮沸1~2小时即可消毒。对染毒的有包装的罐头类食品，只需对表面进行消毒；对没有包装的食品应立即销毁。对染毒水的消毒即在水中加入适量的漂白粉和混凝剂，然后搅拌，待沉淀后过滤。用明矾沉淀或长时间煮沸的方法，也可对染毒水消毒。

解毒剂使用阿托品，能够解除乙酰胆碱与受体的作用，减少乙酰胆碱堆积，可避免死亡。

## 5.3 梭曼

梭曼（Soman），化学名称为甲氟磷酸酯，美军代号GD，是一种具有微弱水果香味的无色液体，属于神经性毒剂。

### 理化性质

纯净的梭曼为无色液体，有微弱的水果香味，工业品呈黄色，有樟脑味。能溶于水，易溶于有机溶剂。能渗透皮肤和橡胶制品，易被多孔物质吸附。

### 毒害作用

梭曼吸入毒性是沙林的 2~4 倍，皮肤毒性是沙林的 5~10 倍。尤其是挥发度适中，不仅初生云团数分钟之内达到致死浓度，再生云团也能达到一定的伤害作用。

梭曼通常被装在导弹、航空炸弹、炮弹、地雷等兵器中使用，形成蒸气、气溶胶或液滴等战斗状态。通过呼吸道吸入，也可通过皮肤吸收等途径杀伤人、畜，或使食物和水源染毒，经消化道进入体内。中毒者会产生胸闷、缩瞳、流涎、流涕、呼吸困难和全身痉挛等神经性毒剂中毒症状，严重时会迅速死亡。

梭曼蒸气在服装上吸附能力很强，穿着吸附有梭曼的军服的军人如不及时更换除毒，也容易中毒甚至死亡。

### 研发与应用

1944 年，德国诺贝尔化学奖奖金获得者理查德·库恩（Richard Kunn）博士首次合成了梭曼，但只是处于实验室试验阶段。未及生产，前苏联的军队就占领了工厂。第二次世界大战后，前苏联根据所缴获的设备和资料，正式装备了梭曼弹药。

1980 年 1 月中旬，入侵阿富汗的前苏联空军在阿富汗东部法扎巴德和贾拉拉巴德两个城镇附近以及塔哈尔和巴米亚两省，向游击队使用了梭曼，导致这些人呕吐、窒息、失明、瘫痪和死亡。

### 防治要点

梭曼中毒作用快，虽有解毒药但酶老化快，比较难以重活化，因此有"最难防治的毒剂"之称。对梭曼的防护与对其他神经性毒剂的防护相同，应采取全身防护器材，即防毒面具、防毒衣、防毒手套、防毒靴套等，对中毒者急救可采用阿托品等药物，对其消毒可用次氯酸盐、二氯三聚异氰酸钠等消毒剂。

## 5.4 塔崩

塔崩（Tabun），化学名称为二甲氨基氰磷酸乙酯，美国军用代号 GA，属于神经毒剂。

### 理化性质

塔崩在常温常压下是一种液体，纯品是无色有水果香味的液体，工业品呈棕色，有苦杏仁气味，高浓度时有氨臭味。挥发度为 0.5 毫克/升，为半持久性毒剂。主要用于地面染毒，制成气溶胶也可用于空气染毒。

### 毒害作用

塔崩易溶于水，所以作为化学武器，经常污染水源。

过量吸入后的反应和其他神经毒剂所构成的中毒原理相似。吸入塔崩只要约 1 分钟即可构成生命危险。中毒症状和严重程度随吸入量和进入身体的速度而定。极少的皮肤接触有时会出现出汗和颤抖，瞳孔异常收缩。吸入塔崩造成中毒的毒性比沙林毒气少约一半，但低浓度的塔崩对眼睛的刺激和伤害远强于沙林。皮肤接触塔崩后的病征比直接吸入出现得慢，即使中毒者间接吸入的塔崩超过致死分量，仍能维持生命1~2小时。但人若直接吸入致死量的毒气，一般会在1~10分钟内死亡，而眼睛接触到液体后人亦会在一定时间内死亡。若患者吸入少量至一般分量的塔崩后及时得到正确处理，通常可以完全康复。

塔崩的毒性极强，会影响哺乳类动物神经系统的正常功能，甚至致命。联合国在1993年颁布第687号决议，将塔崩分类为大杀伤力武器。含有塔崩的产品的生产和储备被《禁止化学武器公约》严格管制。

### 研发与应用

塔崩作为第一个神经毒素，于1936年被德国施拉德博士替德国的法本公司属下的药厂开发更为有效的杀虫剂时意外发现。当时他正在试验一系列的有机磷化合物，以切断神经系统传递作为杀虫剂。最后他发现了塔崩，一种对人类致命的杀虫剂。他本人在次年年初轻微中毒，成为塔崩的最早受害者。塔崩虽然优于氢氰酸、光气等老式毒剂，但其战术性能不及沙林，毒性只是沙林的三分之一，因此属于逐渐淘汰的毒剂。

第二次世界大战中德国纳粹实行Grün 3计划，1942年在波兰的下布热格（Brzeg Dolny）的Dyhernfurth工厂正式生产塔崩，编号为"Trilon-83"。因为大规模生产毒气所引起的问题，工厂生产量不断下降。最初生产的炸弹和导弹，用95∶5比例混合塔崩和氯苯，称为A型，后来又研究出B型毒气弹，以80∶20的比例混合塔崩和氯苯。B型毒气弹的毒气比旧型散布得更快。工厂被前苏联军队占领时，只生产了约12500吨的毒气。前苏联后来将工厂拆卸搬回俄罗斯。

在两伊战争中，伊拉克首次将塔崩较大规模地用于实战。1981年1—11月，伊拉克军队曾向伊朗军队阵地发射了塔崩炮弹，造成了人员伤亡。

### 防治要点

塔崩进入身体后分解得极慢，所以即使吸入量极少亦会造成慢性中毒。塔崩可被漂白剂分解，但分解的同时会产生有毒气体氯化氰。对塔崩的防护，应采取全身防护器材，即防毒面具、防毒衣、防毒手套、防毒靴套等，对中毒者急救可采用氯磷啶等解毒剂。消毒可用氢氧化钠、氨水、碱液、漂白粉均可。

# 6

# 糜烂性毒剂

## 6.1 芥子气

芥子气（Mustard Gas），是一种毒害作用巨大的化学战剂，又称 β,β'-二氯二乙硫醚（Dichlorodiethyl Sulfide）。主要用于有机合成及制造军用毒气、药物等。芥子气毒剂最早在第一次世界大战中被应用。虽然致死率不高，但对于施放毒剂者自身防护相对容易，致伤效率高，引起的精神恐慌作用巨大。

### 理化性质

芥子气纯品为无色有微弱大蒜气味的油状液体，工业品呈黄色、棕色和深褐色。熔点为 14.4℃，沸点为 217℃，挥发度为 0.5662 毫克/升；微溶于水，易溶于丙酮、苯、乙醇、醚、四氯化碳、汽油等；产品稳定性较差，长期储存可逐步分解。产物对金属有腐蚀作用，易爆；禁与强氧化剂、水、酸类配伍。

### 毒害作用

芥子气为糜烂性毒剂，对眼、呼吸道和皮肤都有伤害作用。对皮肤能引起红肿、起疱以致溃烂。眼接触可致结膜炎、角膜混浊或有溃疡形成。吸入蒸气或雾损伤上呼吸道，高浓度可致肺损伤，重度损伤表现为咽喉、气管、支气管黏膜坏死性炎症。全身中毒症状有全身不适、疲乏、头痛、头晕、恶心、呕吐、抑郁、嗜睡等中枢抑制及副交感神经兴奋等症状。中毒严重可引起死亡。国际癌症研究中心（IARC）已确认芥子气为致癌物。

芥子气是一种烷化剂，吸收后一部分经体内代谢转变为无毒或低毒产物，一部分与体内多种生化成分如 DNA、蛋白质、酶等起烷化反应。DNA 烷化后分子结构被破坏，细胞有丝分裂障碍，影响细胞增殖。RNA 烷化后，影响氨基酸缩合，导致蛋白质代谢障碍。因此，增殖旺盛的组织细胞对芥子气最敏感，剂量大时出现细胞核碎裂、核崩解和细胞死亡。由于细胞死亡，引起组织炎症、坏死和后期的修复反应。细胞分裂活跃、代谢旺盛的组织，如淋巴组织、造血组织、肠上皮组织及睾丸造精组织对芥子气较为敏感。中毒后淋巴器官萎缩，骨髓造血组织破坏，造血细胞减少或消失，肠黏膜上皮和腺体细胞核浓缩碎裂、绒毛水肿、坏死、黏膜脱落，黏膜下炎症、出血，导致腹泻、便血、水及电解质丧失，严重者可致休克。剂量较大时中枢神经系统呈现"中毒性脑病"的表现。

### 研发与应用

1822 年，德斯普雷兹（Despretz）发现了芥子气。1886 年，德国的迈尔（Meyer）首次人工合成纯净的芥子气，他发明的合成方法至今仍是芥子气最重要的合成方法之一。

第一次世界大战中,德军首先制造并使用芥子气毒剂,制成毒剂弹。不同毒剂弹以不同代号标识,"黄十字"为糜烂性毒剂弹,"绿十字"为窒息性毒剂弹,"蓝十字"为喷嚏性毒剂弹。德军在第一次世界大战中,首先在比利时的伊帕尔地区对英法联军使用,并引起交战各方纷纷效仿。当时身为巴伐利亚步兵班长的希特勒作为参战士兵曾被英军的芥子气炮弹毒伤,眼睛暂时失明。

据报道,在第一次世界大战中共使用了12000吨芥子气,因毒气伤亡的人数达到130万,虽然致死的80%是由窒息性毒剂引起的,但在亚洲近90%是则因芥子气中毒。

在第二次世界大战中,侵华日军曾在中国东北地区秘密驻有负责毒气研究和试验的516部队、731部队,并在抗战初期的淞沪战场、徐州战场、衡阳保卫战等大规模战役中使用过大量芥子气,造成中国军民死亡近万人。两伊战争中,伊拉克也使用过芥子气对付伊朗军队。

**防治要点**

现场急救:对染毒部位进行消毒(消除毒剂)处理,并根据暴露途径采取有针对性地处置。皮肤染毒的,用吸水物质吸去皮肤上的毒液,后用下述消毒液局部处理:用肥皂、洗衣粉、草木灰或其他碱性物质洗涤局部,或用大量清水冲洗也能减轻损伤。眼睛染毒的,以0.5%的氯胺水溶液或2%的碳酸氢钠水溶液冲洗,或以大量清水冲洗。呼吸道染毒的,以0.5%的氯胺或2%的碳酸氢钠溶液或清水漱口,灌洗鼻、咽部。消化道染毒的,以0.5%的氯胺、2%的碳酸氢钠溶液或1:2000的高锰酸钾水溶液或清水,反复灌洗十余次。晚期禁止洗胃,以防胃穿孔。

后续治疗:芥子气中毒尚无特效抗毒药物,采用一般对症综合治疗。

还应特别注意芥子气危险特性的防护,如芥子气遇明火、高热可燃;与氧化剂可发生反应;受热分解或接触酸或酸雾时能释放出有毒的硫氧化物或氯化物气体;遇水或水蒸气反应放热并产生有毒的腐蚀性气体;若遇高热,容器内压增大,有开裂和爆炸的危险。

## 6.2 路易氏气

路易氏气(Lewisite),又名β-氯乙烯二氯胂,它与芥子气同属于糜烂性毒剂的主要代表物之一。

路易氏气与芥子气不同。它作用迅速,没有潜伏期,可使眼睛、皮肤感到疼痛,吸入后能引起全身中毒,在20世纪20年代有"死亡之露"之称,但它综合战术性能不如芥子气,生产成本也较高,所以一般只与芥子气结合使用。

**研发与应用**

路易氏气是1918年由美国人路易斯上尉等人发现并用于军事,因此得名。而实际上它最早是在1903年由位于华盛顿区的美国天主教神学院的一位牧师在进行医学药剂实验时生成的。1917年美国化学战局研究部在美国天主教神学院成立。这时，德国在战场上已经使用了内装芥子气毒剂的"黄十字炮弹"。由于当时尚没有芥子气的解毒剂，因此对抗的最好办法就是研制出威力更大的化学武器。这时人们想到了那位牧师尼鲁兰德的论文。研究部很快就提纯了尼鲁兰德的化合物，并开始进行测试。美国大学在对动物和人进行实验后提交的报告认为，路易氏气足以抗衡德国的化学战剂。空气吸入或皮肤接触都会引起死亡，而且不到1匙的量就可杀死一个成年人。根据这一报告，美国投资了相当于今天的6000万美元，在俄亥俄州威洛比建设了一座秘密工厂生产路易氏气毒剂。

第二次世界大战期间，美国三个军工厂共生产了2.3万吨路易氏气。英国作为美国的盟友也生产了大约156吨路易氏气。前苏联在1940—1945年生产路易氏气，作为阻滞德军长驱直入的一种手段。1943年后，美国军方不再生产路易氏气。1948年在"天竺葵行动"中，美国将第二次世界大战中生产的2万吨路易氏气的绝大部分倒入了大西洋和太平洋，但仍保留了一定数量，放在1吨的容器中储存于犹他州的化学品仓库里。

1927年，日本陆军在离广岛县忠海郡3000米的濑户内海的无人岛——大久野岛上秘密建造了化学毒剂工厂，海军则在神奈川县建造了毒剂生产厂。日本侵华战争中，日军曾在中国沈阳和太原等地建立毒剂生产厂，生产路易氏气等化学战剂。在大多数情况下，日本化学炮弹装填的是路易氏气和芥子气的混合物，这种混合物会造成不同的效果。芥子气虽然有较好的使用性能，但致命的弱点是从中毒到出现症状有一个潜伏期，少则几个小时，多则一昼夜以上。另外，芥子气在严寒条件下就会凝固，呈针状结晶，影响战斗使用。如果把路易氏气与芥子气混合起来使用，两种毒剂非但没有降低毒性，还可以相互取长补短，大大提高了中毒后的救治难度，同时还明显降低了芥子气的凝固点。可使凝固点降至$-50℃$。因此，第二次世界大战期间及此后出现的芥子气一般都混合有路易氏气。

由于路易氏气毒剂很稳定，便于运输，而且生产不复杂，原材料容易获得，因此，可能成为未来恐怖袭击的新手段。

**防治要点**

漂白粉、碱等可破坏路易氏气的毒性。

# 7

# 窒息性毒剂

## 7.1 光气

### 理化性质

光气（Phosgene；Carbonyl Chloride），又名氧氯化碳、碳酰氯、氯代甲酰氯、二氯甲醛。光气是一氧化碳与氯气在日光下合成的强刺激、窒息性、无色或略带黄色气体（工业品通常为已液化的淡黄色液体），当浓缩时，具有强烈刺激性气味或窒息性气味，有强烈的"霉干草"味。稳定性好；溶于水并逐渐水解，溶于芳香烃、四氯化碳、氯仿等有机溶剂，不可燃。光气与二氧化碳反应使液态光气发生离解生成一氯碳酰和氯气，具有一定的刺激气味。

1812年，戴维（John Davy）第一次合成了光气。此后，光气成为最先使用的化学战剂之一，由于毒害作用巨大，用于制造毒气弹，是残害生灵的战场毒魔。

此外，光气在农药、医药、工程塑料、聚氨酯材料以及军事上都有许多用途。

### 毒害作用

光气属于剧毒品，会对人体呼吸器官造成伤害，严重时可导致死亡。当吸入、经皮肤吸收，会导致化学性支气管炎、肺炎、肺水肿。吸入后，经几小时的潜伏期出现症状，表现为呼吸困难、胸部压痛、血压下降，严重时昏迷以致死亡。急性轻度中毒，患者有流泪、畏光、咽部不适、咳嗽、胸闷等；中度中毒，除上述症状加重外，患者出现轻度呼吸困难、轻度发绀；重度中毒，会出现肺水肿或成人呼吸窘迫综合征，患者剧烈咳嗽、咳大量泡沫痰、呼吸窘迫、明显发绀。

### 使用状况

在第一次世界大战中，交战双方都曾广泛使用了光气这种毒剂。1915年12月19日，德军发射了装填光气的火箭弹，使英军阵地上1000多人中毒，100多人死亡。

第二次世界大战时，光气被奥斯维辛集中营广泛采用，用来杀死战俘、犹太人和政治犯。日军鉴于光气只能通过呼吸道中毒，而中国军队无防护，所以就大量使用。日军对窒息性毒气的隐蔽称呼为"特种烟"。

此外，光气在农药生产中，用于合成氨基甲酸酯类杀虫剂西维因、速灭威、叶蝉散等，还用于生产杀菌剂多菌灵及多种除草剂。光气在染料工业中，用于生产猩红酸等染料中间体。在工业中用于生产中定剂二甲基二苯脲。

### 防治要点

防毒面具可有效地防护。光气很容易水解，即使在冷水中，光气的水解速度也很快。因此，水源、含水食物以及易吸水的物质均不会染毒。浓氨水可对光气消毒。由于光气在碱溶液中很快被分解，生成无毒物质，因此，各种碱性物质均可对光气进行消毒。

一旦发生泄漏，应迅速撤离泄漏污染区人员至上风处，并立即进行隔离，小泄漏时隔离 150 米，大泄漏时隔离 450 米，严格限制出入。应急处理人员佩戴自给正压式呼吸器，穿防毒服。从上风处进入现场。尽可能切断泄漏源。合理通风，加速扩散。构筑围堤或挖坑收容产生的大量废水。喷氨水或其他稀碱液中和。

此外，抢救光气中毒者的过程中，医护人员谨防二次中毒。据报道，观察 25 例发生二次中毒的医务人员的临床表现有咳嗽、咽刺激、胸闷、气促、眼痛等，与原发患者 410 例症状对比，没有显著差异。所有患者在接受适当治疗后均康复。因此，在抢救光气中毒患者时，应保持环境通风条件良好、及时清除患者的衣物、清洗毛发和皮肤、戴好防护口罩和帽子。在原发患者中毒情况严重时，抢救者还应使用防毒面具。[1]

## 7.2 双光气

### 理化性质

双光气（Diphosgene），又名氯甲酸三氯甲酯，是一种窒息性有毒气体，常温下为无色具刺激性气味的透明液体。其性质不稳定，加热变为两分子光气，有催泪作用。双光气在冷水中水解慢，完全水解需几小时到一昼夜。加热煮沸可使双光气在几分钟内完全水解，生成盐酸和二氧化碳，碱的催化使速度加快。

双光气用于制造氨基甲酸类农药，异恶隆、利各隆等脲类除草剂；灭草定、恶草灵和恶草酮等除草剂；杀虫剂氯唑磷，抗真菌剂恶霜灵；苯甲酰脲类杀虫剂以及磺酰脲类除草剂。也有作为其他毒剂如芥子气的溶剂。

在医药方面，用于制造抗溃疡药西咪替丁的中间体腈基酯，用作合成抗感染药头孢唑啉的中间体四氯唑乙醇。合成安眠药氨苄青霉素碳酯，非甾体抗炎药安吡昔康和抗高血压药等。还可合成抗菌药阿唑西林、哌拉西林和头孢哌酮，抗癫痫药卡马西平；还可制得肌肉松弛剂氯唑沙腺等。

在有机合成、染料生产以及合成高分子材料方面已得到广泛应用。

### 毒害作用

双光气吸入中毒时，先出现短暂的呼吸变慢，继之呼吸浅而快。在出现早期肺水肿后，由于肺泡呼吸表面积减少，肺泡壁增厚，影响了肺泡内气体交换。加上水肿液充塞呼吸道，支气管痉挛及其黏膜肿胀所引起的支气管狭窄，造成肺通气障碍，结果出现呼吸性血缺氧，导致血氧含量降低，二氧化碳含量增多，皮肤黏膜呈

---

[1] 抢救光气中毒者医护人员谨防二次中毒. 中国医学论坛报，2006-09-01.

青紫色。此时呼吸循环功能有代偿性变化，如呼吸加快、肋间肌活动增强、心跳快而有力、血压微升等。

### 使用状况

双光气为一种窒息性毒剂，即对人体的肺组织造成损害，导致血浆渗入肺泡引起肺水肿，从而使肺泡气体交换受阻，机体缺氧而窒息死亡。第一次世界大战时德军曾用双光气作为化学武器。

### 防治要点

双光气与碱作用失去毒性。因此，可用氢氧化钠、氢氧化钙和碳酸钠等碱性溶液或浸以碱性溶液的口罩进行消毒或防毒。双光气与氨作用生成脲和氯化铵，故氨水可用于消毒。光气和乌托洛品作用生成无毒的复合物。因此，可用其溶液浸湿口罩预防光气、双光气中毒。

## 7.3 氯气

### 理化性质

氯气（Chlorine），在通常情况下为有强烈刺激性气味的有毒黄绿色气体。它比空气密度大，降温加压可将氯气液化为液氯。氯气可溶于水，且易溶于有机溶剂（如四氯化碳），难溶于饱和食盐水。1体积水在常温下可溶解2体积氯气，形成氯水，呈黄绿色。氯混合5%（体积）以上氢气时有爆炸危险。在一些反应中，氯气可以支持燃烧。

氯气的发现应归功于瑞典化学家舍勒（Scheele），他于1774年发现氯气，当时他正在研究软锰矿（二氧化锰），当他将软锰矿与浓盐酸混合并加热时，产生了一种黄绿色的气体，这种气体的强烈的刺激性气味使舍勒感到极为难受。但是当他确信自己制得了一种新气体后，则又感到一种由衷的快乐。

氯气在早期作为造纸、纺织工业的漂白剂。氯气经压缩可液化呈金黄色液态氯，是氯碱工业的主要产品之一，用作强氧化剂与氯化剂。氯能与有机物和无机物进行取代或加成反应生成多种氯化物。氯气也是重要的化工原料，主要用于消毒（次氯酸）、制盐酸、制漂白粉、制多种农药（如六氯代苯）、制氯仿等有机溶剂、制氯苯、制塑料（如聚氯乙烯塑料）等。

### 毒害作用

氯气吸入后与黏膜和呼吸道的水分子作用形成氯化氢和新生态氧。氯化氢可使上呼吸道黏膜炎性水肿、充血和坏死；新生态氧对组织具有强烈的氧化作用，并可形成具细胞原浆毒作用的臭氧。氯浓度过高或接触时间较久，常可致深部呼吸道病变，使细支气管及肺泡受损，发生细支气管炎、肺炎及中毒性肺水肿。

急性中毒主要为呼吸系统损害，表现为咽喉炎、支气管炎、肺炎或肺水肿。患者咽痛、呛咳、咳少量痰、气急、胸闷或咳粉红色泡沫痰、呼吸困难。有时伴有恶心、呕吐等症状。重症者尚可出现急性呼吸窘迫综合征，有进行性呼吸频速和窘迫、心动过速，顽固性低氧血症，极高浓度时可致迅速窒息死亡。

### 使用状况

氯气是一种刺激性气体，是最先用于化学战的军用战剂。第一次世界大战期间，氯气首先用在欧洲西部的法兰德斯（Flanders），德军在1915年4月22日在伊普雷前线施放了150吨液氯，造成协约国5000名士兵死亡，15000人受伤。当时德国化学家哈伯①担任化学兵工厂厂长，负责研制和生产氯气，并在大战中担任德军施行毒气战的科学负责人。他错误地认为，毒气进攻乃是一种结束战争、缩短战争时间的好办法。战后他受到世界爱好和平人民的同声谴责，科学家们更是指责他这种不人道的行为。

第二次世界大战后，人们利用其杀毒灭菌功效，用来做消毒剂使用。

### 历史上发生的中毒事件

除了战争中使用之外，氯气在工业生产中，多次发生意外中毒事件。

1979年9月7日，中国浙江省温州电化厂正在罐装的液氯突然爆炸，炸飞两只各重1700多千克的液氯瓶罐，造成779人中毒，59人死亡。

1985年8月，印度古吉拉特邦凯拉地的一个化工厂和孟买北部的一个化工厂发生化学泄漏事故，数吨氯气进入大气中，造成3人死亡，12人住院，厂区附近居民被迫疏散。②

1990年，中国上海吴泾地区发生一起氯气泄漏事故，180多人中毒。

1990年，中国山东泰安市铁路兽医检疫站张帆报道，运送氯气的卡车由于安全阀泄漏引起600多人中毒，5338头家畜中毒。③

### 防治要点

吸入氯气者应立即撤离现场至空气新鲜处，保持安静及保暖。眼或皮肤接触液氯时应立即用清水彻底冲洗。急性中毒时需合理氧疗；早期、适量、短程应用肾上腺糖皮质激素；维持呼吸道通畅；防治肺水肿及继发感染，参见急性刺激性气体中毒性肺水肿的治疗，其他对症处理。

---

① 弗里茨·哈伯（Fritz Haber，1868—1934），德国化学家。1909年，成为第一个从空气中制造出氨的科学家，使人类从此摆脱依靠天然氮肥的被动局面，加速世界农业的发展，并获得1918年诺贝尔化学奖。但他研制氯气、芥子气等毒气并用于战争之中，造成近百万人伤亡，受到世界科学家的强烈谴责。1934年1月29日，因突发心脏病逝世于瑞士的巴塞尔。
② 子月. 1985—1989年世界严重污染事件. 科技日报，1989-06-11.
③ 邱行正，张鸿钧. 实用畜禽中毒手册. 成都：四川大学出版社，1996：1088.

# 8

# 氰类毒剂：氰化氢

### 理化性质

氰化氢（Hydrogen Cyanide），在标准状态下为一种剧毒致命气体，无色，有苦杏仁气味。溶于水、醇、醚等。能与强氧化剂、碱类、酸类反应。遇明火、高热能引起燃烧爆炸。长期放置则因水分而聚合，聚合物本身有自催化作用，可引起爆炸。

氰化氢除用于战争外，还主要用于丙烯腈和丙烯酸树脂及农药杀虫剂的制造。

### 毒害作用

氰化氢易燃，高毒。小鼠吸入的半数致死浓度（$LC_{50}$）为357毫克/立方米（5分钟），浓度高于43.4毫克/立方米可致死。氰化氢主要抑制呼吸酶，造成细胞内窒息。急性中毒，表现为短时间内吸入高浓度氰化氢气体，可立即呼吸停止而死亡。非骤死者临床分为四期：前驱期有黏膜刺激、呼吸加快加深、乏力、头痛；口服有舌尖、口腔发麻等。呼吸困难期有呼吸困难、血压升高、皮肤黏膜呈鲜红色等。惊厥期出现抽搐、昏迷、呼吸衰竭。麻痹期全身肌肉松弛，呼吸、心跳停止而死亡。可致眼、皮肤灼伤。慢性影响为神经衰弱综合征、皮炎。

### 使用状况

氢氰酸具有较强的隐蔽性和速杀作用。平时作为化工原料大量生产和贮存，战时可直接转化为化学战剂。

第一次世界大战期间，法军在索姆（Somme）前线首先使用了氢氰酸，由于当时释放技术差，难以造成有效杀伤浓度，加上德军装备有防护面具，故未收到预期效果。

第二次世界大战中纳粹德国将氢氰酸B（Zyklon B）作为毒气室的杀人毒气。氰化物的军事标识为AC（用于氰化氢）与CK（用于氯化氰）。

1972年联合国大会裁军委员会会议把氢氰酸列为"双用途毒剂"，加上该类毒剂具有较强的穿透滤毒罐的性能，军界把它列为制式毒剂。

1984年震惊世界的印度博帕尔（Bhopal）事件，泄漏的异氰酸甲酯（MIC），在200℃高温下分解释放出氢氰酸，造成52500多人伤亡和20万人受害，是历史上毒剂伤亡人数最多的事件。

### 防治要点

皮肤接触，应立即脱去污染的衣着，用流动清水或5%的硫代硫酸钠溶液彻底冲洗至少20分钟。眼睛接触应立即提起眼睑，用大量流动清水或生理盐水彻底冲洗至少15分钟。吸入时应迅速脱离现场至空气新鲜处。如呼吸困难，需给输氧。呼吸心跳停止时，应立即进行人工呼吸（勿用口对口）和胸外心脏按压术，给吸入亚硝酸异戊酯。如果食入应饮足量温水，催吐。用1:5000高锰酸钾或5%的硫代硫酸钠溶液洗胃。与此同时，应当尽快就医。

# 9

# 非致死性化学战剂

## 9.1 失能剂：毕兹

### 理化性质

毕兹（BZ），化学名称为二苯羟乙酸-3-奎宁环酯（3-Quinuclidinyl Benzilate，QNB），是一种无特殊气味的白色或微黄色的结晶粉末，属失能性毒剂。[①]

毕兹沸点较高（大于 300℃），熔点 165℃~166℃，不溶于水，可溶于氯仿、苯、二氯乙烷及乙酸乙酯等有机溶剂中，微溶于乙醇。挥发度很小。

毕兹在常温下很难水解，可使水源长期染毒。加热加碱可使水解加速。在酸性水溶液中的溶解度随 pH 值的降低而加大。

### 毒害作用

毕兹用爆炸或热分散法施放后呈白色烟雾，经呼吸道吸入中毒。应用合适的液体配方可经皮肤吸收中毒。毕兹吸入中毒的半数失能剂量（$ID_{50}$）为 110 毫克·分钟/立方米，30%失能剂量（$ID_{30}$）为 90 毫克·分钟/立方米。

毕兹阻断中枢乙酰胆碱作用，从而破坏中枢神经系统功能的完整性和协调性，引起思维、感觉和运动障碍。其主要表现有眩晕、嗜睡、思维活动迟缓、反应迟钝，判断力、注意力、理解力和近期记忆力减退；当毕兹作用达高峰时，由于大脑皮层处于深度抑制、皮层下中枢兴奋，出现谵妄综合征。如躁动不安、行为失常、胡言乱语、思维不连贯和幻觉等，并出现运动障碍。

毕兹中毒后 4 小时达到高峰，伤员完全处于谵妄状态，对周围环境不能有效地反应，不能执行命令和完成任何任务，中毒 12 小时后症状逐渐减轻，2~4 天可恢复正常。

### 使用状况

毕兹在 20 世纪 60 年代被美军用来装备部队以备战场上使用。越战中美军曾多次使用毕兹，它被描述成能致人产生幻觉的化合物，因其不会直接致人死亡，被称作"仁慈"的武器。但据有关资料记载，当时有许多越南军队官兵中毒失能后又被美军用刺刀残忍地捅死。美国 1988 年开始销毁库存，到现在已全部销毁。

### 防治要点

防毒面具对毕兹有很好的防护效果。使用可逆性胆碱酯酶抑制剂使乙酰胆碱不被胆碱酯酶破坏，聚积起来的乙酰胆碱在达到一定的浓度时，就能在受体水平

---

[①] 失能性毒剂（Incapacitating Agents），简称失能剂，是一类使人的精神状态改变、暂时丧失战斗能力的化学战剂。中毒后主要引起精神活动异常和躯体功能障碍，一般不会造成永久性伤害或死亡。

上与毕兹发生竞争性拮抗作用。新斯的明为毒扁豆碱的同系物，作用亦相似，因系季铵盐，不能透过血脑屏障，中枢作用极弱，因此不能用新斯的明代替毒扁豆碱治疗毕兹中毒，但可用以对抗周围症状。

伤员若处于昏迷状态，要注意维持呼吸道的通畅。取俯卧位，头转向一侧，以免呕吐物被吸入气管内。对躁动不安的伤员加强监护，尽快送去治疗，以免发生意外。

中毒伤员可能因口干舌燥要求大量饮水时应适当限制，以免发生呕吐或因膀胱平滑肌麻痹而引起的暂时性尿潴留。

## 9.2 刺激剂

刺激剂，是一类能对眼和呼吸道产生强烈刺激而使人员暂时失去战斗或抵抗能力的毒剂，代表物质为苯氯乙酮（CN）、亚当氏剂（DM）、邻氯苯亚甲基丙二腈（CS）和二苯并（b,f）-1,4-氧杂䓬因（CR），常用作控暴剂、催泪物质和催泪瓦斯。执法机构用它们防范暴动，军队用它们训练和战斗。

### 理化性质

各种刺激剂均为高沸点的固体化合物，性质稳定。其理化性质见表19-9-1。

表 19-9-1 刺激剂的主要理化性质

| 项目 | 西埃斯 | 西阿尔 | 苯氯乙酮 | 亚当氏剂 |
|---|---|---|---|---|
| 化学名 | 邻氯苯亚甲基丙二腈 | 二苯并(b,f)-1,4-氧杂䓬因 | 苯氯乙酮 | 氯化二苯胺胂 |
| 美军代号 | CS | CR | CN | DM |
| 外观 | 白色~淡黄色结晶 | 黄色粉末 | 无色或黄褐色~暗绿色结晶 | 金黄色~暗绿色结晶 |
| 气味 | 胡椒味 | 无味 | 荷花香味 | 无味 |
| 溶点(℃) | 95~96 | 72 | 59 | 195 |
| 沸点(℃) | 310~315 | — | 244~245 | 410 |
| 溶解度 | 难溶于水,易溶于有机溶剂 | 难溶于水,易溶于乙醇、丙烯二醇和盐水中 | 稍溶于水,易溶于有机溶剂 | 难溶于水,稍溶于有机溶剂 |
| 水解 | 在中性溶液中半减期为10分钟,碱性溶液中水解速度更快 | 不易水解。在浓盐酸或20%氢氧化钠水溶液中回馏数小时仍稳定 | 常温时不易水解,碱性溶液中长时间煮沸才能水解 | 极慢,加碱则加速水解,产物仍有毒 |
| 氧化 | 与高锰酸钾作用生成无刺激性氧化产物 | — | 与强氧化剂（如次氯酸钙）作用,生成无毒的苯甲酸 | 与强氧化剂（如次氯酸钙）作用,生成物无刺激作用 |

### 毒害作用

刺激剂一般具有高水平但是低效果的半数失能剂量（$ID_{50}$），因此它们有很高安全系数。刺激剂主要对裸露皮肤和黏膜产生疼痛感、灼烧感和刺激感。而高浓度下 DM 可以引起恶心、呕吐和不适。因此，它也被称为呕吐剂。

眼睛是对刺激剂最敏感的器官。接触刺激剂后角膜和结膜会产生灼烧感并流泪，睑痉挛和结膜充血。严重的睑痉挛可引起眼睑紧闭和暂时失明，因此可以用来限制反抗和战斗的能力，但不影响恢复后的视力。有时也会引起固体微粒的存在状态，在距离较近接触时会引起角膜和结膜的轻微伤害，严重者也可造成永久性伤害。

吸入后灼烧感和刺激引起咳嗽及"胸膛发紧"的呼吸困难的感觉。

### 使用状况

第一次世界大战前，法国警方曾经用过刺激剂对待暴动者，这些化合物曾经在战争中使用过。法国士兵在一些小冲突中用它们取得了有限胜利。

军队和执法者在 1928 年后很多情况下使用 CN，但 1956 年由科森（Corson）和斯托顿（Stoughton）合成的一种更有效、更无毒的化合物 CS 取代了 CN。爱尔兰、法国、俄罗斯和美国等国家的警察将刺激剂用于人群控暴。美国拒绝将刺激剂列为国际商品，它们通常在总统的命令下会被用于军事行动，最初曾在越南防范地道战时被大量使用。

### 防治要点

一般情况下对正常浓度的毒气不需要特效药治疗。症状会在 15~30 分钟内消失，红斑会持续 1 小时或更长时间。大量接触刺激剂可能会产生眼、呼吸道或皮肤问题。因为没有解毒剂，对症治疗只能减缓症状。

眼睛需要用水或盐水仔细清洗，微粒需要被清除。一般的治疗包括局部治疗去除毒气微粒和减轻刺激感。慢性支气管炎和慢性肺气肿会产生更严重的症状和呼吸困难。治疗包括吸氧治疗（必要时需辅助通气）以及特殊的抗生素治疗。早期的红斑不需要担心，除非严重或持续了 1~2 小时以上。热和潮湿的环境容易使红斑的症状更严重且不易消失。它需要化合物缓解，诸如菱锌矿粉、樟脑、含薄荷脑的冰。小水疱无需处理，但大的需要弄破并挤干。每天需要用水和小量抗生素清洗。

## 9.3 植物杀伤剂

植物杀伤剂（Antiplant Agents），是一类军事上用以引起植物脱叶、不育甚至枯死的化学战剂，对人、畜有一定的毒性。主要的植物杀伤剂有 2,4-D、2,4,5-T、毒莠定（Picloram）、二甲胂酸（Cacodylic Acid）、除草定（Bromacil）和灭草隆（Monuron）等。

### 理化性质与毒害作用

各种植物杀伤剂有其各自的理化性质。大部分为液体，发挥作用时呈气雾状。

植物杀伤剂按其作用及施用方式分为除草剂、落叶剂、干燥剂和土壤不孕剂。除草剂能杀死所有植物或只杀死某些种类的植物[1]；落叶剂也称植物杀伤剂，能影响落叶植物的正常落叶机制，使其提早落叶；干燥剂能使常绿植物树叶萎缩干枯而易为风雨卷落；土壤不孕剂能杀死深根植物与土中幼芽，阻止或延缓植物重新生长。

### 使用状况

植物杀伤剂实际上都是常规农药中的除草剂和植物生长调节剂。

1940年，英国有人设想将植物杀伤剂应用于军事，袭击德国农场，破坏德国农业生产。由于当时英国没有足够的飞机，才没有进行这场化学战。第二次世界大战后，美国进行植物杀伤剂研究，把它作为一种化学武器，用于破坏敌方农作物。20世纪50年代初，英军首先使用植物杀伤剂用于马来亚丛林作战。

20世纪60年代，越南战争爆发后，美军制定了代号为"农场雇员行动"的化学战计划，在越南战场上使用植物杀伤剂。美军在侵略越南的战争中曾以飞机布洒方式大规模地使用植物杀伤剂。其中多为配伍使用，如橙色剂[2]、白色剂[3]和蓝色剂[4]等，毁坏农作物和交通要道及军事设施周围的树丛，以防止越军躲藏。

1978年，因化学落叶剂致各种疾病死亡事件开始受到关注。越南有数以千计的儿童因化学落叶剂直接或间接成为天生畸形。调查证实，畸形的孩子与橙色剂含有的剧毒物二噁英有关。受害者的普遍症状是体重减轻，肝脏受损，经常头痛，发生皮肤病，手脚麻木，性功能减退等。有些橙色剂中毒者会在10年后患上癌症。

### 防护要点

暴露毒剂时，应佩戴防毒面具，尽量避免接触毒剂污染区。

---

[1] 灭生性除草剂的一种混合配剂。其成分为2,4-D与2,4,5-T的正丁酯的混合物。

[2] 橙色剂也称落叶剂，是一种工业合成的毒液。成分之一是毒性极大的二噁英，可毁坏硬木树和其他落叶树，以及木薯与香蕉树。

[3] 白色剂是灭生性除草剂的一种混合配剂，为水溶性内吸型落叶剂，可使阔叶植物落叶。成分为2,4-D与除莠定的三异丙醇胺盐。

[4] 蓝色剂是灭生性干燥剂的一种混合配剂，成分为二甲胂酸及其钠盐。

第 20 卷

生态毒物

本卷主编
史志诚
马保华
赵 毅

WORLD HISTORY OF POISON
世界毒物全史

# 卷首语

生态毒物是指那些能引起毒性作用的和具有潜在毒性的化学物质以及可能产生次生毒性的化学物质。

生态毒物来源于人类活动的许多方面，种类繁多。认识毒物的生态特性，对评估生态毒物对生态系统的影响至关重要，是当代生态学、毒理学和管理学研究的新课题。

本卷在简述生态毒物与生态毒理学研究进展的基础上，重点记述了持久性有机污染物的兴衰史及其生态意义，特别是滴滴涕、二噁英引发的灾难。同时记述了一些典型的生态毒物如甲基汞、抗生素、含磷洗衣粉、含铅汽油、融雪剂和汽车尾气污染对生态的危害。此外，对微生态系统与毒性机制的形成、马属动物土霉素中毒、反刍动物过食谷物中毒和糖类与动物中毒也做了重点介绍。生态系统中人和动物的二次中毒以及利用二次中毒原理诱杀毒蛇，也是一个值得关注的方面。

值得指出的是，由于大多数毒理学研究多集中在毒物的物理、化学、生化和生理特性上，所以，目前对于许多毒物的生态特性还知之甚少。人们期待研究生态毒物的学科——生态毒理学的进一步发展，为防控生态毒物的危害提供科学依据。

# 1

# 生态毒物与生态毒理学

## 1.1 生态毒物及其来源

含有众多有毒成分的物质被排放入自然环境，暴露于自然生态系统并影响着自然生态系统的安全。这些毒物包括石油烃、重金属和酸、碱溶剂，来源于一些工业排放物；家庭生活的排放物，来源于花园杀虫剂；汽车废气中的多环芳香烃；农业生产产生大量的生态毒物，主要是杀虫剂。生长旺盛的蓝绿藻所产生的毒素虽然是天然产物，但毒性作用的发生，常常是人为引起的。如污水的排放使水质富营养化，能够刺激蓝绿藻的过度生长，导致产生大量毒素危及生态系统的安全。因此，将那些能引起毒性作用的和具有潜在毒性的化学物质以及可能产生次生毒性的化学物质统称为生态毒物（Eco-toxicants）。

现代社会的各种工业活动，不但开采、提炼各种金属及非金属物质，使这类物质在生态系统中循环，而且循环量急剧增加。据估计，人类已能生产7万多种化学产品进入市场，世界上有机合成化学品的产量1950年为700万吨，1970年为6300万吨，20世纪末达2亿~3亿吨。如果工业生产量每年保持以2%~3%的量递增，那么环境中人工合成物质是工业生产量递增率的函数，人工合成物质在全球环境中的浓度约为百年前的零点开始增加到现在的 $1\times10^{-3}$ 毫克/升。至于埋藏在地下的各类金属、非金属元素，更是不计其数地进入生态系统中参与循环。因此，一些元素、化合物不仅在环境中将明显地成为许多生物生存与发展的限制因子，而且也成为潜在的生态毒物。

生态毒物包含一系列物质。

第一，排放到环境中，在相对低的浓度下对生态系统有潜在影响的物质。

第二，已经存在于环境中的和仍不断排入环境中的物质。许多有毒元素本来就以很高的含量天然地存在于环境中，如铅、砷、汞等。

第三，存在于海洋、土壤和环境的其他物质。如多环芳香烃作为燃烧的天然产物，以很低的浓度存在于环境中，但由于燃料的扩大而导致排放的浓度不断提高。

第四，对人类产生直接或间接作用的有毒物质，其作用包括危害人类健康，危及人类活动，使人体感觉不快，破坏或危害了人类所需的生物资源或矿物资源。

生态毒物的来源按生物特性分类为：农药、杀虫剂、除草剂、杀霉菌剂、灭鼠剂、致癌物。无论是天然的还是人工合成的，其潜在的生态影响几乎没有差别。例如，一些毒性很大的物质，如汞和镉，都是环境中的天然化合物，广泛存在于海水中，在土壤的特殊区域尚含有相对较大的浓度。而通常情况下，一些合成化合物排入环境中对生态系统很少产生影响，如肥皂（脂肪酸的钠盐或钾盐），虽然它不是环境中的天然化合物，是用脂肪和碱通过化学合成产生的，由于生活活动肥皂大量分布于环境中，但对生态环境影响却较小。所以，对于生态毒物的性质、来源和影响没有一般规律可循，每一种化合物必须根据其特性和其观察结果来判定。生态毒物的来源及对自然环境的影响见表20-1-1。

表 20-1-1　生态毒物来源、种类及对环境的影响

| 来源 | 种类 | 环境影响 |
|---|---|---|
| 汽车废气 | 铅或其他金属毒物 | 人类和环境 |
| 发电厂及工业 | $CO$，$CO_2$，$SO_2$ | 陆地生物系统 |
| 废气排放 | 芳香碳氢化合物，PCDDs，PCDFs，PCBs | 人类和环境 |
| 污水 | 芳香族碳氢化合物、碳氢化合物、氯代烃、金属毒物、表面活性剂 | 水生系统 |
| 雨水冲刷 | 芳香碳氢化合物、碳氢化合物、铅和其他金属毒物 | 水生系统 |
| 工业废水排放 | 酸、金属毒物、盐、碳氢化合物、PCDDs 和 PCDFs | 水生系统 |
| 城市垃圾 | 金属毒物、盐、碳氢化合物 | 人类和陆生生物系统 |
| 工业废渣排放 | PCDDs，PCDFs，PCBs | 生物系统 |
| 农业污染 | 氯代烃、有机磷化合物 | 人类和陆生生物系统及水生生物系统 |

注：PCDDs：聚氯及其氧化物；PCDFs：多氯代二苯呋喃；PCBs：多氯联苯

## 1.2　生态毒物的循环与迁移

### 动物、植物、微生物三界之间的生态关系

在诸多类型的生态系统平衡中，以人类为主体的动物界与植物界之间（通过微生物）完成的平衡是最重要的一环。这一平衡关系，涉及碳、氢、氧、氮等多种主要元素在大自然界的往复循环过程，并主宰着其他一切的平衡过程。这个平衡一旦被打破，整个地球生物圈将出现不堪设想的后果。动物、植物、微生物三界之间的生态平衡与地球生物圈的物质循环有着密切的关系（图205）。

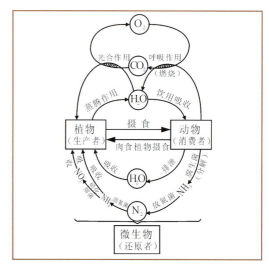

图 205　动物—植物—微生物间的生态平衡与物质循环

### 毒物和污染物的循环与迁移

毒理学研究的历史表明，毒物或污染物进入生态系统中，有的作为物质循环被生物所利用；有的在生态循环中受环境中生化、物理作用而逐步被降解，失去毒性和污染性；有的则降解速度较慢，如有机氯农药、多氯联苯等，进入生态循环之中，成为难以消除的毒物。

——毒物、污染物进入水体后被水生生物吸收或经微生物作用后被水生生物吸收。吸收的方式，有的是通过食物链上各营养级直接吸收或沿食物链逐级传递浓缩；有的则经陆生生物、人类食用后进一步浓缩。食物链系统受毒物、污染物危害的生物尸体、肢体被微生物分解后又返回水体，进入再循环，有的则沉淀在江河、湖泊及海洋的底泥中。

——毒物、污染物进入水体，通过灌溉直接进入土壤，再由陆生生物吸收进入生物体。也可由植物吸收后，沿食物链逐级传递到食物链中的最高层——动物和人类。然后，被污染物由微生物分解又回到土壤、水、大气或沉积层中。

——烟尘、废气进入大气后被生物呼吸、吸附而沉降到土壤、水中，再依上述途径循环。

比较稳定的毒物、污染物，例如重金属等将如同前面所述的碳、氮物质在生态系统中循环、转移；而另一些毒物、污染物在进入生态系统后，由于物理、化学、生化的作用被降解、破坏，变成无毒物质；有的则因被化合、结合而降低了毒性或加剧了毒性。

### 毒物在生物体的富集

毒物通过各种方式进入生物体后，有的被转化，有的被排出，有的则被蓄积。例如，有的毒物、污染物被生物吸收后，在各种酶的作用下发生氧化、还原、水解、结合等反应，转化、降解成无毒物质。对于极性大的、易水解、易溶于水的毒物，生物体能较快地排出体外，很少在体内蓄积。但是，有的则对脂肪有较高的亲和力而易溶于脂肪中，或是易与生物体内的某些酶、蛋白质结合，从而较长时间地残留于机体中并蓄积起来。

毒物在生物体中的富集、浓缩与放大是最可怕的。毒物在体内蓄积的速率与环境中毒物浓度、摄入方式、生物物种、蓄积部位、毒物种类及体内毒物浓度相关。科学家把环境中毒物被生物累积、浓缩的现象称为"生物放大""生物浓缩"或"生物富集"。当毒物或污染物在生物体内富集起来，并通过不同营养级的传递转移，使顶层生物体内的毒物、污染物浓缩达到一定程度时，可使人体发生严重的病变。据世界卫生组织报道，全世界生产了约1500万吨滴滴涕，其中约100万吨仍残留在海水中。水域中的农药通过浮游植物—浮游动物—小鱼—大鱼的食物链传递、浓缩，最终到达人类，在人体中累积。日本的"水俣病"就是食用浓缩了大量有机汞的鱼引起的；日本的"痛痛病"也是与镉浓缩有关的一种疾病；美国明湖地区的鸟类死亡是由于食鱼使鸟类体内滴滴涕含量为湖水的765~833倍。这些都是因食物链的毒物累积而导致灾难的著名例子。

### 毒物的转化及降解

环境中的毒物和污染物可以转化为与其密切相关的其他形式，而且彼此之间会存在着某些相似的结构和性质。此外，化学物质还可被降解成多种低分子量的产物。降解过程与转化产物的形成同步。这些过程可非生物地发生，也可被诸如微生物等生物群促使而发生。

环境中的氧和水可与释放到环境中的化学物质进行氧化和水解反应。氧是环境中的普通的活性物质，占大气组成的20%，水是环境组分中的一种常见物质，广泛存在于江、河、湖、海及生物中。氧化作用和水解作用都可产生一些含有羟基、羰基及其他极性基团的产物。这些极性基团可以提高产物的极性，最终提高产物在水中的溶解度。这样，亲脂化合物的反应产物会具有更高的极性，在水中具有更高的溶解度，最终导致它们会更容易地从有机体中排出。例如苯的氧化反应及乙酸的水解反应都产生了大量的含氧降解产物，降解产物能相对容易地溶解于水中，并容易被有机体中排出。

### 生态毒理系统的形成

在研究毒物对某一地区的动物、植物区系、生态系统的影响，以及有毒物质在生物圈（特别是在食物链）转移的过程中，不难发现在良性循环的生态系统中，进入生态系统中的毒物，正好被系统中的生物所降解、解毒或利用，毒物在系统中不但不起危害性影响，反而成为生态系统中不可缺少的一个成员，由于毒物的存在，生物与环境之间保持了平衡。但在一定条件下，毒物的数量在某一过程或某一环节上突然增加，超过了系统中生物的降解能力，又没有一种物质抑制它的毒性作用，那么正常的生态系统便失去了平衡，这时，生态毒理系统开始形成。

### 生态灾害与生态毒性灾害

生态灾害是因为人类过度地开发利用自然资源，无序地向外排放"三废"，使人类自身赖以生存和发展的生态环境遭受严重破坏，造成自然生态系统失去平衡后所带来的各种自然灾害。

随着科学技术的发展和经济规模的扩大，全球环境状况在过去的40年来持续恶化。如果国际社会不迅速采取有效措施，生态灾害将会愈演愈烈，人类未来的发展与生存将会面临巨大的威胁。进入21世纪，生态灾害包括水、空气和太空污染以及生物入侵。其中，对那些由于生态环境遭受严重破坏，生态系统中有毒物质引起的发生突然、伤亡惊人、经济损失惨重、政治影响深远的重大中毒事件，称之为生态毒性灾害（Ecotoxic Disaster）。

## 1.3 研究生态毒物的生态毒理学

生态毒理学（Ecotoxicology；Ecological Toxicology），是研究有毒物质对生态系统的作用与影响，以及有毒物质在生态系统中的运转、循环与归宿规律的科学。简言之，生态毒理学是研究生态毒物的学科。

生态毒理学是20世纪70年代新发展起来的一个分支学科。其研究对象是环境中潜在的有毒物质，研究的目标是鉴定、预测和分析环境中有毒物质潜在的影响。

生态毒理学的研究成果可作为突发中毒事件处置、危险化学品安全评估、生态风险评估、环境质量评估、制定环境质量标准、有毒物质管理与相关法律法规的科学依据。

近20年来，科学家对一些典型的生态毒物进行了比较深入的研究。例如，含磷洗衣粉是藻类的助长剂；含有高浓度氯盐类融雪剂的雨水会对路旁树木等植被产生毒害作用，大量融雪剂流入水源地，污染了饮水，又影响人的健康；通过雨水进入江河湖海的生态毒物，对水生生态系统具有损害作用；当发现汽车废气中的铅造成的污染，伤害人的健康，特别是影响儿童的发育时，各国政府即令停止含铅汽油的生产和供应。所有这些生态毒物的研究与控制，都表明生态毒理学的要素存在于三大领域，一是对环境的研究，源于生态学；二是对有毒化学物与个体有机体间相互作用的研究，有赖于毒理学；三是对毒物引发的毒性灾害的治理，属于管理学。

生态毒理学是21世纪的一门正在发展的新兴学科，无论在理论方面还是方法论方面都处在探索阶段。可以肯定，加强生态毒理学研究，必将为生物安全、生态安全、食品安全和保护生态环境、加强环境管理做出重要贡献。

# 2

# 持久性有机污染物

## 2.1 持久性有机污染物的兴衰史

持久性有机污染物（Persistent Organic Pollutants，POPs），是一类人类合成的具有半挥发性、难降解、高脂溶性和高毒性等理化特征的化学品。它可通过空气、水和迁徙物种及产品传输到全球每个角落，并通过食物链在生物体内浓缩积累而长期在生态系统及人体中积累，其很低的剂量就有可能干扰分泌系统、神经系统和免疫系统，危害人体和野生动物的生殖和发育过程，还可导致癌症，直接威胁人类的生存繁衍和社会的可持续发展。

### POPs 的发现与使用[1]

绝大多数的 POPs 都是人为合成的产物。1774 年，瑞典药剂师舍勒（Carl Wilhelm Scheele）发现了元素氯（Cl），氯取代是许多 POPs 呈现持久性和毒性的重要原因。1881 年德国科学家施米特（H. Schmidt）和 G. 舒尔茨（G. Schultz）在实验室内合成了多氯联苯（Polychlorinated Biphenyls，PCBs）。1874 年，在法国斯特拉斯堡大学的化学家蔡德勒（Othmar Zeidler）合成了滴滴涕（DDT）。1929 年，多氯联苯开始以亚老格尔（Aroclor）为商品名进行生产。多氯联苯的生产国包括美国、澳大利亚、法国、德国、西班牙、英国、俄罗斯、中国、日本等，生产出的多氯联苯出口到全球各个国家。1939 年，瑞士化学家米勒（Paul Hermann Müller）发现了滴滴涕的杀虫活性。人们对于有机氯杀虫剂"高效无害"深信不疑，对于合成农药的前途充满了乐观的憧憬。在接下来的几十年内，以滴滴涕为代表的有机氯合成杀虫剂得以大规模生产，并在农业生产和卫生领域广泛应用。1944 年，坎恩尼亚（Khanenia）和扎拉乌勒夫（Zhiravlev）发现将松节油中的萜烯氯化可以提高其对虱子的毒性，几年后力士粉剂公司将其商品名定为毒杀芬（Toxaphene）。1957 年，桑德曼（Sanderman）等报道了二噁英的合成方法，并首次确定了其结构。

在 POPs 推广应用的过程中，曾发生多次污染事件。如 1968 年发生的日本米糠油多氯联苯污染事件，1976 年发生的意大利塞维索二噁英污染事件，1999 年发生的比利时肉类二噁英污染事件，2008 年发生的爱尔兰猪肉二噁英污染事件[2]等。

### POPs 的生态毒性与危害

POPs 之所以成为当代全球环境保护

---

[1] 苏畅. POPs 问世溯源. 生活周刊，2006-12-01.
[2] 2008 年 12 月 6 日，爱尔兰总理办公室宣布，召回上年 9 月 1 日后生产的所有猪肉制品。后经初步认定，一家利用回收原料加工饲料的厂家，使猪肉受到了二噁英的污染。据报道，生猪和猪饲料取样中的二噁英成分，达欧盟二噁英含量安全上限的 80~200 倍。

的热点问题，正是在于其具有一系列很强的生态毒性，能够对野生动物和人体健康造成严重的不可逆转的危害。

第一，对免疫系统的毒性效应。POPs对动物免疫系统的影响包括抑制免疫系统正常反应的发生，影响巨噬细胞的活性，降低生物体对病毒的抵抗能力。研究发现，人免疫系统的失常与婴儿出生前和出生后暴露于多氯联苯和多氯代二噁英的程度有关。

第二，对内分泌系统的影响。实验证明POPs中有几类是潜在的内分泌干扰物质。

第三，对生殖和发育的影响。生物体暴露于POPs会产生生殖障碍、畸形、器官增大、机体死亡等现象。鸟类暴露于POPs，会引起产卵率降低，进而使鸟的种群数目不断减少。

第四，致癌作用。实验表明某些POPs会促进肿瘤的生长。对在沉积物中多氯联苯含量高地区的大头鱼进行研究发现：大头鱼皮肤损害，肿瘤和多发性乳头瘤等病的发病率明显升高。二噁英对小鼠、大鼠、仓鼠、田鼠进行19次染毒试验，致癌性均为阳性。

第五，其他毒性。POPs还会引起一些其他器官组织的病变。如二噁英暴露可引起慢性阻塞性肺病的发病率升高；也可以引起肝脏纤维化以及肝功能的改变，出现黄疸、转氨酶升高、高血脂；还可引起消化功能障碍。此外，POPs对皮肤还表现出一定的毒性，如表皮角化、色素沉着、多汗症和弹性组织病变等。

综上所述，POPs危害效应主要表现为4种类型。第一类是对儿童的出生体重的影响，POPs能使婴儿的出生体重降低、发育不良、骨骼发育的障碍和代谢的紊乱，对人的一生会产生影响。第二类是对神经系统，注意力的紊乱、免疫系统的抑制。第三类是对生殖系统的危害。POPs对人体的内分泌系统的潜在威胁在于导致男性的睾丸癌、精子数量降低、生殖功能异常；女性的乳腺癌、青春期提前，以及新生儿性别比例失调，对其后代将造成永久性的影响。第四类是对癌症发生的影响。

## 《寂静的春天》与人类的觉醒

1962年，美国生物学家蕾切尔·卡逊出版了《寂静的春天》一书，在美国引起了轰动并得到世界舆论的关注，也引起了对有关化学农药的争论。她在书中列举了大量事实，说明农药和杀虫剂造成的危害。世界上有近300万种昆虫，其中只有3000种是有害的，其余则是无害的或是有益的。滴滴涕的毒杀范围相当广泛，虽然消灭了许多害虫，但更多的无害的昆虫也遭到了毒杀。甚至在被滴滴涕杀死的那些害虫中，也总有少数个体有化学上的变异，因而是抗药的，当其他个体被杀死时，它们却活了下来，它们成倍增长，结果便出现了一种能抗药的昆虫。这样若干年以后，滴滴涕对于这一类害虫就已变得作用不大了，人们想要消灭的害虫就繁殖起来，其数量比使用滴滴涕之前还要多，造成了害虫的再度成灾，而滴滴涕却无能为力了。滴滴涕所具有的长效性，这种原来认为的"优点"也慢慢给人类带来了灾害。它的化学性质十分稳定，即使在日光暴晒和高温下也极少挥发和分解。结果，它在土壤中的半衰期长达2~4年，消失95%需要10年的时间。长期使用滴滴涕就会造成土壤、水质和大气的严重污染。再者，虽然滴滴涕对哺乳动物和植物无急性毒杀作用，但在动物体内能够积存，在洒药时也易渗入蔬菜、水果的蜡质层中，使食品增加残毒。当滴滴涕在人体内积存到一定数量时，就会伤害中枢神经、肝脏和甲状腺，积存更多则可引起痉挛和死亡。

《寂静的春天》给人们敲响了警钟。1963 年 5 月，美国总统的科学顾问委员会建议滴滴涕应在短期内禁止使用。1972 年 6 月，美国环保局宣告滴滴涕于农业方面全面禁用。但此时美国境内总滴滴涕的累计使用量已达 6.1 亿千克，另有数亿千克外销。1970 年，瑞典、美国、加拿大已经停止生产和使用滴滴涕，其他国家也陆续停止了生产。

### 《斯德哥尔摩公约》

《关于持久性有机污染物的斯德哥尔摩公约》是在联合国环境规划署（UNEP）主持下，为了推动 POPs 的淘汰和削减、保护人类健康和环境免受 POPs 的危害，国际社会于 2001 年 5 月 23 日在瑞典首都共同缔结的专门环境公约，并于 2004 年 5 月 17 日开始生效。从此 POPs 成为国际公约严格管制的对象。

列入《斯德哥尔摩公约》的首批 12 种受控的 POPs 物质包括：一是杀虫剂：滴滴涕、氯丹、灭蚁灵、艾氏剂、狄氏剂、异狄氏剂、七氯、毒杀芬和六氯苯；二是工业化学品：多氯联苯；三是副产物：二噁英、呋喃。

2009 年 5 月 4 日至 8 日，《斯德哥尔摩公约》第四次缔约方大会，同意减少并最终禁止使用 9 种严重危害人类健康与自然环境的有机污染物，分别是：α-六氯环己烷；β-六氯环己烷；六溴联苯醚和七溴联苯醚；四溴联苯醚和五溴联苯醚；十氯酮；六溴联苯；林丹；五氯苯；全氟辛烷磺酸、全氟辛烷磺酸盐和全氟辛基磺酰氟。

《斯德哥尔摩公约》的签署，让那些曾寄托着人类对征服自然美好愿望而人为合成或者是伴随人类征服自然过程中无意生成的 POPs 物质，终于开始走向衰落乃至消亡。

## 2.2 滴滴涕引发的灾难

DDT（Dichloro-Diphenyl-Trichloro-ethane），化学名为二氯二苯三氯乙烷，中国称滴滴涕或二二三，是一个家喻户晓的广谱杀虫剂。滴滴涕于 1874 年首先由德国化学家蔡德勒（Zeidler）合成，但作为一种杀虫剂的特性直到 1939 年才被获诺贝尔奖金的瑞士化学家米勒（Müller）发现。当时，滴滴涕被赞誉为根绝由害虫传染的疾病和帮助农民战胜田间虫害的万灵之药。在后来的 30 年间，千百万吨滴滴涕在全世界被使用。在非洲，它可能拯救了几百万人的性命。消灭了虫害，农民的收成剧增。

但不久，科学家发现有些昆虫对滴滴涕产生了抗药性，药效不如从前那样明显。动物在吃了喷过滴滴涕的植物后，滴

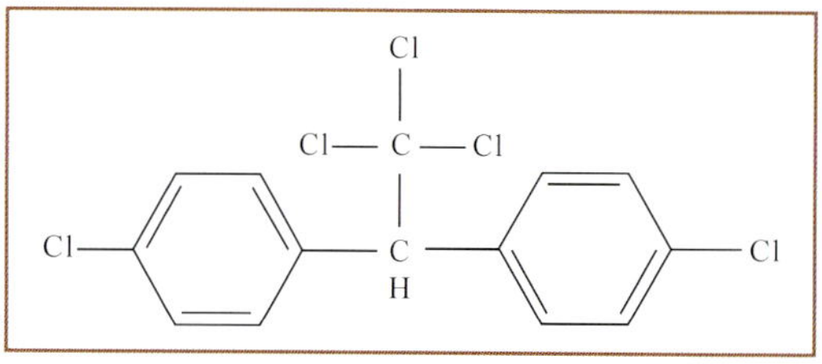

图 206　滴滴涕（DDT）的化学结构式

滴滴涕能在其体内积累。由于滴滴涕在动物体内未被降解，使人们担心它会通过食物链传递下去。对滴滴涕积聚的最初研究发现鸟类从吃下的昆虫那里吸收了滴滴涕，从而使产下的蛋壳变薄。薄蛋壳很容易破碎，致使幼鸟死去。既然滴滴涕能影响鸟类，自然也会影响到人类。

高等动物体内的滴滴涕相当大部分是来自食物链积累的。滴滴涕对生物的危害机制：

第一，蓄积于脏器中的滴滴涕，可破坏脏器细胞结构并使之发生病变，甚至死亡。

第二，滴滴涕能使中枢神经反应性增加，具有神经毒害。

第三，能抑制三磷酸腺苷酶，能诱导肝内酶，从而对机体代谢产生影响。它还是肝脏内羟基化反应酶的诱发剂，这种酶可使脑体代谢发生变化，从而使生育率下降。

第四，它对子代遗传产生影响，使胚胎发育、子代发育产生障碍。

1960年5月22日至6月2日，在美国加利福尼亚州东北部明湖和下克拉马斯保护区，发生食鱼性鸟类死亡307只，分析表明是因滴滴涕浓缩致死。滴滴涕在土壤中自然消失95%的时间为4~30年。

在20世纪60年代，滴滴涕被广泛地用于农业生产，用于控制害虫。鸟类因为吃昆虫而在它们体内富集了大量的滴滴涕，导致它们死亡或者是不能繁殖。同时，家庭使用滴滴涕也加重了这一情况。尽管滴滴涕成功控制了疟疾，然而广泛和不受任何限制地使用越来越成为问题。

更为严重的是滴滴涕能由母亲传到子女身上。这就意味着人奶哺育的婴孩，还在接收着少量的却是经常性的补给。这一过程是在他还在宫体内的时候就已经开始了。由于婴孩对于毒物的毒性要比成人敏感得多，滴滴涕的潜在危险性早在1950年就已经被发现。后来，政府下令停止生产、销售滴滴涕。

之后，生态毒理学的研究详细记述了滴滴涕在全球范围的生物种群中存在的证据。从北极到南极的生物体内都发现有滴滴涕。一夜之间滴滴涕变成了一个全球问题。滴滴涕在环境中不能很快被降解，而是一个持久稳定化学物，这一严峻的事实和其他一系列事件一起使人们认识到使用这样的化合物需要严格控制，在这一方面生态毒理学的研究工作做出了巨大贡献。

1971年，美国禁止了滴滴涕的绝大部分用途。它的作用被其他农药所代替，但它所造成的损失已无法弥补，它的过度使用已造成了全球范围的环境污染，滴滴涕大规模使用的时代从此结束。

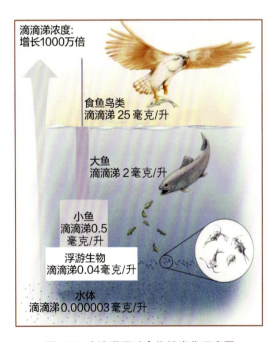

图207 滴滴涕通过食物链富集示意图

## 2.3 二噁英：健康杀手

二噁英是目前人类已知的最毒的物质，它对豚鼠的半数致死量是 0.6 微克/千克，是氰化物的 130 倍、砒霜的 900 倍，有"世纪之毒"之称。国际癌症研究中心已将其列为人类一级致癌物。

### 理化性质

二噁英（Dioxin），又称二氧杂芑，化学式为 $C_{12}H_4C_{14}O_2$，是一种无色无味、毒性严重的脂溶性物质，二噁英实际上是二噁英类（Dioxins）的一个简称，包括 210 种化合物，由两个氧原子联结两个被氯原子取代的苯环为多氯二苯并二噁英（Polychlorinated Dibenzo-P-Dioxin，PCDDs）；由一个氧原子联结两个被氯原子取代的苯环为多氯二苯并呋喃（Polychlorinated Dibenzofuran，PCDFs）。

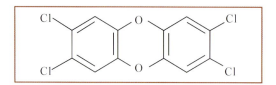

图 208　TCDD 的化学结构式

通常所说的"二噁英"（2,3,7,8-Tetrachlor-Dibenzo-Dioxin）是 2,3,7,8-四氯-二苯并-氧杂环二乙烯，缩写为 TCDD。

### 毒害作用

二噁英类物质非常稳定，熔点较高，极难溶于水，可以溶于大部分有机溶剂，所以非常容易在生物体内积累，在人体内降解缓慢，主要蓄积在脂肪组织中，对人体危害严重。

二噁英主要污染空气、土壤和用水，进而污染动植物和水生生物，使许多农产品、畜产品和水产品中带有二噁英毒物，由此加工生产的食品也具有毒性。人是通过空气、饮水、食用农产品、畜产品、水产品及其制品而受害。

TCDD 是二噁英类化合物中生物学活性及毒性最强的成员。这一类化合物除产生各种种属及组织特异性毒性外，还作为多种酶的诱导物，其中最显著的是微粒体细胞色素（P4501A1）及相关芳香烃羟化酶（AHH）活性。微粒体细胞色素为一种氧化某些亲脂性芳香烃的微粒体酶，微粒体细胞色素同工酶参与调节多聚环芳香烃的代谢和解毒。已确认在多种动物及多种组织存在二噁英的受体，这种受体被定名为芳烃受体（AhR）。二噁英的毒性作用及诱导芳香烃羟化酶的活性由芳烃受体介导。当二噁英弥散进入细胞后，与细胞质芳烃受体结合，形成复合体，最终导致 DNA 卷曲、染色体崩裂，产生毒性作用。[①]

第一，二噁英对人体的毒性。人二噁英中毒后先出现非特异症状，如眼睛、鼻子和喉咙等部位有刺激感，头晕、不适感和呕吐。接着在裸露的皮肤上，如脸部、

---

[①] 马保华，史志诚. 二噁英的分子作用机理. 动物毒物学，2001, 16 (2): 21.

颈部出现红肿，数周后出现"氯痤疮"等皮肤受损症状，有1毫米到1厘米的囊肿，中间有深色的粉刺，周边皮肤有色素沉着，有时伴有毛发增生。氯痤疮可持续数月乃至数年。二噁英急性中毒症状还有肝肿、肝组织受损，肝功能改变，血脂和胆固醇增高，消化不良，腹泻，呕吐等。精神-神经系统症状主要为失眠、头痛、烦躁不安、易激动、视力和听力减退以及四肢无力、感觉丧失、性格变化、意志消沉等。

第二，二噁英的致癌性。流行病学研究表明，二噁英暴露可增加人群患癌症的危险度。1997年国际癌症研究机构（IARC）将二噁英确定为Ⅰ类人类致癌物。调查显示，垃圾焚烧从业人员血液中的二噁英含量是正常人群水平的40倍左右。

第三，二噁英是环境内分泌干扰物。二噁英能引起雌性动物卵巢功能障碍，抑制雌激素的作用，使雌性动物不孕、胎仔减少和流产。流行病学研究发现，在生产中接触二噁英的男性工人血清睾酮水平降低、促卵泡激素和黄体激素增加，提示它可能有抗雄激素和使男性雌性化的作用。

第四，二噁英对胎儿的毒性。二噁英会引起胎儿发育异常，甚至导致胎儿死亡。对胎儿血液、淋巴系统、泌尿和生殖系统均有影响，对成活分娩指数（可存活数/出生总数），断奶和授乳指数（断奶尚存活数/第四天存活数）有影响。

此外，二噁英还有明显的免疫毒性，可引起动物胸腺萎缩、细胞免疫与体液免疫功能降低等。二噁英还能引起皮肤损害，在暴露的实验动物和人群可观察到皮肤过度角化、色素沉着以及氯痤疮等的发生。二噁英染毒动物可出现肝大、实质细胞增生与肥大，严重时还会发生变性和坏死。

### 防治对策

在利用大自然中繁殖快速的细菌对二噁英发挥自净作用的同时，一是积极提倡垃圾分类收集和处理；二是控制无组织地垃圾焚烧，通过采用新的焚烧技术，提高燃烧温度（1200℃以上），降低二噁英类的排放量；三是制定大气二噁英的环境质量标准以及每日可耐受摄入量（Tolerable Daily Intake，TDI）。1998年世界卫生组织重新审议了二噁英的每日可耐受摄入量，一些国家根据最新的研究进展，相继制定或修订了二噁英的每日可耐受摄入量。如美国环保局对二噁英设定的每日可耐受摄入量值为0.006pgTEQ/kg[①]，荷兰、德国对二噁英设定的每日可耐受摄入量值为1pgTEQ/kg，日本对二噁英设定的每日可耐受摄入量值为4pgTEQ/kg，加拿大对二噁英设定的每日可耐受摄入量值为10pgTEQ/kg。

---

① pgTEQ/kg表示每千克食物中的二噁英的含量。pg=1×10$^{-9}$g，TEQ为毒性当量。

# 3

# 生态毒物的危害

## 3.1 甲基汞

汞是一种重金属，俗称"水银"，是一种有毒物质。目前，每年有 2000 吨不可降解的金属汞被排放到大自然中，对环境和人类健康造成了极大危害。其中之一是工业排放。工业排放的金属汞进入河流，很容易沉积在鱼类体内。汞及其各种化合物对人类健康的损害包括大脑和神经系统、肾功能、消化系统等，可导致记忆丧失和语言障碍。

20 世纪 60 年代，先进的分析技术可以对自然环境样本中汞的类型进行化学分析，从而发现了甲基汞在食物链中的生物放大作用和在排水沟中无机汞的甲基化。甲基汞不只是地方性问题，而是一个全球性的生态问题。

对有机汞毒性的描述始于 19 世纪，1865 年报道了甲基汞中毒致死事件，其中毒的症状是面部和四肢感觉改变、管状视野①、耳聋、身体协调能力丧失和语言表达能力受损。1914 年甲基汞因为开始被用作农作物杀菌剂而凸现商业价值。全球范围内的广泛使用导致了工人中毒和几次大规模的食物中毒事故。②

20 世纪 50 年代早期，在日本水俣湾发生的受污染海产品引发的神经病症状，进一步促使人们将甲基汞认定为工业污染物。由水俣病和 1952 年来自瑞典一份报道的流行病学证据表明，在孕期和婴幼儿时期暴露此污染物会引起更为严重的疾病，如痴呆、癫痫和运动功能障碍。

这一期间，确定甲基汞工业污染物的问题涉及政治、法律和道德，虽然科学研究有了进展，但其科学基础仍不够完善，治理的措施也很缺乏。起初，无法区别环境中汞的种类，使寻找甲基汞和中毒症状之间的联系变得十分困难。加之暴露与初发症状之间存在数周甚至数月的时间差，而且人们对实验数据和野生动物数据的重要性认识得很缓慢。工业毒物的数据影响了风险评估的准确性，比如对暴露的估计不准确，对于低剂量暴露影响认识的滞后，仅有成年人的数据可用。

由于上述缘故，20 世纪 60—70 年代设立了对甲基汞安全防护的监管，但由于一些科学上的不确定因素，延误了对监管的完善。比如，尽管 20 世纪 50 年代以来越来越多的证据表明甲基汞会破坏神经系统的发育，但对于孕期和儿童时期接触甲

---

① 视野就是当眼睛向正前方注视一个固定的物体时，同时还可看到该物体周围一定空间内的其他物体，所能看到的这种空间范围叫作视野，俗称阈光。当视野损害而缩小到一定程度时，只能看到很窄的范围，就像通过一条管子看东西一样，即管状视野。

② BARRETT J R. 甲基汞毒性研究的历史. 环境与健康展望，2011，119（3）：34.

基汞的安全阈值是否存在仍然处于研究阶段。

2009年召开的联合国环境规划署理事会会议上，各国同意启动政府间谈判，制定一项具有法律约束力的国际条约，降低各种来源的汞排放。经过4年的4轮谈判，2013年1月19日，由联合国环境规划署主持召开的有关汞问题政府间谈判委员会第五次会议发布新闻公告，通过了旨在全球范围内控制和减少汞排放的国际公约《水俣公约》，就具体限排范围做出详细规定，以减少汞对环境和人类健康造成的损害。[①]

金属汞的工业用途很广泛，如金矿提炼、燃煤发电、水泥生产等。另外，汞在人类生活中的应用也很广泛，如体温计、血压计、电池、高效节能灯、补牙用的填充材料等。

## 3.2 抗生素

### 抗生素：新型污染物

1928年，英国科学家亚历山大·弗莱明发现了人类第一种抗菌药物——青霉素，从此人类有了对抗微生物的制胜法宝，进入抵抗疾病的新时代。然而，随着时光的推移，大剂量、无原则地滥用抗菌药物，导致耐药菌、超级细菌等一系列新病菌的出现后，人们才猛然发现，这正成为一场灾难，很可能会因为抗菌药物使用不当，使人类重回无抗菌药物可用的原点。

世界卫生组织提供的评估性意见认为，各综合性医院的抗菌药物使用量应当小于总用药量的30%。英、美发达国家分别为22%和25%，而中国综合性医院，大的医院一般超过40%，中、小医院有的甚至超过60%[②]。

抗生素作为一类抗菌药物广泛用于预防和治疗人类和动物疾病，并且在畜牧和水产养殖业中用于促进动物的生长。由于进入人和动物体内的抗生素不能被生物体完全吸收，大部分以原药或代谢物的形式经由尿液和粪便排出体外进入环境中。与此同时，大量使用抗生素诱导产生了多种抗生素耐药菌株，对人类健康和生态环境构成了威胁。因此，抗生素被定义为环境中的一类新型污染物，受到日益广泛的关注。[③]

鉴于抗生素的环境污染与生态毒害问题，周启星等[④]在总结国际上相关研究的基础上，对环境中几种典型抗生素——四环素、土霉素、金霉素等污染源以及其在水和土壤环境中的残留与污染水平进行了分析，对抗生素的污染生态毒性最新研究进展给予了评述，对抗生素抗性基因在环

---

① 刘素云. 全球首个汞排放公约获通过 让人类远离"水银"危害. 国际在线专稿，2013-01-20.
② 魏然，王凯. 抗菌药物滥用正成为一场灾难. 大众日报，2011-05-28.
③ 高立红，史亚利，等. 抗生素环境行为及其环境效应研究进展. 环境化学，2013（9）.
④ 周启星，罗义，王美娥. 抗生素的环境残留、生态毒性及抗性基因污染. 生态毒理学报，2007（3）.

境中可能的暴露途径进行了探讨，也指出应将抗生素作为一类新的环境污染物。

### 抗生素滥用的危害

第一，滥用抗生素会使细菌产生抗药性。抗药性是细菌为了生存，适应环境，自发突变的结果，病原菌和非病原菌均能产生，细菌将具有抗药性基因的质粒（R-因子）通过细胞接触转移给其他敏感菌，经扩增产生耐药性，它的耐药性机制涉及较多方面：对药物进行水解，酰化磷酸化及核苷化，改变修饰药物的靶位，通过改变细胞膜的通透性或用"泵"把药物排到体外的方法来降低细胞体内的药物浓度。细菌对β-内酰胺类抗生素的耐药性主要涉及酶作用下β-内酰胺的开环。而耐甲氧西林的金黄色葡萄球菌（MRSA）的耐药性机制主要涉及改变参与细菌细胞壁合成的蛋白酶的分子结构，从而大大降低该蛋白酶对几乎所有β-内酰胺类抗生素的亲和性。

由于可抵抗多种抗生素的"超级细菌"肆虐世界多国，已造成多人死亡。2010年11月22日，日本东京大学附属医院宣布，院内发现"超级细菌"（多剂耐性铜绿假单胞菌），已导致5人死亡，5人病危，目前尚无药物可以消灭这种细菌。医学专家认为，"超级细菌"产生的根源是滥用抗生素。

第二，抗生素可致毒性反应。抗生素的毒性反应临床较多见，如及时停药可缓解和恢复，但亦可造成严重后果。主要是神经系统毒性反应，造血系统毒性反应，肝、肾毒性反应，胃肠道反应和菌群失调，引起B族维生素和维生素K缺乏；也可引起二重感染，如伪膜性肠炎、急性出血肠炎、念珠菌感染等。

第三，抗生素类饲料添加剂产生负面效应并威胁人类健康。1950年美国食品药品监督管理局（FDA）首次批准抗生素用作饲料添加剂后，世界各国相继进行抗生素的饲喂试验，并用于畜牧生产。饲用抗生素可抑制畜禽消化道内有害微生物的生长和繁殖，减少体内营养消耗，节省维生素和蛋白质，曾为畜牧生产的发展做出了巨大的贡献。但长期大量抗生素在其被摄入机体后，会随血液循环分布到淋巴结、肾、肝等各组织器官，动物机体的免疫能力就会被削弱，不仅造成畜禽机体的免疫力下降，而且在畜产品和环境中造成残留，进而威胁人类健康。

研究表明，抗生素作为饲料添加剂和动物药物被广泛应用以来，在动物组织中残留，对食品的安全性产生不良影响，直接威胁着人类身体的健康和安全。对于经常食用含有抗生素残留食品的人，等于长期间接地吸收低剂量的抗生素，从而可引起病原菌对多种抗生素产生耐药性，现已证明青霉素、氯霉素、四环素等能诱导葡萄球菌获得耐药性。长期饮用抗生素残留较高的牛奶，可使寄生在人体中的正常菌群对抗生素敏感而受到抑制，破坏菌群间相互制约，扰乱机体内环境的生态平衡，造成菌群失调，不利于健康；饮用含抗生素残留的牛奶还会使过敏体质的人出现过敏反应。

研究还表明，抗生素摄入后除少部分残留在体内，85%以上以原药和代谢产物的形式经由患者与动物的粪尿排出体外，进入生态环境。动物排泄物作为肥料播撒于农田，对农田土壤、地表和地下水及生态系统中各类生物产生危害，并诱发和传播各类抗生素耐药致病细菌，对人类健康产生威胁，同时水体中的抗生素已给水资源的重复利用带来巨大挑战。①

不仅如此，畜禽产品的出口因受药物残留影响，产生严重的经济损失。

第四，滥用抗生素对水体的污染和水生生物的影响。抗生素的使用有医源性和家庭自医两种，其中医源性主要污染源为医院，这里患者相对集中，对抗生素的使用造成各种污水和排泄物中均含有抗生素。家庭自医使用的抗生素则通过人体排泄进入生活污水。资料表明现有水处理技术对污水中含有的抗生素没有明显的去除效果，导致抗生素对地表水、地下水以及农田土壤环境造成污染。

美国的废水中最早被检测到的是降血脂药氯贝酸，此后在奥地利、德国、英国、意大利、西班牙、瑞士、荷兰、美国和日本等国家的水体中相继检测到多种抗生素药品。科学家在意大利北部州饮用水、河流水体以及沉积物中检测出螺旋霉素、红霉素、林可霉素、泰乐菌素和竹桃霉素，并认为造成抗生素药物污染的主要原因可能是代谢排泄、不适当的污水处理或排放。对采自美国艾奥瓦州的地下水样进行分析，发现有四环素、土霉素、林可霉素、氨嘧啶、磺胺甲嘧啶、磺胺二甲氧基嘧啶以及抗生素的代谢产物。地下水中的抗生素绝大多数都来源于农田灌溉和水产养殖业。

### 应对抗生素生态问题的方案

解决抗生素问题需要从几个方面采取措施。一是在抗生素的应用上应有相应的规定，1968年7月英国成立了Swann委员会，决定将抗生素分为饲用型（非处方用药）和治疗型（兽医处方用药），以此限制抗生素的使用。1995年丹麦因报告阿伏霉素会导致抗药菌而将其禁用。世界卫生组织（WHO）及各国都主张青霉素、链霉素、四环素类（金霉素、土霉素、四环素）、磺胺类药物、氯霉素不宜作饲料添加剂。美国还限制金霉素、土霉素用作饲料添加剂。1969年，联合国粮食及农业组织和世界卫生组织为了应对各种动物性食品中的抗生素残留问题提出限量标准。1990年，中国明确规定乳牛在应用抗生素期间和停药后5天内的乳汁不得供食用。1997年，日本规定了牛乳中抗生素残留限量。二是进一步确定抗菌药使用原则。能不用就不用，从低级到高级逐步升级，不要超量用、连续用、多药同用。一定要慎重，联合应用往往会产生与药效"无关""相加""协同"及"拮抗"的作用，多种药联合在一起未必能让药效累加，相反可能致命。三是研发可以替代抗生素且无残留、不产生抗药性的制剂。四是在饲料添加剂的应用方面，世界各国正逐步开展以微生物添加剂和畜用抗生素来取代现有的医用抗生素。

---

① 王冉，王恬，刘铁铮. 饲料中抗生素的环境转归与生态毒性. 饲料营养研究进展——第五届全国饲料营养学术研讨会论文集，2006.

## 3.3 含磷洗衣粉

### 含磷洗衣粉的成分

洗衣粉中需要添加助剂才能更好地发挥作用，其中含磷的助剂是三聚磷酸钠，又叫磷酸五钠。它能螯合水中的钙、镁等造成水质较硬的金属离子，使洗涤用水软化。此外，磷酸五钠能提高洗涤液的碱度，从而提高了洗涤液的减缓冲性能。磷酸五钠对油脂性污垢有乳化作用，对固体性污垢有分散和胶溶作用，对蛋白质污垢有膨胀增溶作用。这些综合作用的结果，大大提高了洗涤剂的去污效能。

### 含磷洗衣粉的生态效应

自从1946年含磷洗衣粉问世之后，大量使用含磷洗涤剂，造成水体过肥，从而形成污染。据联合国环境规划署等机构对全球水质监测的报告，全世界有30%~40%的湖泊水库出现富营养化的现象。中国长江、淮河、太湖、巢湖等很多江河湖泊都不同程度地存在富营养化问题。据专家对巢湖水污染的调查，水中的磷含量超过标准的3.4倍，而含磷量的增加皆源于含磷的洗衣粉。南京玄武湖水中的磷70.8%来自生活污水；太湖蓝藻暴发，主要原因之一也是洗衣粉的排入，使水中含磷量剧增。洗衣粉本是清洁之物，如今却成了污染的元凶。

植物生长需要磷元素。湖泊和海洋水体中存在藻类水生植物，在一个平衡的水体中，藻类也处在一个平衡的生长状态中，但是当含大量磷元素的洗衣粉水流入湖泊等水体时，处于水体上层的藻类就会大量生长繁殖。研究表明1克磷就可使藻类生长100克。于是磷元素会造成湖水出现"水华"或海洋发生"赤潮"现象。

此外，磷元素与一些重金属离子易形成有毒物质，造成饮水污染，进而发生人和家畜中毒。

### 含磷洗衣粉的禁用

为解决水体富营养化的问题，发达国家早在20世纪80年代就提出了洗涤剂无磷化的新概念，并制定了相应法规，对洗涤剂的含磷量进行限制和禁止。加拿大、瑞典、日本先后制定了严格的法律，使洗涤剂无磷化达到100%。

中国是一个洗涤剂生产大国，年产合成洗涤剂近300万吨。这些洗涤剂一般都含有三聚磷酸钠，按现有标准计算，每年将有50万吨以上磷酸盐流入江河湖海。于是，中国自1999年1月1日起，在太湖流域地区禁止使用含磷洗衣粉。2008年1月16日，上海连锁经营协会下属21家大型超市负责人签下承诺，表示2月1日起不再销售高于国家或行业标准的含磷洗涤用品[①]。从2003年10月30日起，广东省全面禁止生产、销售、使用任何含磷洗涤剂的产品。

瑞典环境部于2008年3月1日宣布，

---

① 上海21家大型超市2月1日起停售含磷洗衣粉. 青年报（上海），2008-01-17.

从即日起，瑞典将正式禁止生产和销售含磷洗衣粉和洗涤剂。但禁令生效前生产的含磷洗衣粉和洗涤剂可以销售到2008年8月31日。从2008年9月1日起，瑞典市场上销售的洗衣粉和洗涤剂都不得含磷。瑞典环境部3月1日还发表声明指出，此举旨在避免向江河湖海排放磷酸盐，保护环境。在洗衣粉和洗涤剂中掺入磷酸盐可以加强洗涤效果，但磷酸盐被排入江河湖海后，会造成水质富营养化，导致生态失衡①。

在禁用含磷洗衣粉的同时，一些无磷洗衣粉推向了市场。无磷洗衣粉一般以天然动植物油脂为活性物，并复配多种高效表面活性剂和弱碱性助洗剂，可保持高效去污无污染，对人体无危害。

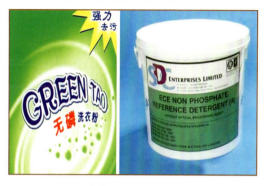

图209　ISO不含荧光（不含磷）洗衣粉ECE（A）

## 3.4 含铅汽油

### 含铅汽油的发明

20世纪初，为了提高车用汽油的辛烷值②，改善车用汽油的抗爆性能，人们采取了很多办法改变汽油组分。1921年，托马斯·米奇利③发明了一种添加剂四乙基铅（Tetra-Ethyl Lead，TEL）。在车用汽油中加入一定量的四乙基铅，可提高车用汽油的辛烷值，改善车用汽油的抗爆性，对避免发动机的"撞击"起到一定作用。接着，汽油公司将四乙基铅作为"抗震剂"加入车用汽油，称为"含铅汽油"④。从20世纪20年代开始含铅汽油在全球推广应用。仅美国在1963年含铅汽油就占到98%。

### 含铅汽油污染的发现

20世纪40年代后期，还是研究生的克莱尔·帕特森⑤在采取一个新的试验方法测量岩石的年龄并以此确定地球年龄的过

---

① 瑞典开始禁含磷洗衣粉. 新华每日电讯，2008-03-03（7）.
② 辛烷值，是表示汽油在发动机中燃烧时的抗震性指标，其大小与汽油的组分性质有关。一般汽油标号即辛烷值。常以标准异辛烷值规定为100，正庚烷的辛烷值规定为零。辛烷值越高，表示汽油的抗爆震性能越好，耗油也越省。车用含铅汽油的辛烷值为97，车用无铅汽油的辛烷值分为90号、93号、95号三个标号。
③ 托马斯·米奇利（Thomas Midgley，1889—1944），是美国机械工程师、化学家。他有两项著名的发明，一项是发明了四乙基铅加入汽油中作为"防震剂"，从而引起了世界范围的铅污染与健康问题。另一项发明是用氟氯化碳氟利昂取代氨水等剧毒制冷剂，成为安全制冷剂。但这项发明造成了对臭氧层的大范围破坏。他因这两项发明被历史学家称为是"世界有史以来所有单个有机化合物对大气层影响最大"的那个人。
④ 含铅汽油中含铅量在0.05克/升以上。因四乙基铅剧毒，因此含铅汽油染成红、黄或蓝色。
⑤ 克莱尔·帕特森（Clair Patterson，1922—1995），是20世纪有影响力的地质学家。他的试验结果表明，地球和太阳系的年龄是45.5亿年。他在制止含铅汽油的使用上做出重大贡献。他开创的实验方法，改变了环境和医学研究工作。

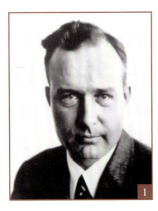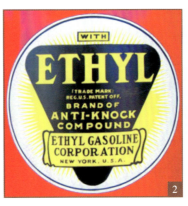

图210 含铅汽油的发明者（1.汽油防震剂的发明者托马斯·米奇利；2.汽油公司出售"防震剂"的广告）

程中，发现了来自大气的铅污染。获得博士学位后，他继续关注有毒金属产生的不良后果。从1965年开始，他发布铅污染与人类环境的报告，提醒社会公众注意工业污染源如何通过环境和食物链导致铅含量增加的问题。他由此遭到某些企业的公开反对。于是他又进行了一系列的测试，证明了汽车燃料与环境中铅的污染有关。结果表明，空气中的铅含量在1923年前微乎其微，而在后来的含铅汽油时代逐年急剧攀升，到1965年铅含量约为原来的1000倍。他还比较发现现代人的骨骼比老年人的遗骸样本铅含量高出数百倍。他的研究促成1970年美国颁布了《清洁空气法》，为淘汰含铅汽油做了立法准备。1973年美国环保局宣布将含铅汽油减少为60%~65%，并最终从所有汽油中除去铅。

20世纪70年代含铅汽油与工业对空气的污染问题慢慢暴露出来。研究表明，人类吸收铅的主要来源是含铅汽油。由于使用含铅汽油的汽车会排放铅化合物等有害气体，污染环境，损害人的神经、造血、生殖系统，直接危害人体健康，成为世界范围的健康问题。在美国，数量惊人的机动车辆所排放出来的废气，开始在人口集中的洛杉矶山谷地区形成烟雾，这时候人们才开始认识到空气污染、酸雨等新问题。

### 含铅汽油的取缔

美国从1974年开始淘汰含铅汽油，1988年实现了车用汽油的无铅化。据调查，在禁止使用含铅汽油改用无铅汽油①后美国人的血铅水平明显下降，汽车驾驶员的犯罪率也有所减少。日本于

图211 发现含铅汽油污染的科学家（1.发现含铅汽油污染的科学家克莱尔·帕特森；2.工作人员正在换上无铅汽油的价格牌）

---

① 无铅汽油（Un-Leaded Petro, ULP），是指在提炼过程中没有添加铅，含铅量在0.013克/升以下的汽油，辛烷值为95。比含铅汽油的辛烷值（97）略低。使用无铅汽油能有效控制汽车废气中的有害物质，减少碳氢化合物（造成烟雾）、一氧化碳（有毒）及氮氧化物（形成酸雨）等污染。

1975年实现了汽车无铅化，1987年成为汽油全部无铅的国家。此后，其他国家也纷纷仿效。

中国于1997年6月1日，北京城八区实现了车用汽油的无铅化。2000年1月1日，全国停止生产含铅汽油，7月1日停止使用含铅汽油，实现了车用汽油的无铅化。中国香港地区从1991年4月开始推行使用无铅汽油，希望减低汽车所排放废气的含铅量，减少空气中的铅分对环境的污染及对人与植物的毒害。

2000年，欧盟成员国也全面禁止含铅汽油的使用。目前，含铅汽油在全世界大多数国家已经没有市场，汽油的无铅化日益深入人心。

## 3.5 融雪剂

### 融雪剂的成分

融雪剂（道路冻结防止剂），是一类化学品，其功能就是融化道路上的积雪，便于道路疏通，主要用于道路、机场、港口、城市街道冬季融雪、除雪和道路防冻结。

融雪剂有两大类，一类是以醋酸钾为主要成分的有机融雪剂，对环境无腐蚀损害作用，但价格太高，主要用于机场等重要场所。另一类则是氯盐类融雪剂，是以"氯盐"为主要成分的融雪剂，如氯化钠、氯化钙、氯化镁、氯化钾等，通称为"化冰盐"。其价格便宜，但有腐蚀损害作用。

### 融雪剂的生态危害

融雪剂是无毒的，但融化后含有氯盐类融雪剂的雪或冰变成液体，就会造成沥青表面脱落，混凝土路面破损，如果流入地下水设施和农田，会产生生态危害，造成重大经济损失。其危害表现为以下几个方面。

第一，减少沥青混凝土路面寿命。盐类物质与沥青会产生化学反应，将大大折减沥青材料与砂石料的握裹能力，造成沥青表面脱落，在行车荷载的作用下进而造成大面积路面破损。盐类融雪剂遇水后，会发生盐涨现象，又会造成道路路基破坏，直接造成道路破损，给后期道路维护加大了难度。盐类对水泥混凝土路面同样也存在危害，因为城市道路的水泥混凝土路面一般不会选用造价高昂的抗盐水泥。据统计，美国由氯盐（氯盐融雪剂是重要组成部分）腐蚀破坏环境的成本占GNP的4%（相当于美国的国防开支）；美国公路系统的58万多座桥梁中，有10万多座被确定为结构不足，修复成本为780亿~1120亿美元。1972年英国修建的11座桥梁，15年后已经花了相当于建桥资金1.6倍的维修费。在丹麦哥本哈根调查的102座桥梁

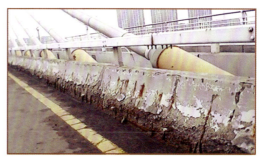

图212　融雪剂使桥梁路面受到腐蚀

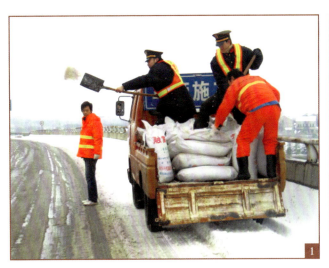
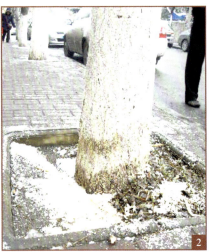

图213 融雪剂的生态危害 (1.播撒融雪剂;2.行道树雪堆渗出融雪剂)

中,50%的桥梁钢筋被严重腐蚀。这些都是使用氯盐融雪剂所致。

第二,危害道路两旁的农田、绿化带,造成植物大量死亡。使用融雪剂后的积雪常常堆积在道路两旁的绿化带或农田,开春之后其盐类残留物全部堆积在农田和绿化带里。这些含有高浓度氯盐类融雪剂的雨水对路旁树木等会产生毒害作用,严重的会导致树木大量死亡。而农作物也不耐盐,这些雨水会造成农作物大量死亡,甚至会造成毁灭性的灾害。即使重新补植,也要全部换土,给农业生产造成重大经济损失。因此,应当严禁将含有融雪剂的冰雪堆放于绿地、树池,以防冰雪融化后融雪剂对植物产生有害的影响。

第三,污染水源和环境。盐类融雪剂进入地下以后,势必会对当地的地下水资源造成污染,食用被融雪剂污染的水会对人体健康产生严重危害。特别是工业盐多含有亚硝酸盐,人饮用后会出现慢性中毒,如果量大可以致人死亡。据报道,2008年2月,中国南方普降大雪,撒落高速公路的千吨融雪剂随雪水流入水源地。其间,广东省韶关市上万个村庄的饮用水源遭融雪剂污染,村民遭遇饮水困局。水池的水突然变得苦咸、味涩,不少村民喝了后出现发热、喉咙痛、恶心、呕吐等症状[1]。积雪融化后本是水满为患,村民却遭遇无水可喝的饮水困局。

此外,氯化盐融雪剂对金属的腐蚀性比其他物质更大。因此,除雪融冰应该慎用融雪剂。切莫一时急用,造成长远危害。

### 应对融雪剂危害的措施

欧美一些国家曾大量使用氯盐融雪剂,由于危害大面积暴发,为此付出了沉重的代价。从此一些国家开始采取措施,逐渐限制使用氯盐融雪剂,并改变使用化学盐融雪的思路,转而寻找多样的物理方法。在美国,一些州已彻底禁用氯盐类融雪剂。美国、日本曾在融雪剂里加缓蚀

---

[1] 千吨融雪剂流入水源地 广东上万村民饮水困难.中国网,2008-02-17.

剂，尽可能降低氯盐类融雪剂中氯离子的破坏作用。在建造路面、桥面时，开始设计有隔离层，防止氯离子渗入桥体。为防止融雪剂对植物的危害，在可能接近融雪剂的路旁及中央隔离带选择耐盐植物，或对植物采取冬季遮挡的办法。

为防止融雪后的盐水渗入地下或污染地表水，英国采取了"汇集盐水"的方法。在城市路桥旁，铺设专用管道，收集融雪后的盐水，最终将其引流到污水处理厂。俄罗斯莫斯科市政府也在市区内建立了多个积雪处理厂，就近将积雪融化、过滤，无害化处理后再排入污水管道。对于撒过融雪剂的"盐雪"，日本环卫工人则将其压成方砖的形状，装车运到专门的工厂池子里处理，避免污染环境。

此外，美国纽约运输部门赞助新型甜菜汁盐水融雪剂的研究，即利用糖甜菜炼制剩下的甜菜汁，将其加入盐水中，其冰点比单纯的盐水要低，并能保证路面更加稳固。①

## 3.6 汽车尾气污染

### 汽车尾气污染

自从1886年第一辆汽车诞生以来，它给人们的生活和工作带来了极大的便利，也已经发展成为近现代物质文明的支柱之一。但是，在汽车产业高速发展、汽车产量和保有量不断增加的同时，汽车也带来了大气污染，即汽车尾气污染。

研究表明，汽车尾气成分有100种以上，其主要污染物包括一氧化碳、碳氢化物和氮氧化物。城市空气中的一氧化碳大部分来自汽车尾气，主要是由汽油不完全燃烧产生的，容易造成人体缺氧窒息。碳氢化合物尽管在汽车尾气中含量不多，但其中含有一种强致癌物质。

### 汽车尾气的危害

汽车尾气中的一氧化碳会阻碍人体的血液吸收和氧气输送，影响人体的造血功能，随时可能诱发心绞痛、冠心病等疾病。碳氢化合物会形成毒性很强的光化学烟雾，伤害人体，并会产生致癌物质。产生的白色烟雾对家畜、水果及橡胶制品和建筑物均有损坏。氮氧化物使人中毒比一氧化碳还强，它能损坏人的眼睛和肺，并形成光化学烟雾，是产生酸雨的主要物质，可使植物由绿色变为褐色直至大面积死亡。

汽车尾气中二氧化硫具有强烈的刺激性气味，达到一定浓度时易导致酸雨的发生，造成土壤和水源酸化，影响农作物和森林的生长。另外，含铅汽油中的铅很容易通过血液长期蓄积于人的肝、肾、脾、肺和大脑中，进而产生慢性危害，从而导致人的智能发育障碍和血色素制造障碍等后果。

1943年，在美国加利福尼亚州的洛杉矶市，250万辆汽车每天燃烧掉1100吨汽

---

① 新型融雪剂更环保更有效. 参考消息，2014-01-26.

油。汽油燃烧后产生的碳氢化合物等物质在太阳紫外光线照射下发生化学反应，形成浅蓝色烟雾，使大多数市民患了眼病和头疼病。后来，人们称这种污染为光化学烟雾。1955年和1970年洛杉矶又两度发生光化学烟雾事件，前者有400多人因中毒、呼吸衰竭而死亡，后者使全市3/4的人患病。这就是在历史上被称为"世界八大公害"和"20世纪十大环境公害"之一的洛杉矶光化学烟雾事件。也正是这些事件，使人们深刻认识到了汽车尾气的危害。

### 汽车尾气的治理

欧洲从1970年开始控制尾气排放，30年内，排放标准越来越严格，欧洲一号标准于1992年诞生，二号标准随之于3年后出现，后来的三号标准的一氧化碳和碳氧氮氢化合物的排放量分别减少了30%和40%，而四号标准也于2005年面世。中国于2005年开始，在全国推广欧洲二号标准。

治理汽车尾气主要有三个途径。第一，改变汽车的动力。如开发电动汽车及代用燃料汽车。电动汽车不产生或只产生很少的污染气体。第二，改善现有的汽车动力装置和燃油质量。采用设计优良的发动机、改善燃烧室结构、采用新材料、提高燃油质量等都能使汽车排气污染减少，但是不能达到"零排放"。第三，采用一些先进的机外净化技术对汽车产生的废气进行净化以减少污染。

此外，为了提高城市空气质量，美国制订了严格的降低汽车污染的计划。1996年，欧盟又制订了更加严格的汽车尾气排放计划。欧盟的计划中，提出了提高汽油和柴油质量的标准，要求在2000年前取消含铅汽油，在雅典、伦敦等污染严重的地区，采用特殊燃料。同时，要求新推出的车型，都必须进行技术改造，以净化汽车尾气。

# 4 危害动物的微生态毒物

## 4.1 微生态系统与毒性机制的形成

根据医学生态学（Medical Ecology）和临床生态学（Clinical Ecology）的研究成果，认为生态环境变化对人和动物的健康和疾病能够产生影响。当体内微生物群落与菌群失调时，特别是肠道微生物之间的生态平衡状态一旦破坏，就会引起"菌群失调症"。动物微生态学（Animal Microecology）作为研究动物胃肠道微生物群落在胃肠道特定的生态系统中的发生、发展及变化过程，胃肠道微生物生态系统的特点和微生物区系的组成及其生理与营养功能等问题的学科，对研究在微生态条件下毒物的作用和机制具有重要的指导意义。反刍动物消化道的特殊结构（如瘤胃）形成了一个特殊的微生态环境，当过食谷物时会发生乳酸中毒。马属动物等奇蹄兽消化道的特殊结构（如盲肠）形成了一个特殊的微生态环境，当给健康的马类家畜口服土霉素时，会引起肠道的菌群失调，导致中毒死亡。

反刍动物瘤胃是一个奇妙的微生态系统，其毒性机制的形成有其独特之处。例如，有毒蘑菇所含的毒肽在肠道可能降解，因此，蘑菇引起反刍动物中毒的报告是罕见的。猪对亚硝酸盐比较敏感，而牛和羊则次之。氰苷在瘤胃中迅速被水解产生氢氰酸，因此反刍动物食入含氰苷饲料比单胃动物更易引起中毒。芸苔和油菜种子中含有硫葡萄糖苷（Thioglucoside），可在瘤胃中被破坏，因此对反刍动物敏感性很小，而对非反刍动物有毒。

单胃动物毒性机制的形成则又是一种情况。土霉素是抑制特定病原微生物的一类抗生素。但滥用土霉素会造成严重的中毒。曾有报道驴的土霉素中毒事件，其原因是正常健康的驴的消化道，有多种细菌参与消化，特别是驴的重要消化器官盲肠中多种细菌按一定的比例而存在，相互制约，保持均势。当驴处于健康状态下而内服土霉素，就会杀死许多有利于消化的细菌，致使消化道菌群的比例失调，均势破坏，造成消化功能紊乱。与此同时，对土霉素不敏感的细菌大量繁殖起来并产生毒素，引起中毒。

## 4.2 马属动物土霉素中毒

土霉素也称为"地霉素"或"氧四环素"，是第二个被发现的广谱抗菌的四环素类抗生素。主要用于立克次体病、布氏杆菌病、支原体肺炎、衣原体感染，也可用于敏感革兰氏阳性球菌与阴性杆菌引起的轻症感染。其副作用一般为胃肠道反应，有恶心、呕吐及腹泻等。

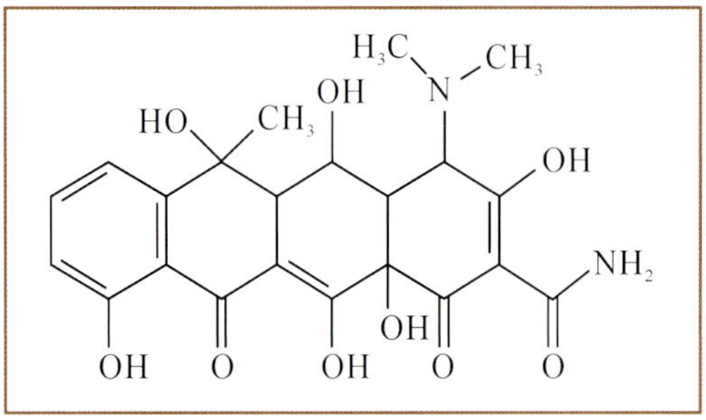

图214 土霉素的化学结构式

### 马属动物口服土霉素中毒的发现

土霉素系四环素族中的一种广谱抗生素，20世纪70—80年代，中国一些地方报道马属动物因口服土霉素发生中毒死亡的事件。1969年6月，陕西省澄城县庄头公社和雷家洼公社的两个生产队饲养人员将畜用土霉素拌入饲草中，引起11匹马属动物（其中马2匹、骡3匹、驴6头）中毒，但同时饲养并采食了畜用土霉素的11头牛仅有粪便色黑，未见其他异常状况。畜用土霉素为人用土霉素的下脚料，每克含2000单位，中毒的马属动物平均服用土霉素35~300克不等[1]。

吉林省伊通县曾发生给马骡内服土霉素渣治疗腺疫事件。一日两次，每次600~900克，连喂三日后，发病15匹（其中马7匹、骡8匹），死亡7匹（其中马3匹、骡4匹）[2]。

1978年中国某生产队养马22头，因马消化不良于1978年12月5日全群投给土霉素粉（系郑州生物药品厂出品，土霉素碱，效价，92单位/毫克，批号75003），共约20克，拌入饲料中喂给马，发生轻重不同程度的反应7匹，其中死亡3匹[3]。

为了证实土霉素的微生态毒性，1987年，中国内蒙古哲里木畜牧学院吉增福选择20匹淘汰成年蒙古马（妊娠母马18匹、骟马2匹）做口服土霉素的中毒试验，每匹马口服土霉素2克，共计40克，拌入燕麦中，混合均匀后饲喂，每日两次，连续喂给土霉素3天，结果口服土霉素后第7天，供试马全部出现中毒表现，发病率为100%，第10天突然倒地死亡5匹，致死率为25%。马中毒症状为精神沉郁，很快消瘦，异嗜，尿呈砖红色，潜血试验阳性，pH值5.8~6.0，在二次尿检中发现有透明管型和颗粒样管型[4]。

1983—1984年，中国人民解放军兽医大学军事兽医研究所李志立等分别对10例口服土霉素而导致急性腹泻的马属动物进行系统的病理学、肠道细菌群落和血液内毒素研究。其中6例为自然发病，4例为人工复制病例。研究结果表明：马属动物对口服土霉素较为敏感，健康马一次口服5克（或64毫克/千克）、骡9克即可造成致死性腹泻。一定效量的土霉素即可使正常肠道细菌群抑制或杀死，而另一些在正常情况下受到抑制的并耐药的肠道致病菌得以在小肠内成千上万倍地定居增殖，并产生大量的内毒素和肠毒素。内毒

---

[1] 陕西省畜牧兽医总站. 马能口服土霉素吗？——从一件中毒事件说起//《科学普及文集》编辑小组. 科学普及文集. 西安：陕西人民出版社，1978：173-176.

[2] 中国兽医杂志，1986，2：23-24.

[3] 徐德恕，李福祥. 马匹口服土霉素发生死亡的病例报告. 现代畜牧兽医，1980（3）.

[4] 吉增福，郝永久. 马口服土霉素中毒试验观察. 中国兽医科技，1987（12）.

素被肠黏膜吸收进入血液，引起内毒素血症；肠毒素作用于肠黏膜，导致盲结肠炎，病马最终死于休克或脱水[1]。

**历史意义**

马属动物土霉素中毒事件引起兽药生产和管理部门的重视，在兽用土霉素和畜用土霉素的产品说明书中注明"马属家畜忌口服应用"。临床兽医师也应引以为鉴，防止滥用。

## 4.3 反刍动物过食谷物中毒

**反刍动物过食谷物中毒的发现**

反刍动物过食谷物中毒，是贪食谷物引起瘤胃积食的一种特殊类型。1940年，塔纳尔（Turner）和霍杰茨（Hodgetts）最先开始研究本病。多尔蒂（Daugherty）和赛洛（Cello）于1949年和1952年相继报道了美国发生的给反刍动物喂食生的中等量的小麦、大麦和黑麦引起严重的消化不良，其原因是致使瘤胃细菌区系的组成突然改变。1952年，亨盖特（Hungate）报道，过量饲喂谷物引起小麦中毒时，会产生大量的乳酸，从大量饲喂谷物的羊瘤胃中分离出牛链球菌，该菌作用于淀粉或葡萄糖生成乳酸导致中毒。

20世纪80年代，中国饲养奶牛和奶山羊的产业大发展，一些农户为了提高奶山羊的产奶量，给其饲喂大量玉米等谷物精饲料，常引起奶山羊急性中毒。有的奶山羊是因饲养管理不善，过度饥饿，脱缰偷食造成中毒死亡。特别是日粮超过1.5千克时，其发病率几乎高达100%，严重者常引起死亡。

1979—1980年，布拉德（Blood）与尧托夫（Эотов）认为中毒与内毒素有关。为了明确过食谷物的发病与乳酸、内毒素的关系，中国山西农业大学谭学诗等进行了人工复制瘤胃乳酸酸中毒的研究，结果证明奶山羊乳酸酸中毒的临床症状及病理变化与玉米中毒基本一致。之后，南京农业大学消化道微生物研究室通过试验证明，在常规饲粮条件下，山羊瘤胃中主要的产乳酸菌是牛链球菌和马链球菌等，且以产混合型乳酸为主[2]。

1981年，西北农学院段得贤教授等对奶山羊过食谷物中毒进行了系统的研究。研究结果表明，奶山羊过食谷物中毒以精神沉郁、严重脱水，瘤胃食物瘀滞和内容物多为液体，虚弱以及心跳加速为特征。实验室检查结果为瘤胃液pH值降低（4.4~6.1），总酸度升高（44~93单位），渗透压（1179.6毫米汞柱）和乳酸（2.99毫克/克）增高。血液检验结果为血液浓缩，二氧化碳结合力降低和乳酸水平增

---

[1] 李志立，等. 口服土霉素致马急性腹泻的病理形态学及发病机理探讨. 中国兽医科技，1986（8）：11-14.
[2] 南京农业大学消化道微生物研究室. 山羊瘤胃内产乳酸菌的分离鉴定及其产D-、L-乳酸特性的研究. 动物营养学报，2011，23（6）：965-970.

高。用石灰水洗胃排空瘤胃是一种有效疗法，治愈率为96.5%。富含碳水化合物的谷物和精料给45千克体重的山羊日喂量不能超过1千克，并一日分两次喂给为宜，否则会发生中毒①。

**反刍动物过食谷物中毒的历史记载**

2010年9月，中国吉林省长春市一个养鹿场给成年梅花鹿饲喂大量青玉米，造成133头成年鹿中34头于第二天出现中毒症状，死亡3头②。

2011年，中国河南省泌阳县15个夏南牛育肥场（户）821头育肥牛中，176头因每天给予5~8千克玉米、小麦等高能量饲料引起瘤胃酸中毒。③

## 4.4 糖类与动物中毒④

糖类（Sugars）对动物有害无益。据报道，大量喂半乳和乳糖能抑制动物生长，引起腹泻，甚至引起非反刍动物的死亡。1956年，沃蒙发现含42%乳糖的商品代乳品对牛犊无害，但给大鼠饲喂约在12日内杀死大鼠，大鼠摄取含纯乳糖54.5%的日粮引起死亡，摄取含乳糖27.3%的日粮，引起生长速度减慢，但无其他症状。1948年，罗吉斯（Rojas）等指出，乳糖丰富的脱脂乳（按重量约含12%的乳糖）引起牛犊腹泻和不健壮。专家认为这些肠道症状是肠道细菌增殖过盛引起的。

1944年，达姆（Dam）进一步阐述了半乳糖的毒性作用。当给小鸡喂含半乳糖55%的配合日粮时，其翅膀和腿部肌肉出现严重的痉挛，在几日内死亡。虽然血糖和肌糖原维持正常水平，但肝糖原消失。他认为血中出现大量的半乳糖，以某种方式引起中枢神经系统功能障碍。

用葡萄糖和代乳品按2∶1配合代替1∶1的配合，饲喂犊牛引起抑制和腹泻，4头牛犊经过一夜死亡。剖检变化包括脱水，眼球下陷，真胃黏膜充血，肠扩张，肺充血，膀胱扩张。尿液含糖50%以上。葡萄糖的中毒作用是肠道的高渗溶液引起的脱水所致。给牛每日喂1.5千克的糖蜜（Molasses），表现的症状有腹泻、多尿症、腹痛、呼吸困难、肌肉颤抖和奶产量降低，4头牛死亡。其毒性是由于糖蜜含的碳酸钾或由甜菜碱（Betaine）形成的三甲胺所致。

---

① 段得贤，贺信恒，曹光荣. 奶山羊过食谷物中毒的研究. 西北农学院学报，1981（3）：21-33.
② 崔焕忠，等. 梅花鹿瘤胃酸中毒的诊治. 中国兽医杂志，2012（48）4：52.
③ 刘国晓，等. 夏南牛瘤胃酸中毒的防治. 中国兽医杂志，2014（50）6：86-87.
④ 克拉克，等. 兽医毒物学. 王建元，等译. 西安：陕西科学技术出版社，1984：365-366.

# 5
# 生态系统的二次中毒

## 5.1 人的二次中毒

1988年10月5日，中国北京市怀柔县北宅村刘宗善家饲养的两头猪放养觅食，误食了敌鼠钠盐，其中一头猪突然死亡。当天屠宰中发现猪臀部有片状出血，全身多处有出血点，肠子出血较多。但仍然加工烹调后于当天晚上食用，同时送给亲戚朋友和邻居。10月6日，16人发生二次中毒。①

2002年10月22日，中国广西职业病防治研究所中毒病区收治了11例群体性急性毒鼠强二次中毒患者，其中成人7例、儿童4例。患者家长张某自家饲养的一头约90千克重的猪误食含毒鼠强的毒饵中毒死亡后，将死猪的板油炸猪肉（经测定此炸猪肉含毒鼠强213.6微克/千克），全家11人于10月14日晚7时同食此猪肉，次日早、中餐又继续食用。其后，全家人先后发生不同程度的急性毒鼠强中毒。②

2002年12月3日，中国山东省东明县村民李某的家犬吞食了用毒鼠强制成的准备毒鼠的毒饵中毒死亡。李某虽知犬为食毒饵死亡，但认为狗肉好吃，弃之可惜，于12月4日将死犬剥皮除骨去内脏（保留肝脏、心脏），于晚饭后煮熟和儿子一起食用（妻子及女儿因早睡未食用）。结果导致李某及儿子二次中毒。③

## 5.2 动物的二次中毒

在生态系统中，毒死的动物尸体如果未被处理，让天敌捕食，就容易引发二次中毒。中毒而死的动物将有可能对环境及周围的生物链产生长期影响。

据报道，草原大面积灭鼠之后，到处都能看见老鼠尸体的同时，老鼠的天敌动物如黄鼬、黄鼠狼等也有死伤的情况。有的地方可以看到鹰和胡兀鹫捕食毒死的啮齿类动物引发二次中毒而死亡。利用化学药物防治鼠害以控制鼢鼠的数量是一个有

---

① 丁秀英，丁越江，罗文青. 一起敌鼠钠盐二次中毒的调查报告. 食品科学，1989（9）.
② 苏素花，葛宪民，等. 急性毒鼠强二次中毒11例的救治. 中华劳动卫生职业病杂志，2003（3）.
③ 常俊丽，崔晓义，崔治轩. 一起由毒鼠强鼠药导致的二次中毒事故调查报告. 河南预防医学杂志，2004（2）.

效的措施，但是中毒死亡的鼢鼠被天敌吃掉以后，会导致天敌二次中毒。天敌数量减少了，抑制鼠害的能力就更差了，反而进入下一轮的恶性循环，引起鼢鼠数量的激增。

鼠药也对其他鸟类，尤其是老鼠的天敌猛禽造成危害。在未投放鼠药的春夏时节，猛禽的遇见率比较高，但由于吃了鼠药毒死的老鼠导致二次中毒，反而丧命。在农区灭鼠后引起狸猫发生二次中毒死亡的现象比较多见。

在肯尼亚马赛马拉动物保护区西部的玛拉三角曾发生一头狮子捕食被呋喃丹（由美国FMC公司生产的克百威农药）毒死的河马后发生二次中毒事件，中毒后的

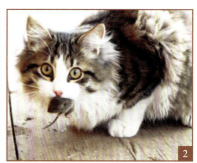
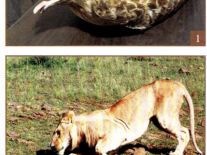
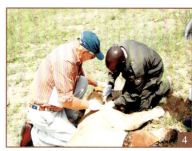

图215　动物的二次中毒（1.鹰捕食被毒鼠强毒死的老鼠后发生二次中毒，呈现呕吐症状；2.猫捕食了被毒死的老鼠后会发生二次中毒；3.肯尼亚的一头狮子捕食了被呋喃丹毒死的河马后发生二次中毒，呈现四肢瘫痪；4.医务人员对中毒狮子采样检验）

狮子呈现四肢瘫痪病状。事后有关组织召开会议要求政府禁止进口使用呋喃丹。

另据报道，2009年12月30日，4名观鸟爱好者在中国北京官厅水库附近发现两只白尾海雕①。其中一只白尾海雕在飞行中，无法掌握平衡。观鸟爱好者怀疑它

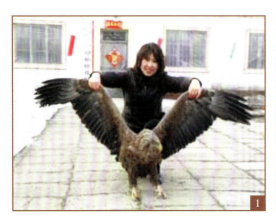
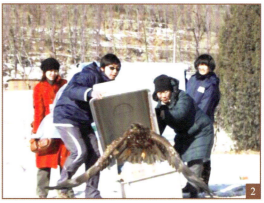

图216　白尾海雕（1.白尾海雕；2.救助中心的工作人员与救助者共同放飞康复的白尾海雕）

---

① 白尾海雕，属猛禽类，又叫芝麻雕、海冬青，主食鼠类、鱼类、鸟类。主要繁殖地是在中国东北东部、俄罗斯等地区。它是国际自然与自然保护区国际濒危动物，国家一级保护动物。

受了伤，于是赶紧救起它并赶赴国际爱护动物基金会北京猛禽救助中心。另一只白尾海雕因中毒严重，在送往中心的途中死亡。猛禽救助中心的康复师根据白尾海雕的症状表现，判定其为有机磷杀虫剂中毒，导致白尾海雕中毒和死亡的原因皆为二次中毒。中毒的白尾海雕经过一段治疗后康复。猛禽救助中心将这只中毒痊愈的白尾海雕成功放归。

猛禽救助中心自2001年成立以来接收与救治猛禽近3000只，其中救助二次中毒的猛禽约占5%。常见的毒物为农药、灭鼠药。猛禽救助中心建议加强对化学制剂使用的管理，以减少对野生动物、家养动物及人类的危害。①

## 5.3 利用二次中毒原理诱杀毒蛇

关岛是第二次世界大战以来美国在海外重要的军事基地之一，岛上的棕树蛇，原生于澳大利亚北部和巴布亚新几内亚，它们可能是随货船抵达关岛，由于食物充沛又没有天敌，快速繁衍，美国估计关岛大概有300万条棕树蛇。毒蛇不仅威胁当地生态，还经常导致电力设备损坏，关岛电力公司平均每年要花400万美元来修复。

为解决毒蛇成患问题，美国在关岛空投了2000只有毒的死老鼠，利用二次中毒原理，诱杀毒蛇。

据报道，美国每年在投放工作上的支出高达800万美元。2013年第4次空投诱杀毒蛇的鼠尸，是固定在硬纸板做的迷你降落伞上，目的是让它落在树梢，蛇会爬树，轻易就可以吃到。

为了防止再一次出现二次中毒的情况，美军使用一种温和的止痛剂做毒饵，杀死老鼠。迷你降落伞上的鼠尸如果落在地上，伤及无辜的危险性也很低。因为猪大约要吃500只有毒的鼠尸，猫也得吃大约15只有毒的鼠尸，才会发生二次中毒。②

---

① 雷姝彦，何勇. 中毒白尾海雕痊愈回归自然. 中国绿色时报, 2010-01-20.
② 美国为诱杀毒蛇在关岛投下2000只有毒鼠尸. 中国新闻网, 2013-12-10.

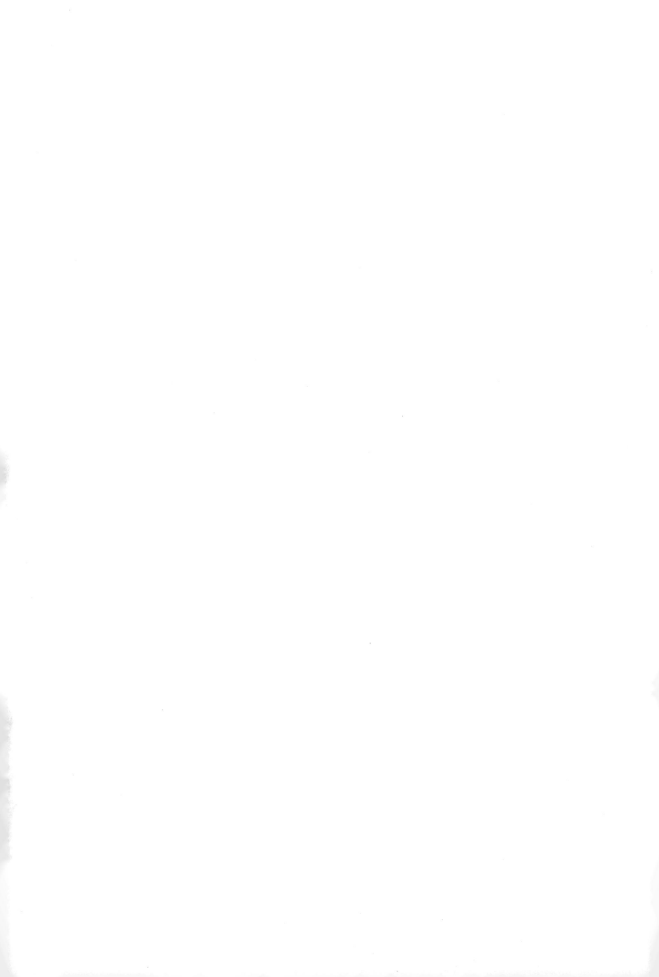